妊娠したら死にたくなった

～産褥期精神病～（上）

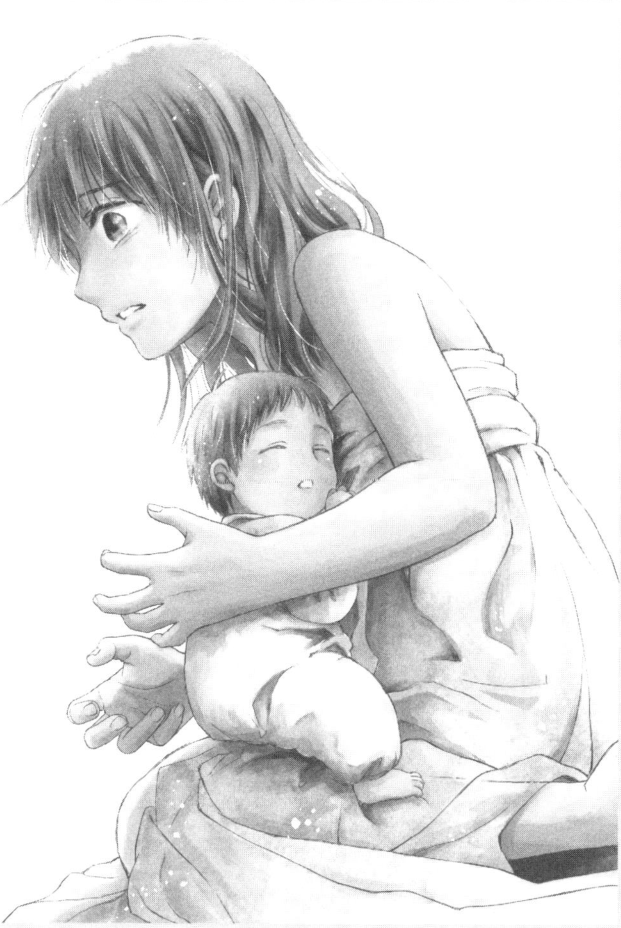

Tachibana Chinatsu

橘ちなつ

ぶんか社

Contents

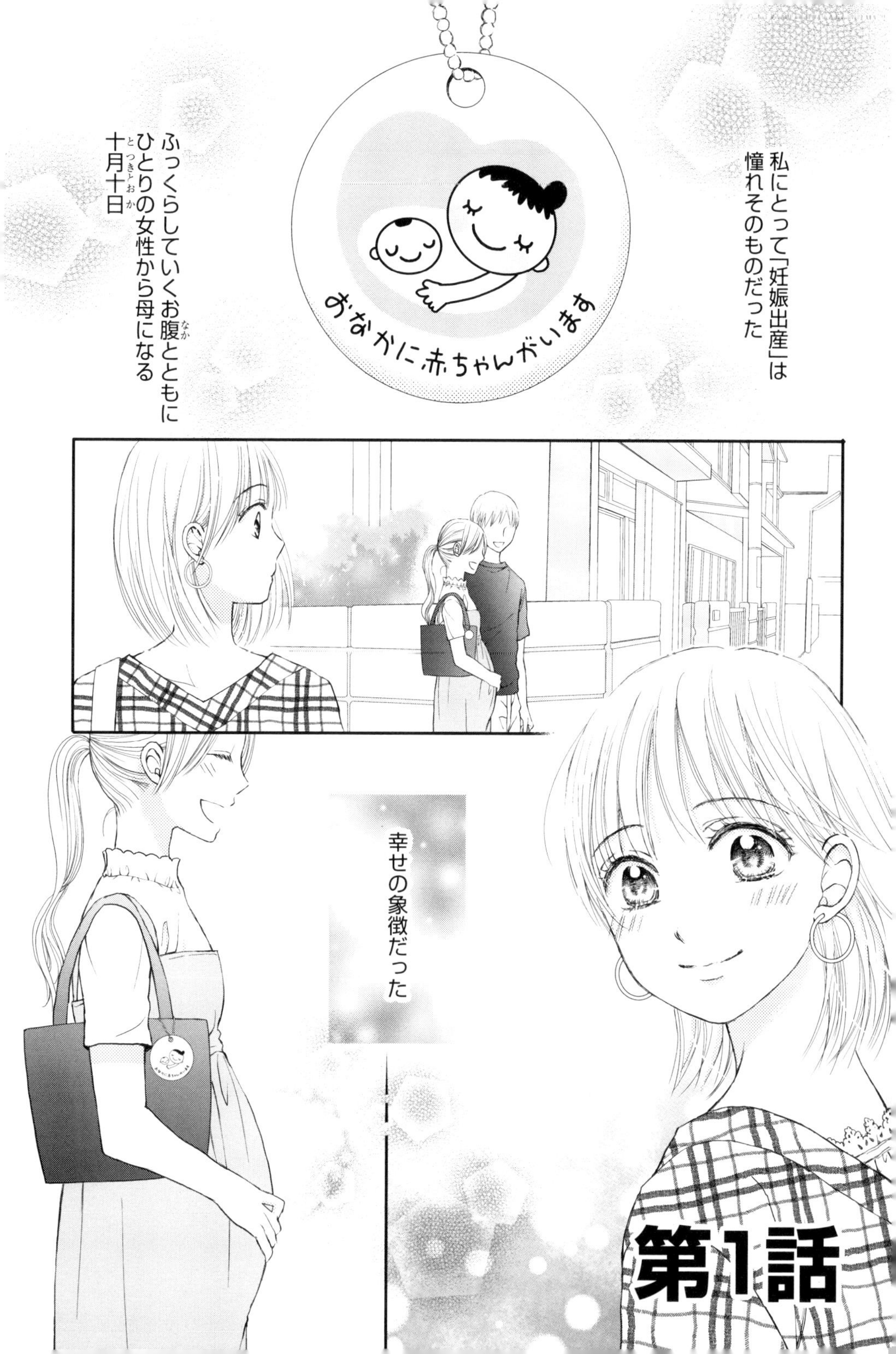
私にとって「妊娠出産」は
憧れそのものだった
おなかに赤ちゃんがいます
ふっくらしていくお腹《なか》とともに
ひとりの女性から母になる
十月十日《とつきとおか》
幸せの象徴だった
第1話

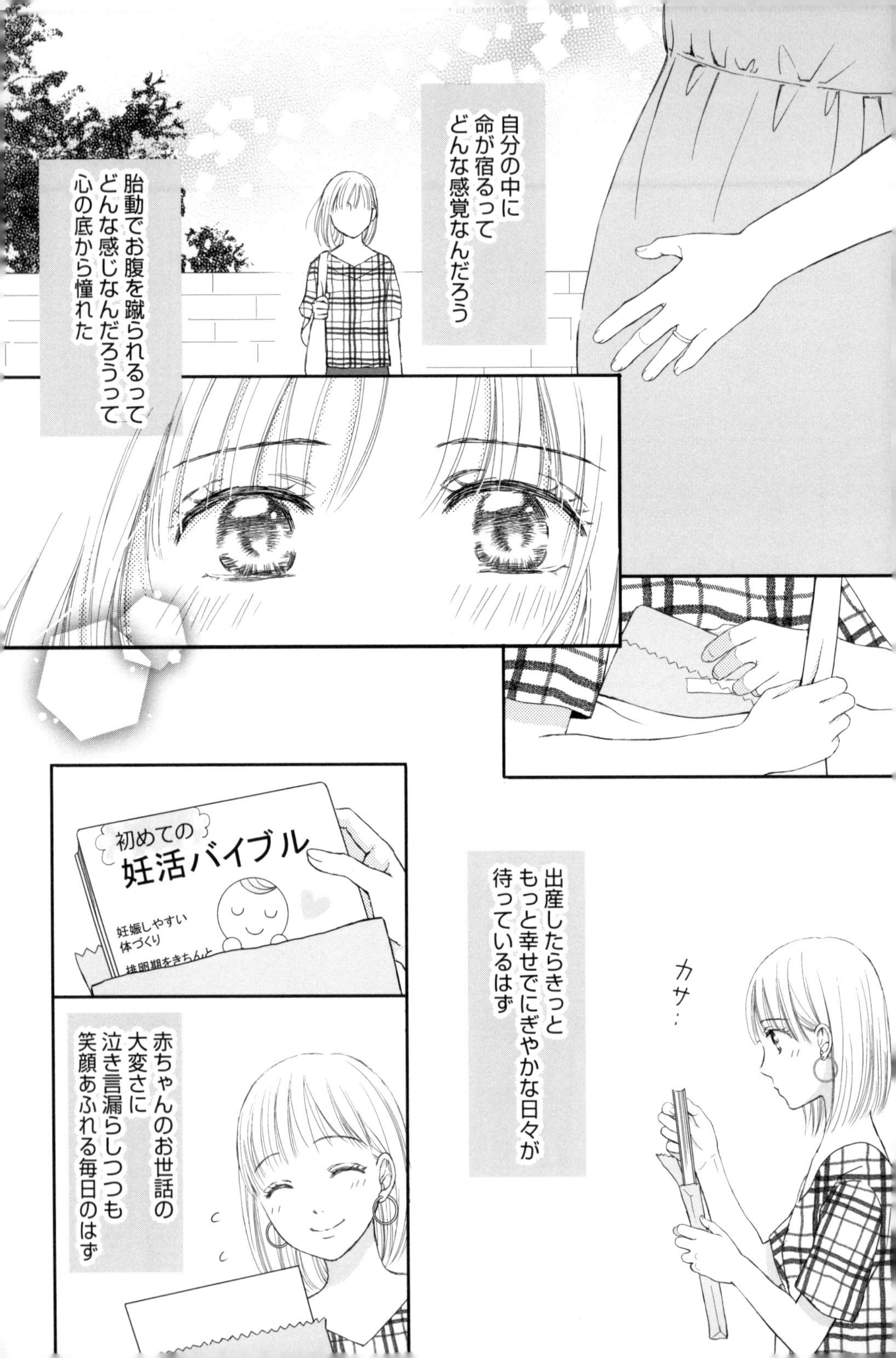
自分の中に
命が宿るって
どんな感覚なんだろう
胎動でお腹を蹴られるって
どんな感じなんだろうって
心の底から憧れた
カサ…
出産したらきっと
もっと幸せでにぎやかな日々が
待っているはず
初めての
妊活バイブル
妊娠しやすい
体づくり
赤ちゃんのお世話の
大変さに
泣き言漏らしつつも
笑顔あふれる毎日のはず

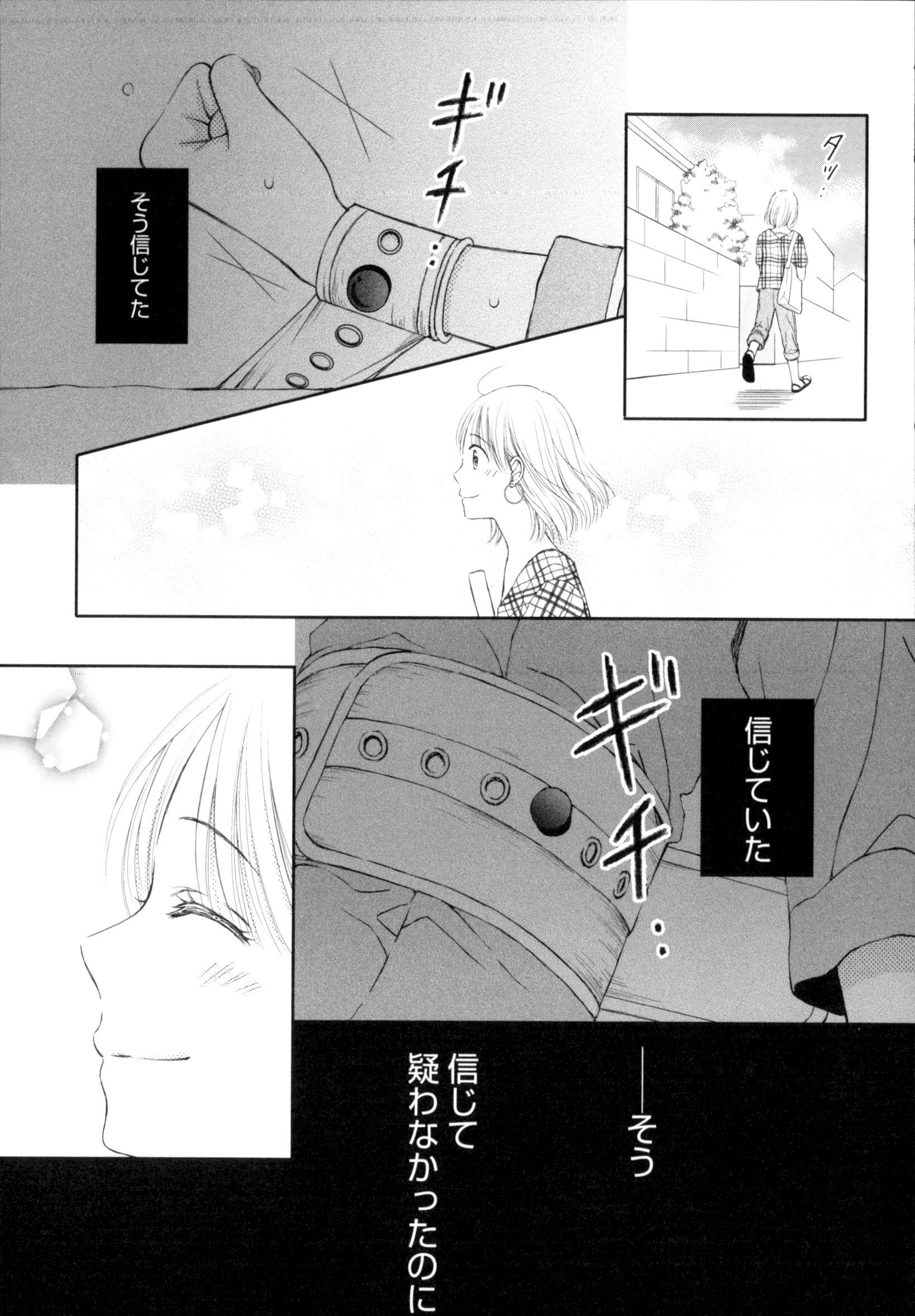
タッ…
ギチ…
そう信じてた
ギチ…
信じていた
――そう
信じて
疑わなかったのに

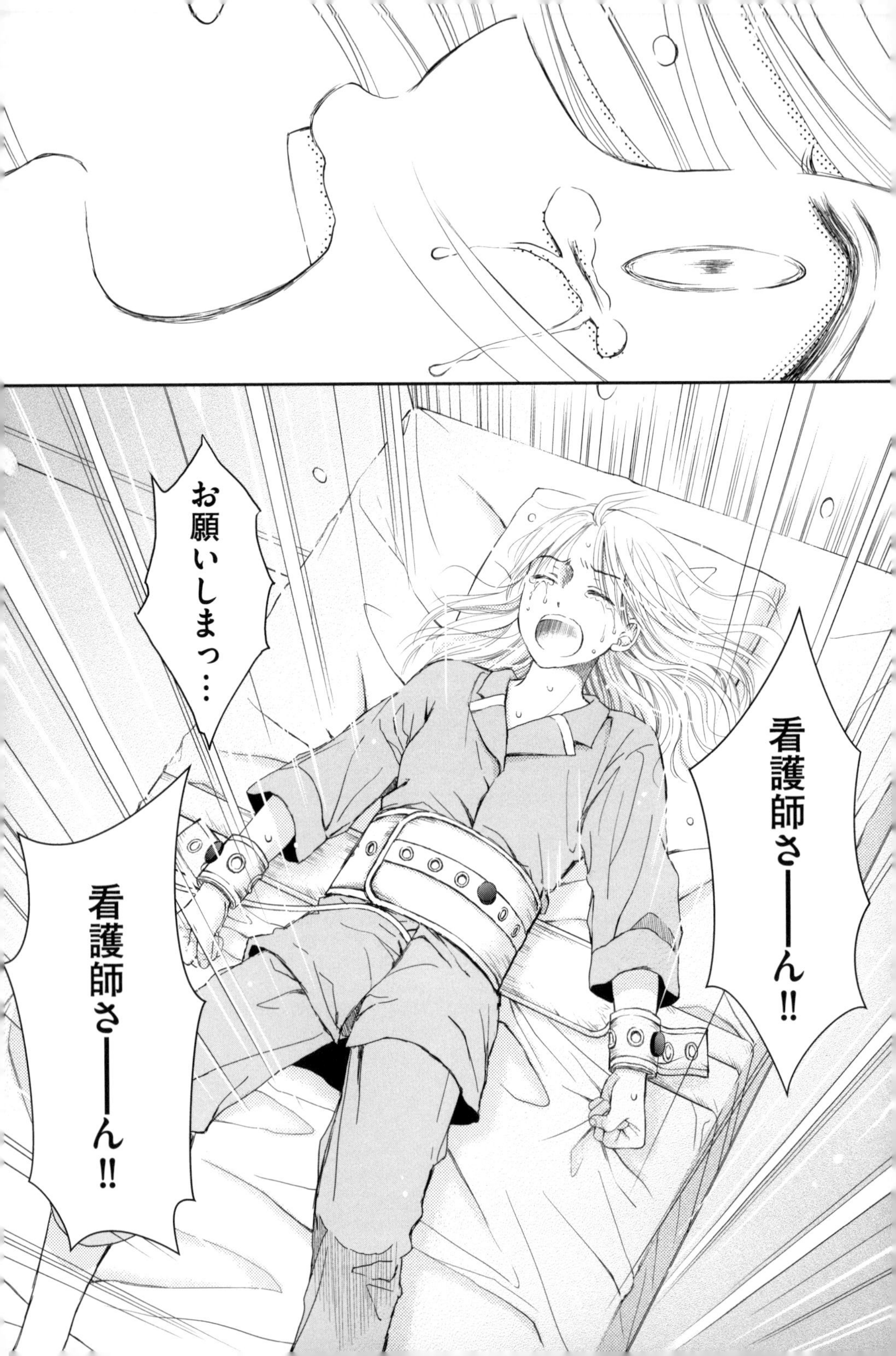
看護師さーーーん!!
お願いしまっ…
看護師さーーーん!!

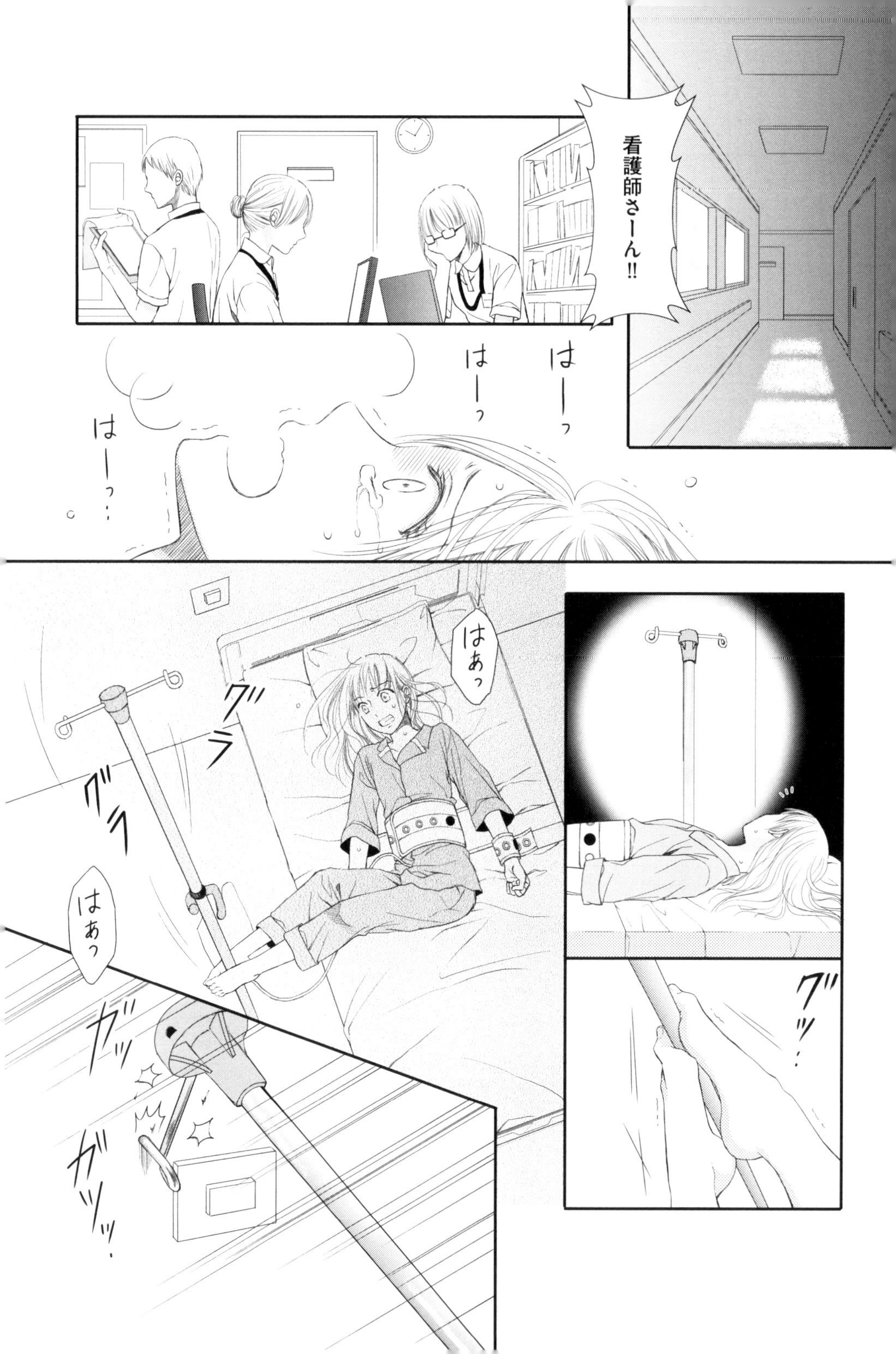

看護師さーん!!
はーっ
はーっ
はーっ…
はあっ
グラ
グラ
はあっ
ガッ
ガツッ!
グッ…!

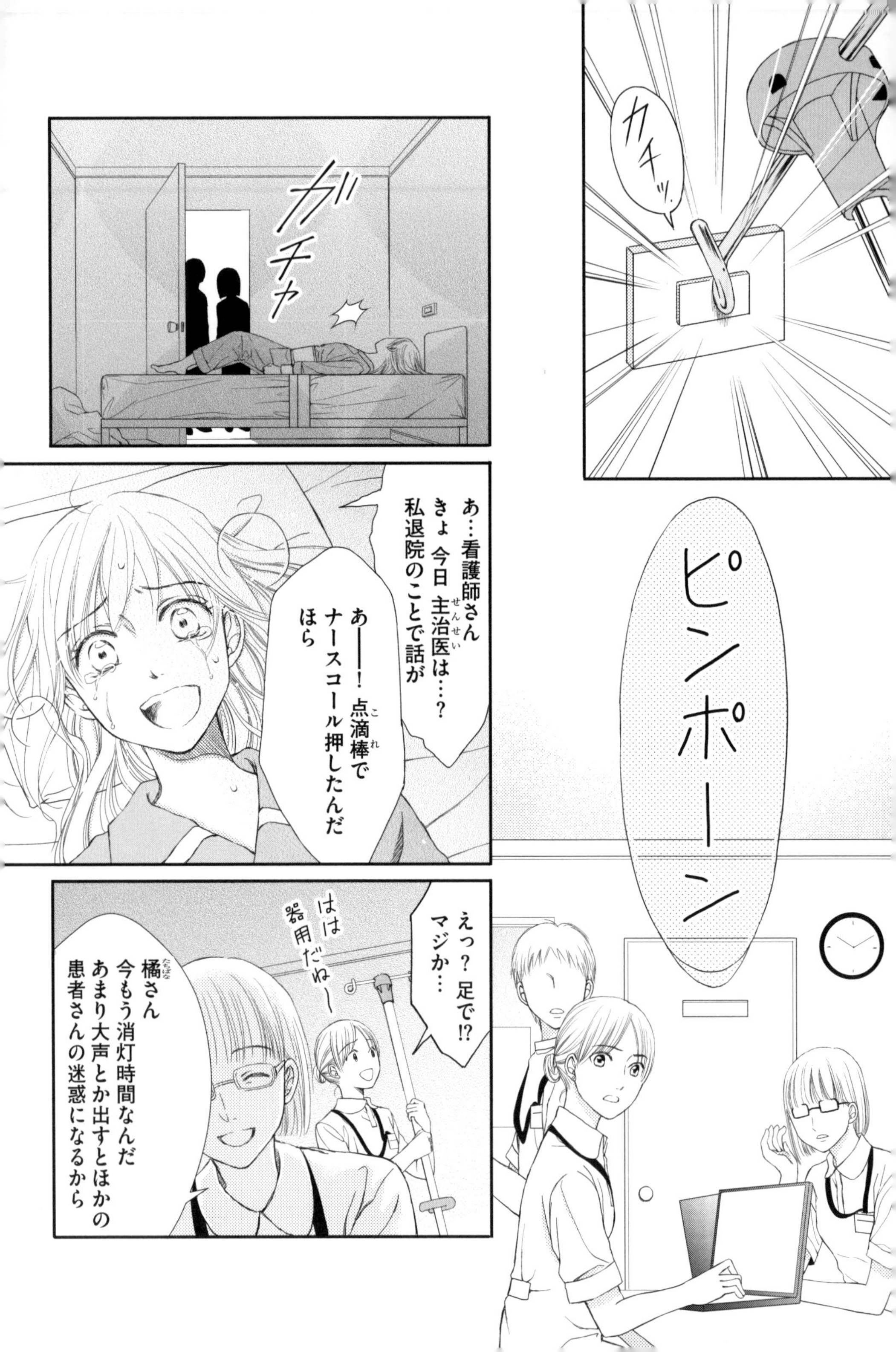
カチッ
ガチャ
ピンポーン
あ…看護師さん
きょ 今日 主治医《せんせい》は…？
私退院のことで話が
あーーー！ 点滴棒《これ》で
ナースコール押したんだ
ほら
えっ？ 足で!?
マジか…
はは
器用だねー
橘《たちばな》さん
今もう消灯時間なんだ
あまり大声とか出すとほかの
患者さんの迷惑になるから

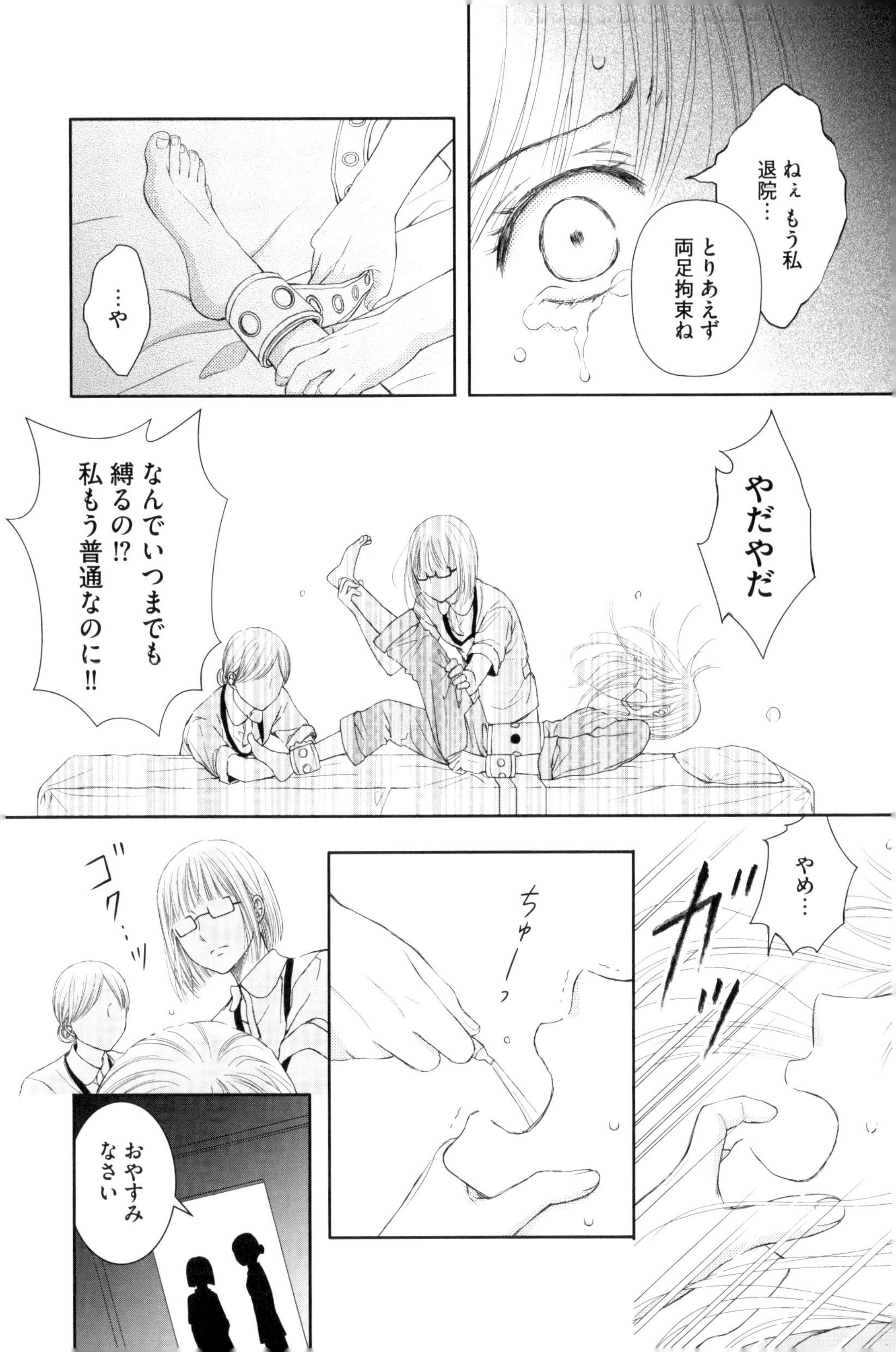
ねぇ もう私
退院…
とりあえず
両足拘束ね
…や
やだやだ
なんでいつまでも
縛るの!?
私もう普通なのに!!
やめ…
ガッ
ちゅーっ
ゴク…ッ
おやすみ
なさい

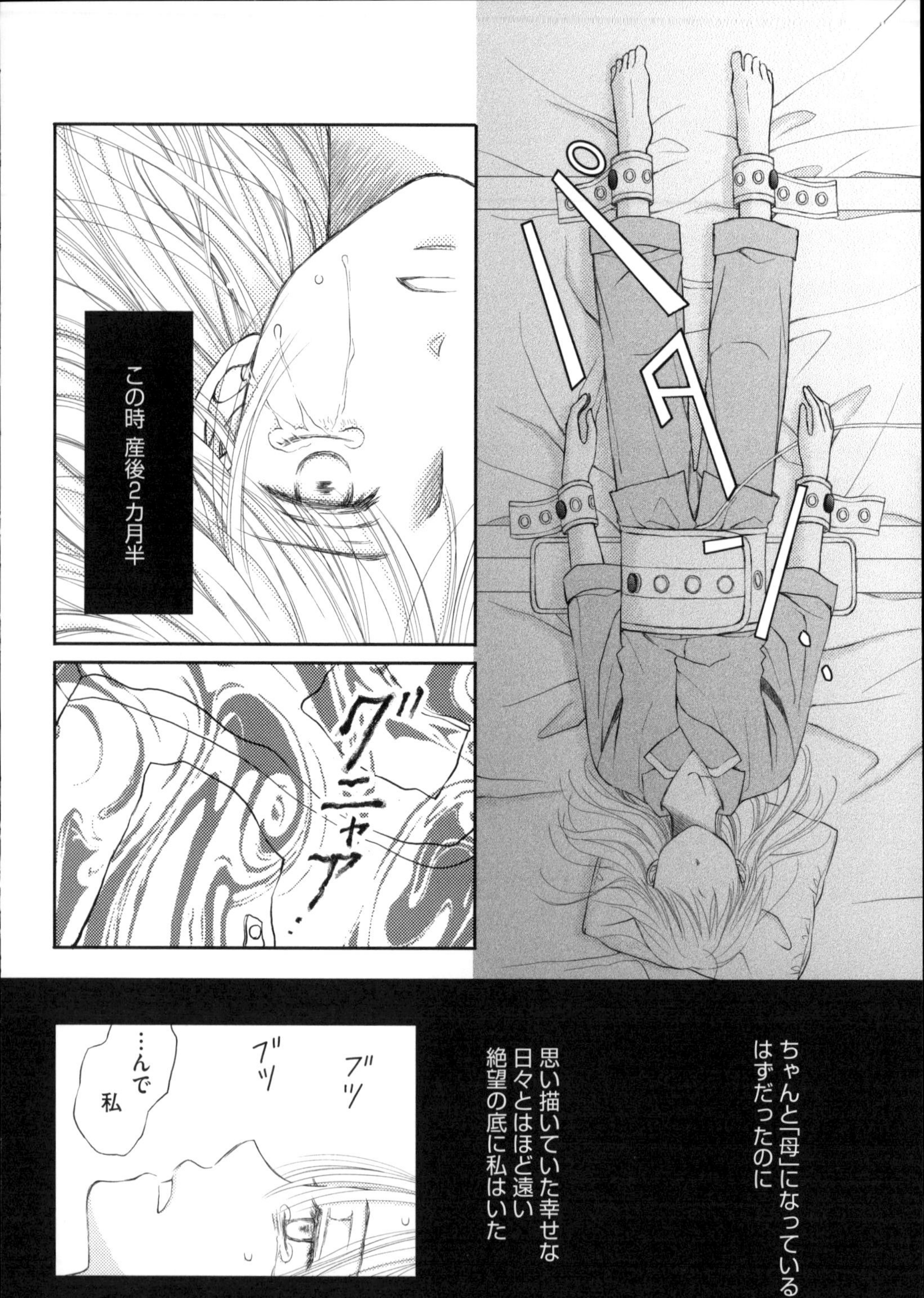
パァーー
この時 産後2カ月半
グニャア…
ちゃんと「母」になっている
はずだったのに
思い描いていた幸せな
日々とはほど遠い
絶望の底に私はいた
ブツ
ブツ
…んで
私

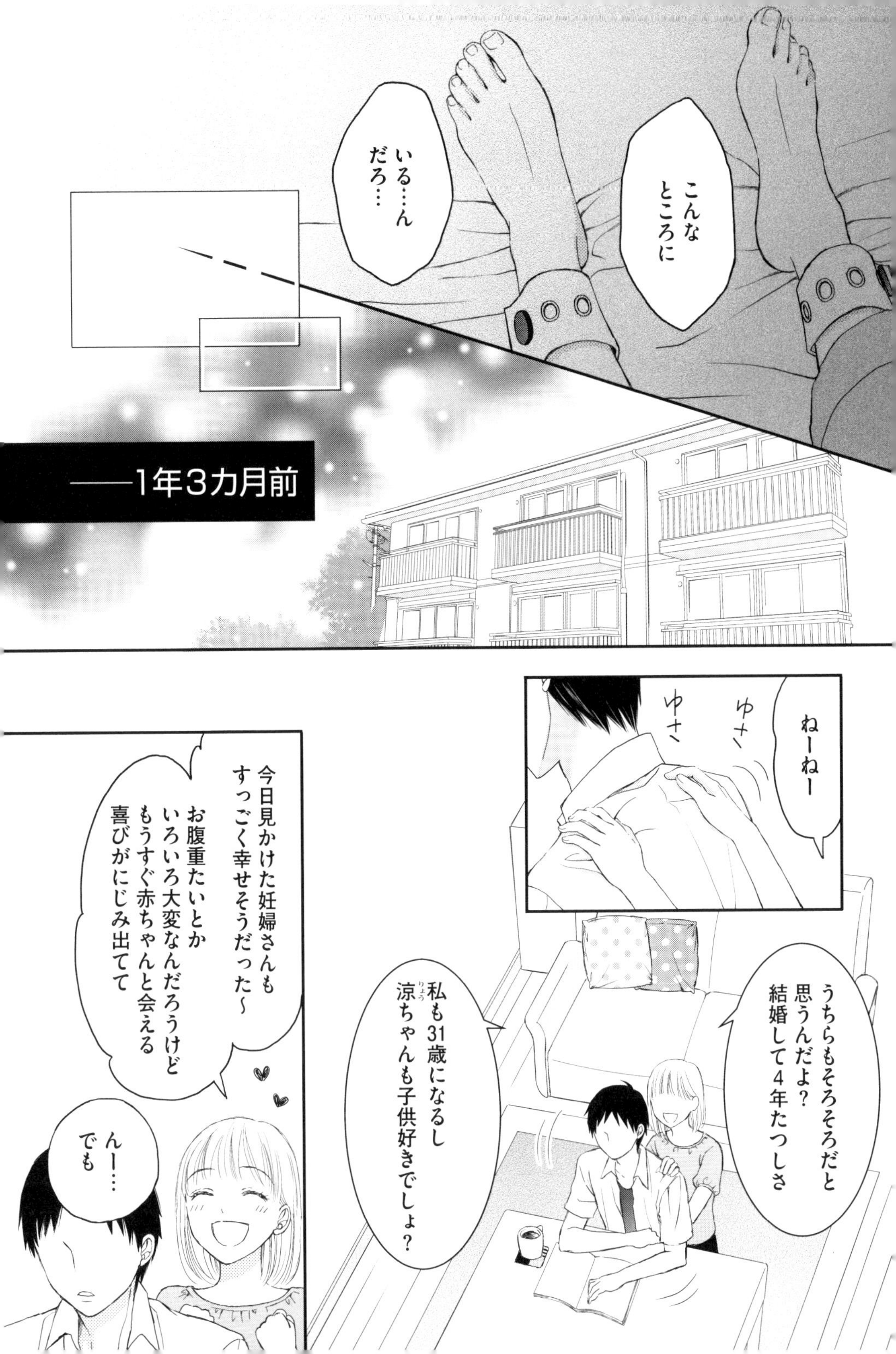
こんなところに
いる…んだろ…
――1年3カ月前
ねーねー
ゆさ
ゆさ
うちらもそろそろだと思うんだよ？結婚して4年たつしさ
私も31歳になるし涼《りょう》ちゃんも子供好きでしょ？
今日見かけた妊婦さんもすっごく幸せそうだった～
お腹重たいとかいろいろ大変なんだろうけどもうすぐ赤ちゃんと会える喜びがにじみ出てて
んー…でも

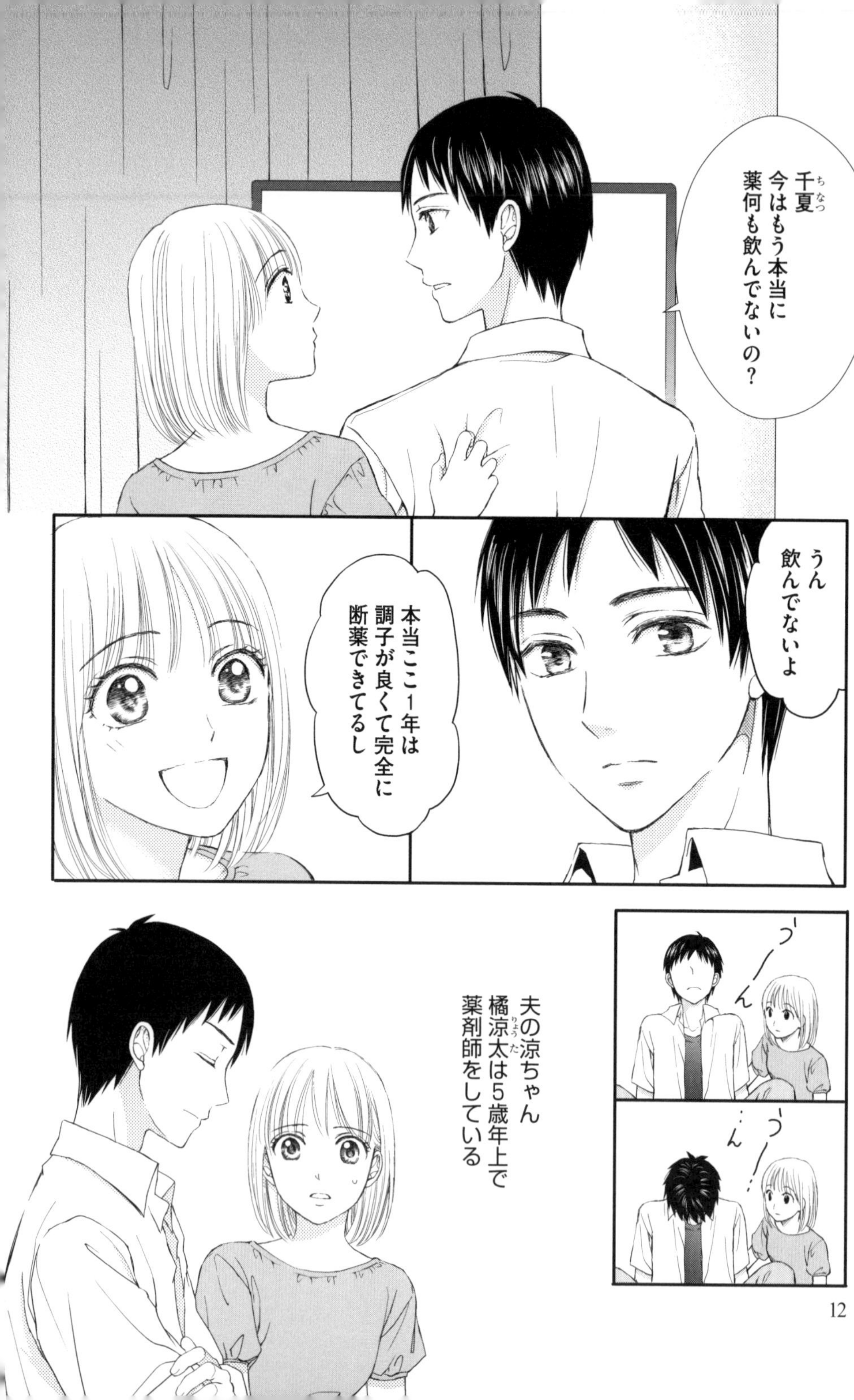
千夏《ちなつ》 今はもう本当に 薬何も飲んでないの？
うん 飲んでないよ
本当ここ1年は調子が良くて完全に断薬できてるし
う〜ん
う〜…ん…
夫の涼ちゃん 橘涼太《りょうた》は5歳年上で 薬剤師をしている

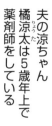

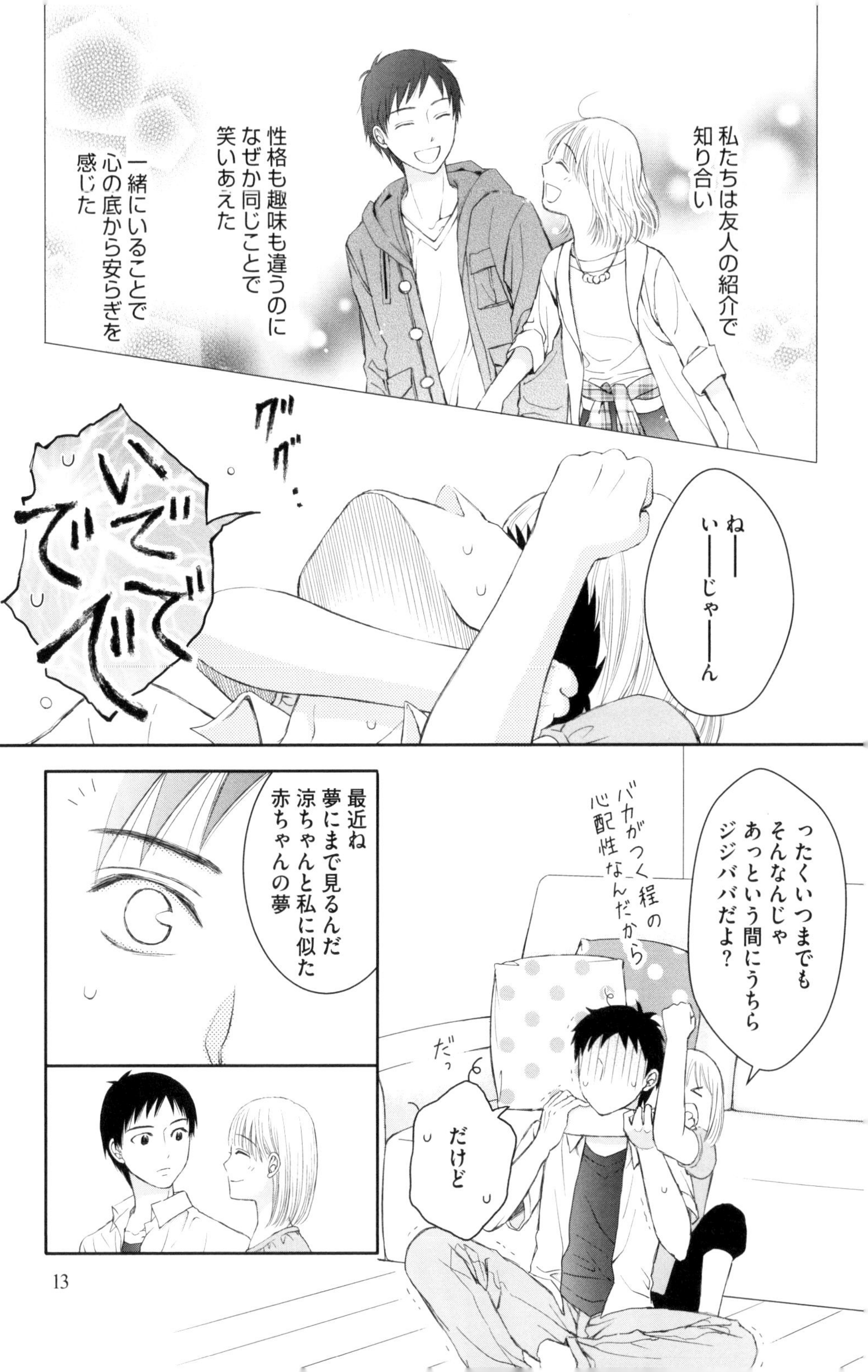

私たちは友人の紹介で
知り合い
性格も趣味も違うのに
なぜか同じことで
笑いあえた
一緒にいることで
心の底から安らぎを
感じた
ねー
いーーーじゃーーーん
ググ‥
いででででで
ったくいつまでも
そんなんじゃ
あっという間にうちら
ジジババだよ?
バカがつく程の
心配性なんだから
だっ
だけど
最近ね
夢にまで見るんだ
涼ちゃんと私に似た
赤ちゃんの夢

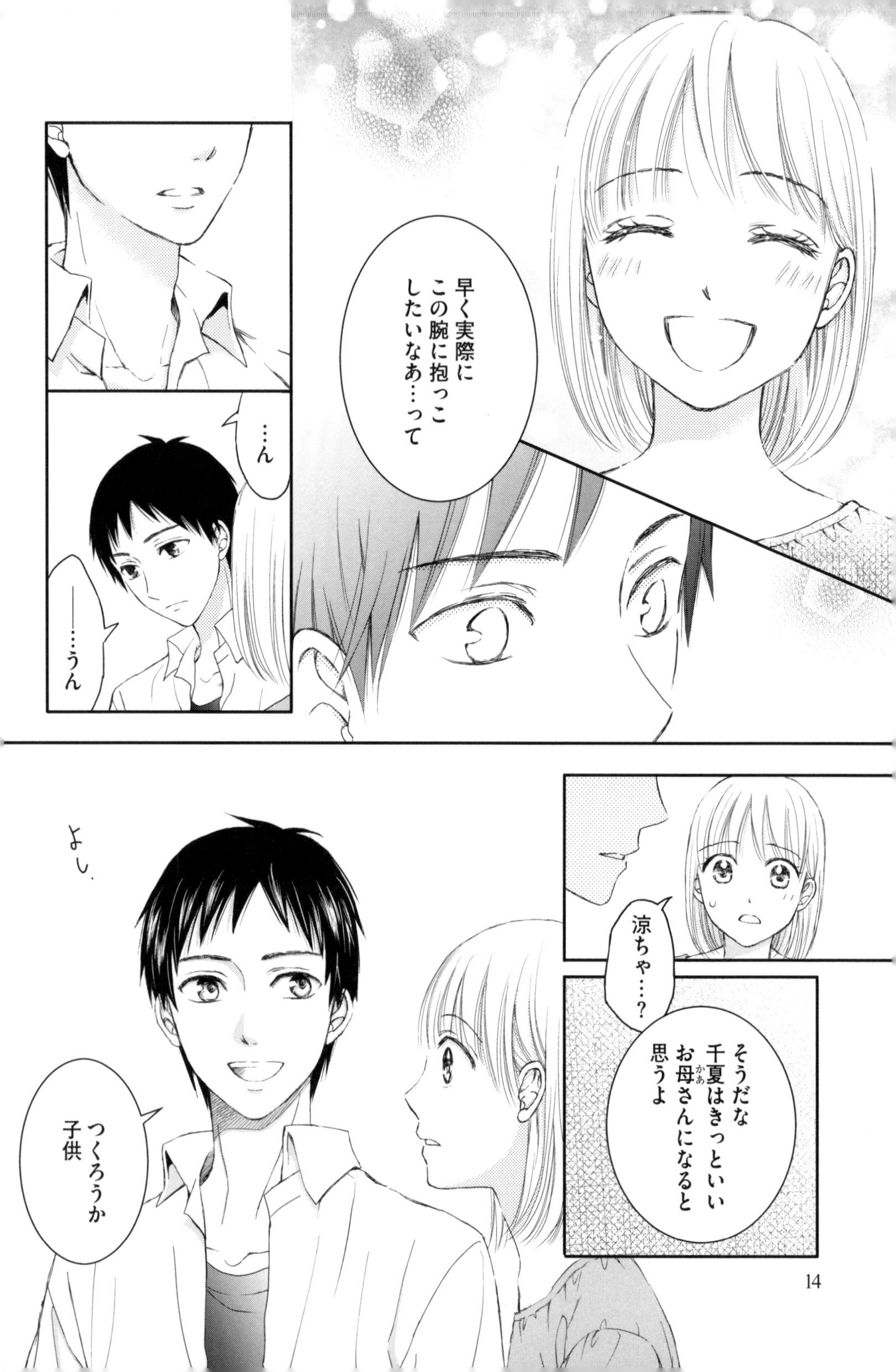
早く実際に
この腕に抱っこ
したいなあ…って
…ん
——…うん
涼ちゃ…？
そうだな
千夏はきっといい
お母《かあ》さんになると
思うよ
よし、
つくろうか
子供

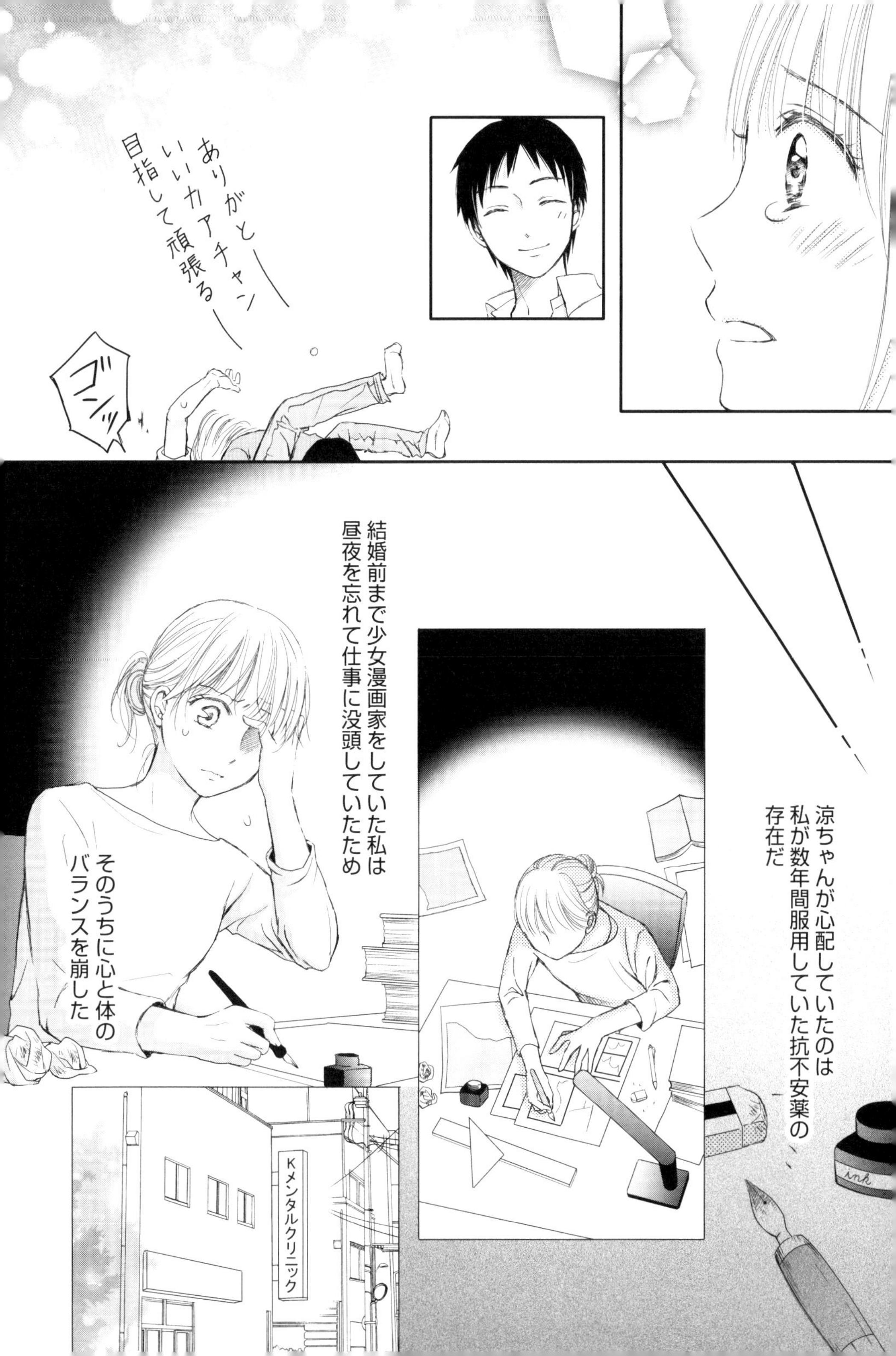

ありがとー
いいカアチャン
目指して頑張るー
ゴンッ
涼ちゃんが心配していたのは
私が数年間服用していた抗不安薬の
存在だ
結婚前まで少女漫画家をしていた私は
昼夜を忘れて仕事に没頭していたため
そのうちに心と体の
バランスを崩した
ink
Kメンタルクリニック

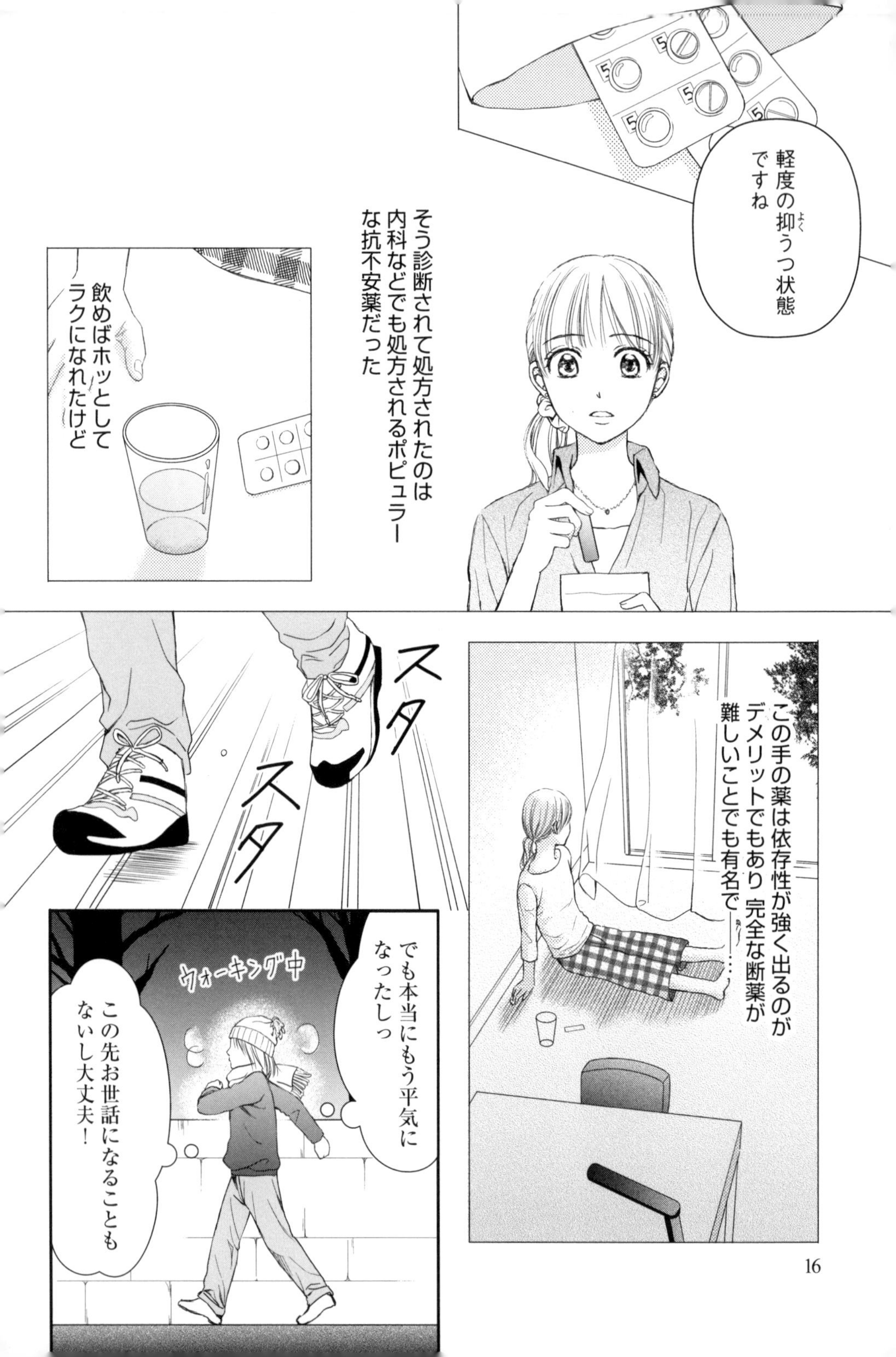

軽度の抑《よく》うつ状態ですね
そう診断されて処方されたのは内科などでも処方されるポピュラーな抗不安薬だった
飲めばホッとしてラクになれたけど
この手の薬は依存性が強く出るのがデメリットでもあり 完全な断薬が難しいことでも有名で――…
スタ
スタ
でも本当にもう平気になったしっ
この先お世話になることもないし大丈夫！
ウォーキング中

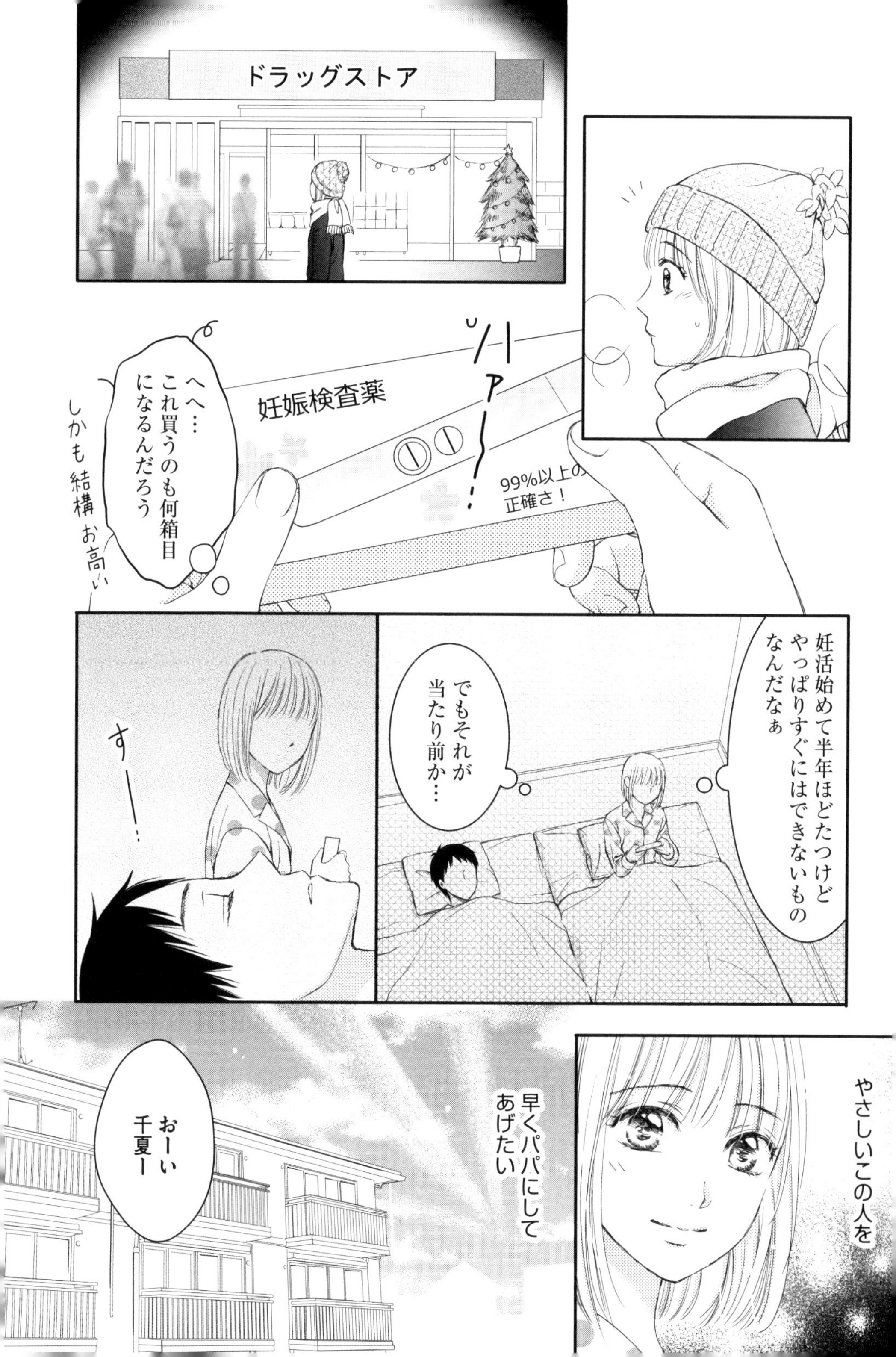
ドラッグストア
妊娠検査薬
99%以上の正確さ！
へへ…これ買うのも何箱目になるんだろう
しかも結構お高い
妊活始めて半年ほどたつけどやっぱりすぐにはできないものなんだなぁ
でもそれが当たり前か…
すー…！
やさしいこの人を
早くパパにしてあげたい
おーい千夏ー

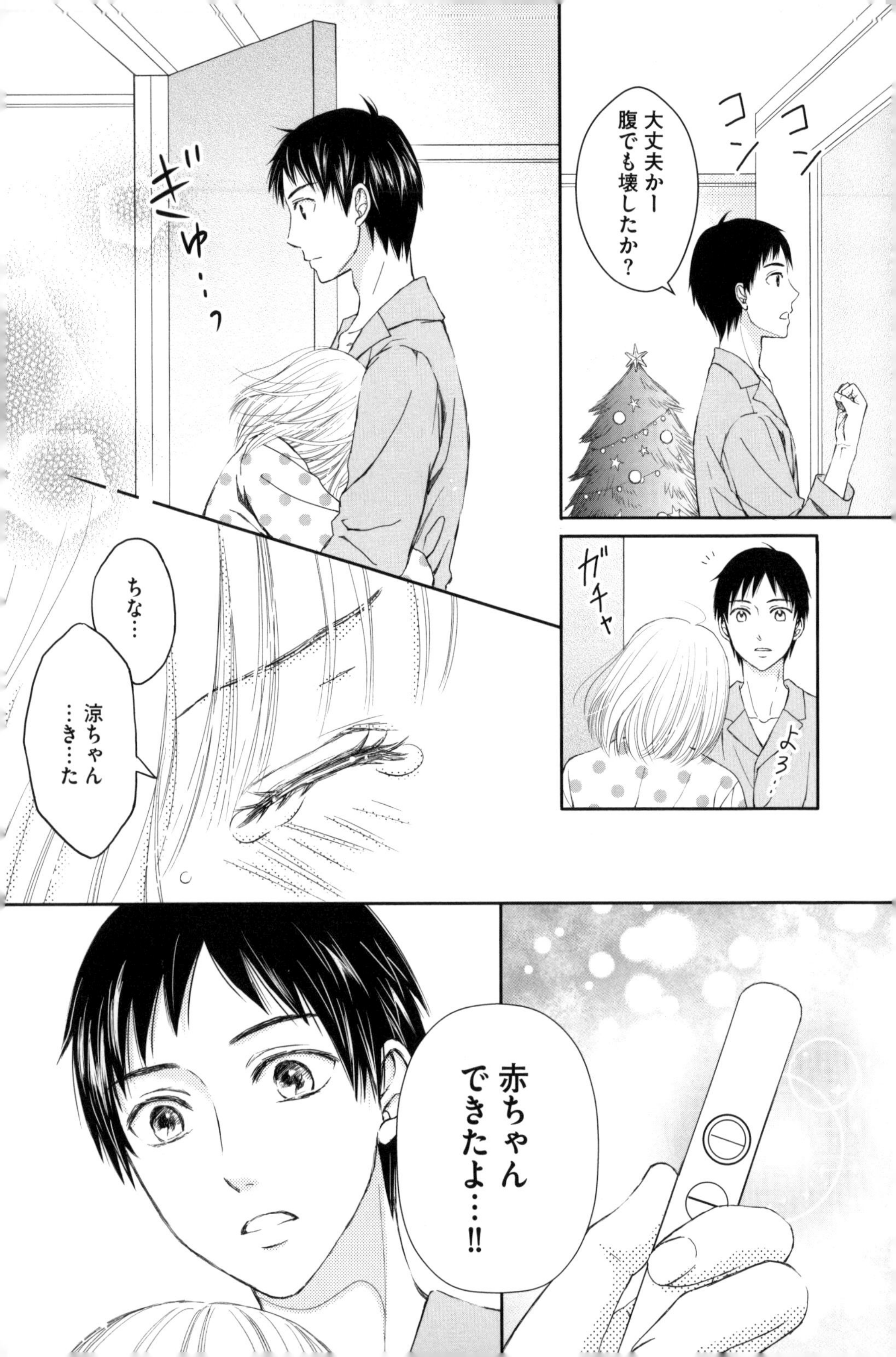
コン　コン
大丈夫かー
腹でも壊したか?
ガチャ
よろ…
ぎゅ…っ
ちな…
涼ちゃん
…き…た
赤ちゃん
できたよ…!!

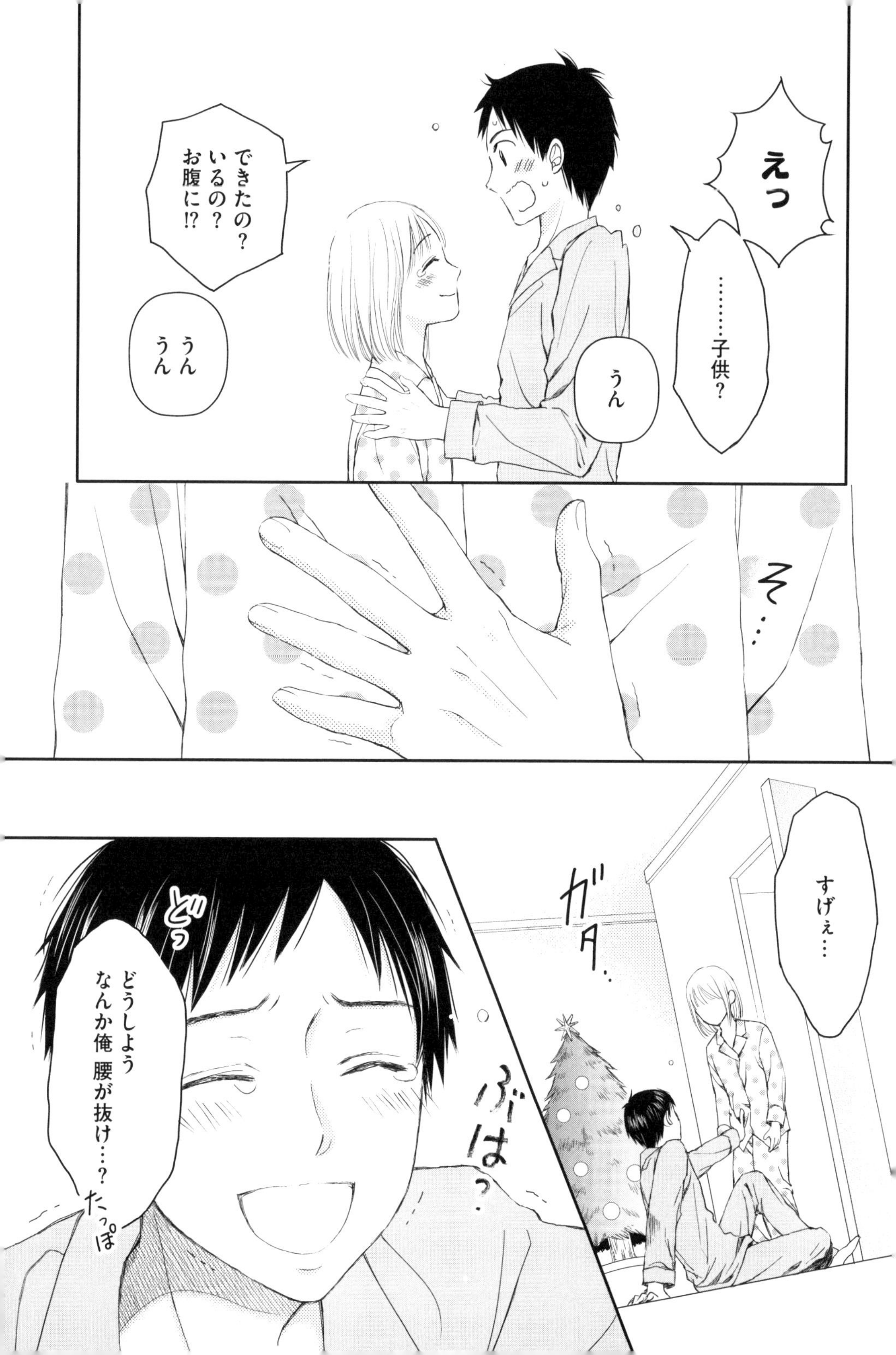
えっ
……子供？
うん
できたの？ いるの？ お腹に!?
うん うん
そ…
すげぇ…
ガタ…
ぶはっ
どっ
どうしよう なんか俺 腰が抜け…？

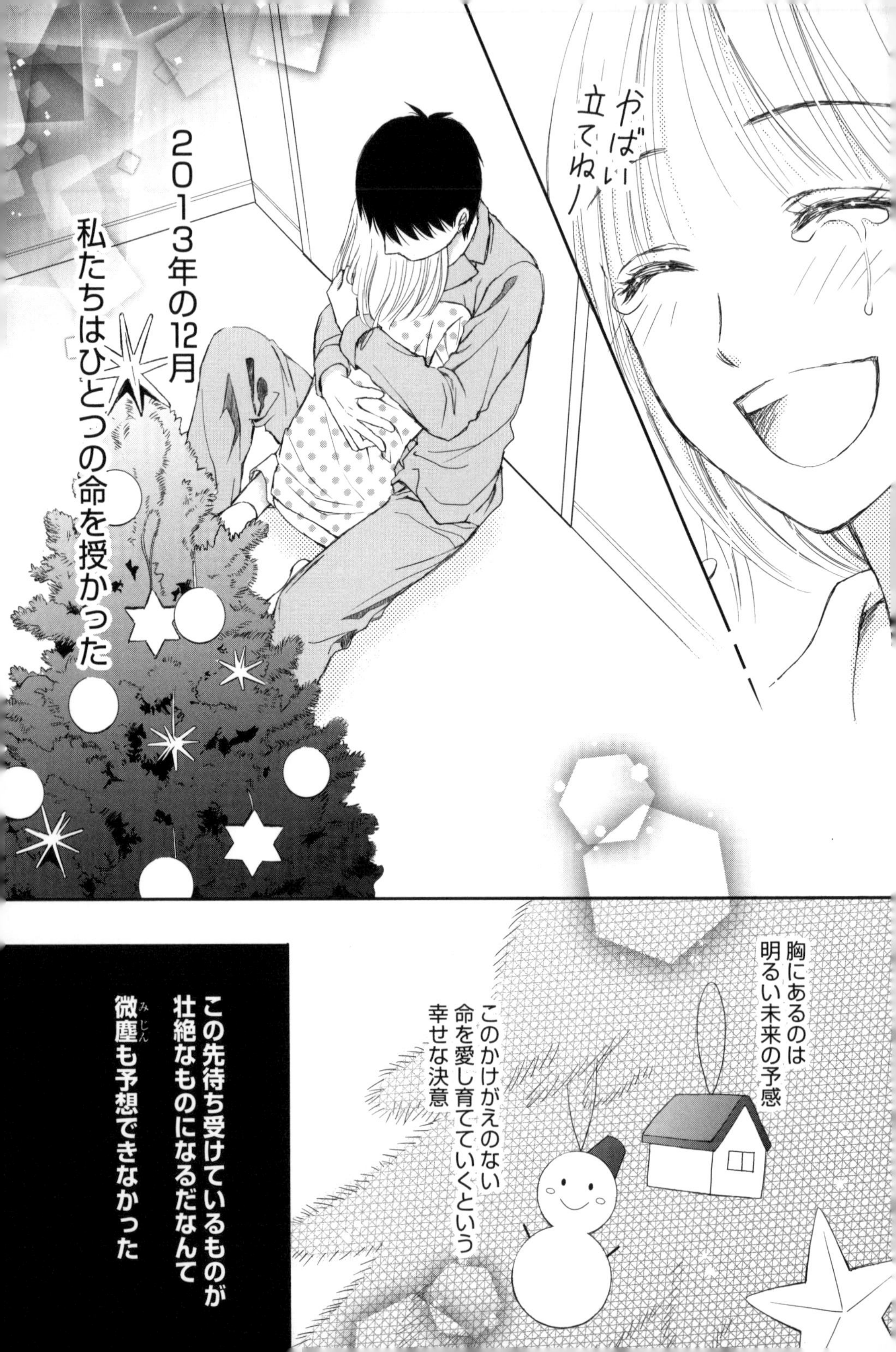
やばい
立てぬ
2013年の12月
私たちはひとつの命を授かった
胸にあるのは
明るい未来の予感
このかけがえのない
命を愛し育てていくという
幸せな決意
この先待ち受けているものが
壮絶なものになるだなんて
微塵《みじん》も予想できなかった

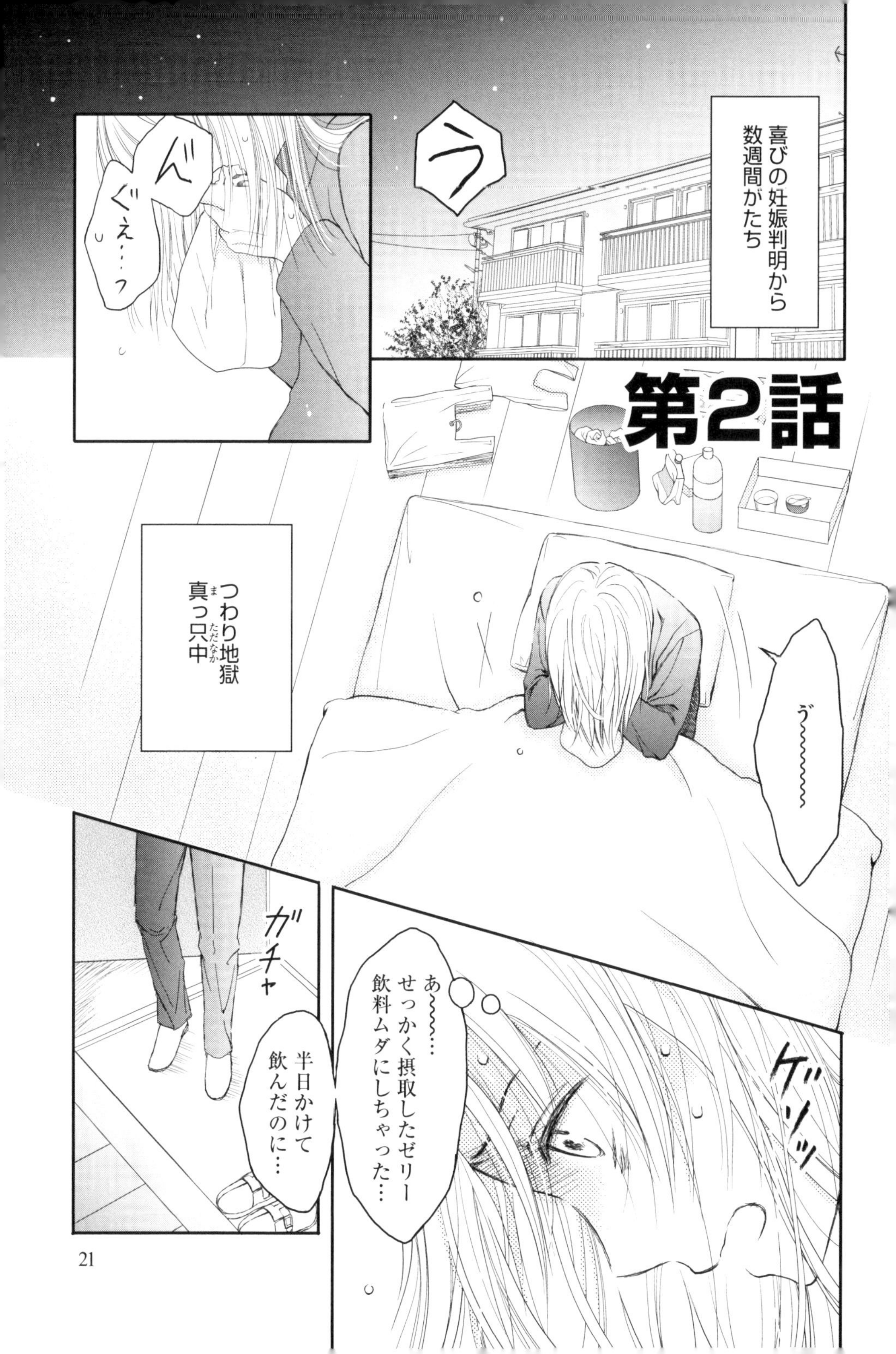
喜びの妊娠判明から
数週間がたち
う
んぐえ…っ
第2話
つわり地獄
真《ま》っ只中《ただなか》
う〜〜〜〜〜〜
ゲソッッ
あ〜〜…
せっかく摂取したゼリー
飲料ムダにしちゃった…
ガチャ
半日かけて
飲んだのに…

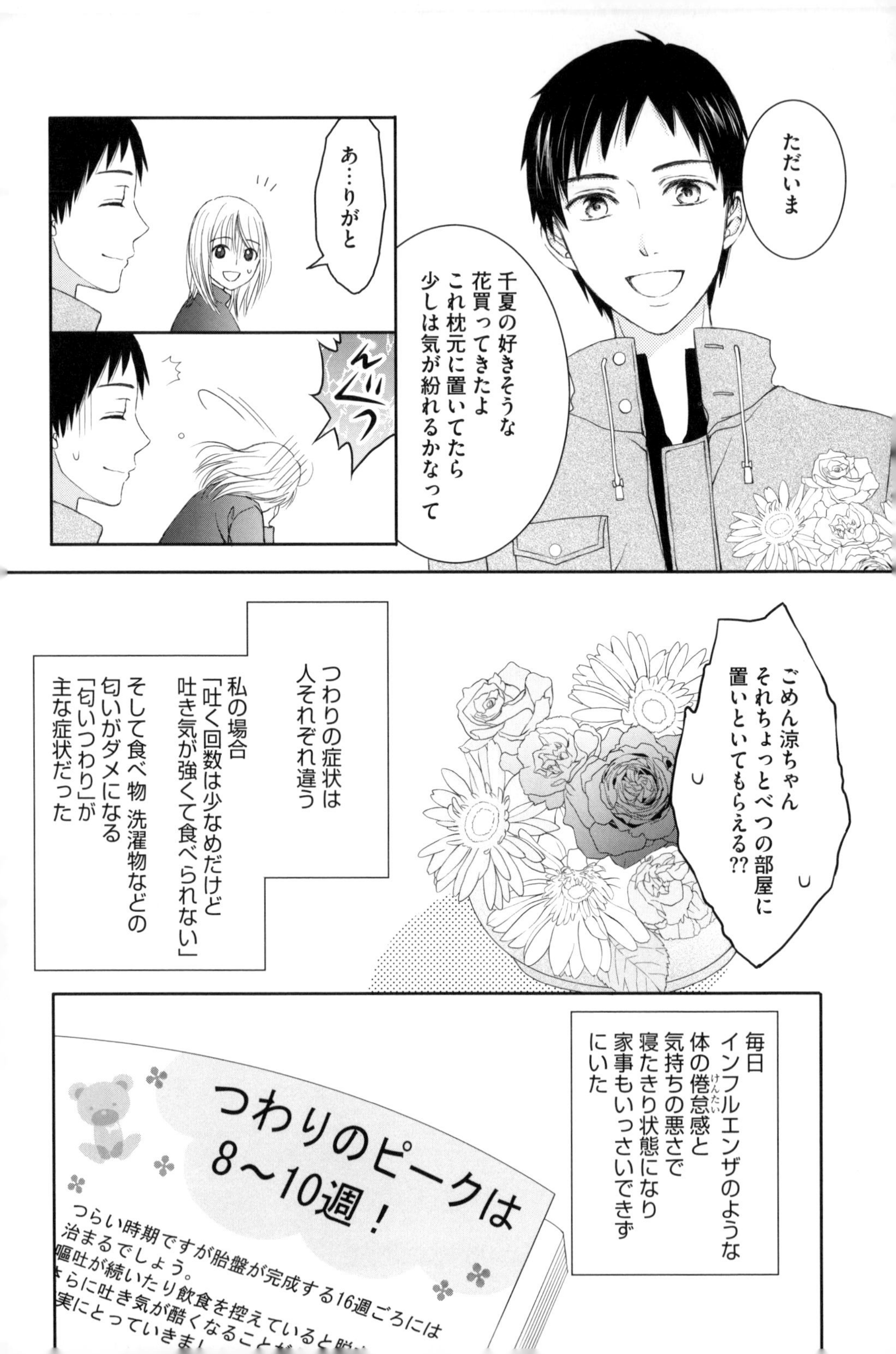
ただいま
千夏の好きそうな花買ってきたよ これ枕元に置いてたら少しは気が紛れるかなって
あ…りがと
んぐっ
ごめん涼ちゃん それちょっとべつの部屋に置いといてもらえる??
つわりの症状は人それぞれ違う
私の場合「吐く回数は少なめだけど吐き気が強くて食べられない」
そして食べ物 洗濯物などの匂いがダメになる「匂いつわり」が主な症状だった
毎日インフルエンザのような体の倦怠《けんたい》感と気持ちの悪さで寝たきり状態になり家事もいっさいできずにいた
つわりのピークは8～10週！
つらい時期ですが胎盤が完成する16週ごろには
治まるでしょう。
嘔吐が続いたり飲食を控えていると
らに吐き気が酷くなることが
実にとっていきま

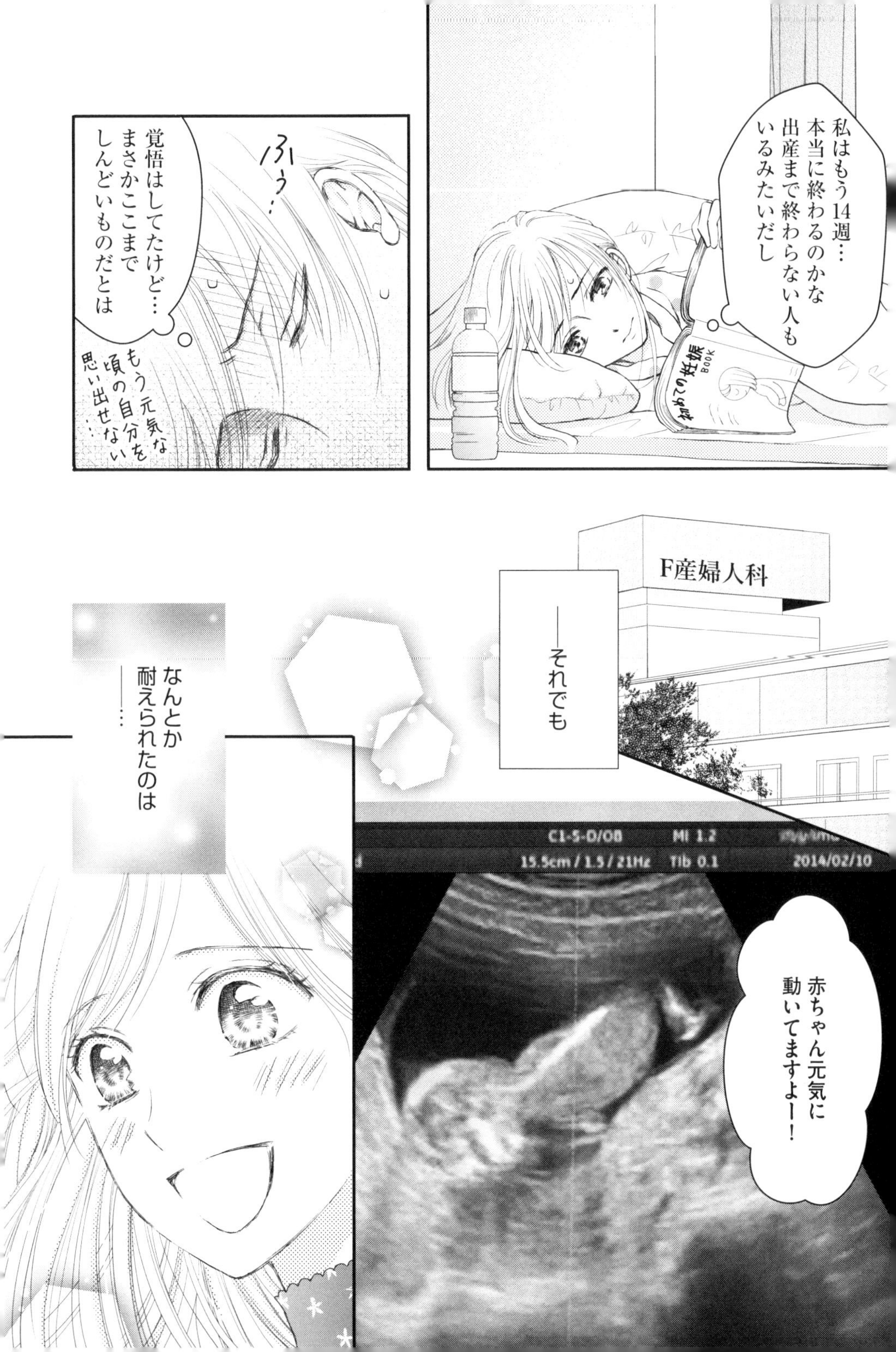
私はもう14週…
本当に終わるのかな
出産まで終わらない人も
いるみたいだし
初めての妊娠BOOK
ふう…
覚悟はしてたけど…
まさかここまで
しんどいものだとは
もう元気な
頃の自分を
思い出せない…
F産婦人科
——それでも
なんとか
耐えられたのは
——…
C1-5-D/OB MI 1.2
15.5cm / 1.5 / 21Hz TIb 0.1 2014/02/10
赤ちゃん元気に
動いてますよー!

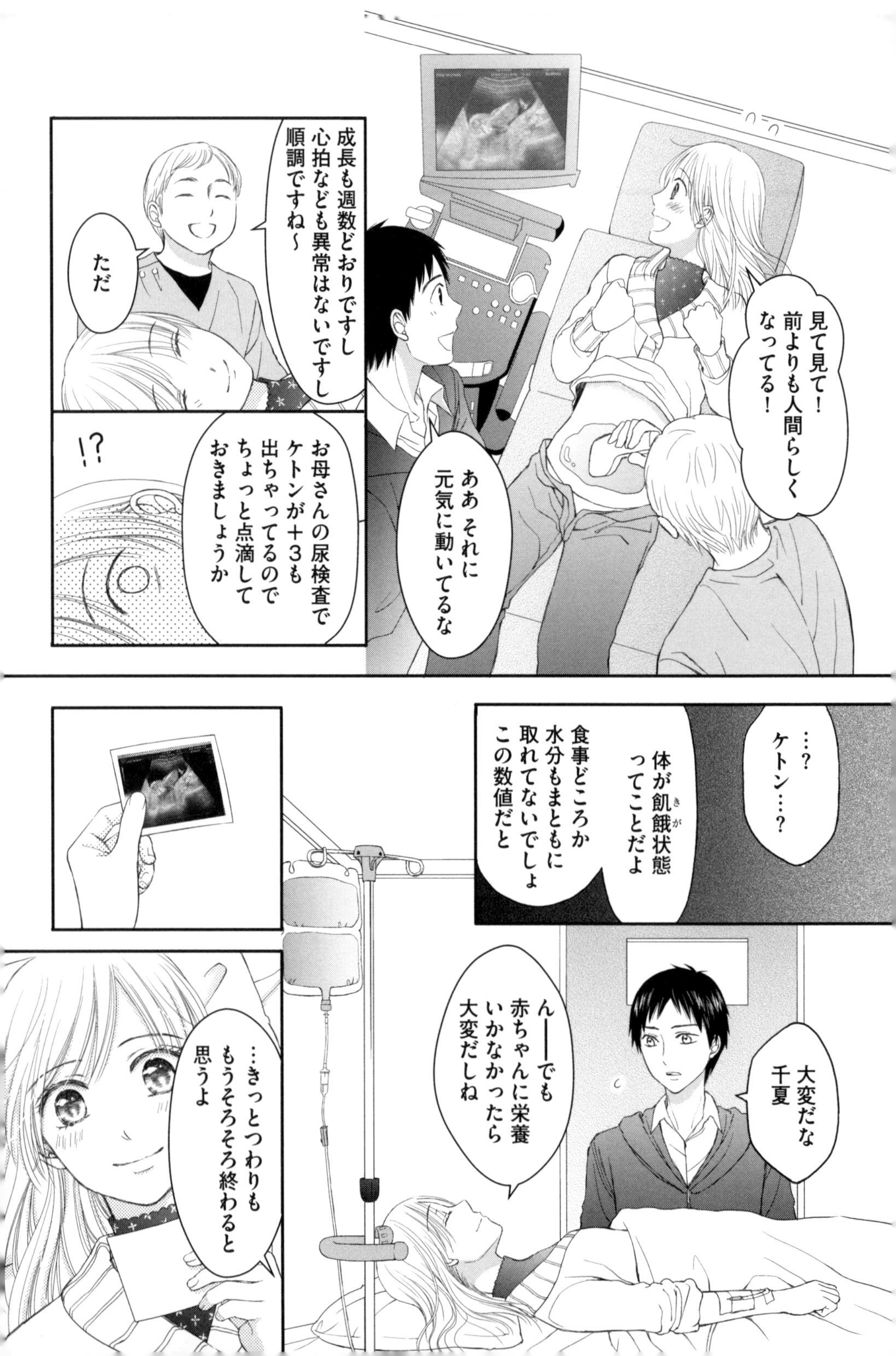

見て見て！前よりも人間らしくなってる！
ああ それに元気に動いてるな
成長も週数どおりですし心拍なども異常はないですし順調ですね～
ただ
お母さんの尿検査でケトンが＋3も出ちゃってるのでちょっと点滴しておきましょうか
!?
…？ケトン…？
体が飢餓《きが》状態ってことだよ
食事どころか水分もまともに取れてないでしょ この数値だと
大変だな千夏
ん――でも赤ちゃんに栄養いかなかったら大変だしね
…きっとつわりももうそろそろ終わると思うよ

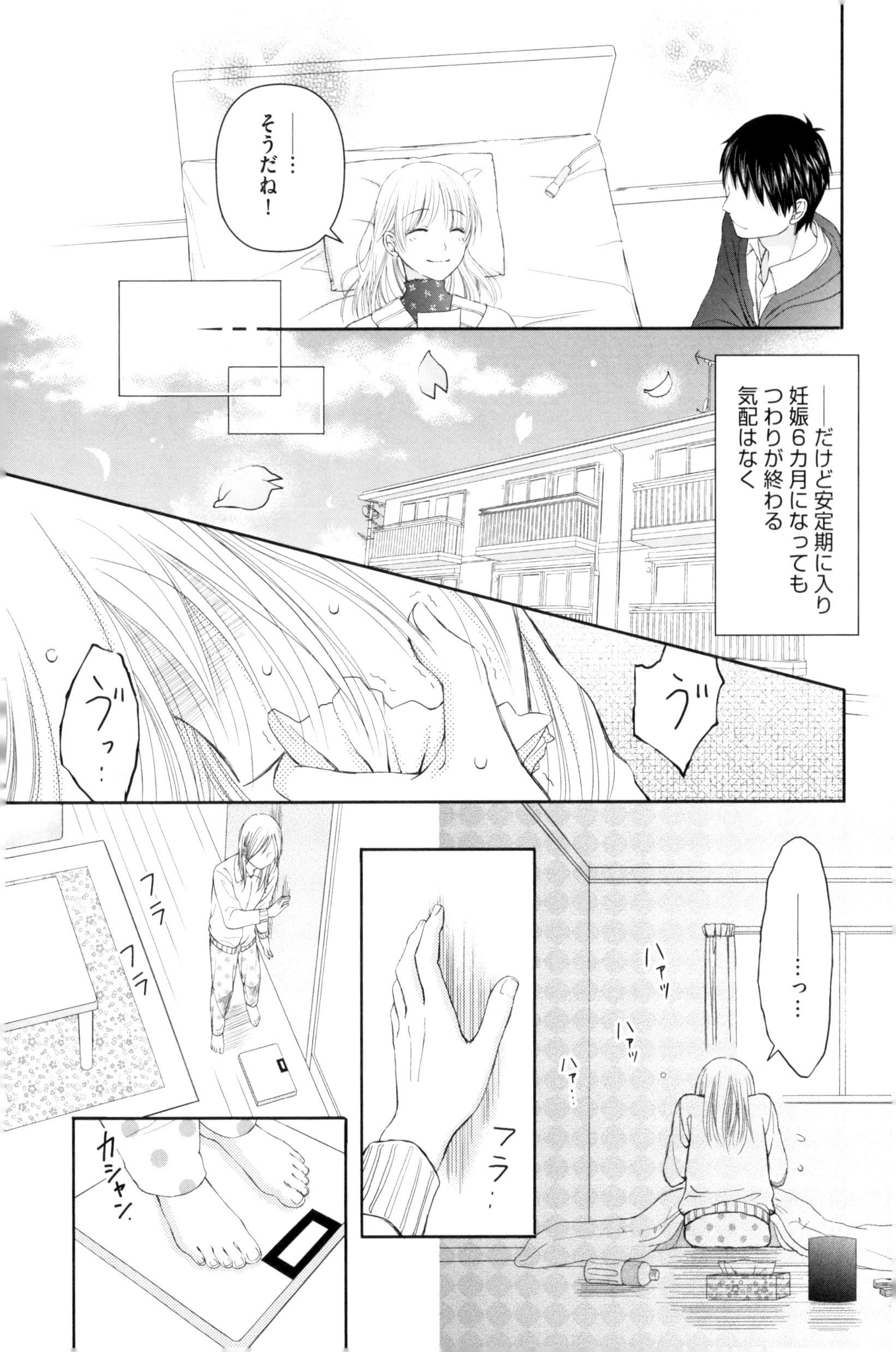
——…そうだね！
——だけど安定期に入り
妊娠6カ月になっても
つわりが終わる
気配はなく
ゔ
ゔっ…
——…っ…
ハアッ
ハアッ
ハア…
フラ…
フラ
フラ
カシャン

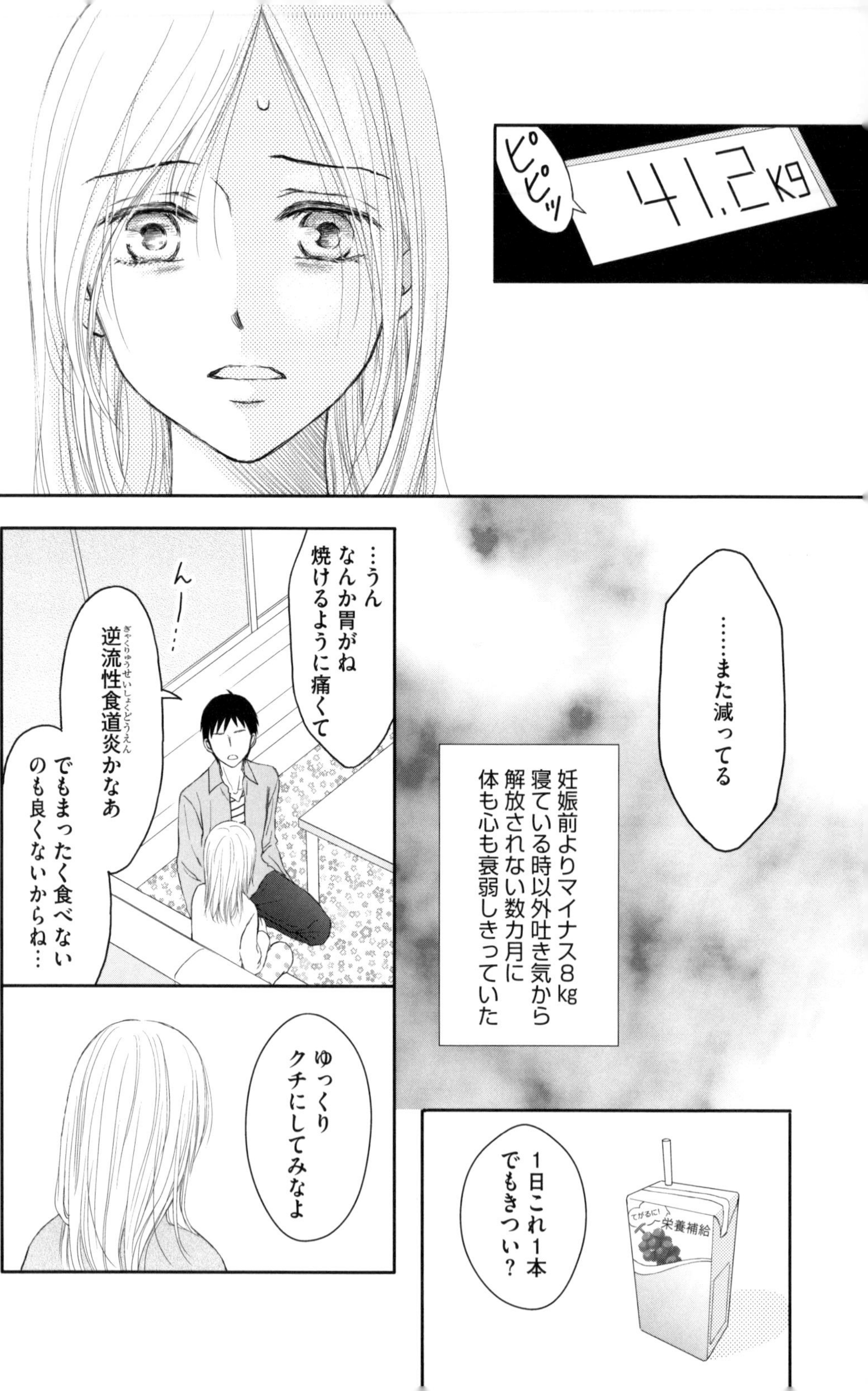
ピピッ
41.2kg
……また減ってる
妊娠前よりマイナス8kg
寝ている時以外吐き気から
解放されない数カ月に
体も心も衰弱しきっていた
…うん
なんか胃がね
焼けるように痛くて
んー…
逆流性食道炎《ぎゃくりゅうせいしょくどうえん》かなあ
でもまったく食べないのも良くないからね…
1日これ1本でもきつい？
てがるに！
栄養補給
ゆっくりクチにしてみなよ

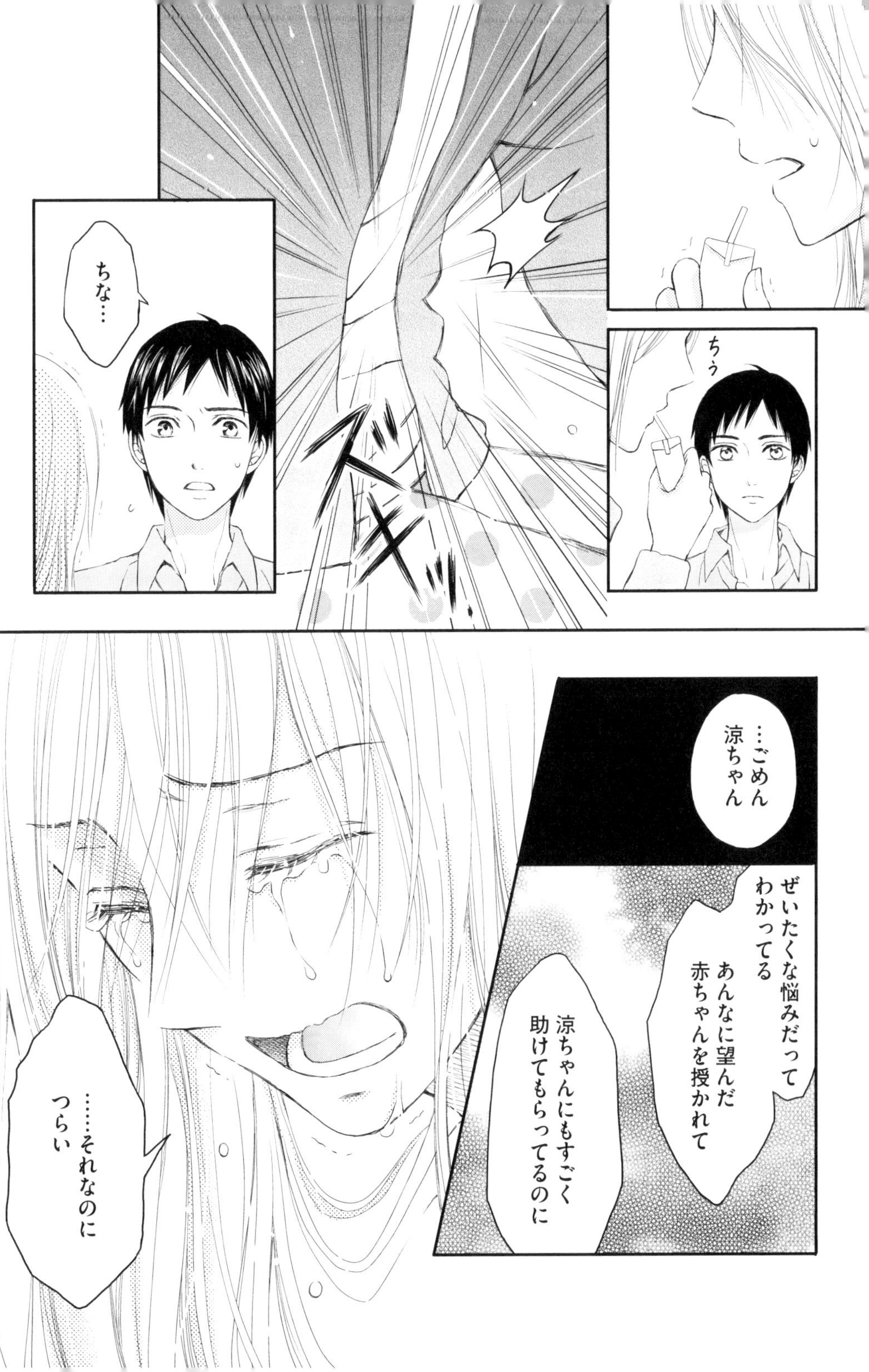
ちう
ちな…
…ごめん涼ちゃん
ぜいたくな悩みだってわかってる
あんなに望んだ赤ちゃんを授かれて
涼ちゃんにもすごく助けてもらってるのに
……それなのにつらい

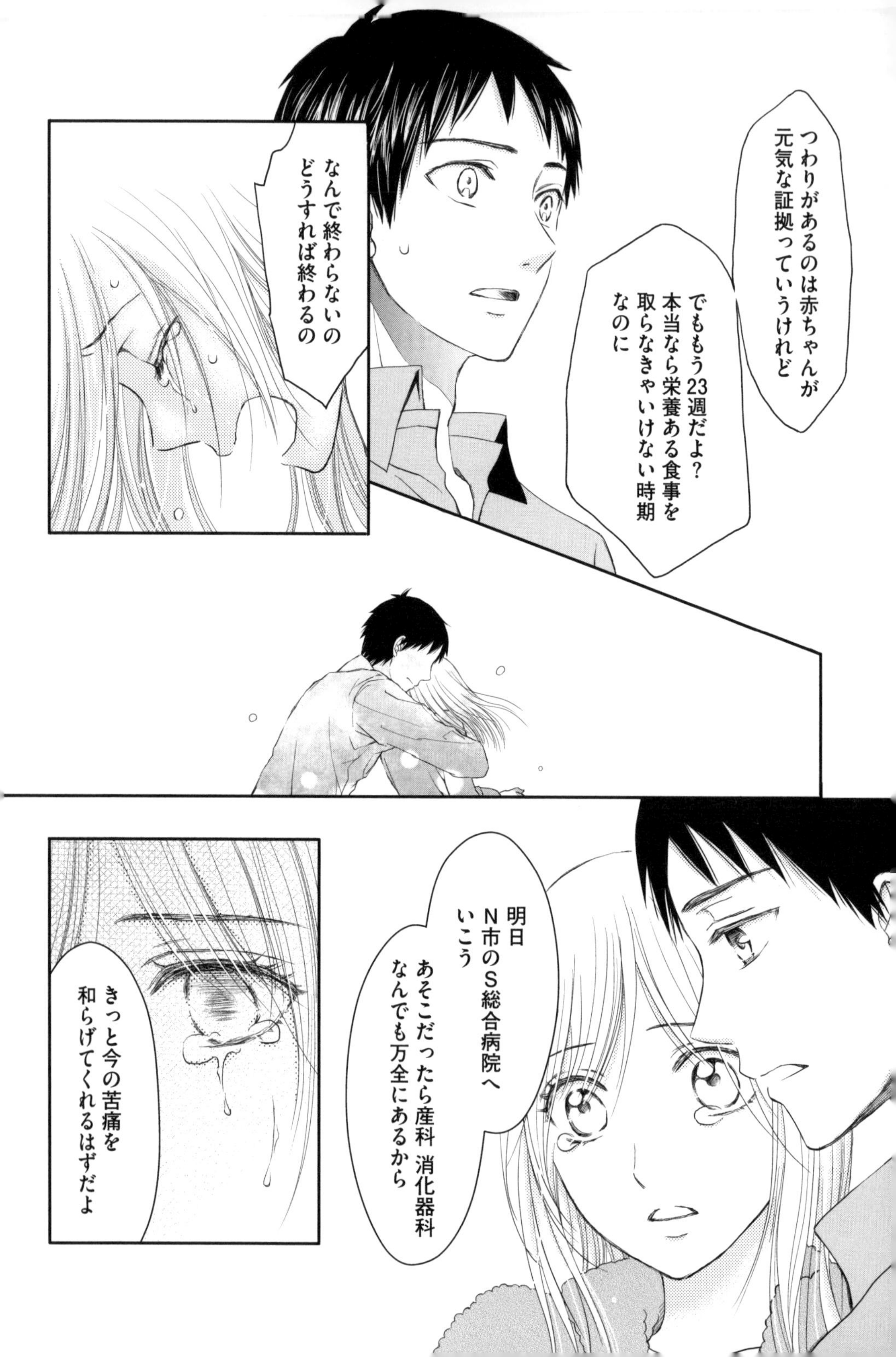
つわりがあるのは赤ちゃんが元気な証拠っていうけれど
でももう23週だよ？本当なら栄養ある食事を取らなきゃいけない時期なのに
なんで終わらないのどうすれば終わるの
明日N市のS総合病院へいこう
あそこだったら産科 消化器科なんでも万全にあるから
きっと今の苦痛を和らげてくれるはずだよ

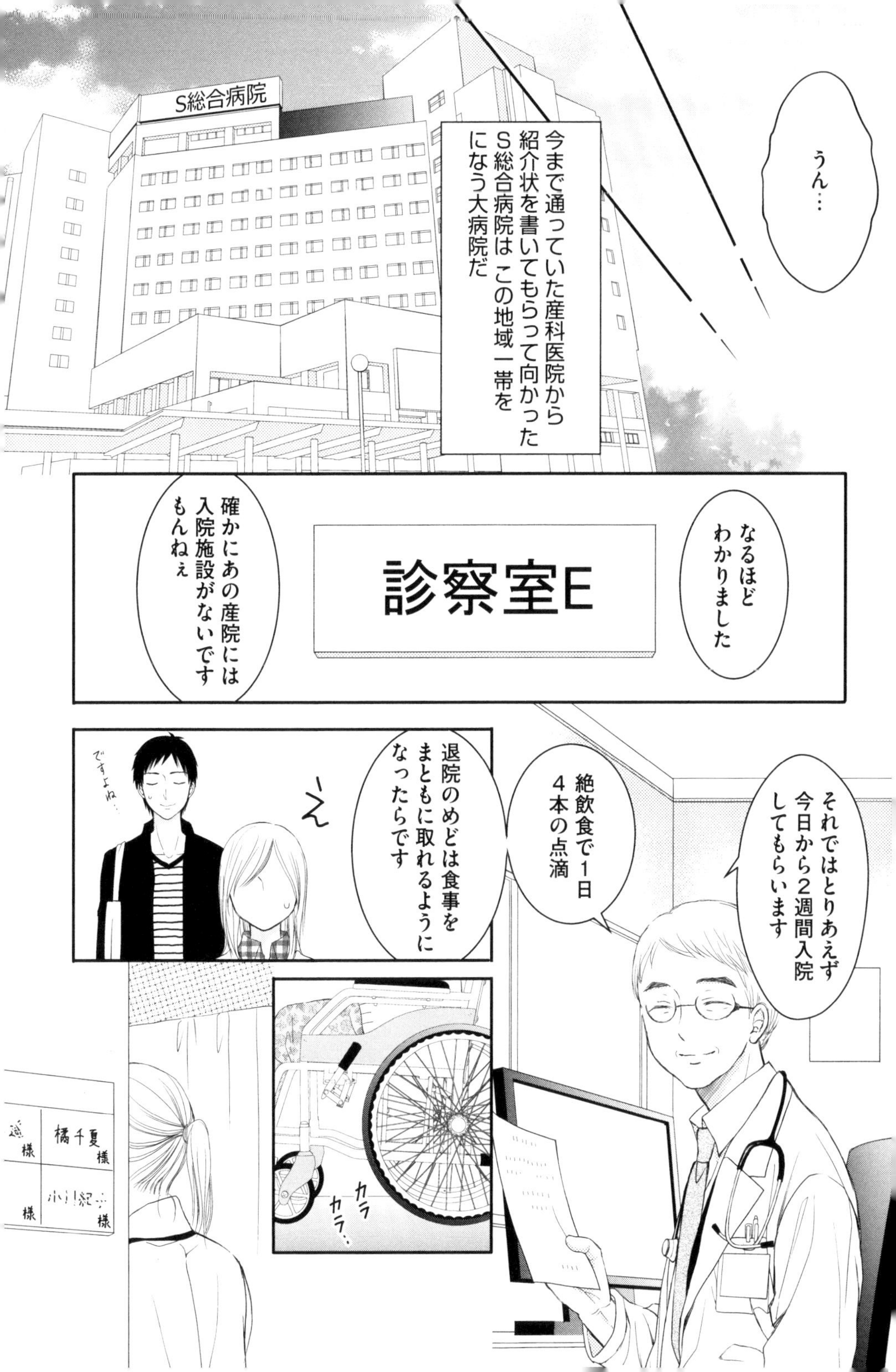
うん…
今まで通っていた産科医院から紹介状を書いてもらって向かったS総合病院は この地域一帯をになう大病院だ
S総合病院
なるほどわかりました
診察室E
確かにあの産院には入院施設がないですもんねぇ
それではとりあえず今日から2週間入院してもらいます
絶飲食で1日4本の点滴
退院のめどは食事をまともに取れるようになったらです
えー
ですよね…
橘千夏様
様
様
カラカラ…

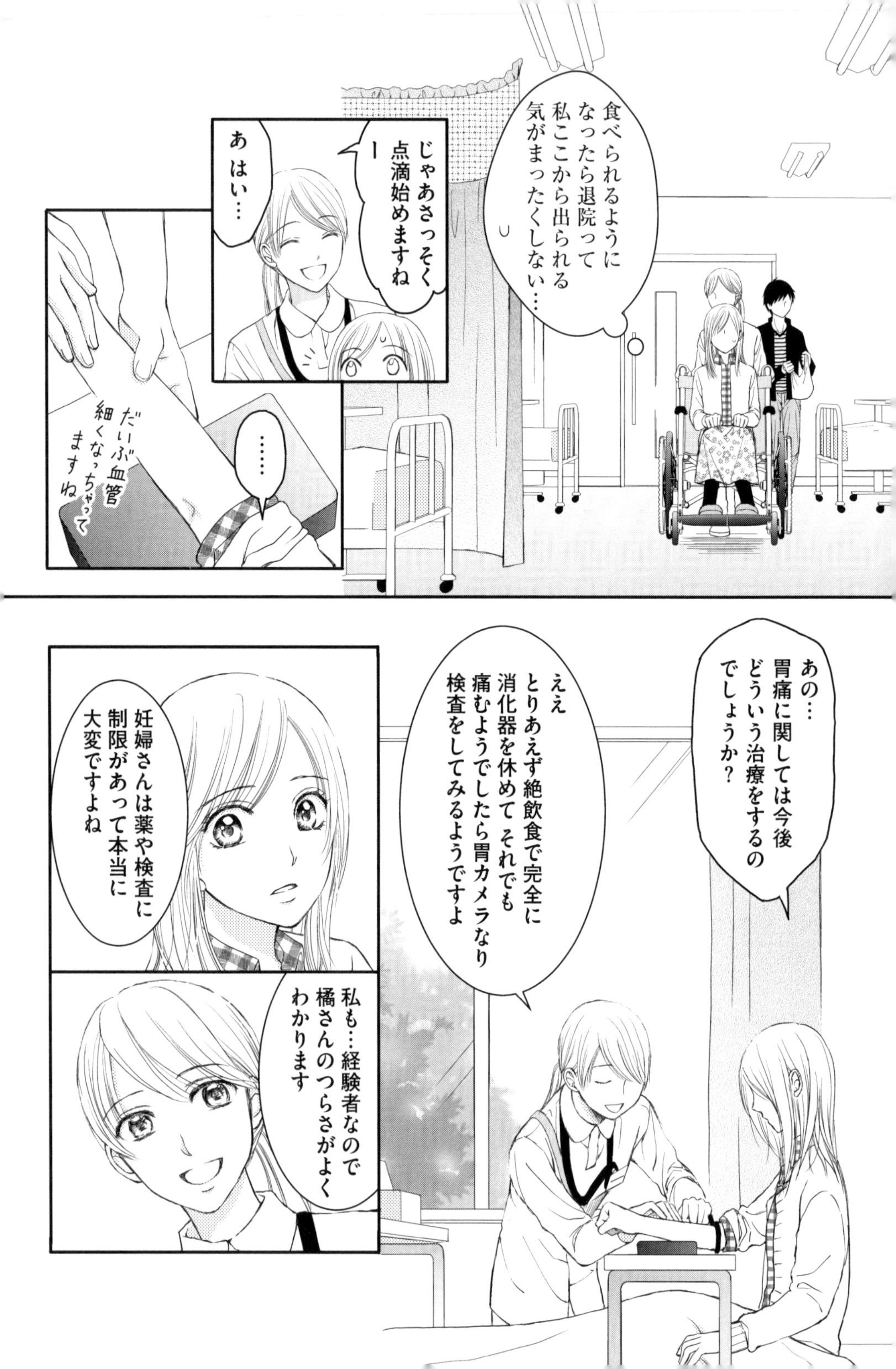
食べられるようになったら退院って私ここから出られる気がまったくしない…
じゃあさっそく点滴始めますね
あ はい…
……
だいぶ血管細くなっちゃってますね
あの…胃痛に関しては今後どういう治療をするのでしょうか？
ええ とりあえず絶飲食で完全に消化器を休めて それでも痛むようでしたら胃カメラなり検査をしてみるようですよ
妊婦さんは薬や検査に制限があって本当に大変ですよね
私も…経験者なので橘さんのつらさがよくわかります

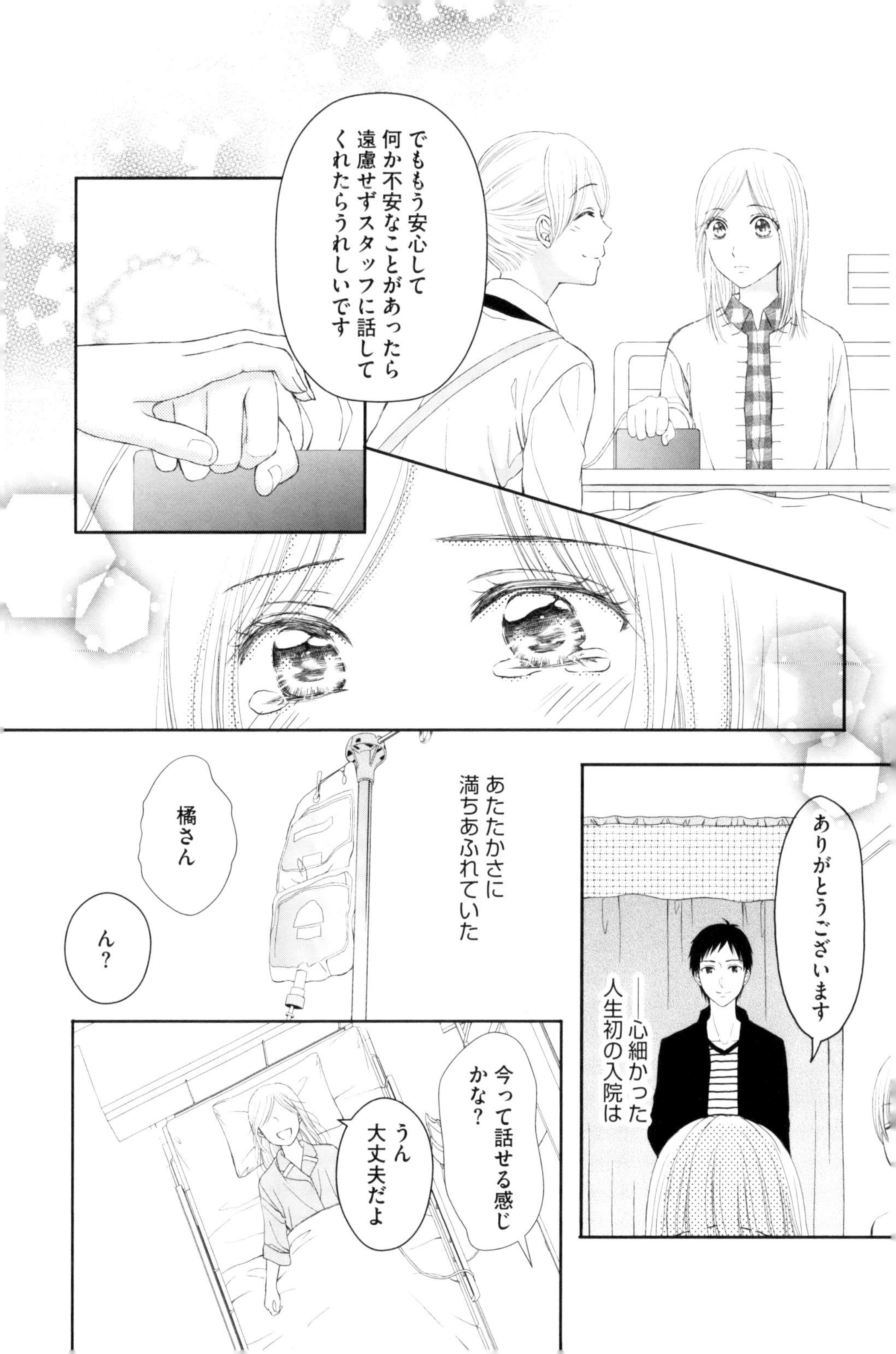
でももう安心して何か不安なことがあったら遠慮せずスタッフに話してくれたらうれしいです
ありがとうございます
――心細かった人生初の入院は
あたたかさに満ちあふれていた
橘さん
ん?
今って話せる感じかな?
うん大丈夫だよ

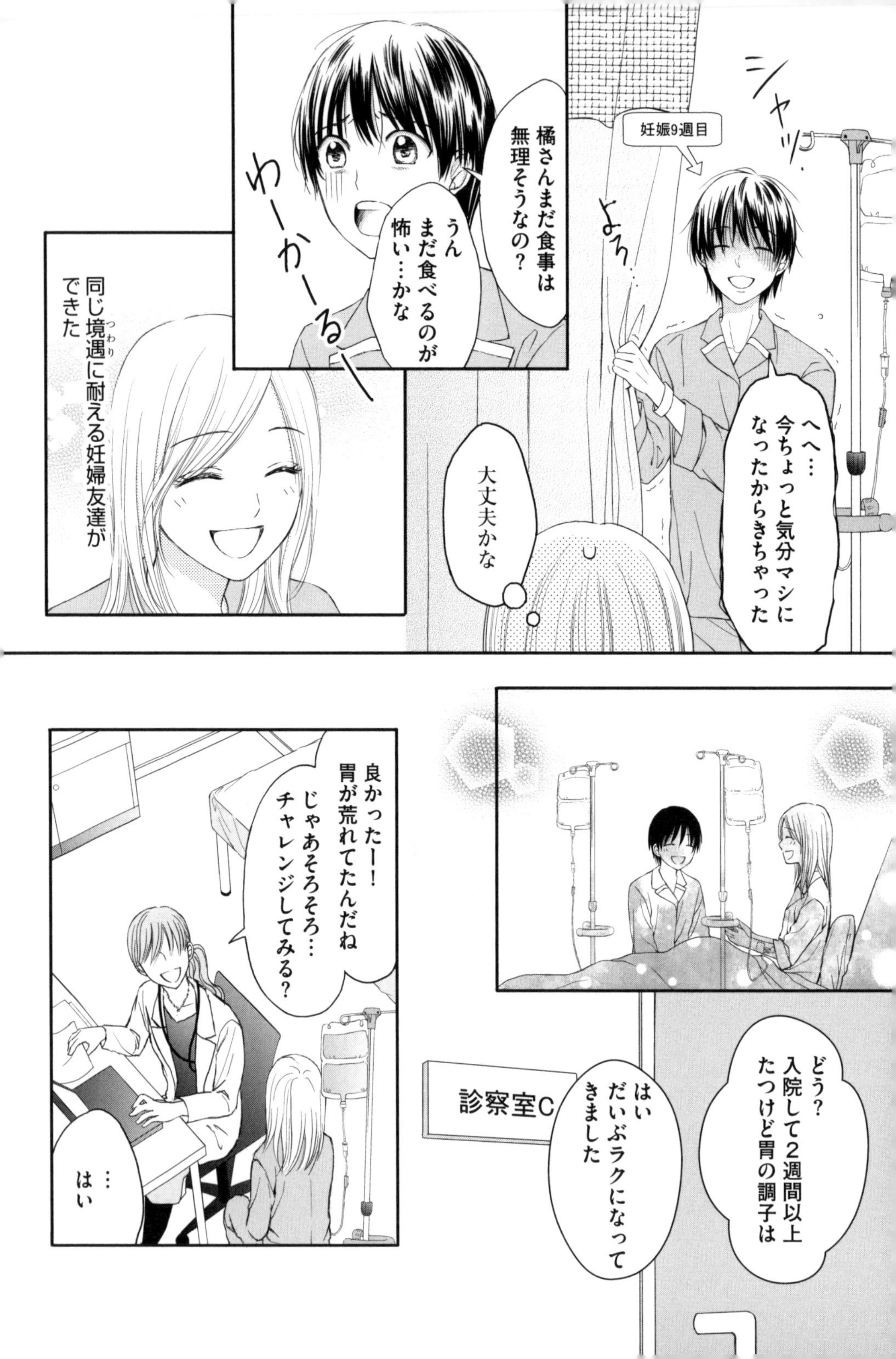
シャッ
妊娠9週目
よろ…
へへ…
今ちょっと気分マシに
なったからきちゃった
大丈夫かな
橘さんまだ食事は
無理そうなの？
うん
まだ食べるのが
怖い…かな
わーかーるー
同じ境遇《つわり》に耐える妊婦友達が
できた
診察室C
どう？
入院して2週間以上
たつけど胃の調子は
はい
だいぶラクになって
きました
良かったー！
胃が荒れてたんだね
じゃあそろそろ…
チャレンジしてみる？
…はい

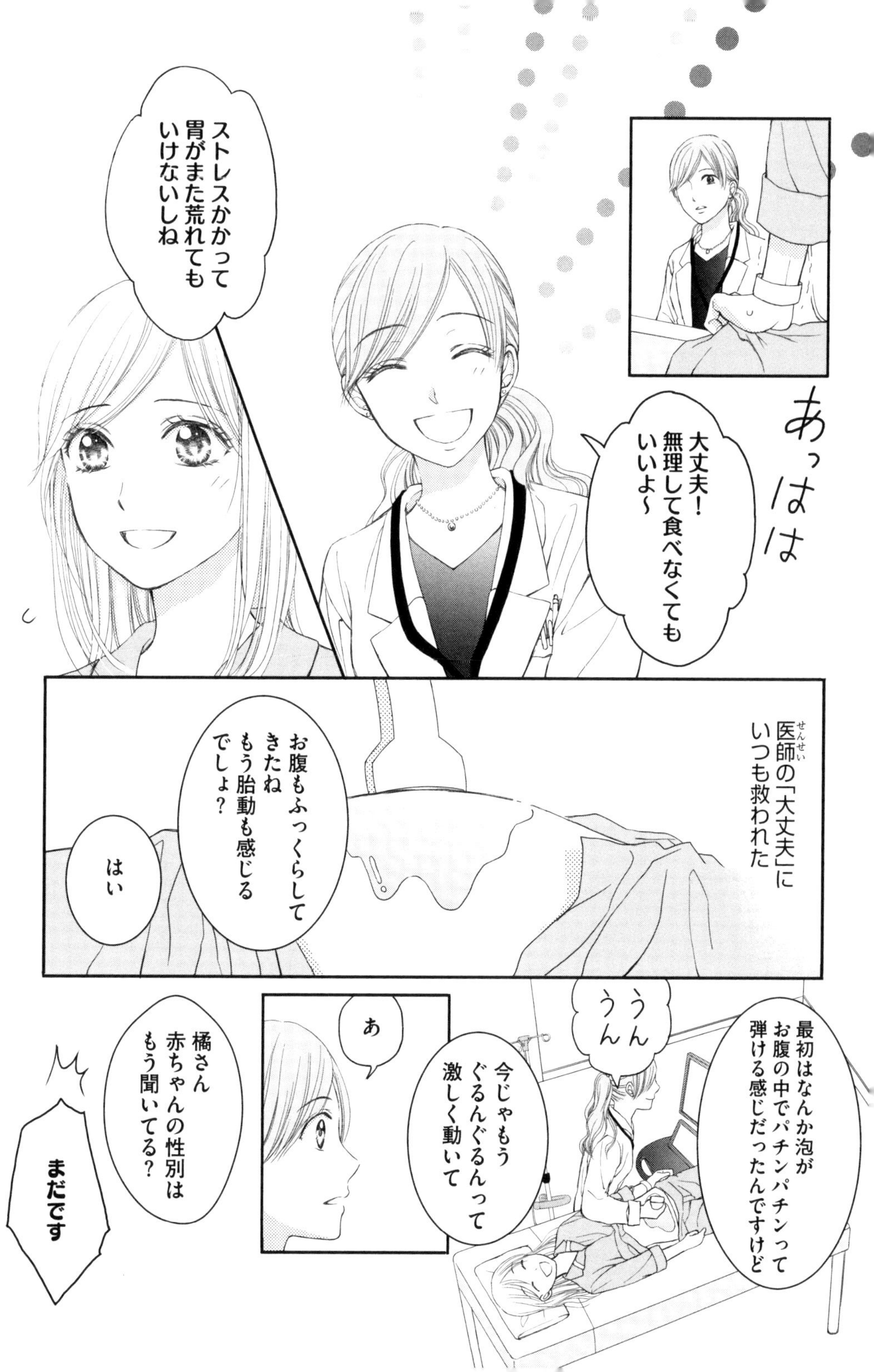
あっはは
大丈夫！無理して食べなくてもいいよ～
ストレスかかって胃がまた荒れてもいけないしね
医師《せんせい》の「大丈夫」にいつも救われた
お腹もふっくらしてきたね もう胎動も感じるでしょ？
はい
最初はなんか泡がお腹の中でパチンパチンって弾ける感じだったんですけど
うんうん
今じゃもうぐるんぐるんって激しく動いて
あ
橘さん 赤ちゃんの性別はもう聞いてる？
まだです

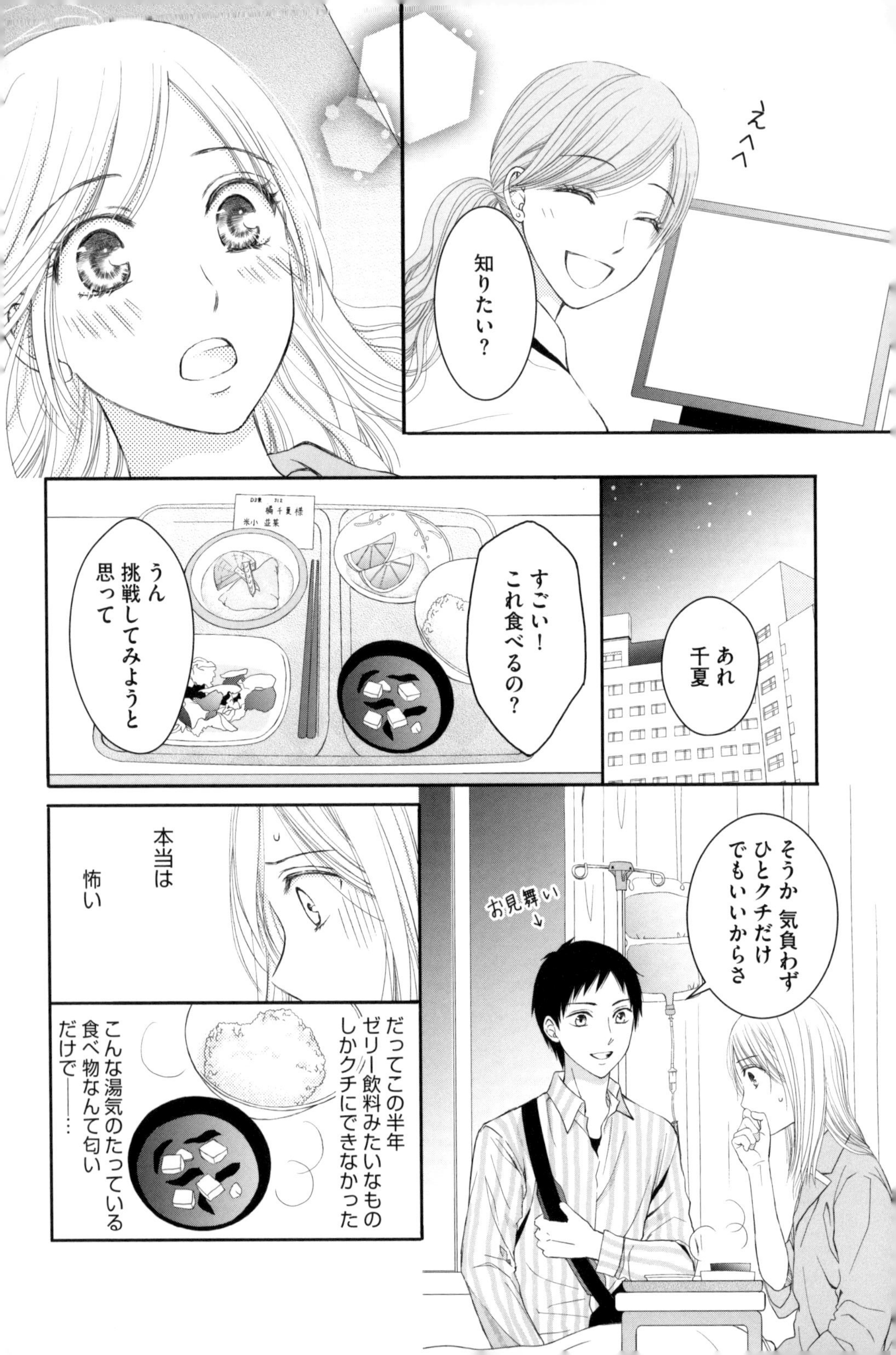
えへへ
知りたい?
あれ 千夏
すごい! これ食べるの?
D3東 312
橘千夏様
うん 挑戦してみようと 思って
お見舞い
そうか 気負わず ひとクチだけ でもいいからさ
本当は
怖い
だってこの半年 ゼリー飲料みたいなもの しかクチにできなかった
こんな湯気のたっている 食べ物なんて匂い だけで——…

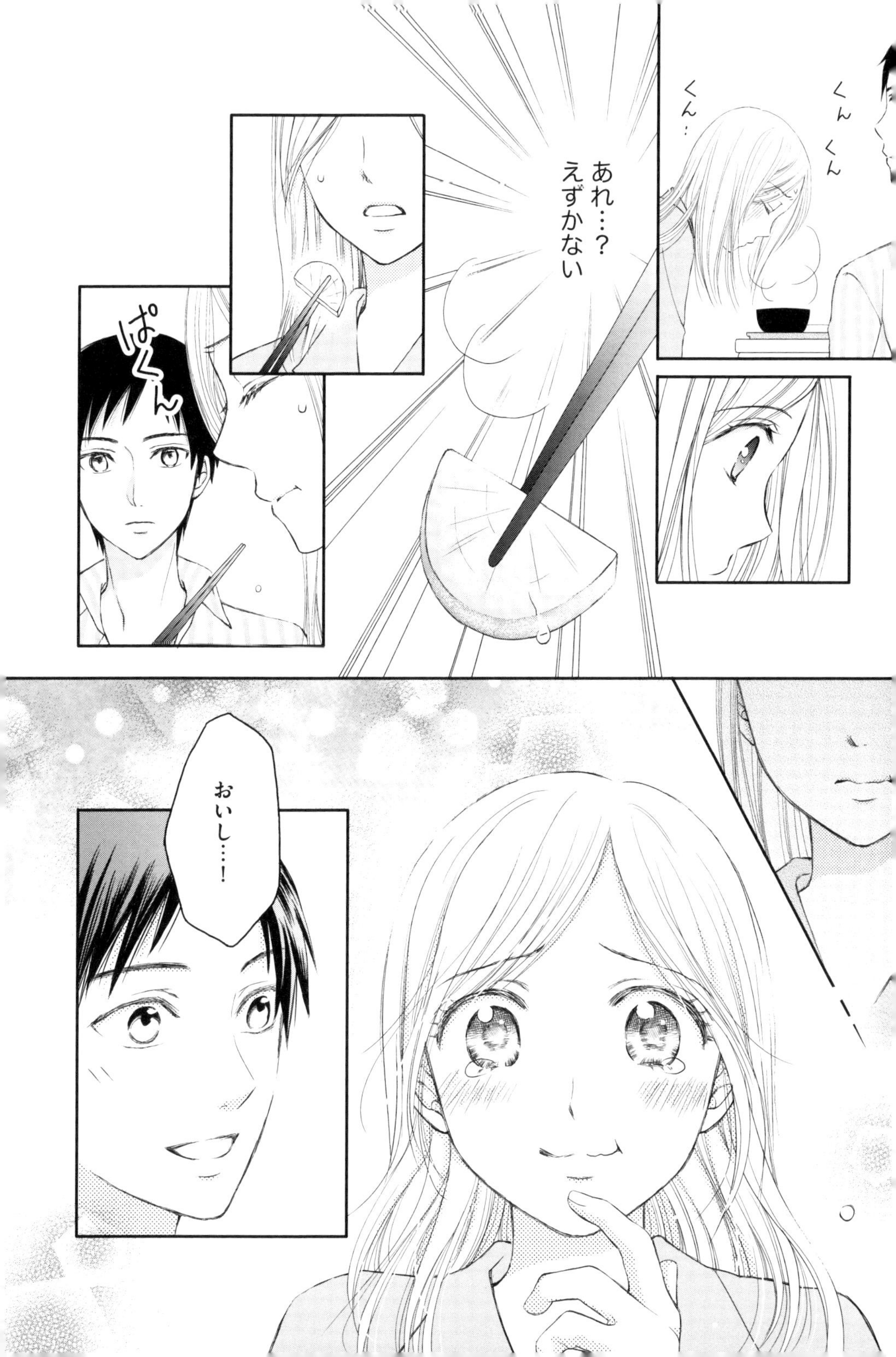
くん くん
くん‥
あれ…？
えずかない
ぱくん
おいし…！

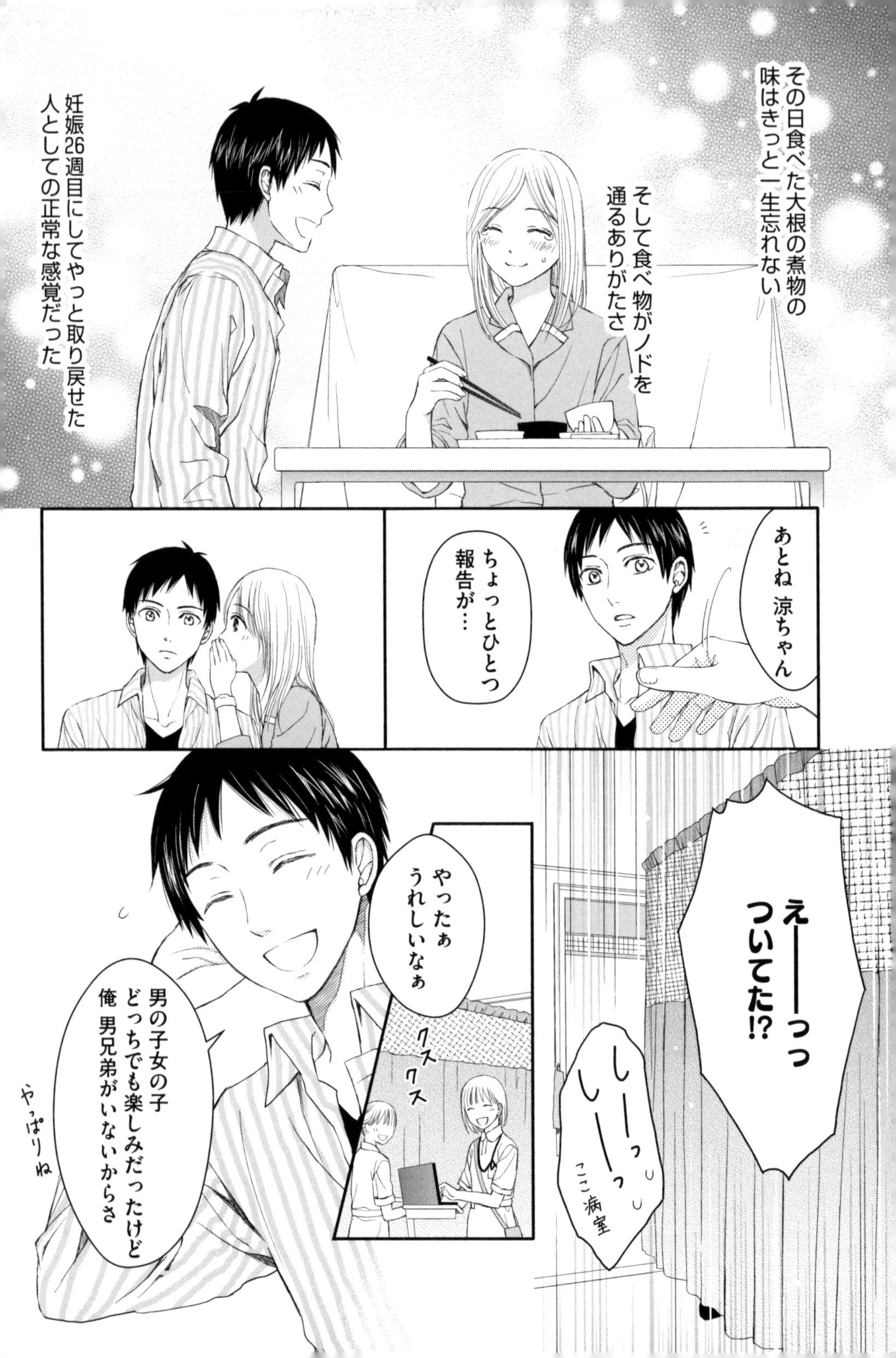
その日食べた大根の煮物の味はきっと一生忘れない
そして食べ物がノドを通るありがたさ
妊娠26週目にしてやっと取り戻せた人としての正常な感覚だった
あとね 涼ちゃん
ちょっとひとつ報告が…
えーーっっついてた!?
しーっしーっ
ここ病室
やったぁ うれしいなぁ
クスクス
男の子女の子どっちでも楽しみだったけど俺 男兄弟がいないからさ
やっぱりね

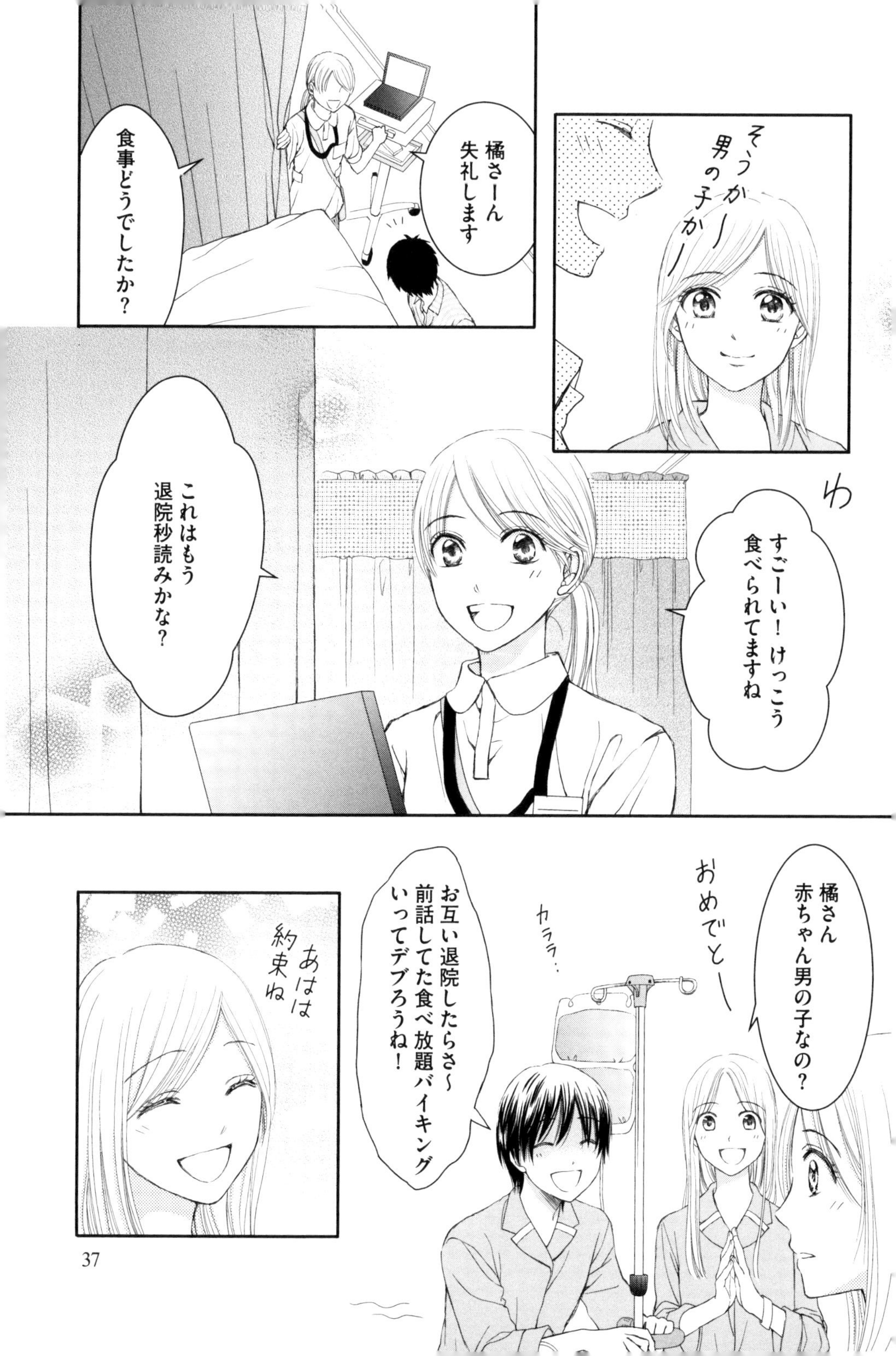
そうか
男の子かー
橘さーん
失礼します
食事どうでしたか？
わ
すごーい！けっこう
食べられてますね
これはもう
退院秒読みかな？
橘さん
赤ちゃん男の子なの？
おめでとー
カララ・・
お互い退院したらさ～
前話してた食べ放題バイキング
いってデブろうね！
あはは
約束ね

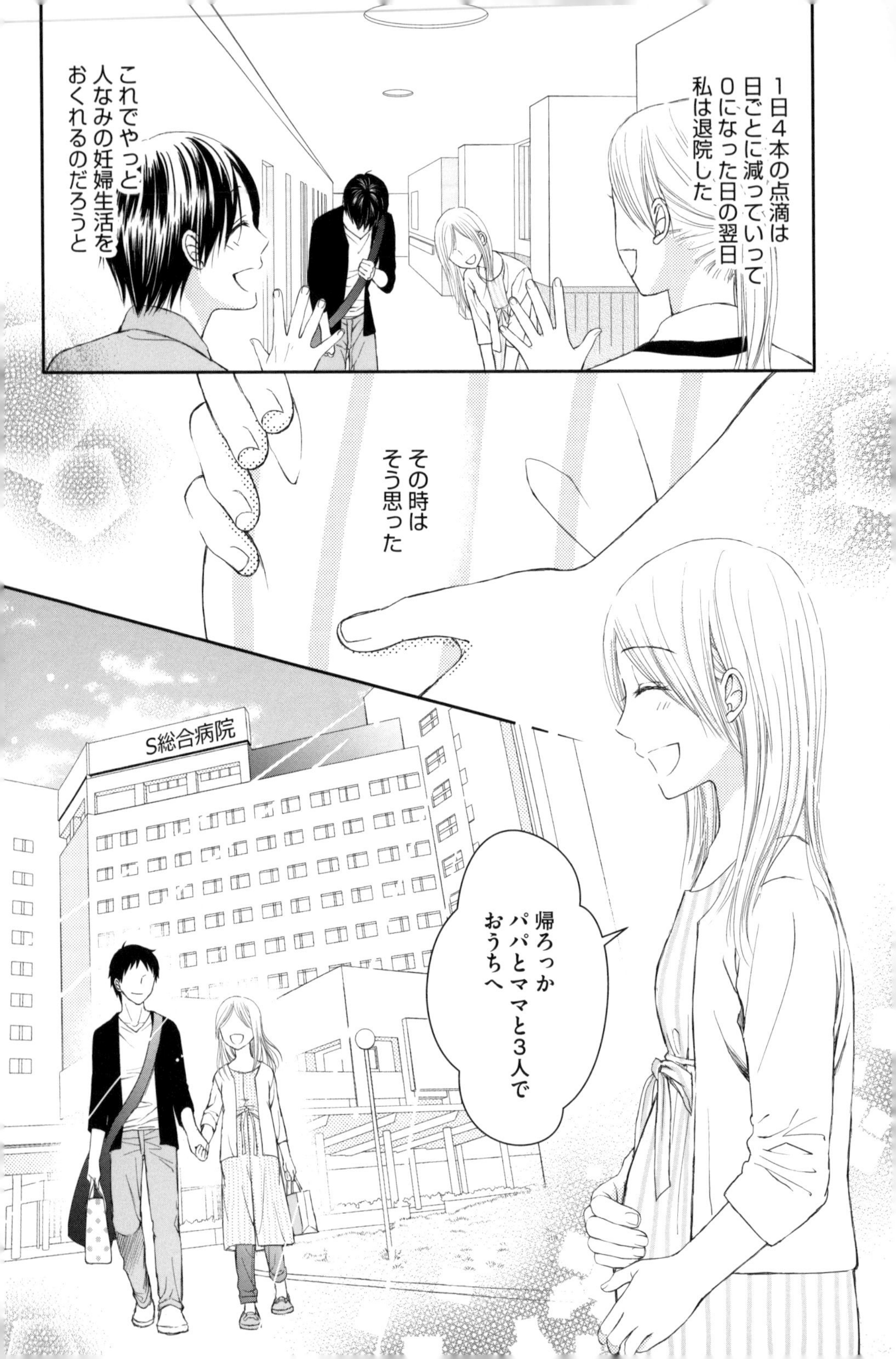
1日4本の点滴は
日ごとに減っていって
0になった日の翌日
私は退院した
これでやっと
人なみの妊婦生活を
おくれるのだろうと
その時は
そう思った
S総合病院
帰ろっか
パパとママと3人で
おうちへ

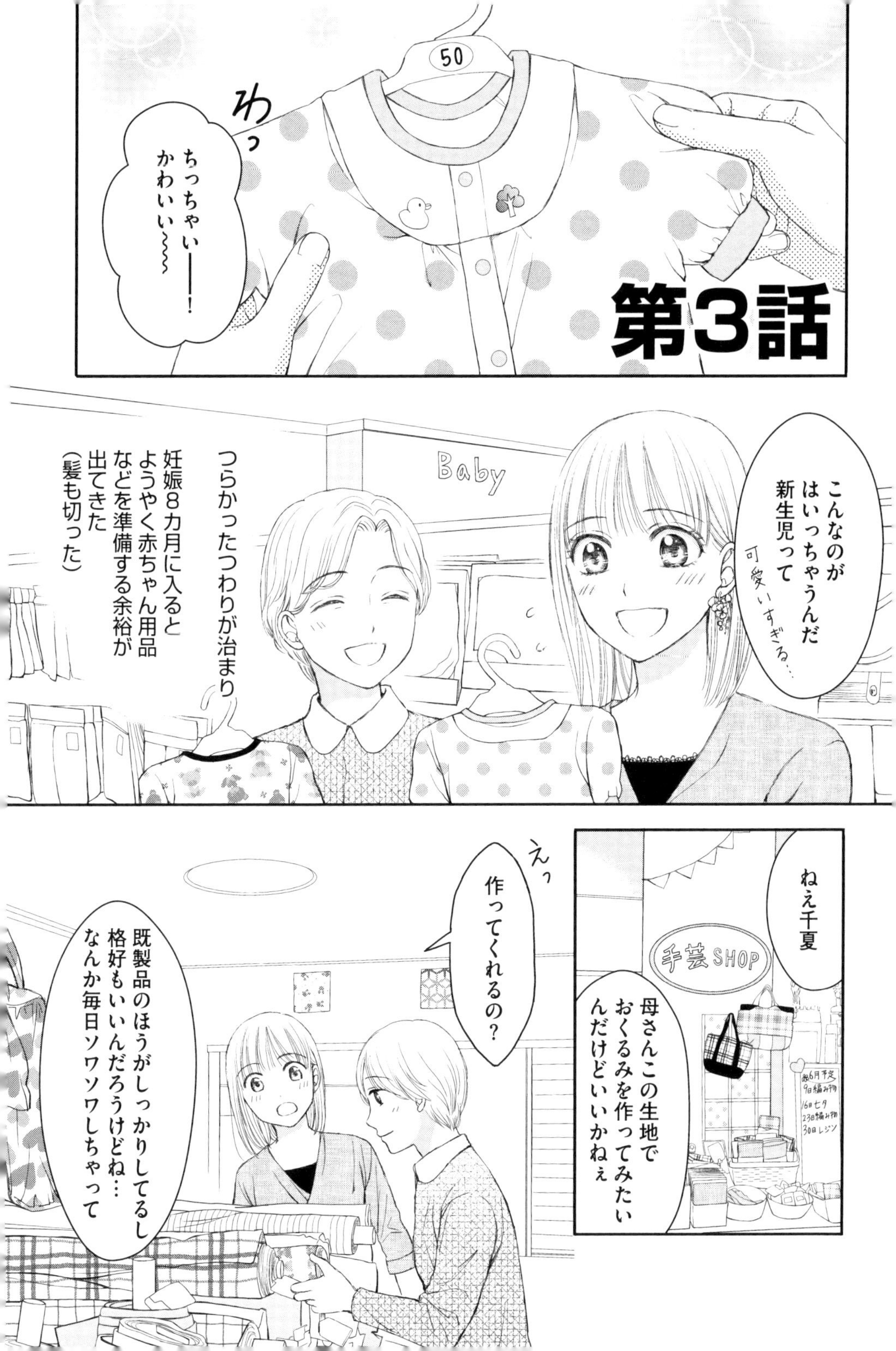
第3話
わっ
ちっちゃい――!
かわいい～～～
50
こんなのが はいっちゃうんだ 新生児って
可愛いすぎる…
Baby
つらかったつわりが治まり
妊娠8カ月に入ると ようやく赤ちゃん用品 などを準備する余裕が 出てきた
(髪も切った)
ねえ千夏
手芸SHOP
母さんこの生地で おくるみを作ってみたい んだけどいいかねぇ
えっ
作ってくれるの?
既製品のほうがしっかりしてるし 格好もいいんだろうけどね…
なんか毎日ソワソワしちゃって

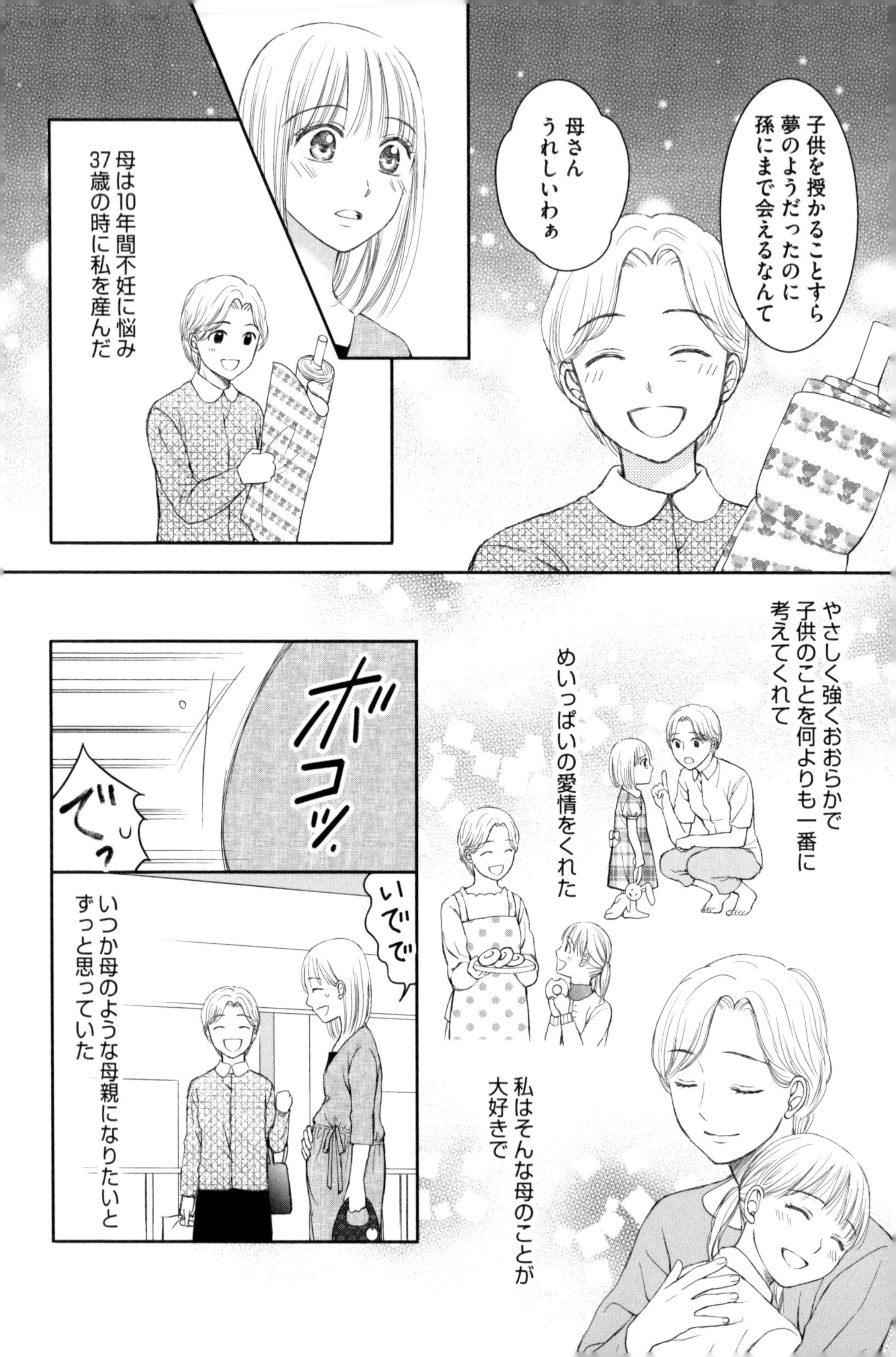
子供を授かることすら 夢のようだったのに 孫にまで会えるなんて
母さん うれしいわぁ
母は10年間不妊に悩み 37歳の時に私を産んだ
やさしく強くおおらかで 子供のことを何よりも一番に 考えてくれて
めいっぱいの愛情をくれた
私はそんな母のことが 大好きで
ボコッ
でっ
いでで
いつか母のような母親になりたいと ずっと思っていた

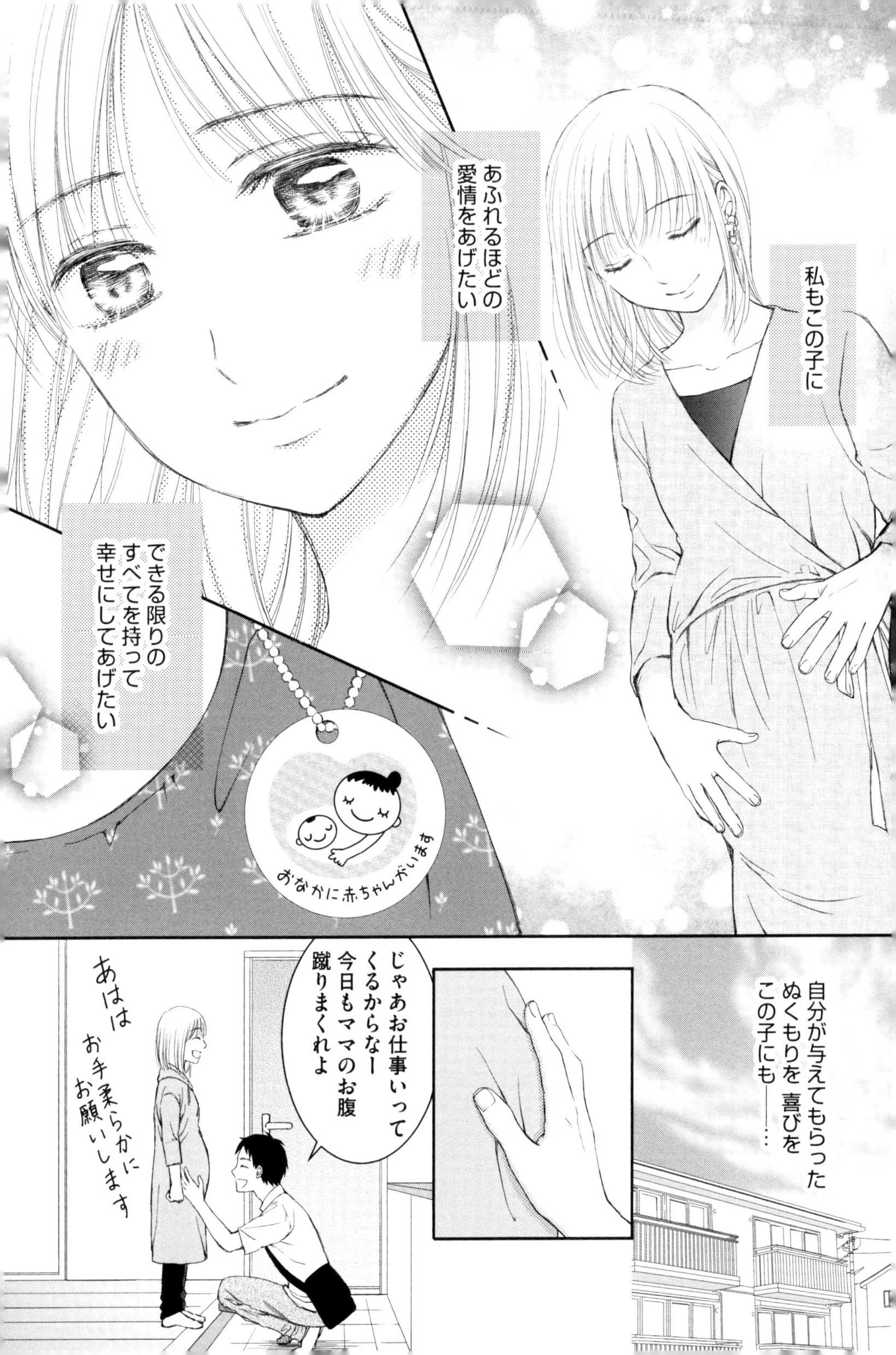
私もこの子に
あふれるほどの愛情をあげたい
できる限りのすべてを持って幸せにしてあげたい
おなかに赤ちゃんがいます
自分が与えてもらったぬくもりを 喜びをこの子にも——…
じゃあお仕事いってくるからなー今日もママのお腹蹴りまくれよ
あはは
お手柔らかにお願いします

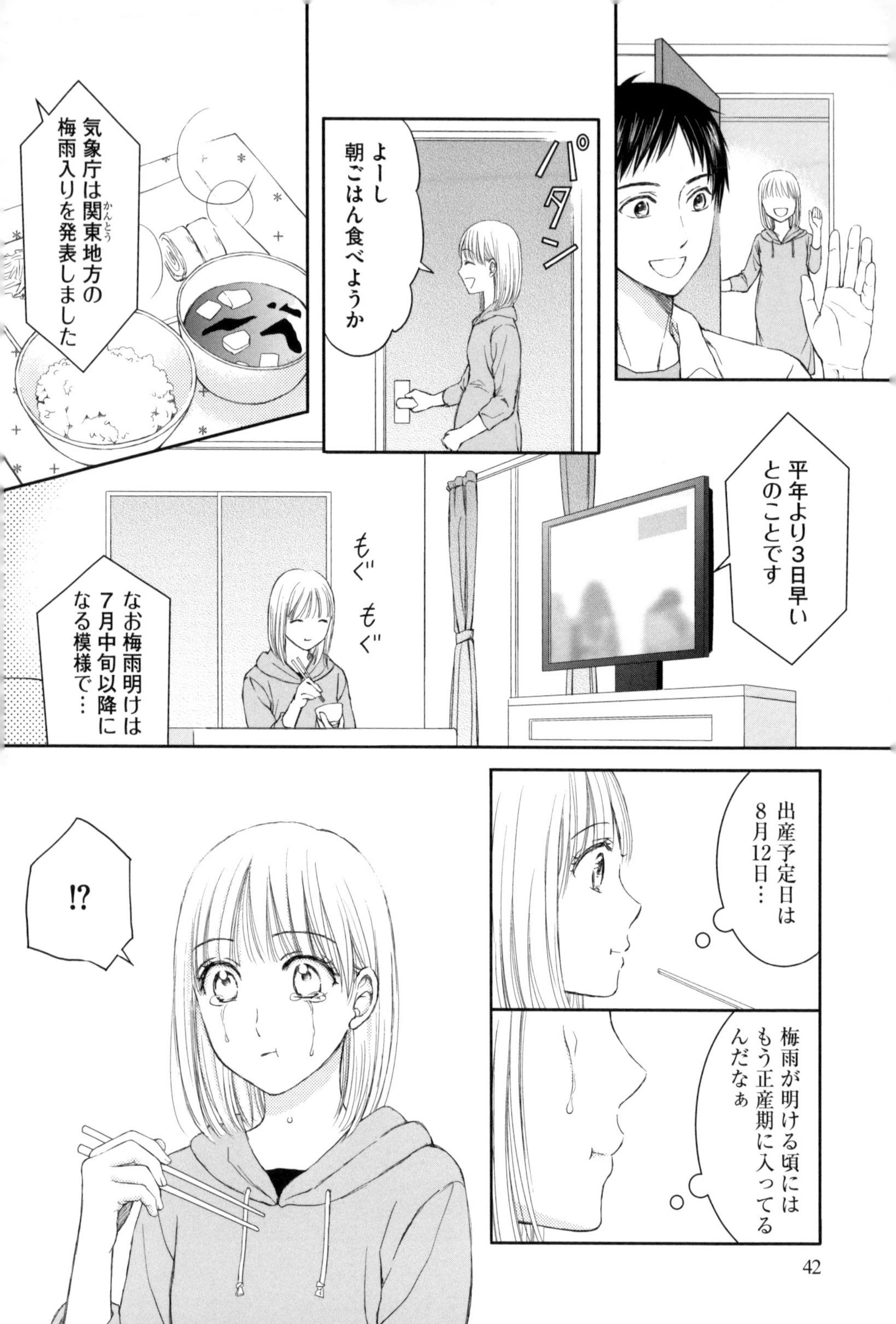
パタン
よーし朝ごはん食べようか
気象庁は関東《かんとう》地方の梅雨入りを発表しました
平年より3日早いとのことです
もぐ もぐ
なお梅雨明けは7月中旬以降になる模様で…
出産予定日は8月12日…
梅雨が明ける頃にはもう正産期に入ってるんだなぁ
!?

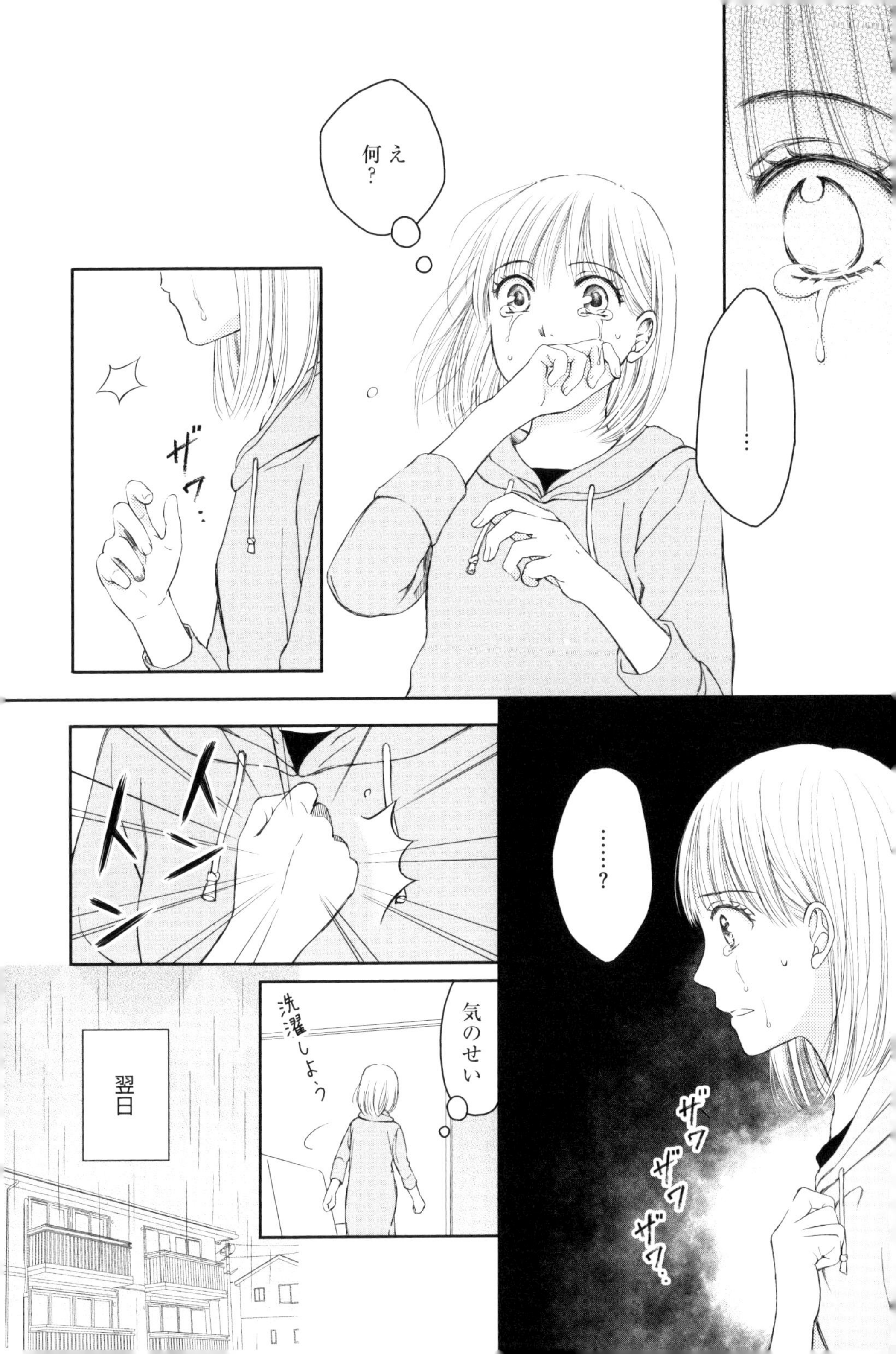
……
え
何？
ザワ…
……？
ザワ
ザワ
ザワ…
ドン
ドン
気のせい
洗濯しよう
翌日

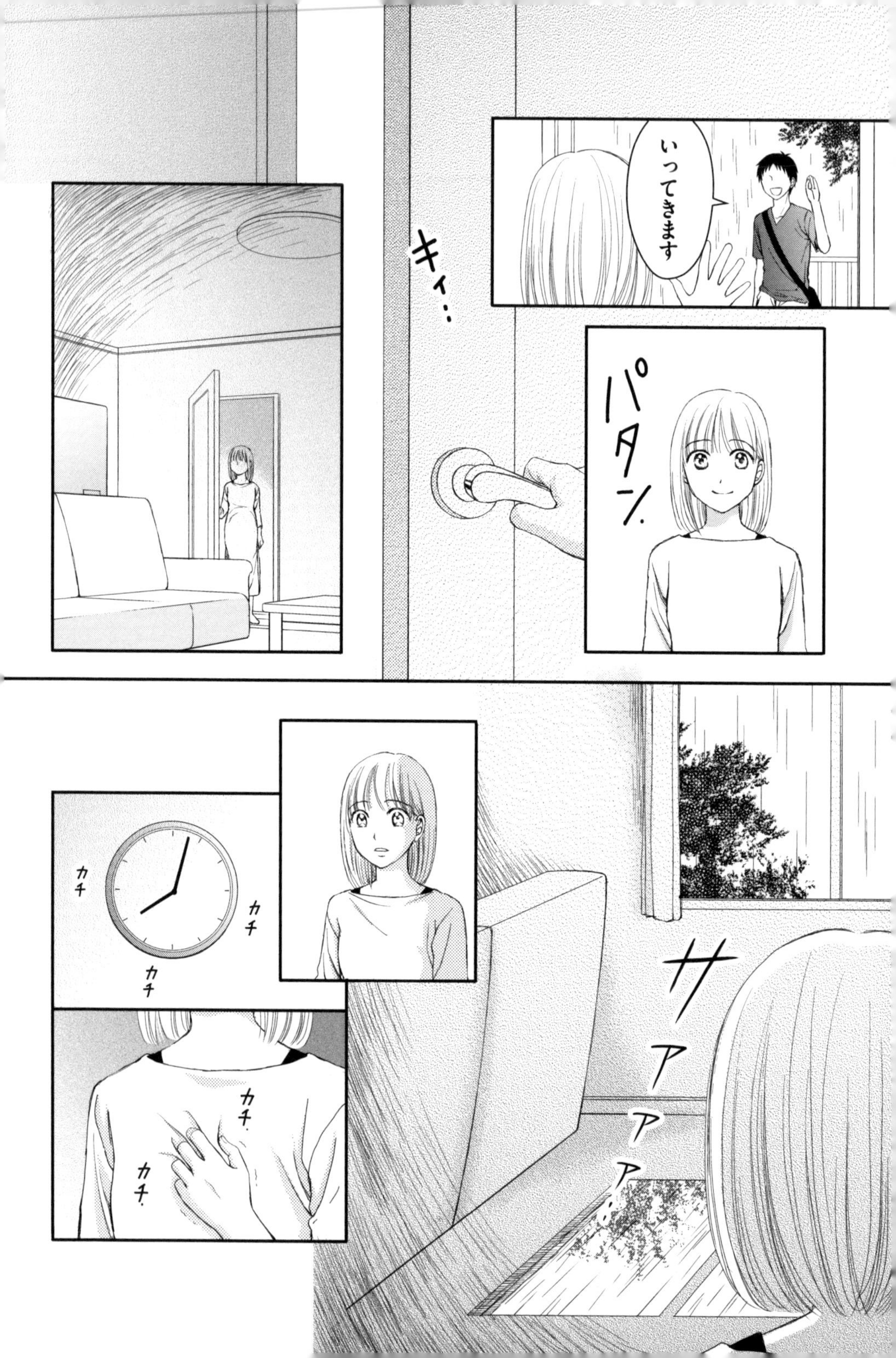
いってきます
キィ・・
パタン.
カチ
カチ
カチ
カチ.
カチ.
サァアア・・

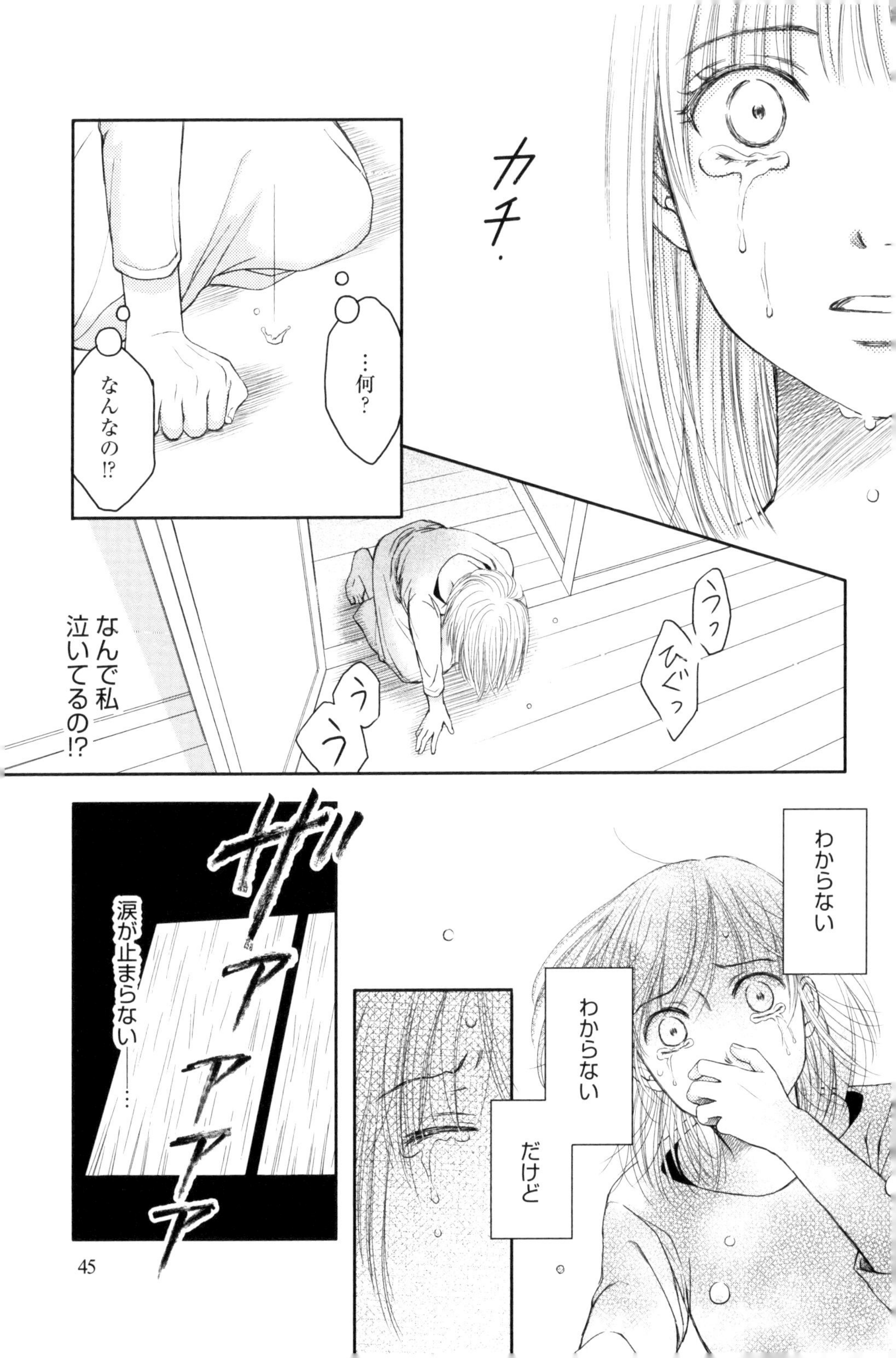
カチ・
…何？
なんなの!?
うっ
ひぐっ
うう
なんで私泣いてるの!?
わからない
わからない
だけど
ザァアアア
涙が止まらない——…

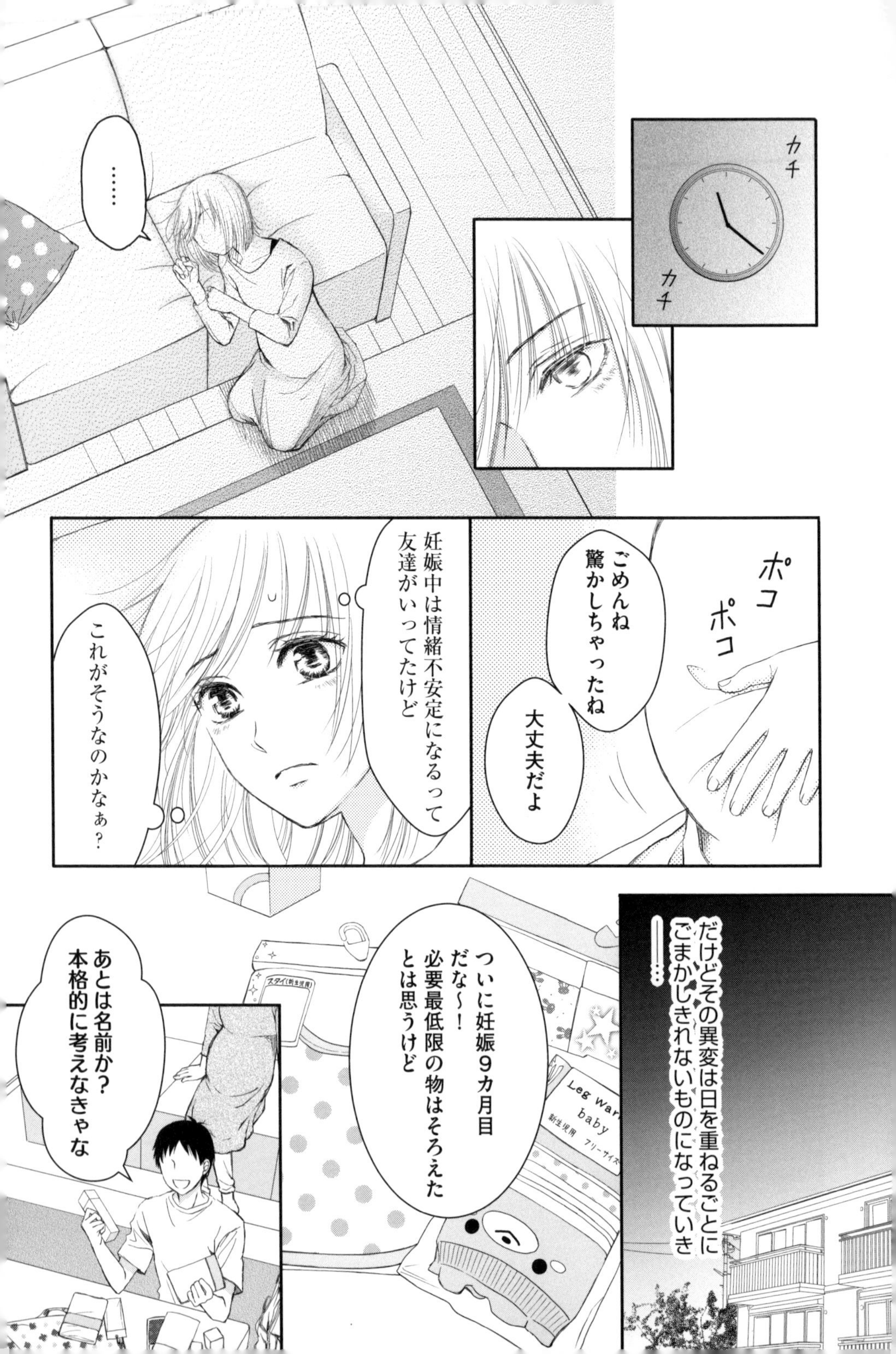

カチ
カチ
……
ポコ
ポコ
ごめんね
驚かしちゃったね
大丈夫だよ
妊娠中は情緒不安定になるって
友達がいってたけど
これがそうなのかなぁ？
だけどその異変は日を重ねるごとに
ごまかしきれないものになっていき
――…
ついに妊娠9カ月目
だな～！
必要最低限の物はそろえた
とは思うけど
あとは名前か？
本格的に考えなきゃな
スタイ（新生児用）
Leg Warmer
baby
新生児用 フリーサイズ

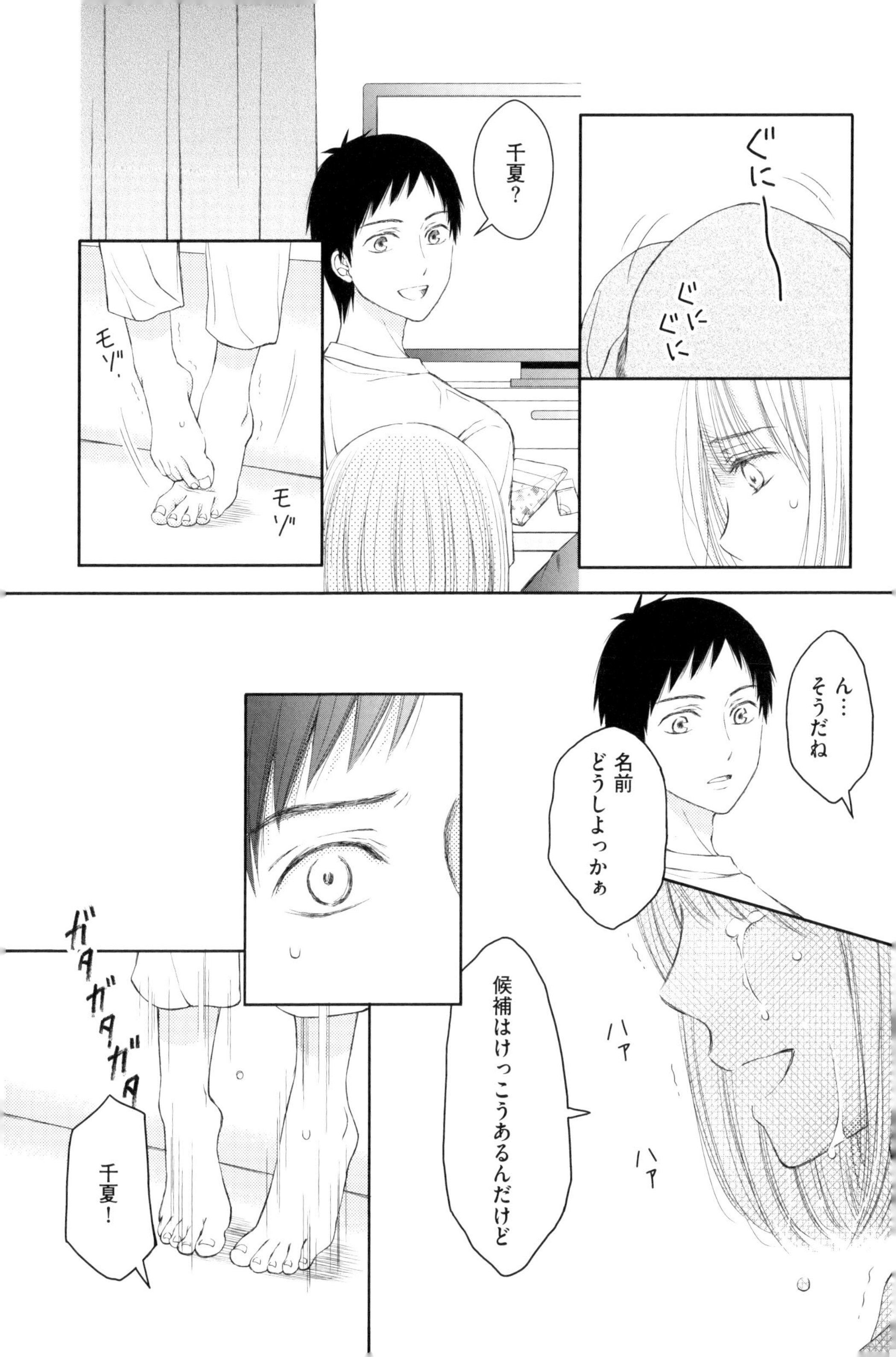
ぐにー
ぐに
ぐに
千夏？
モゾ
モゾ
ん…
そうだね
名前
どうしよっかぁ
ハァ
ハァ
候補はけっこうあるんだけど
ガタガタガタ
千夏！

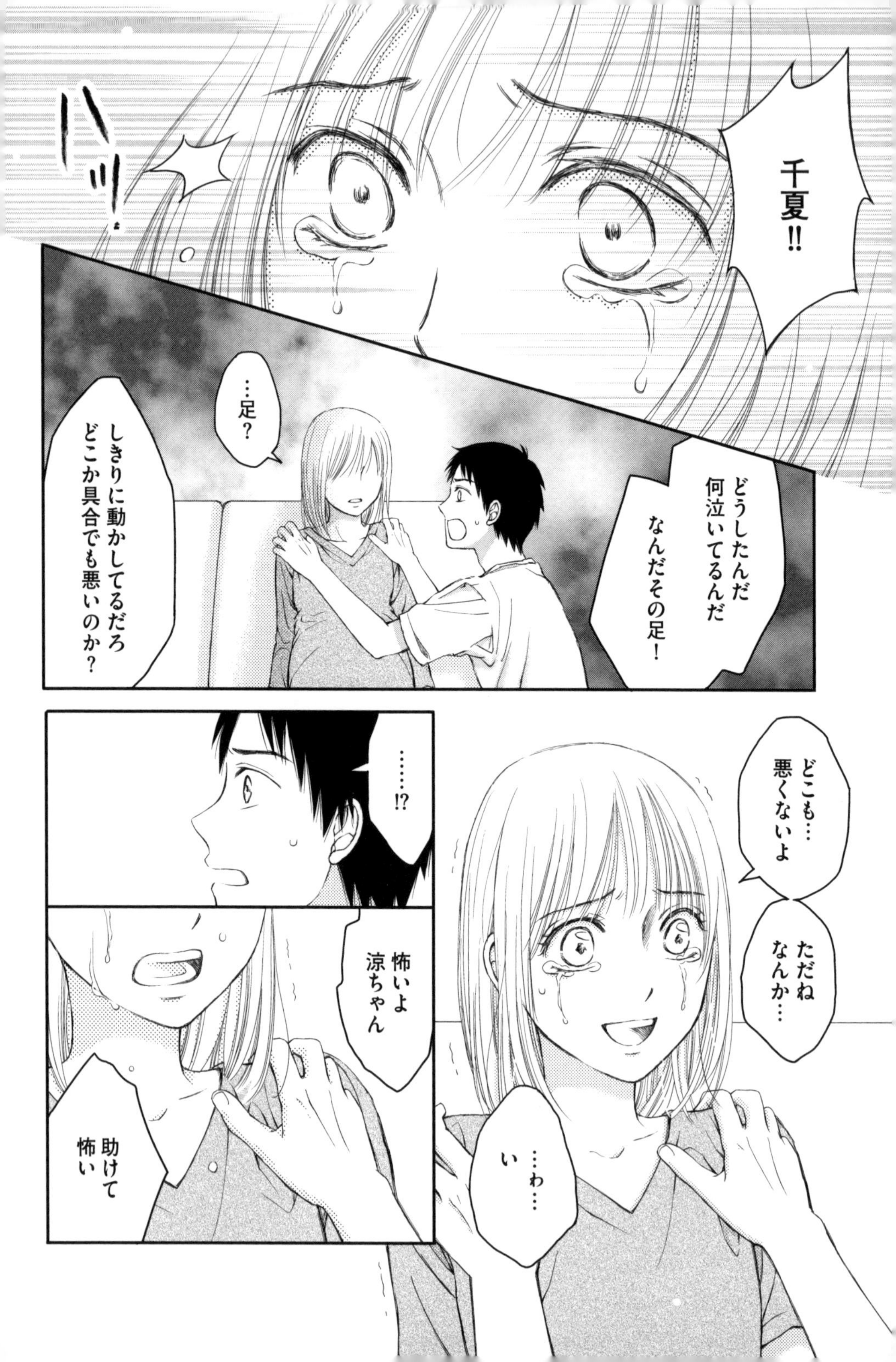
千夏!!
ハッ!
どうしたんだ
何泣いてるんだ
なんだその足!
…足?
しきりに動かしてるだろ
どこか具合でも悪いのか?
どこも…悪くないよ
ただね なんか…
…わ…い
……!?
怖いよ 涼ちゃん
助けて 怖い

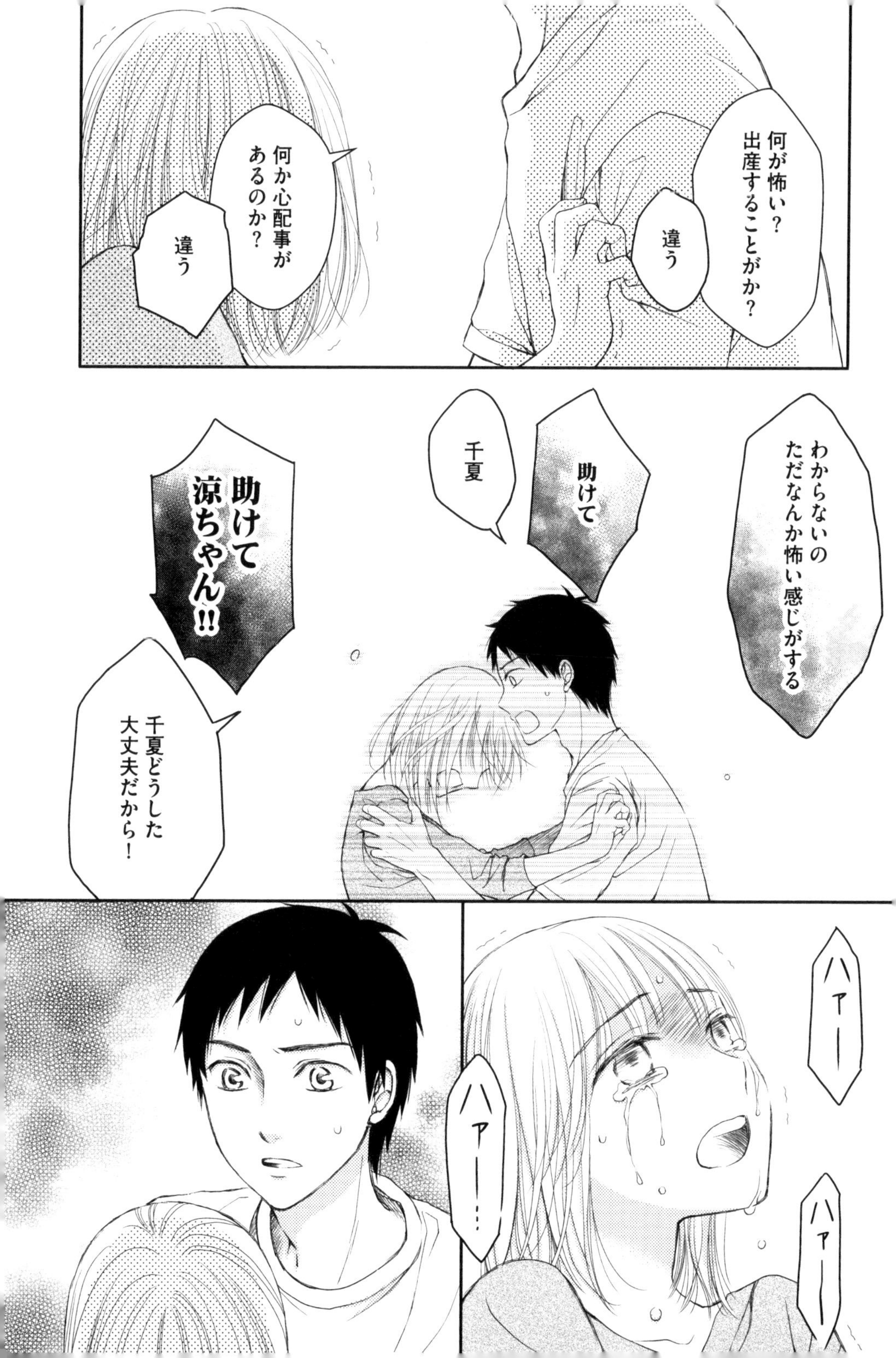
何が怖い？出産することがか？
違う
何か心配事があるのか？
違う
わからないのただなんか怖い感じがする
助けて
千夏
助けて涼ちゃん!!
千夏どうした大丈夫だから！
ハァー
ハァー…
ハァー

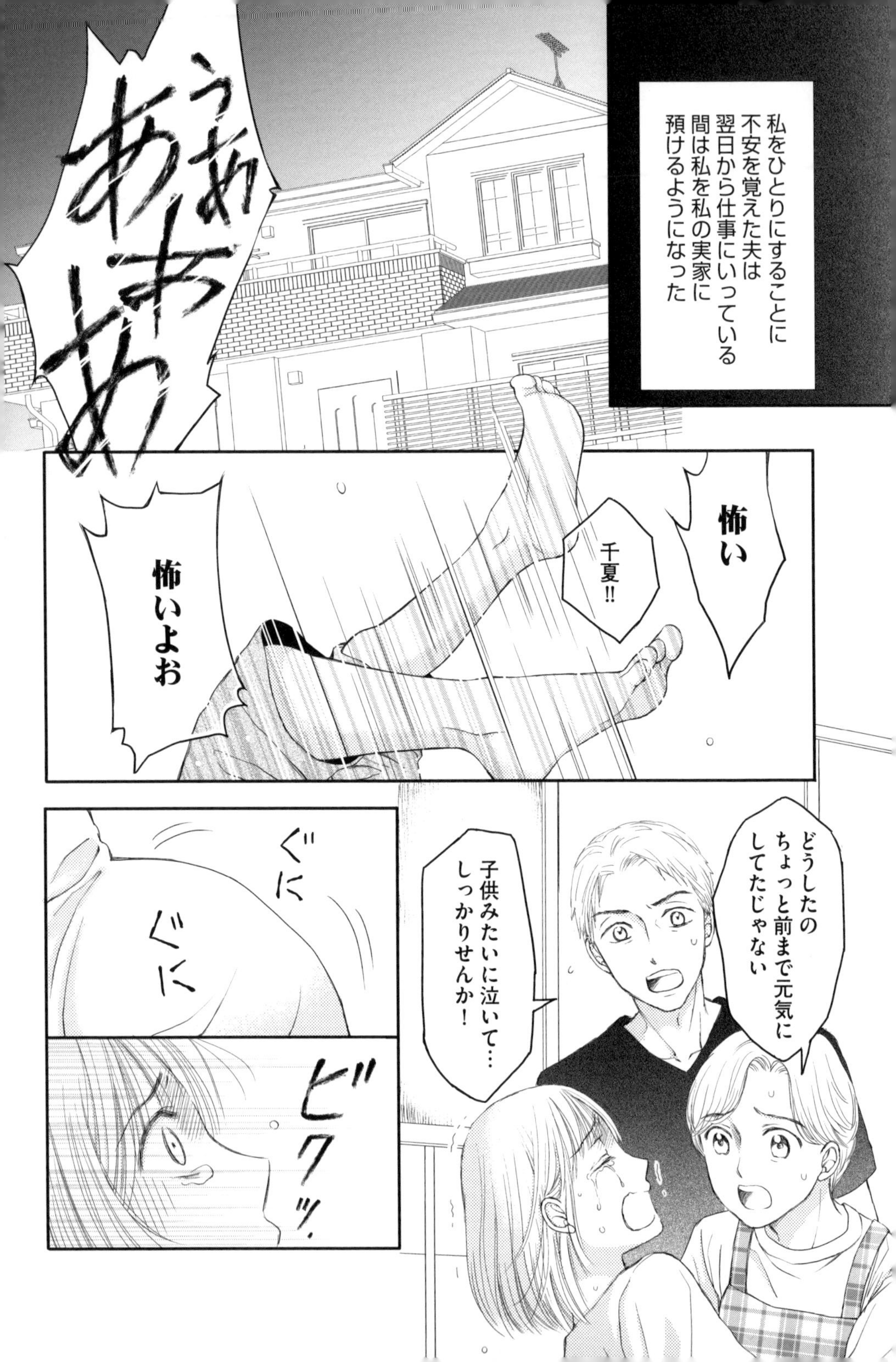
私をひとりにすることに
不安を覚えた夫は
翌日から仕事にいっている
間は私を私の実家に
預けるようになった
うあああああ
怖い
千夏!!
怖いよお
どうしたの
ちょっと前まで元気に
してたじゃない
子供みたいに泣いて…
しっかりせんか！
ぐに
ぐに
ビクッ!

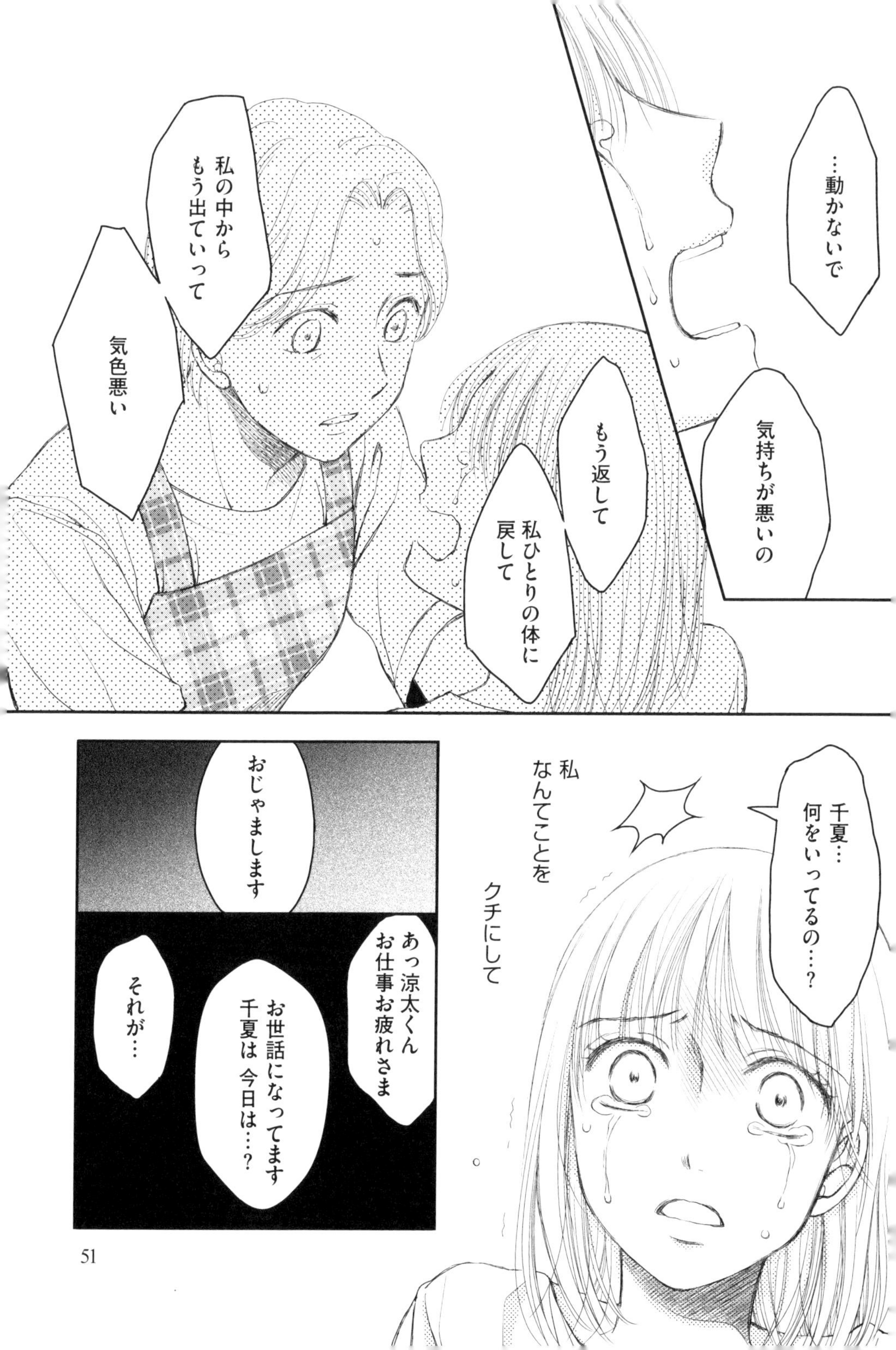
…動かないで
気持ちが悪いの
もう返して
私ひとりの体に戻して
私の中からもう出ていって
気色悪い
千夏…何をいってるの…？
私なんてことをクチにして
おじゃまします
あっ涼太くんお仕事お疲れさま
お世話になってます千夏は 今日は…？
それが…

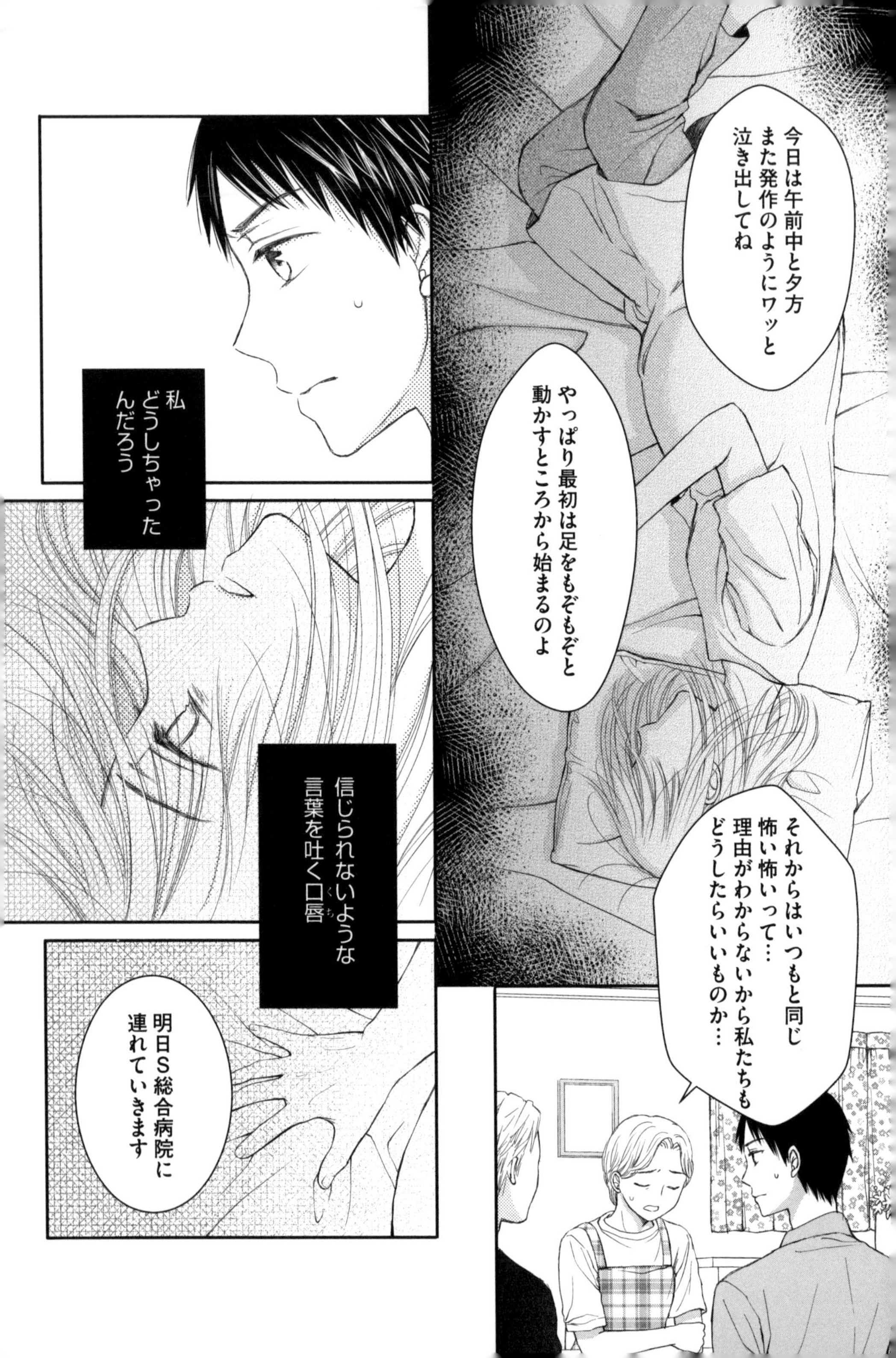
今日は午前中と夕方 また発作のようにワッと泣き出してね
やっぱり最初は足をもぞもぞと動かすところから始まるのよ
それからはいつもと同じ 怖い怖いって… 理由がわからないから私たちもどうしたらいいものか…
私 どうしちゃったんだろう
信じられないような言葉を吐く口唇《くち》
明日S総合病院に連れていきます

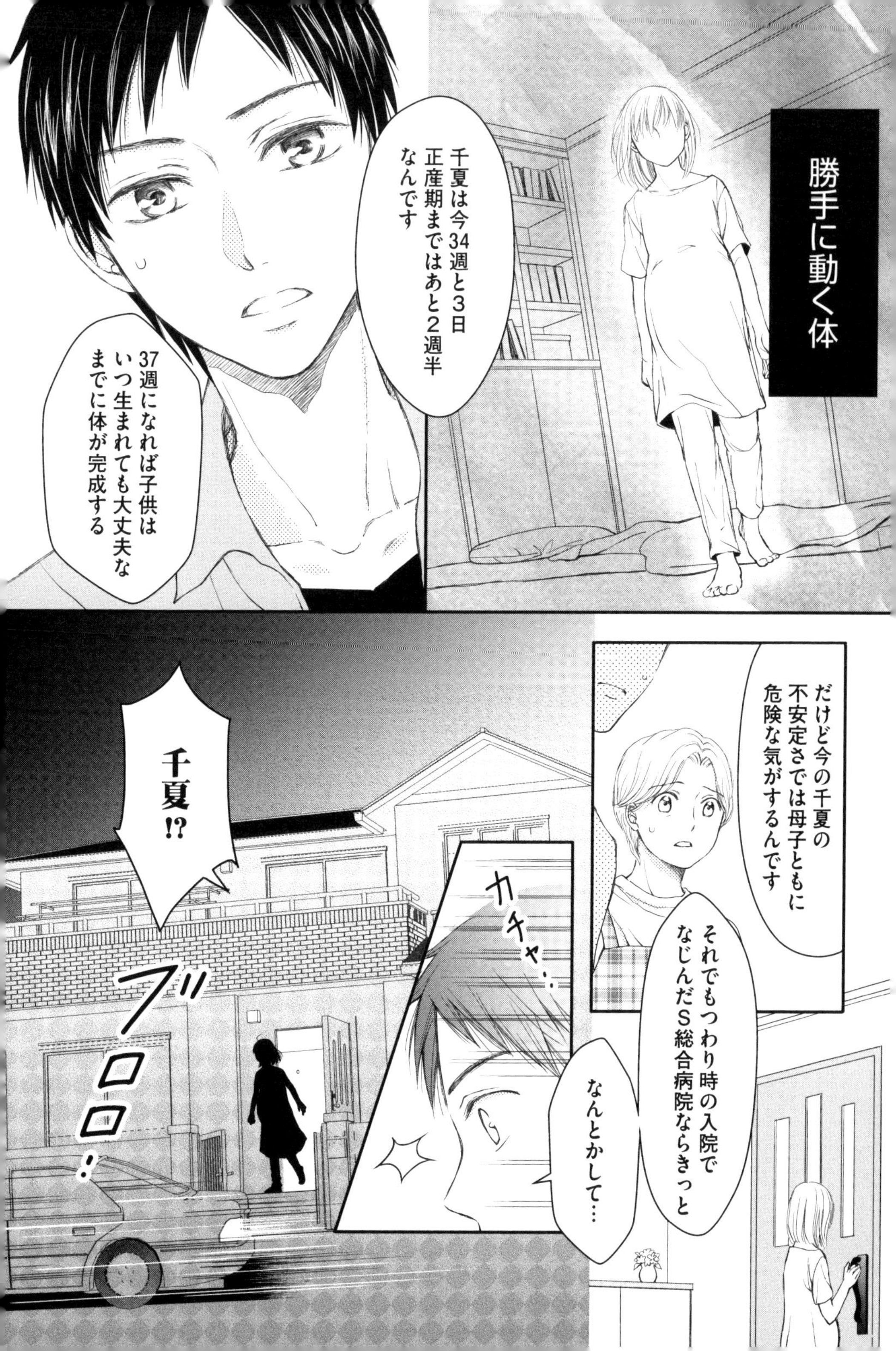
勝手に動く体
千夏は今34週と3日
正産期まではあと2週半
なんです
37週になれば子供は
いつ生まれても大丈夫な
までに体が完成する
だけど今の千夏の
不安定さでは母子ともに
危険な気がするんです
それでもつわり時の入院で
なじんだS総合病院ならきっと
なんとかして…
カチャ…
千夏!?
ブロロロ…!

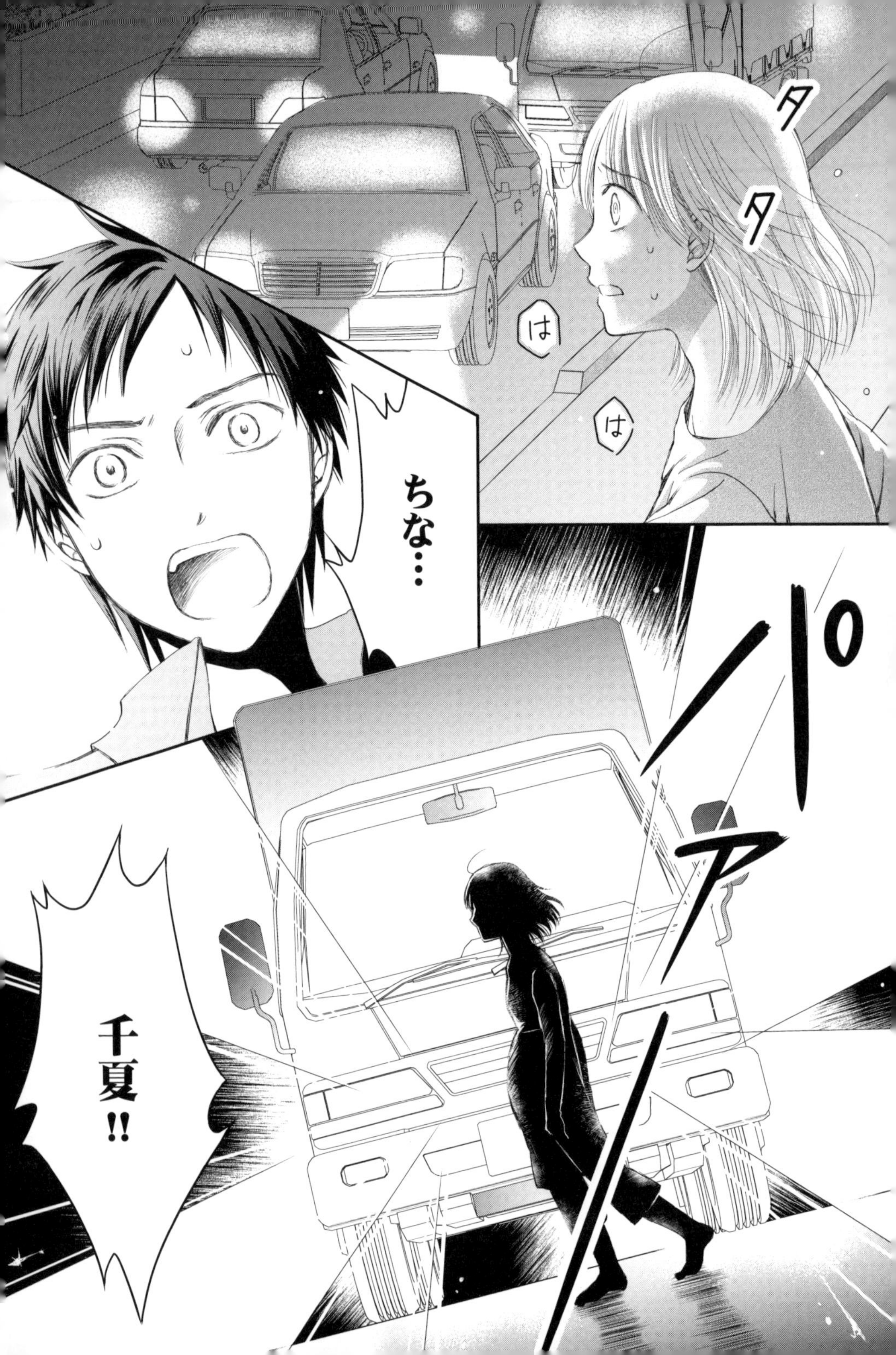
タタ
は
は
ちな…
パァァ
千夏!!

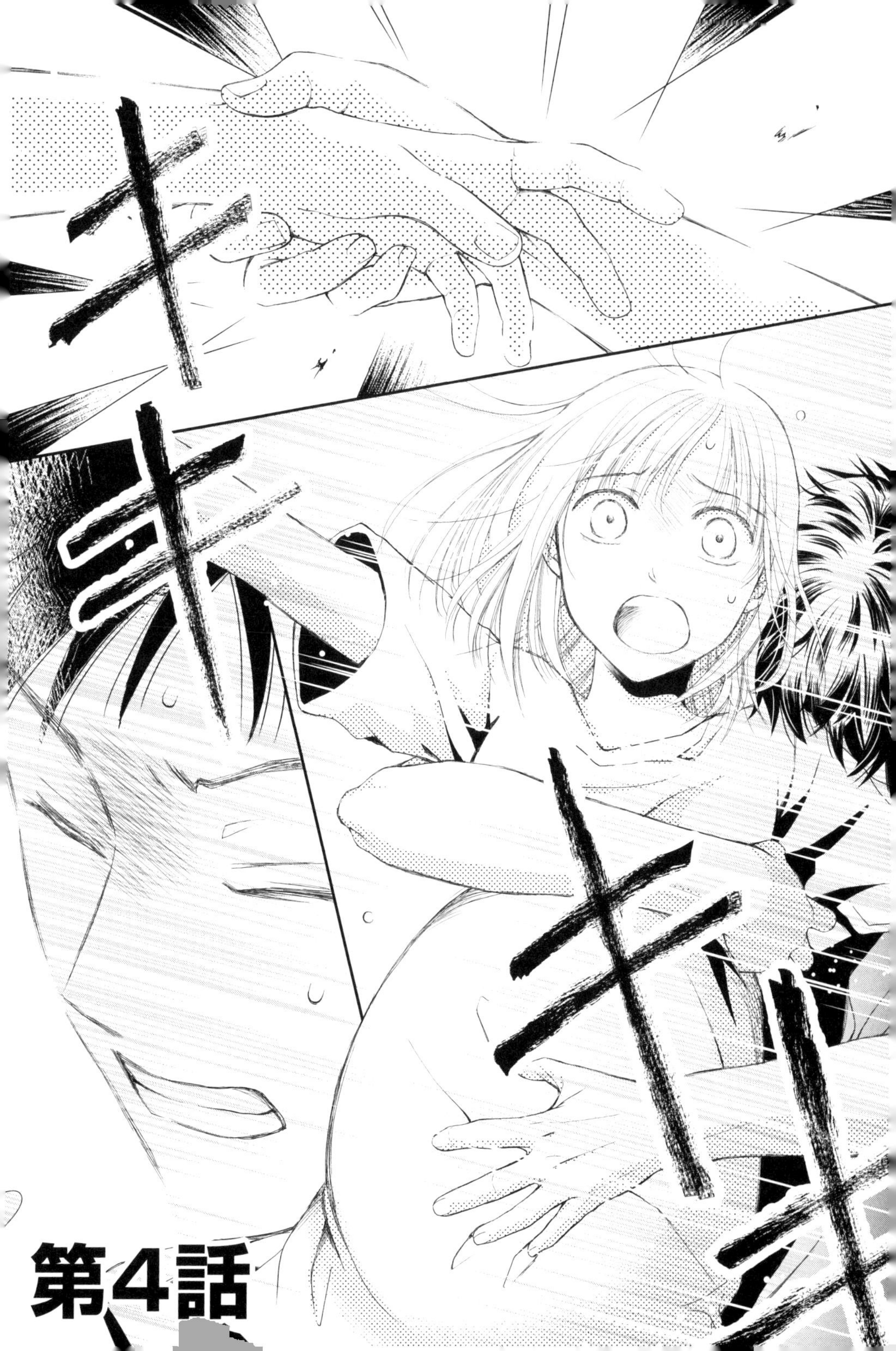

第4話

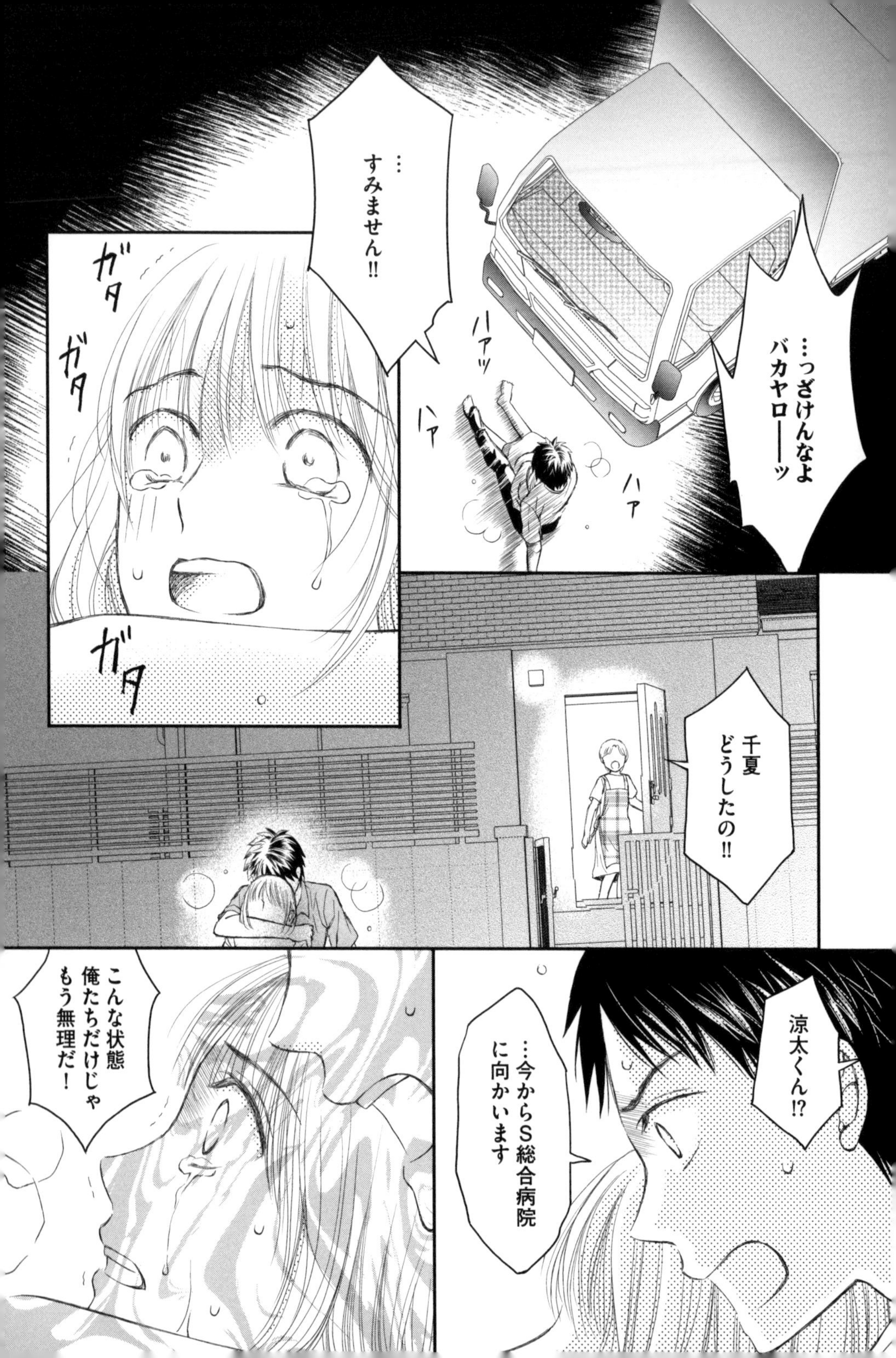
…つざけんなよ バカヤローーッ
…すみません!!
ハァッ
ハァ
ハァ
ガタ
ガタ
ガタ
千夏 どうしたの!!
涼太くん!?
…今からS総合病院に向かいます
こんな状態 俺たちだけじゃ もう無理だ!

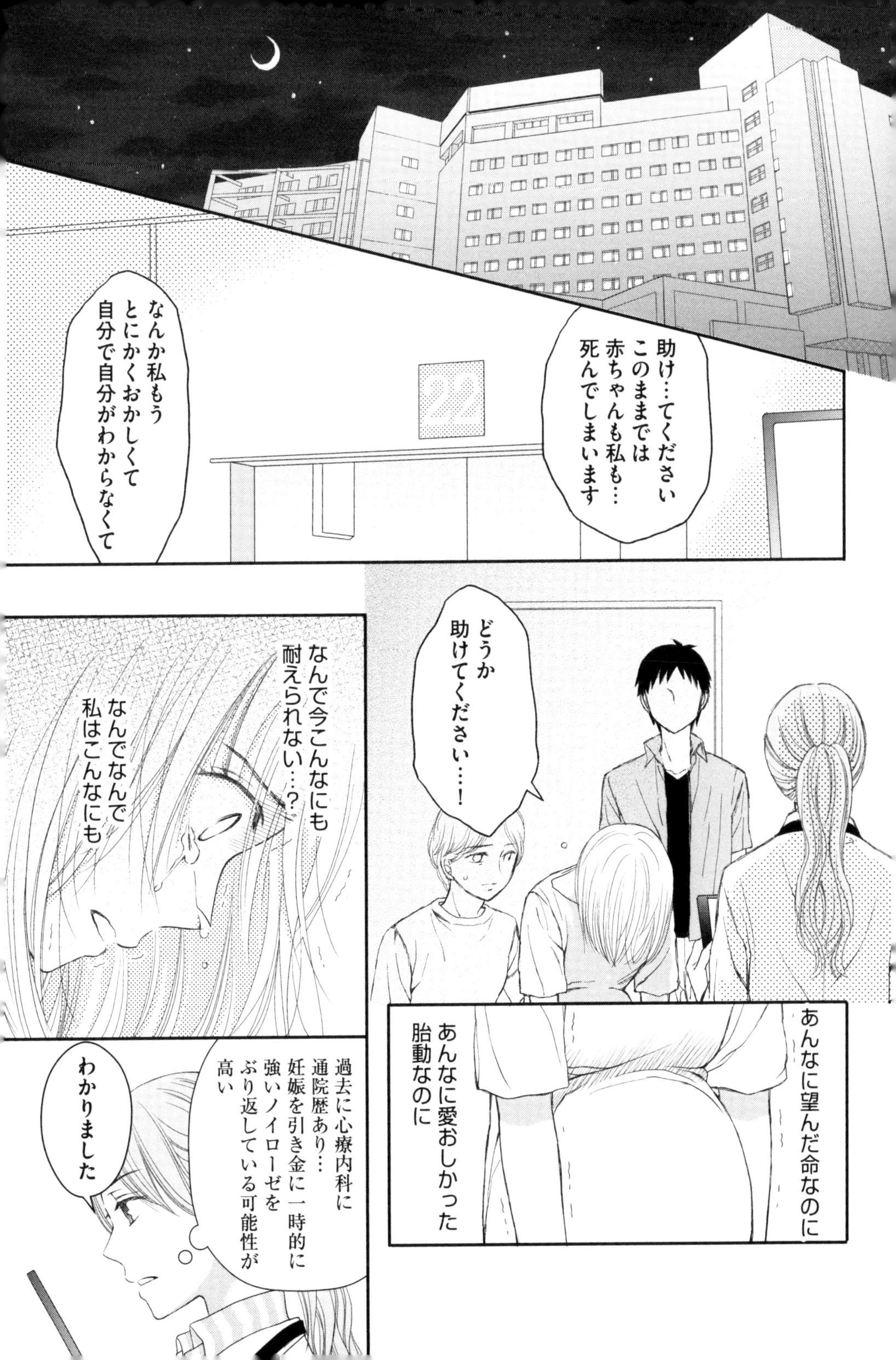
22
助け…てください
このままでは
赤ちゃんも私も…
死んでしまいます
なんか私もう
とにかくおかしくて
自分で自分がわからなくて
どうか
助けてください……!
なんで今こんなにも
耐えられない…?
なんでなんで
私はこんなにも
あんなに望んだ命なのに
あんなに愛おしかった
胎動なのに
過去に心療内科に
通院歴あり…
妊娠を引き金に一時的に
強いノイローゼを
ぶり返している可能性が
高い
わかりました

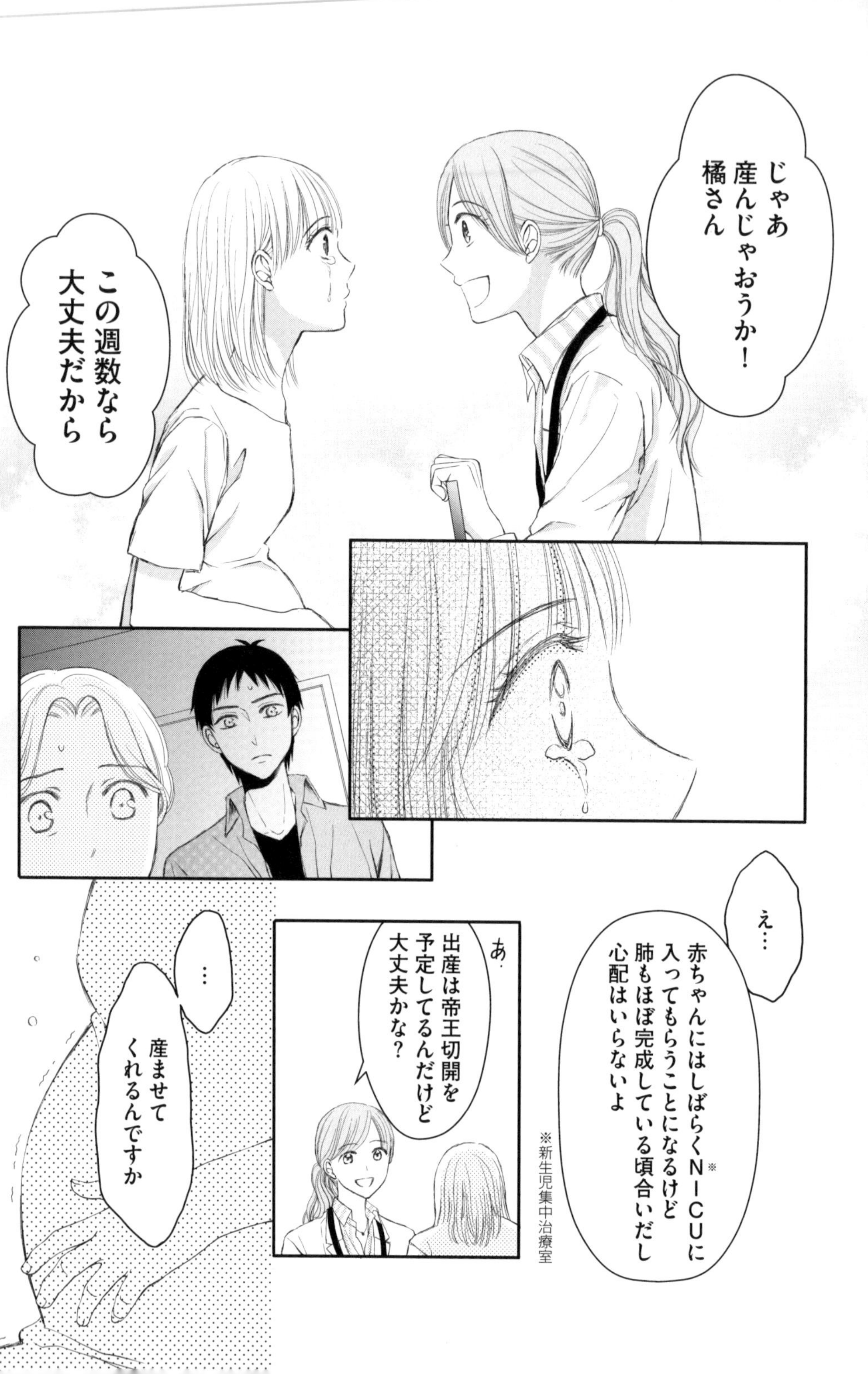
じゃあ産んじゃおうか!橘さん
この週数なら大丈夫だから
え…
赤ちゃんにはしばらくNICU※に入ってもらうことになるけど肺もほぼ完成している頃合いだし心配はいらないよ
※新生児集中治療室
あ.
出産は帝王切開を予定してるんだけど大丈夫かな?
…
産ませてくれるんですか

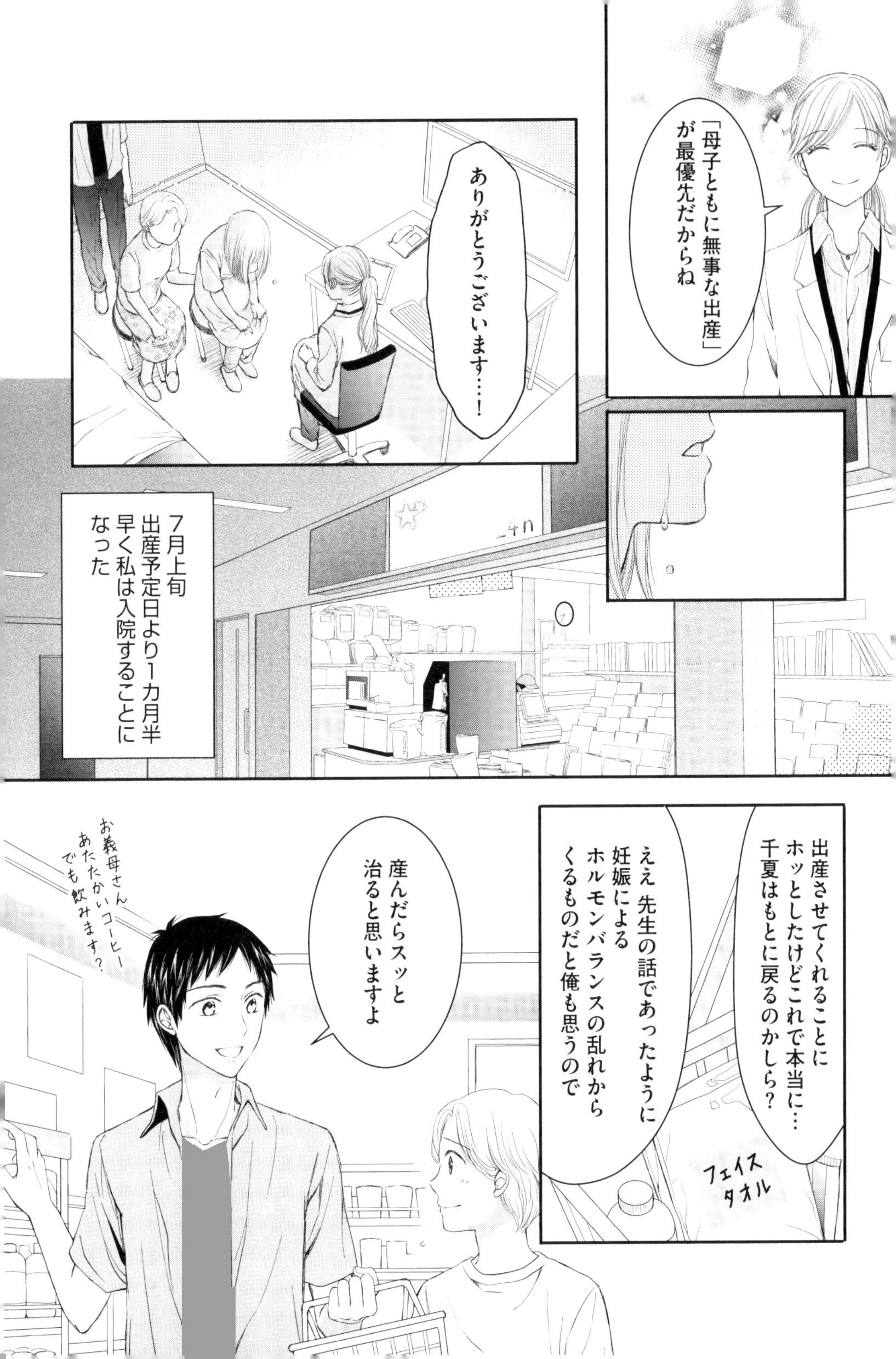
「母子ともに無事な出産」が最優先だからね
ありがとうございます…！
7月上旬 出産予定日より1カ月半早く私は入院することになった
出産させてくれることにホッとしたけどこれで本当に…千夏はもとに戻るのかしら？
ええ 先生の話であったように妊娠によるホルモンバランスの乱れからくるものだと俺も思うので
産んだらスッと治ると思いますよ
フェイスタオル
お義母さん あたたかいコーヒーでも飲みます？

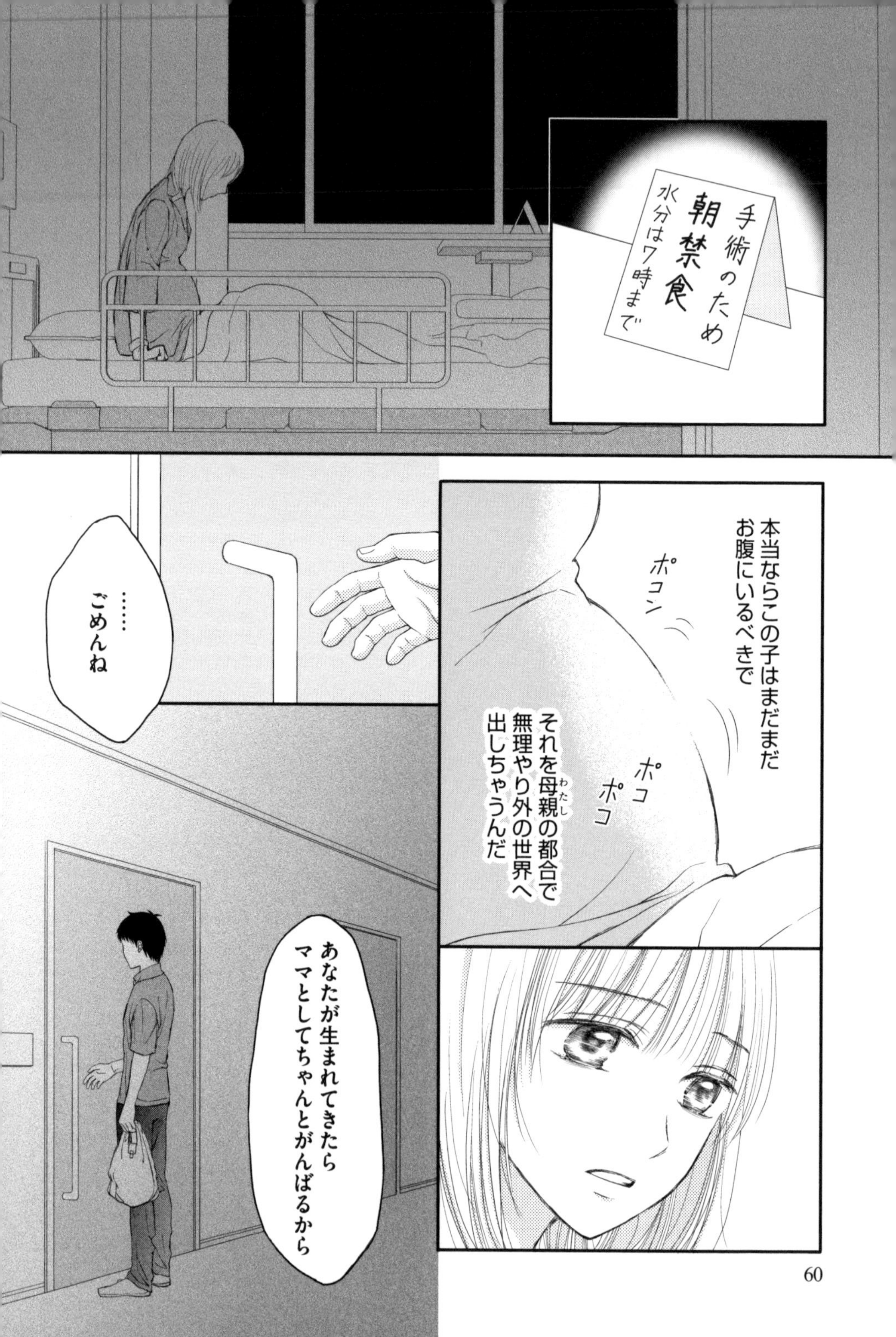
手術のため
朝禁食
水分は7時まで
本当ならこの子はまだまだ
お腹にいるべきで
ポコン
ポコ
ポコ
それを母親《わたし》の都合で
無理やり外の世界へ
出しちゃうんだ
……ごめんね
あなたが生まれてきたら
ママとしてちゃんとがんばるから

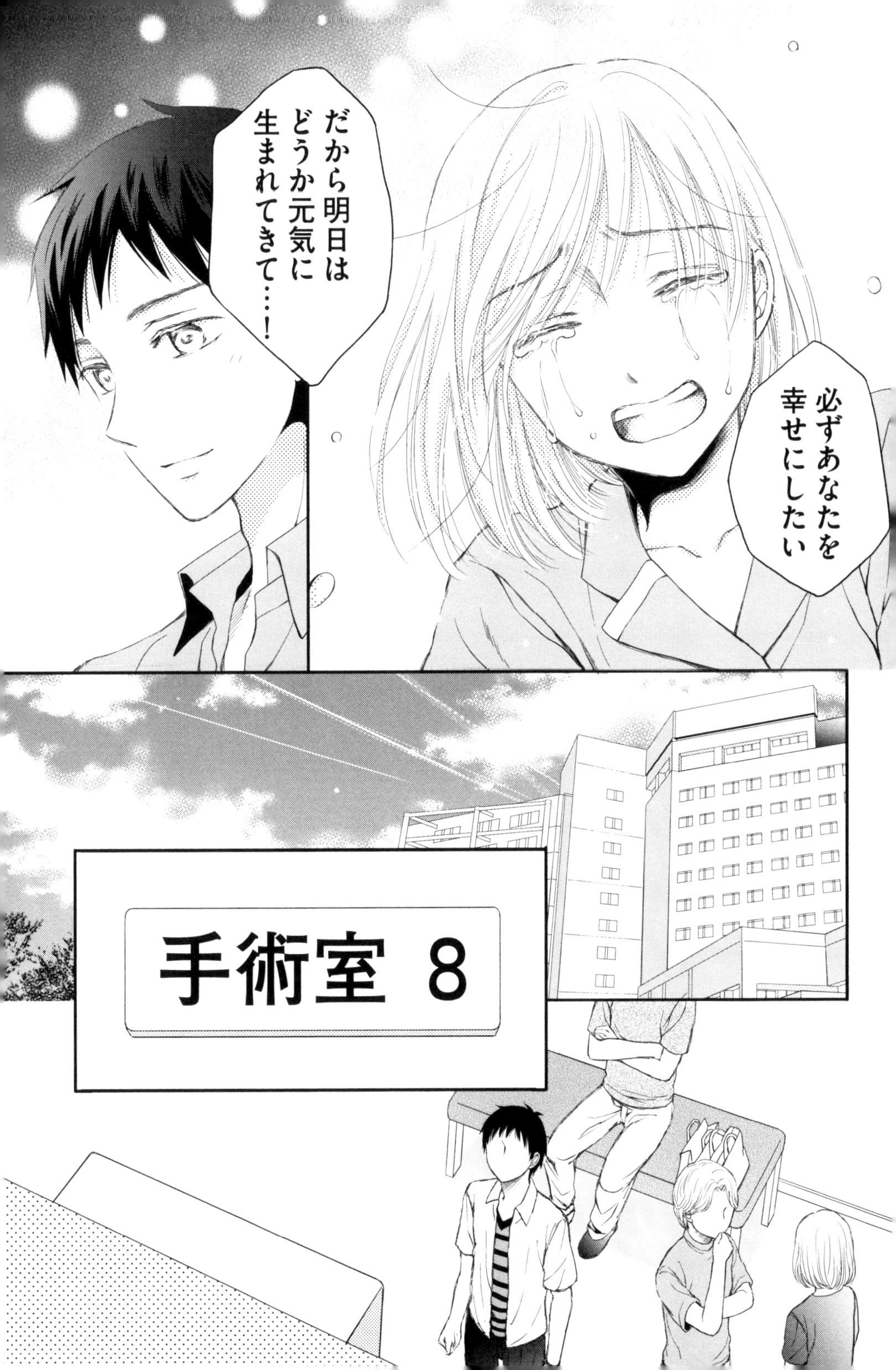
必ずあなたを幸せにしたい
だから明日はどうか元気に生まれてきて…！
手術室 8

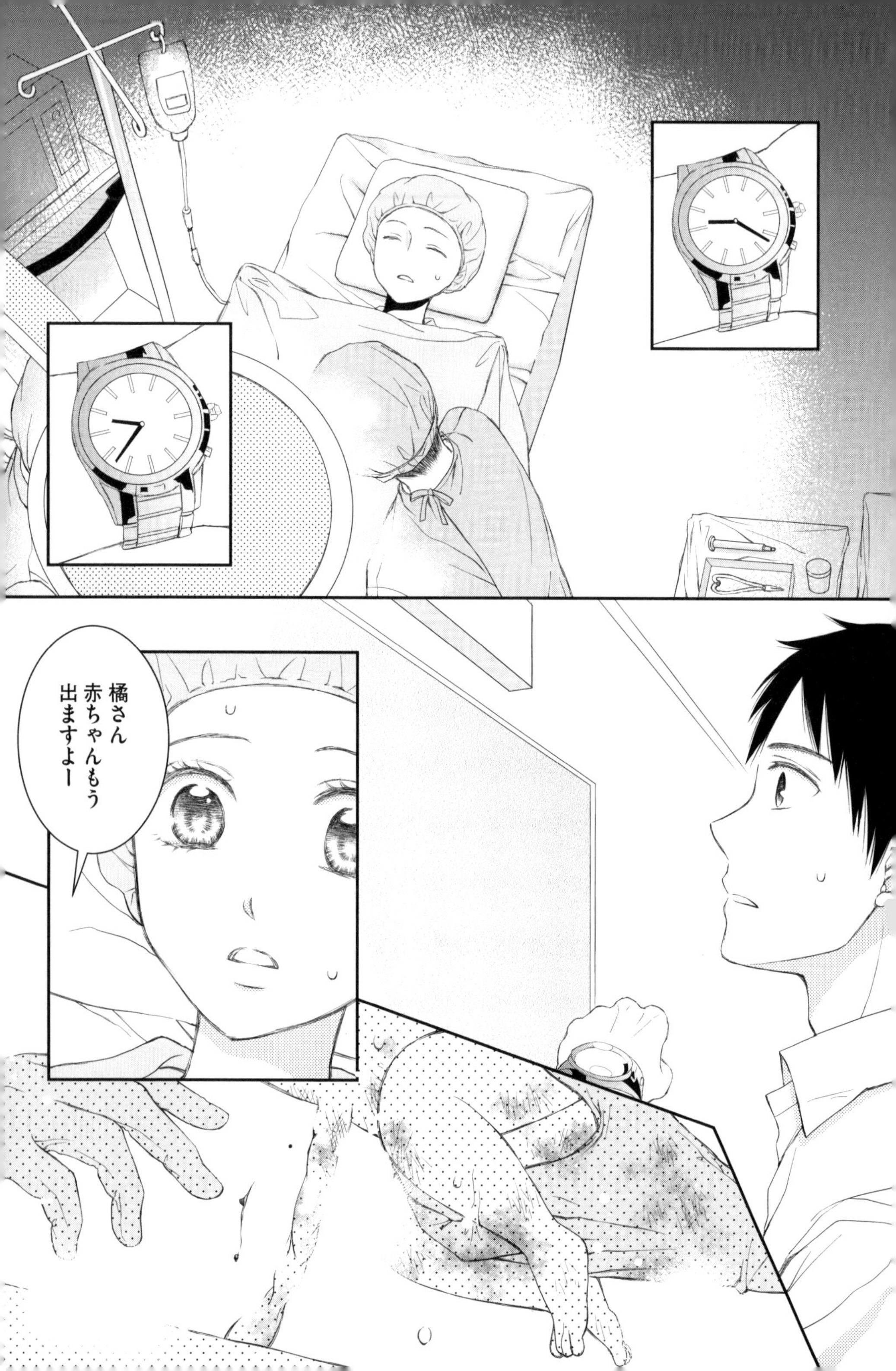
橘さん 赤ちゃんもう 出ますよー

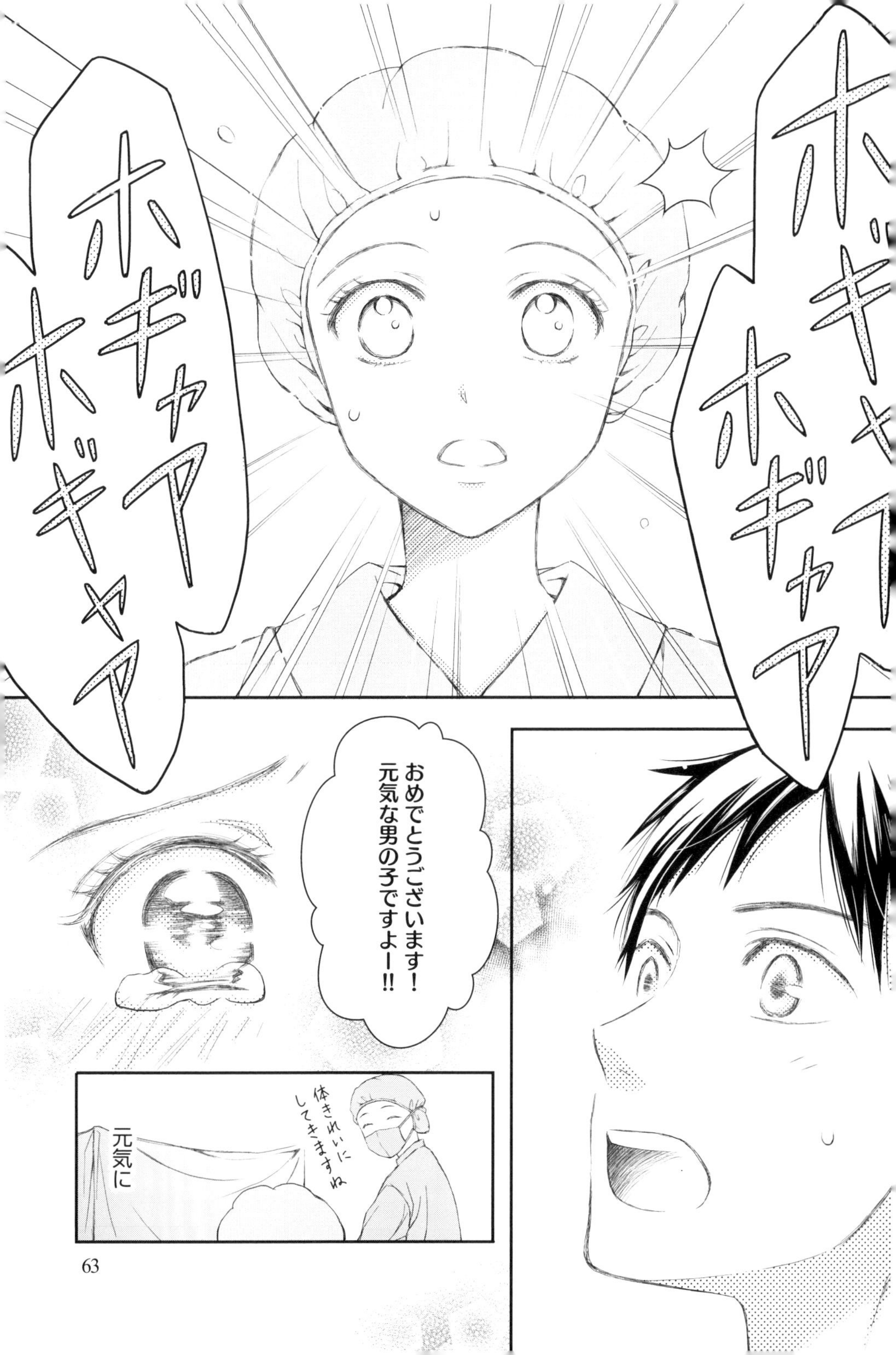
ホギャア
ホギャァア
ホギャァア
ホギャャア
おめでとうございます！元気な男の子ですよー!!
体きれいにしてきますね
元気に

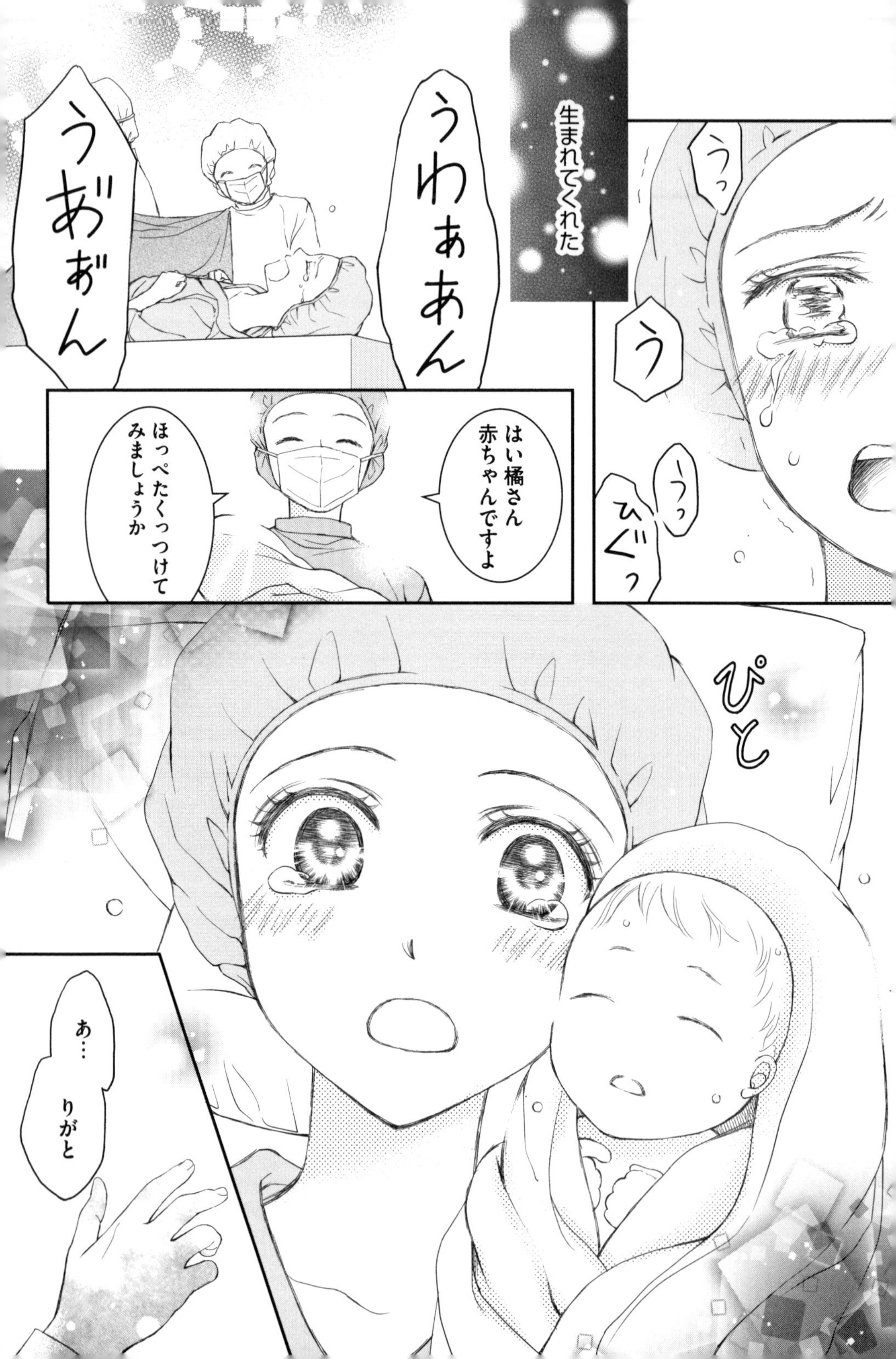
生まれてくれた
うわぁあん
うぁ゛あ゛ん
うっ
う
うっ
ひぐっ
はい橘さん
赤ちゃんですよ
ほっぺたくっつけてみましょうか
ぴと
あ…
りがと

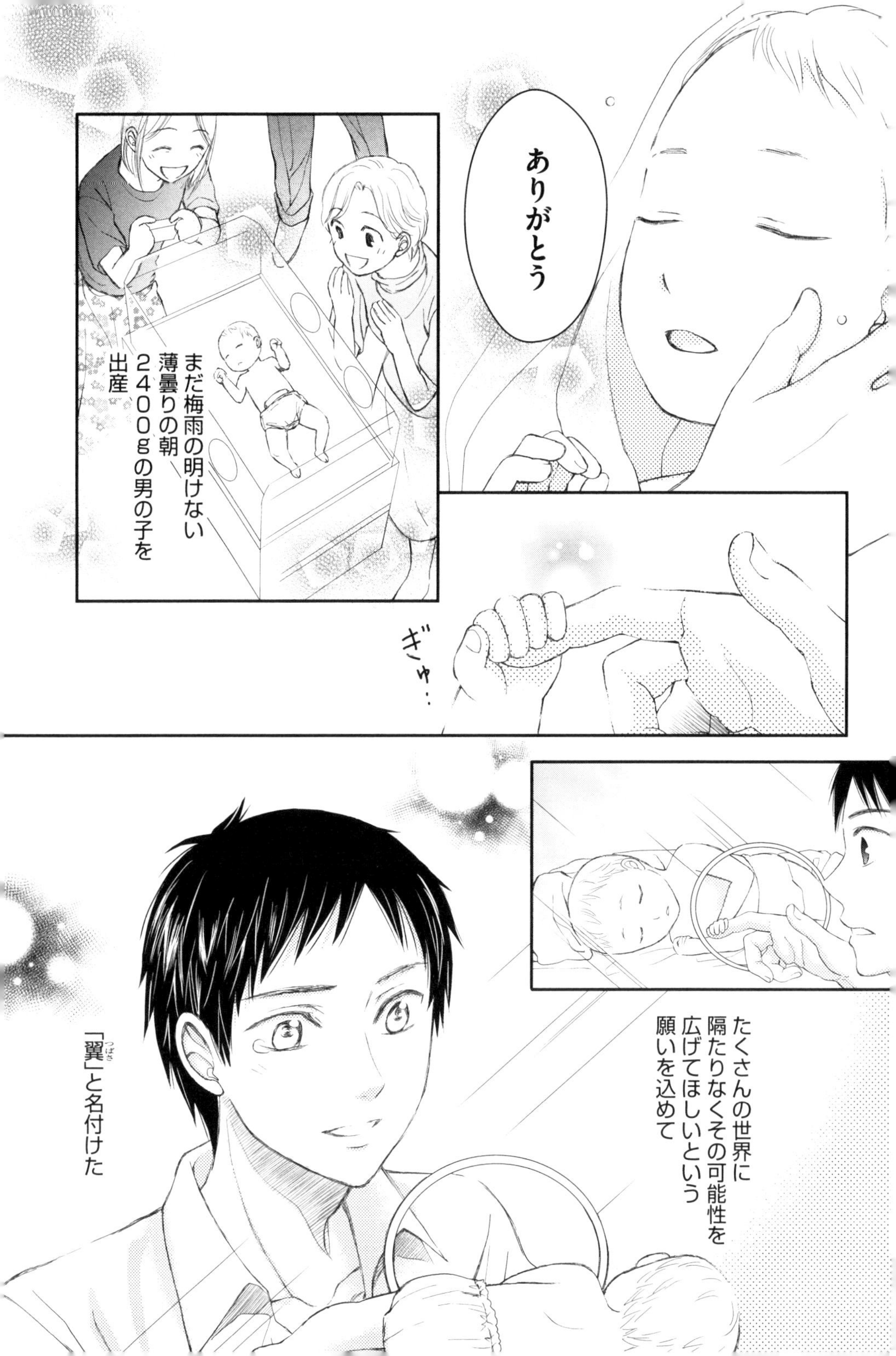
ありがとう
まだ梅雨の明けない
薄曇りの朝
2400gの男の子を
出産
ぎゅ‥
たくさんの世界に
隔たりなくその可能性を
広げてほしいという
願いを込めて
「翼《つばさ》」と名付けた

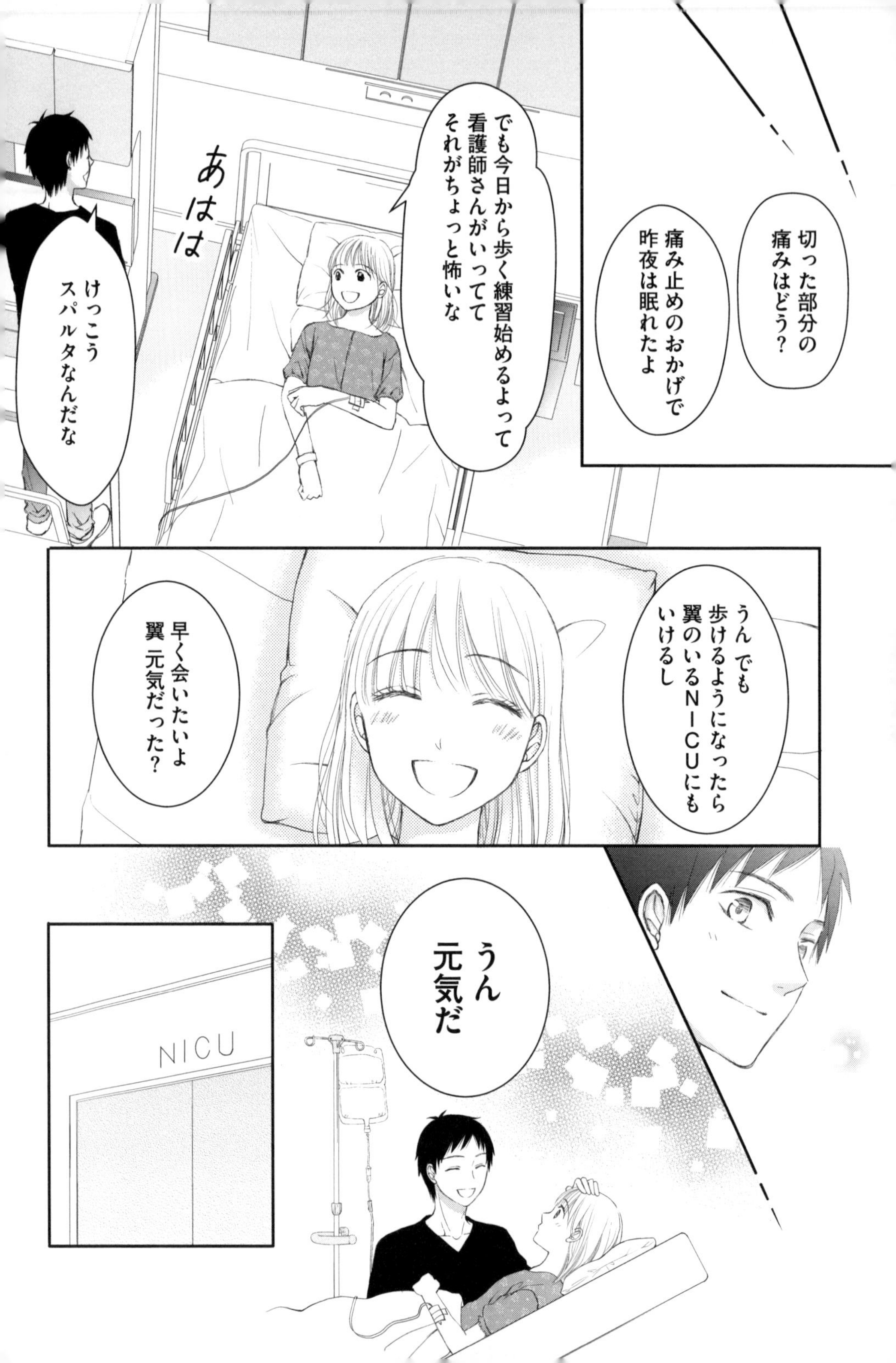
切った部分の痛みはどう?
痛み止めのおかげで昨夜は眠れたよ
でも今日から歩く練習始めるよって看護師さんがいっててそれがちょっと怖いな
あはは
けっこうスパルタなんだな
うん でも歩けるようになったら翼のいるNICUにもいけるし
早く会いたいよ翼元気だった?
NICU
うん元気だ

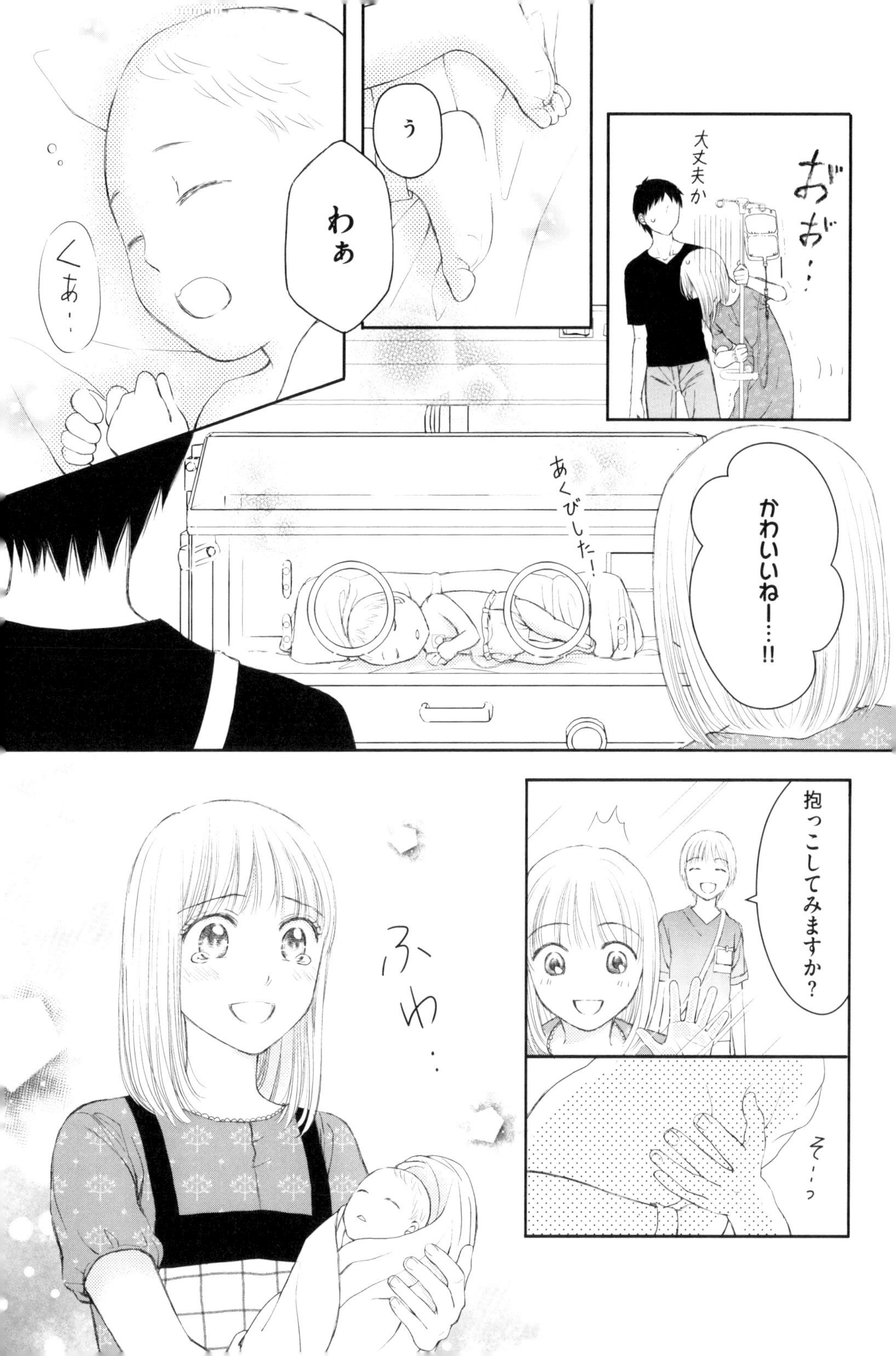

大丈夫か
おぉ・・
う
わぁ
くあ・・
かわいいね・・・!!
あくびした・・!
抱っこしてみますか?
そ・・っ
ふぇ・・

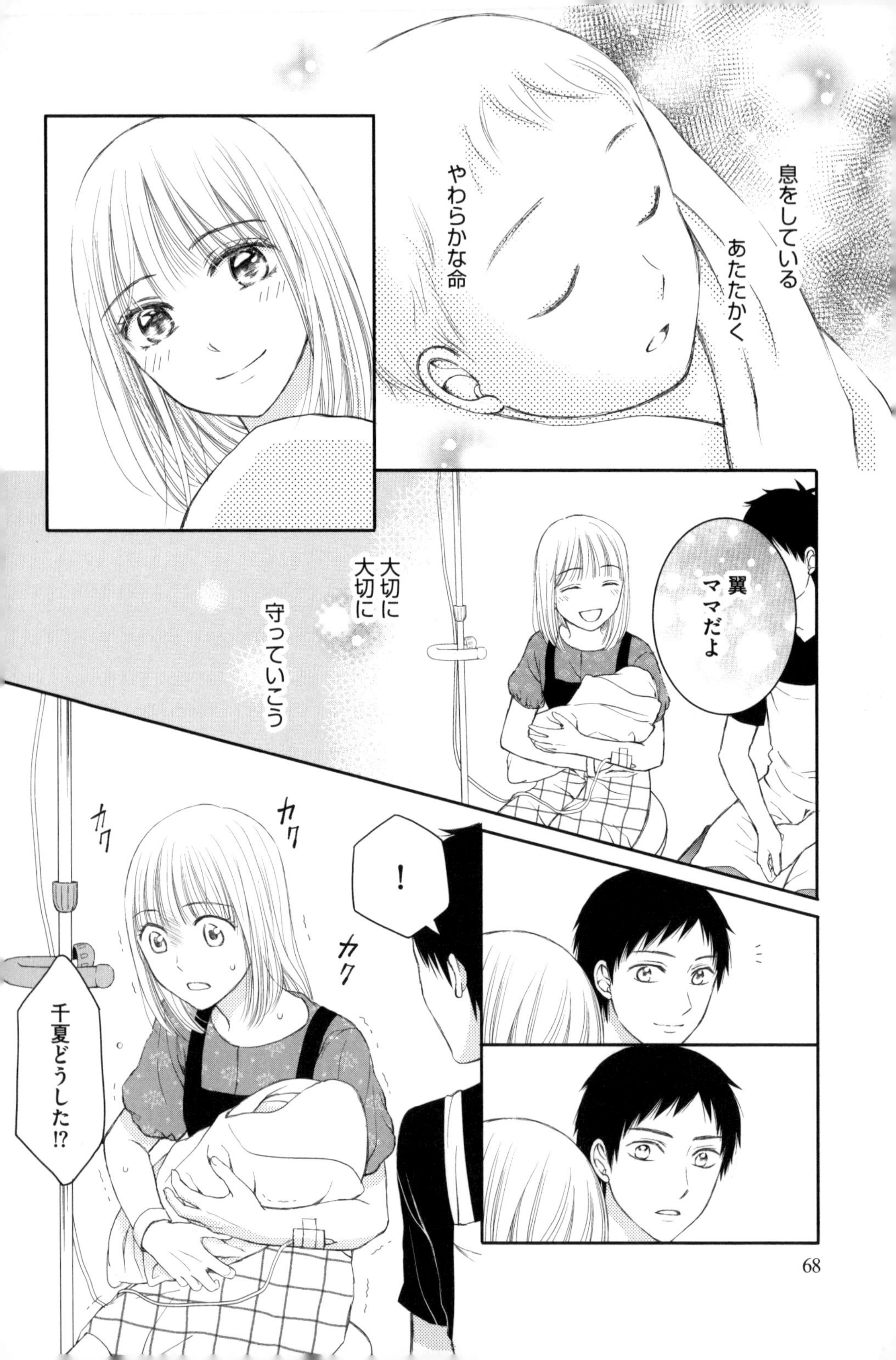
息をしている
あたたかく
やわらかな命
翼
ママだよ
大切に
大切に
守っていこう
カク
カク
カク
！
千夏どうした⁉

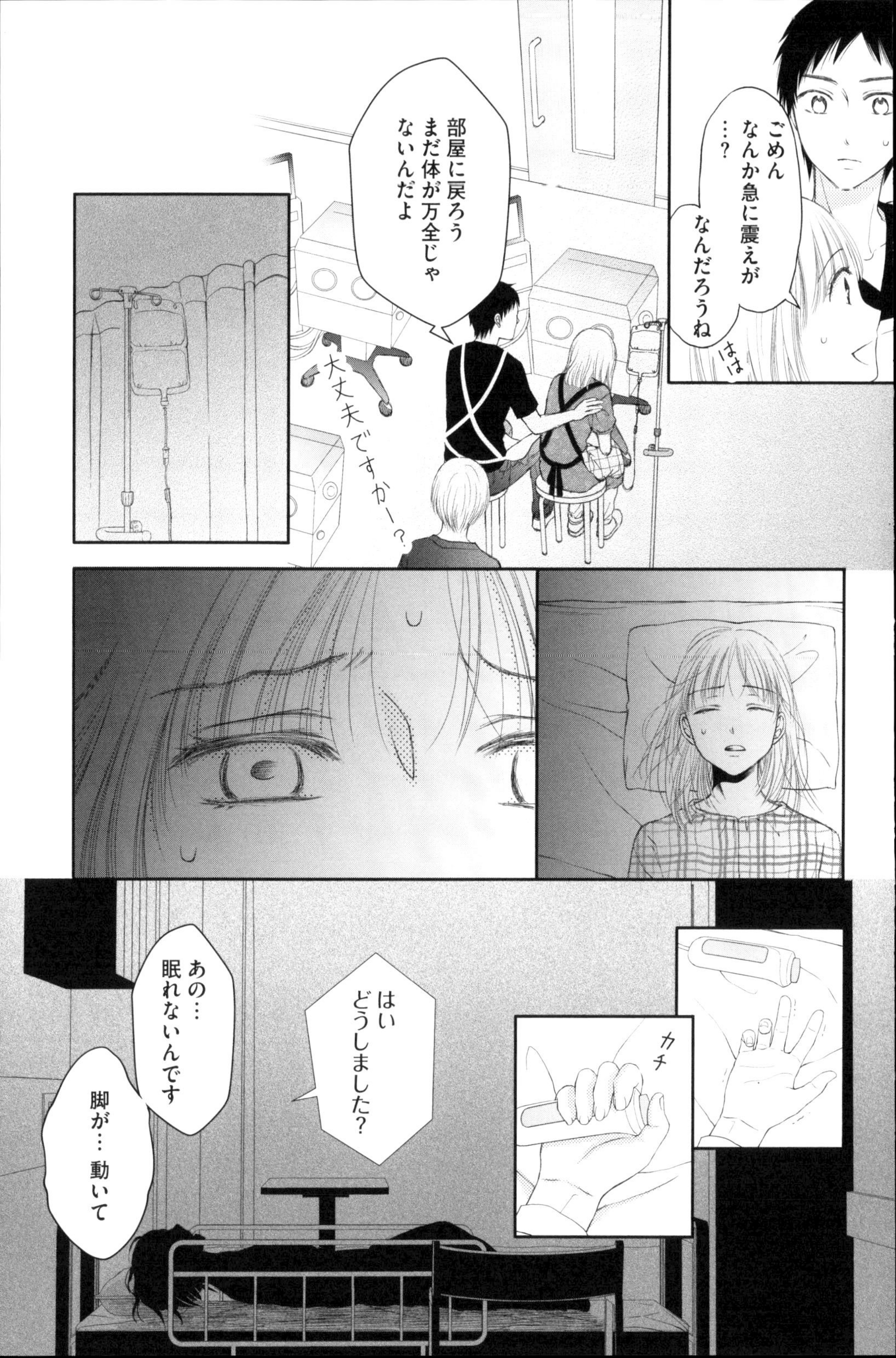
ごめん
なんか急に震えが…？
なんだろうね
はは
部屋に戻ろう
まだ体が万全じゃないんだよ
大丈夫ですかー？
カチ
はい
どうしました？
あの…
眠れないんです
脚が… 動いて

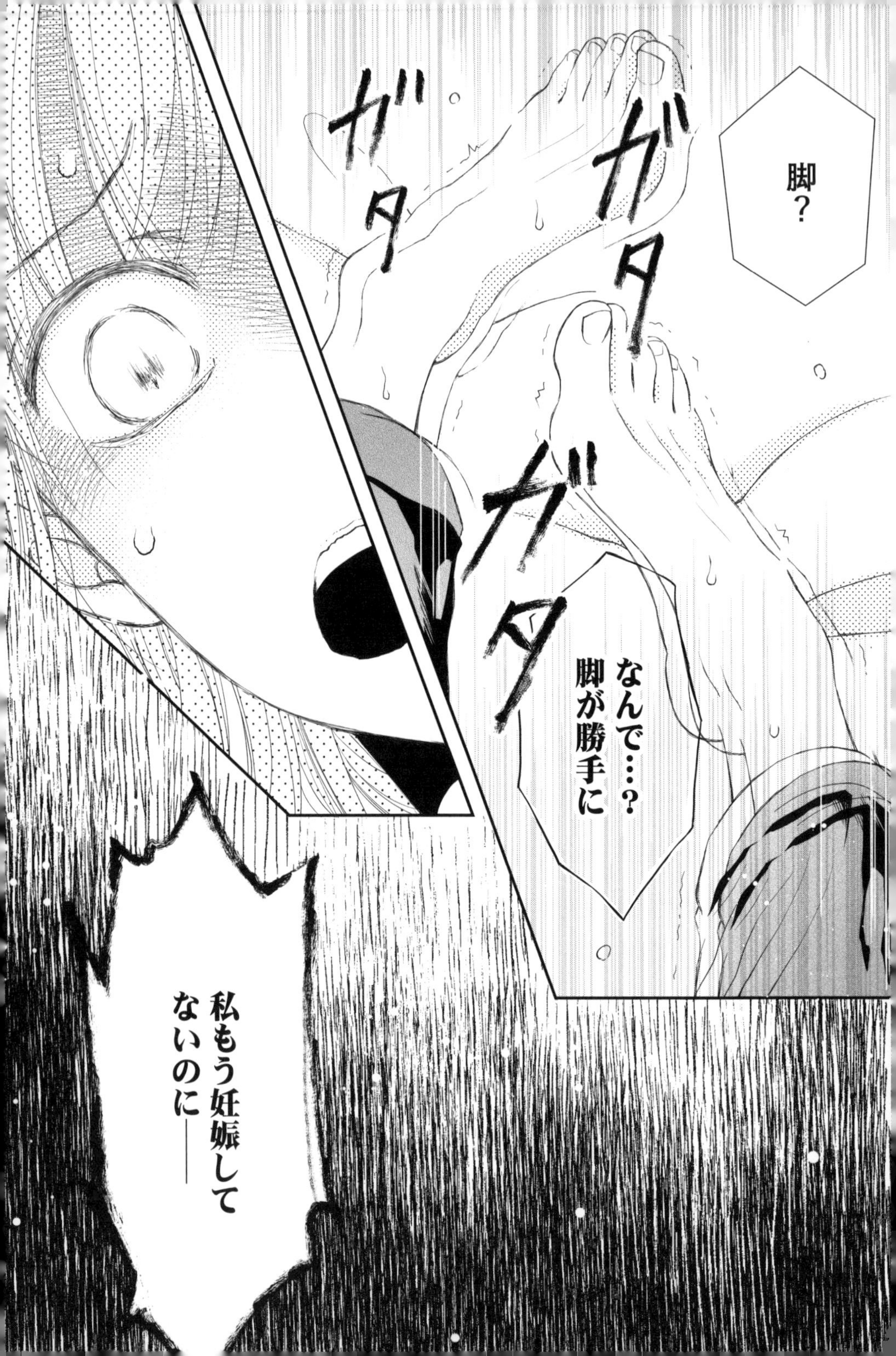
脚？
ガタ
ガタ
ガタ
ガタ
なんで…？
脚が勝手に
私もう妊娠して
ないのに――

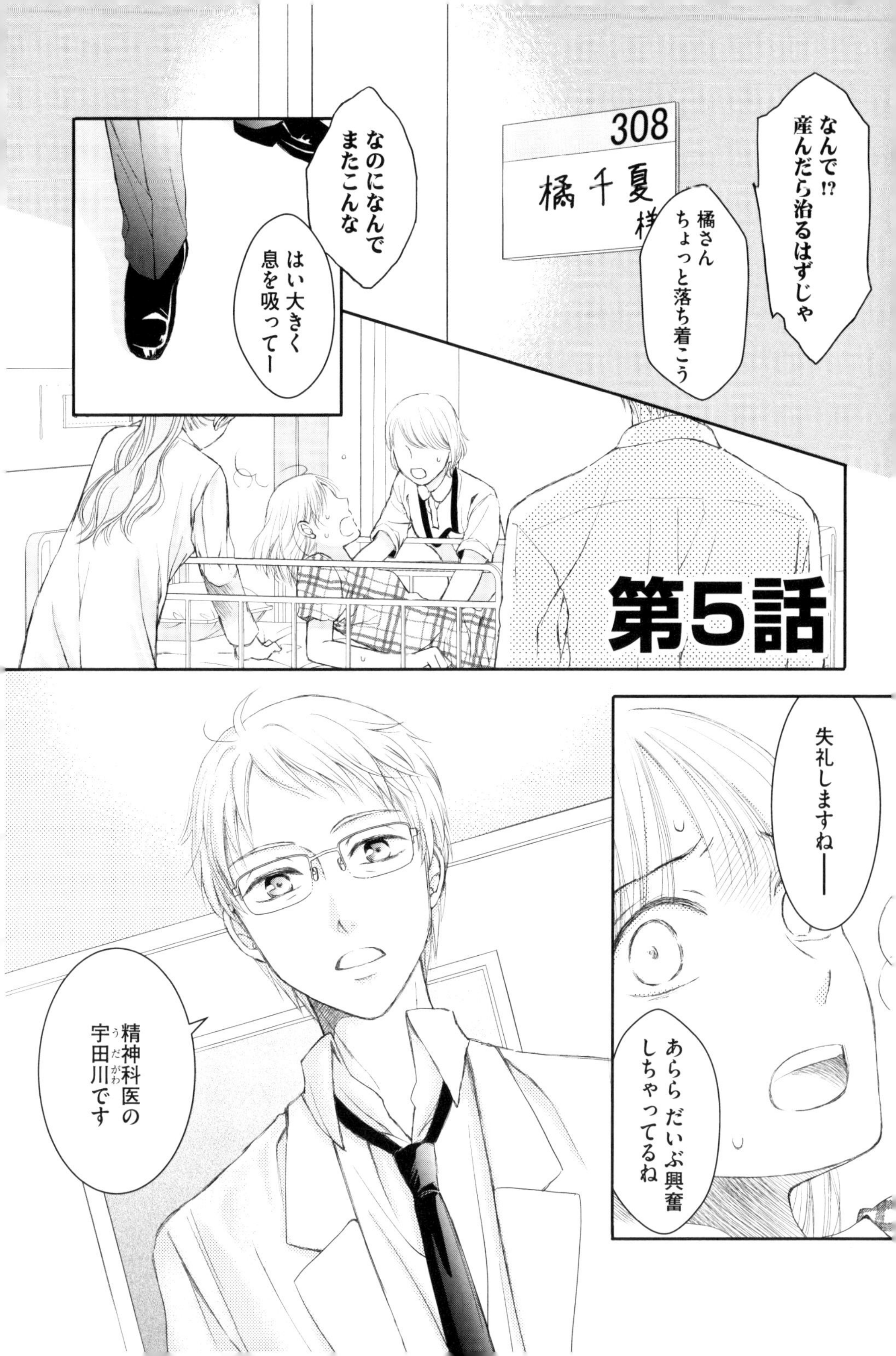
なんで!?
産んだら治るはずじゃ
308
橘千夏
橘さん
ちょっと落ち着こう
なのになんで
またこんな
はい大きく
息を吸ってー
第5話
失礼しますね——
あらら だいぶ興奮
しちゃってるね
精神科医の
宇田川《うだがわ》です

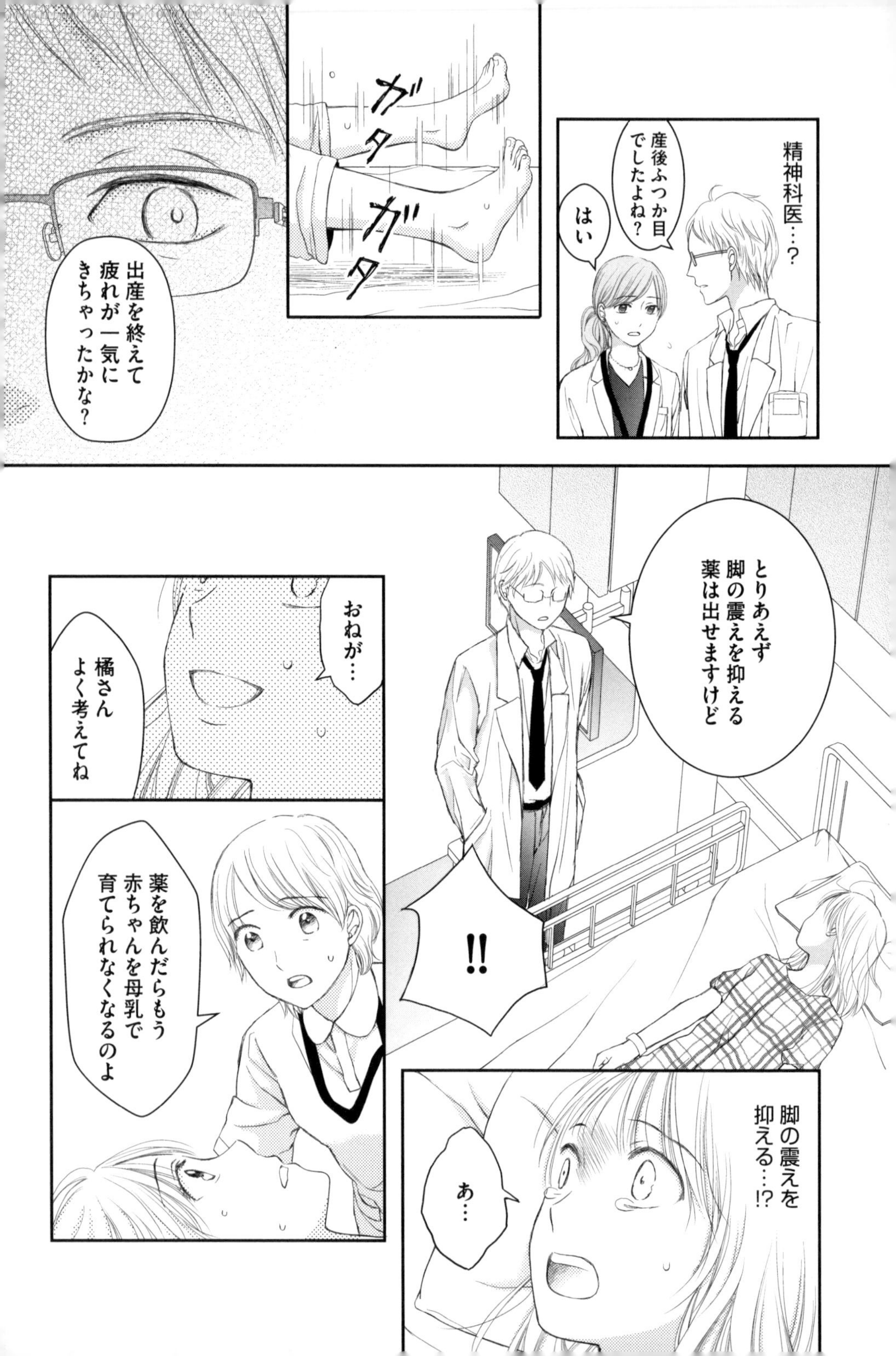
精神科医…？
産後ふつか目でしたよね？
はい
ガタ
ガタ
出産を終えて疲れが一気にきちゃったかな？
とりあえず脚の震えを抑える薬は出せますけど
おねが…
橘さんよく考えてね
薬を飲んだらもう赤ちゃんを母乳で育てられなくなるのよ
!!
脚の震えを抑える…!?
あ…

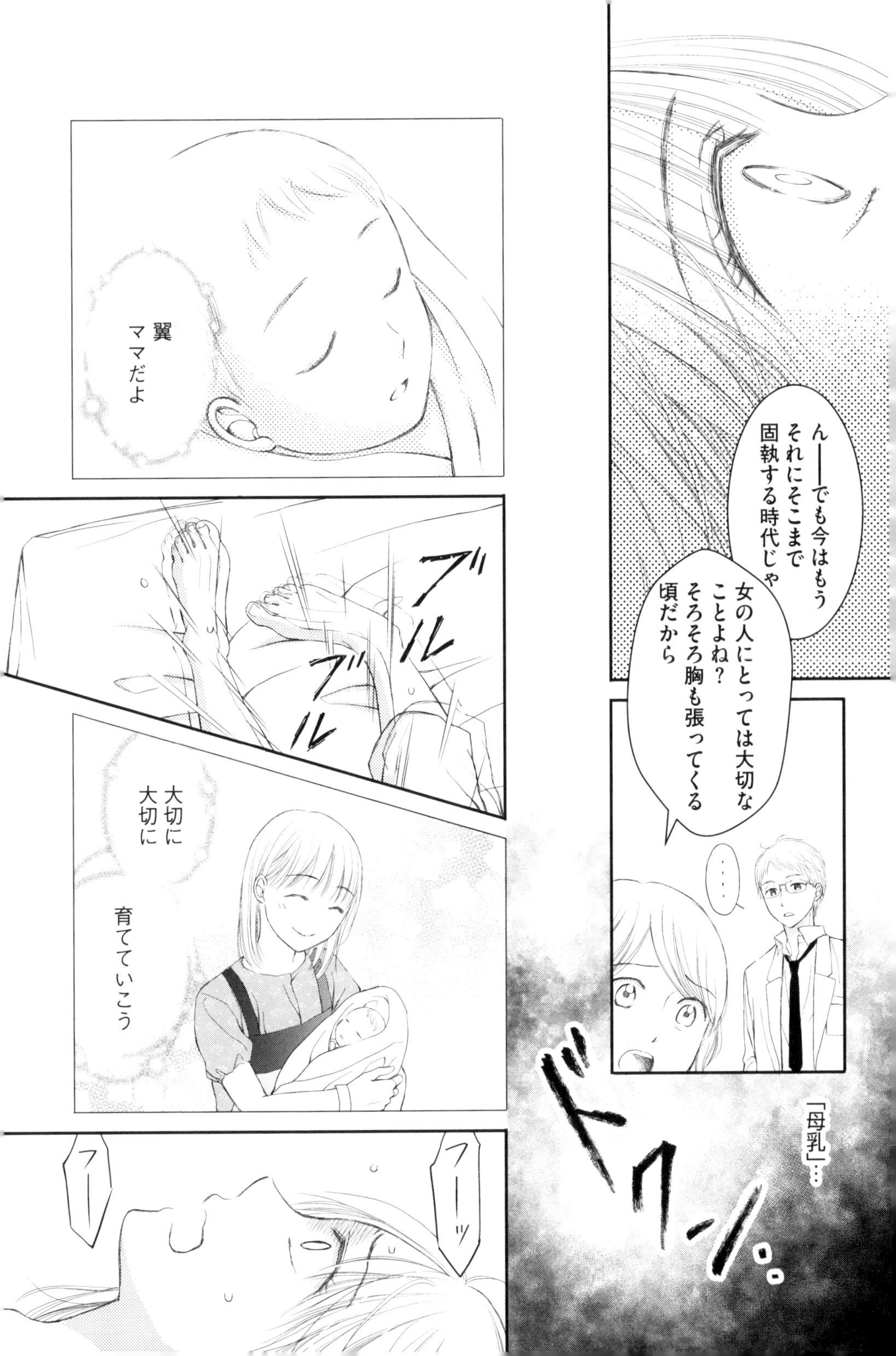
ん――でも今はもう
それにそこまで
固執する時代じゃ
女の人にとっては大切な
ことよね？
そろそろ胸も張ってくる
頃だから
・・・・
「母乳」…
ドクン…
翼
ママだよ
ブルブル
大切に
大切に
育てていこう
フーッ
フー

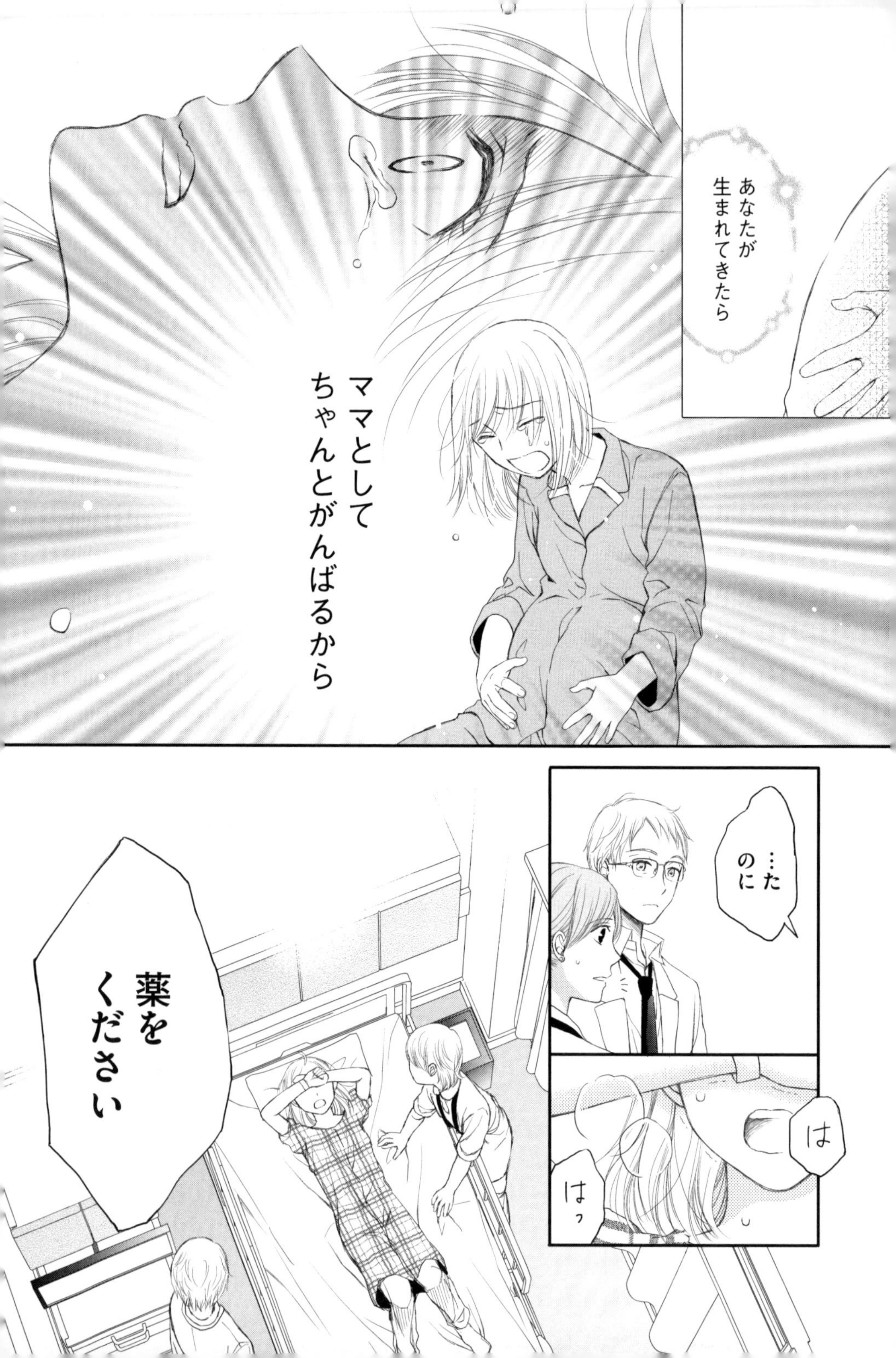

あなたが
生まれてきたら
ママとして
ちゃんとがんばるから
…たのに
薬をください
は
はっ

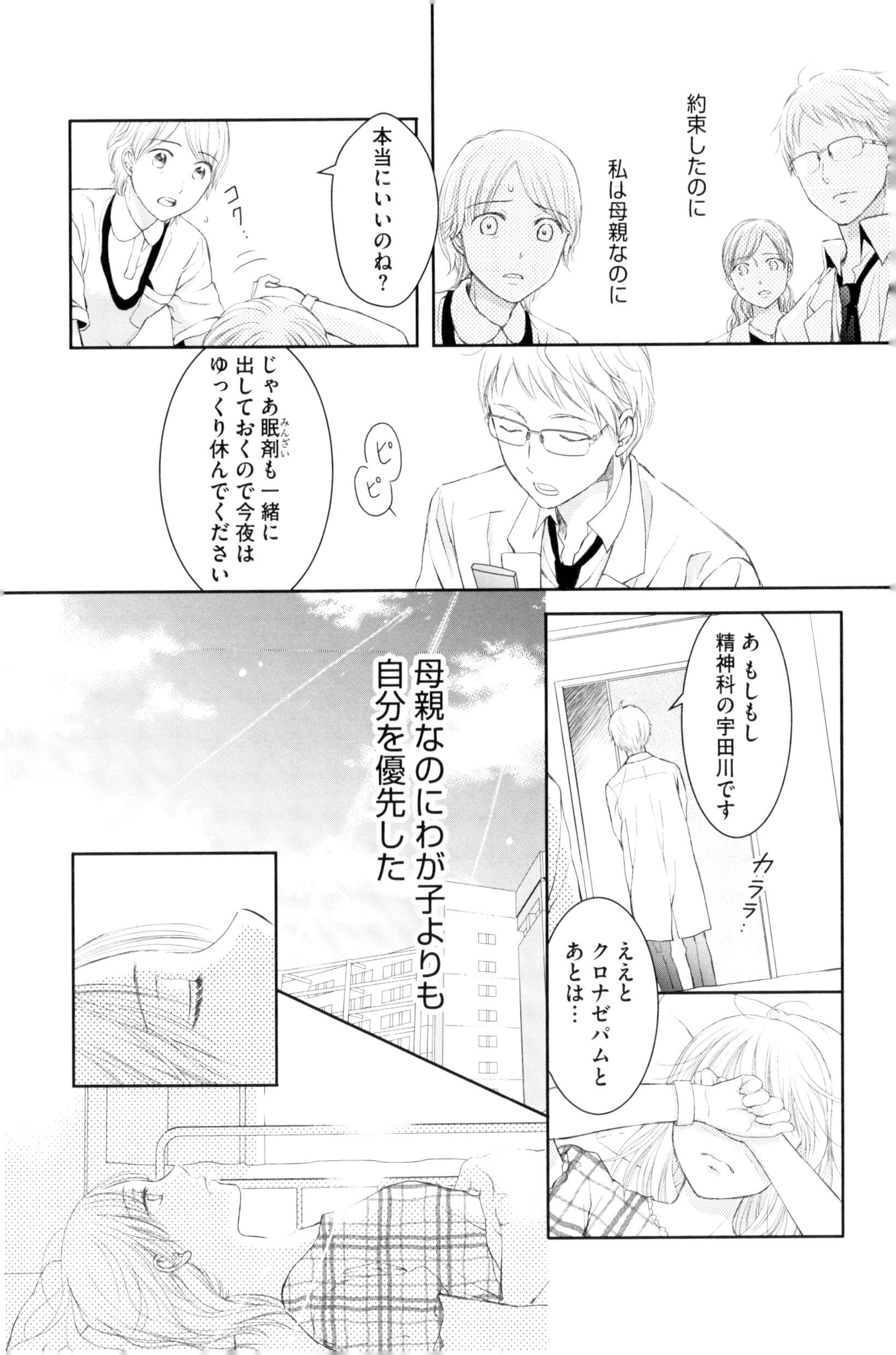
約束したのに
私は母親なのに
本当にいいのね？
コク…
ピピ
じゃあ眠剤《みんざい》も一緒に出しておくので今夜はゆっくり休んでください
あもしもし精神科の宇田川です
カラララ…
ええとクロナゼパムとあとは…
母親なのにわが子よりも自分を優先した

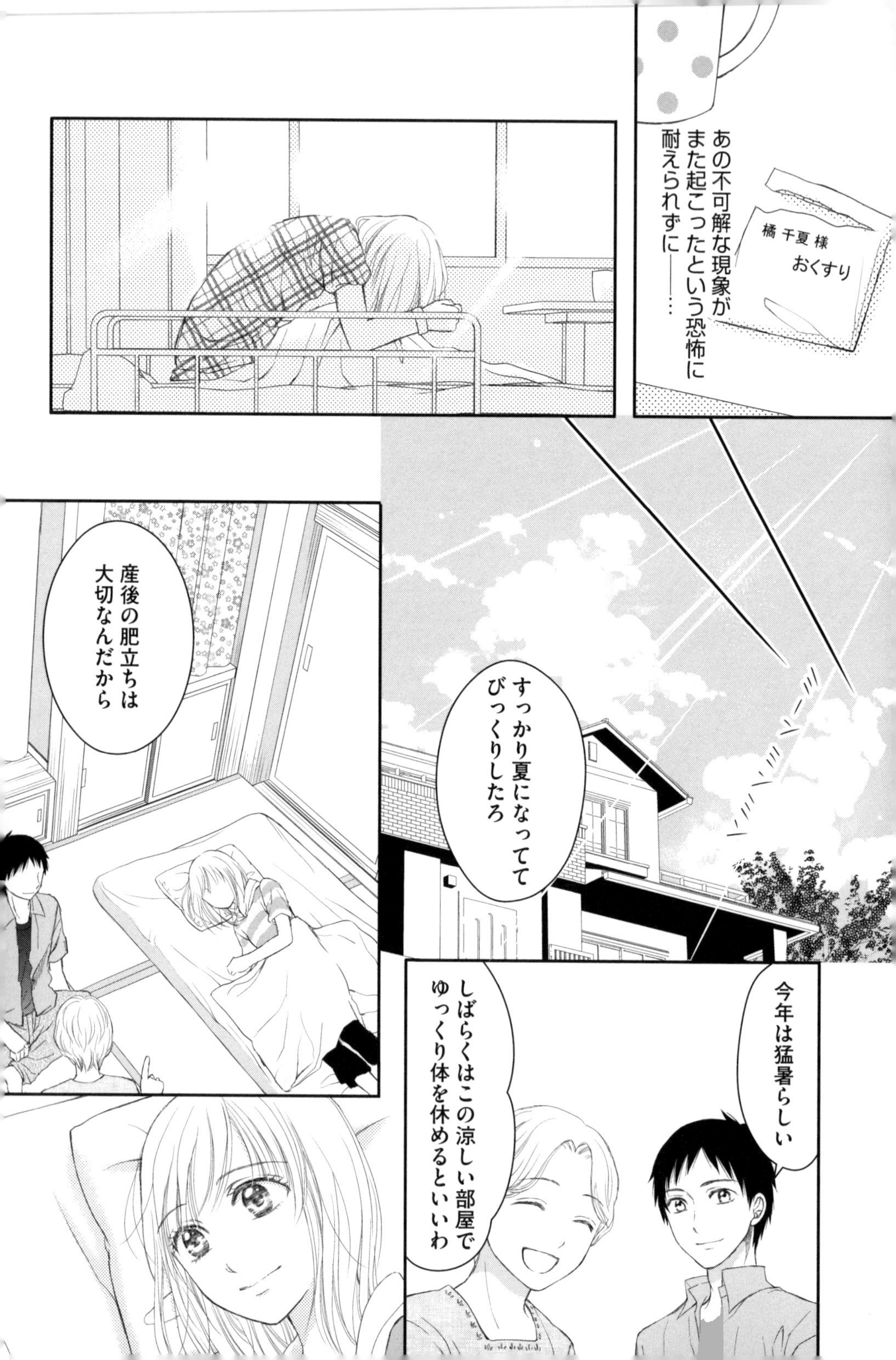

橘 千夏様
おくすり
あの不可解な現象がまた起こったという恐怖に耐えられずに――…
すっかり夏になっててびっくりしたろ
今年は猛暑らしい
しばらくはこの涼しい部屋でゆっくり体を休めるといいわ
産後の肥立ちは大切なんだから

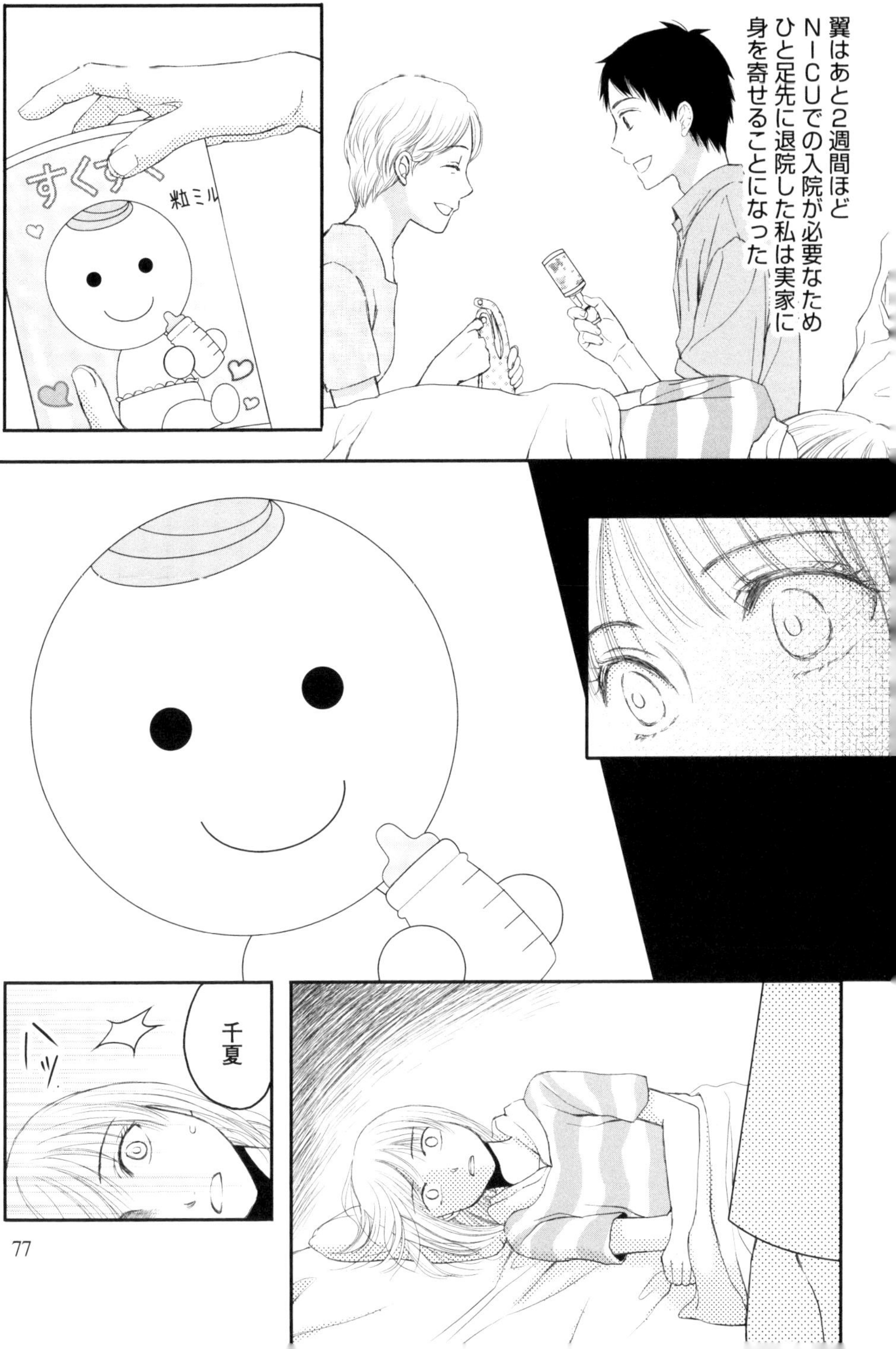
翼はあと2週間ほど
NICUでの入院が必要なため
ひと足先に退院した私は実家に
身を寄せることになった
すくす
粒ミル
千夏
ハッ

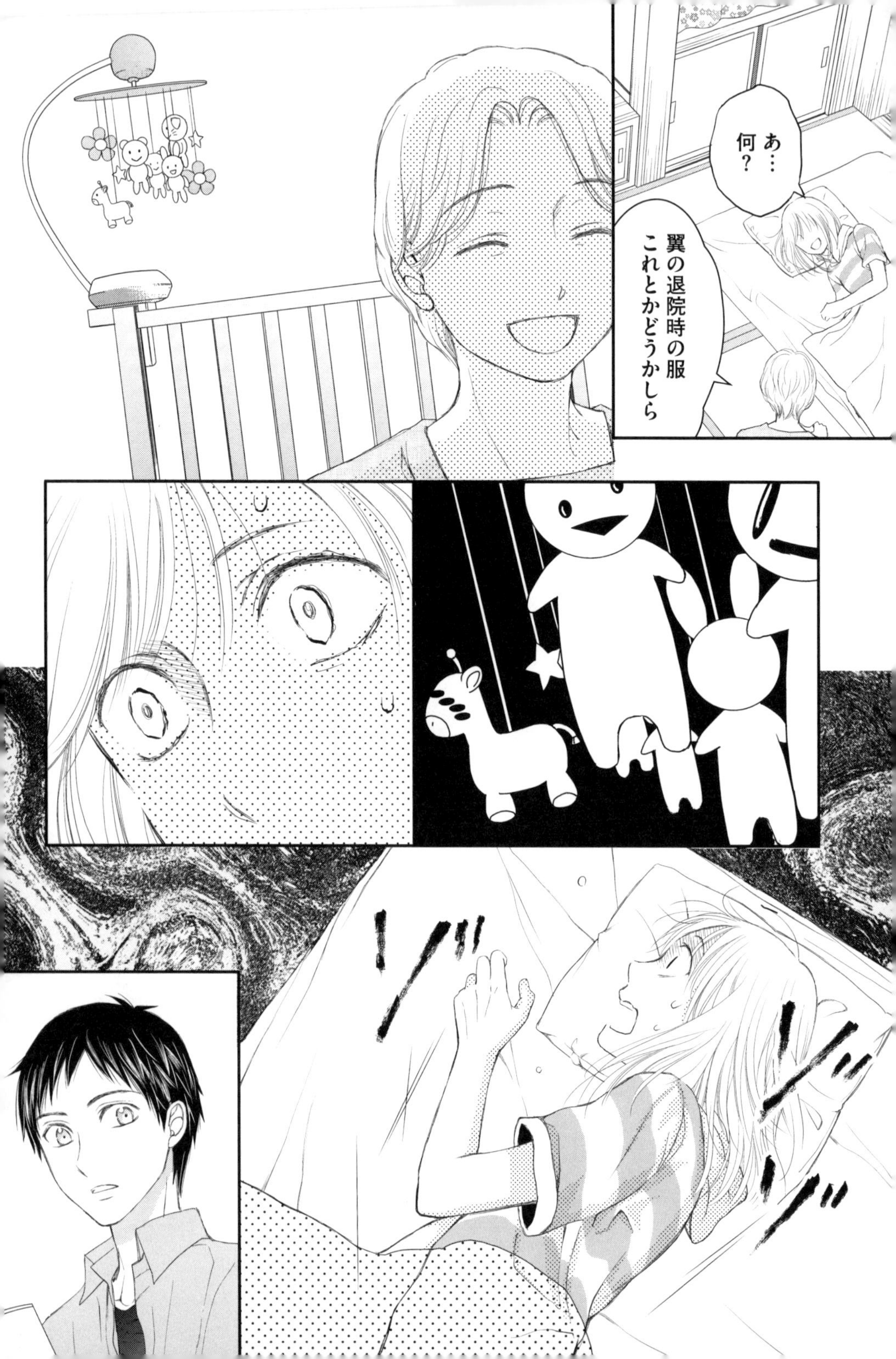

あ…何？
翼の退院時の服
これとかどうかしら

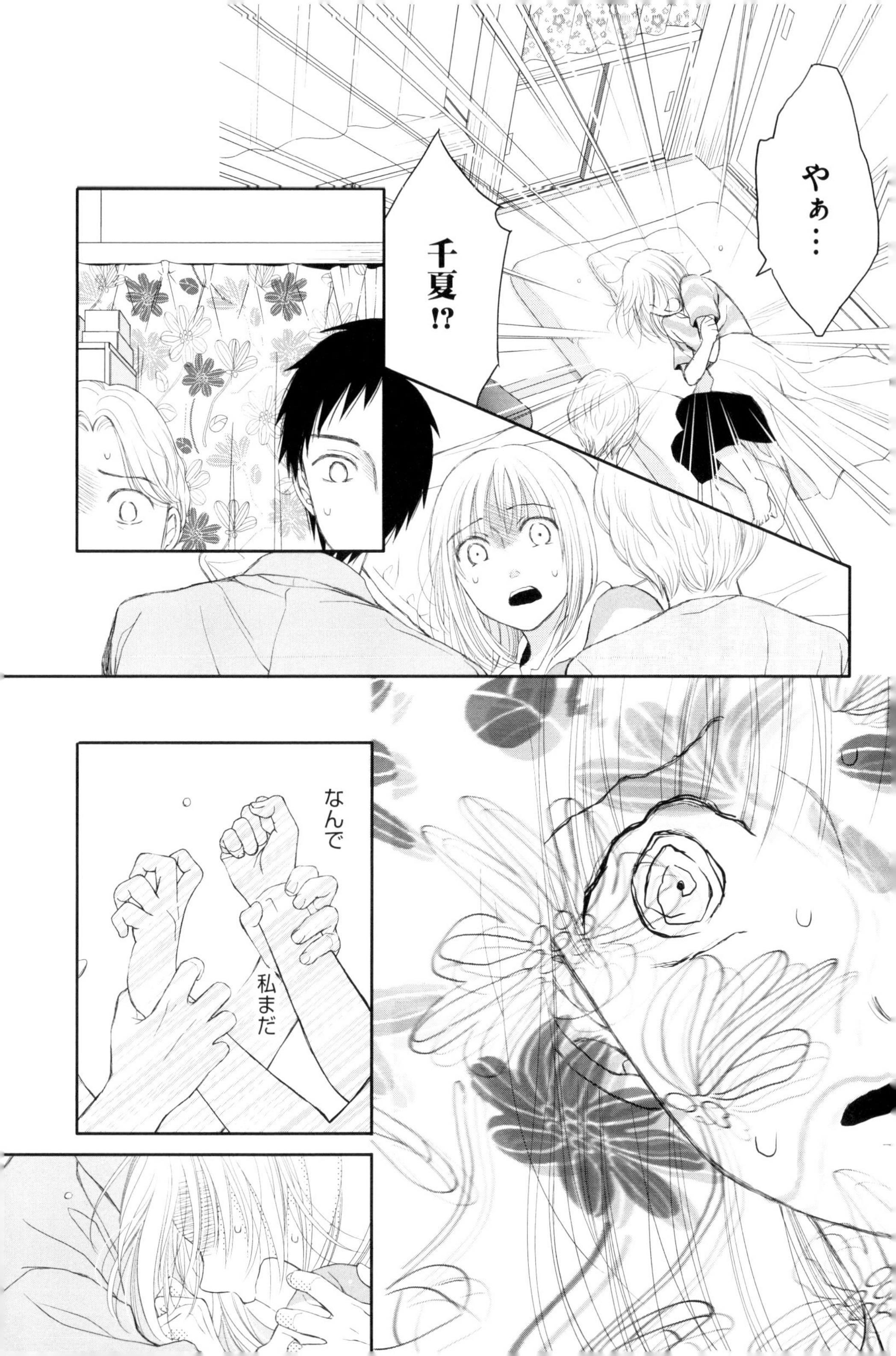
やぁ…
千夏!?
なんで
私まだ

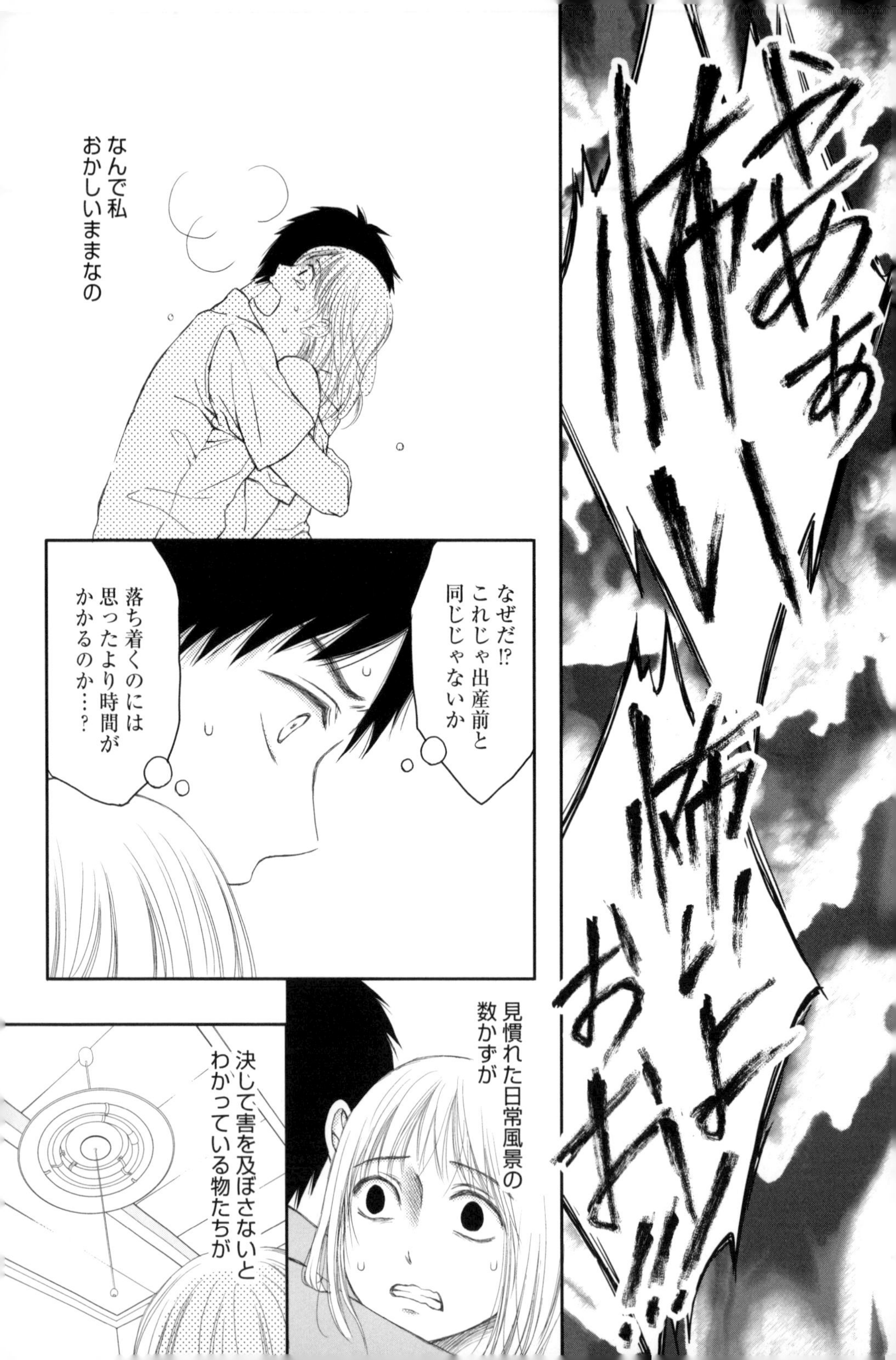
やぁあー
怖い
怖いよおお!!
なんで私
おかしいままなの
なぜだ!?
これじゃ出産前と
同じじゃないか
落ち着くのには
思ったより時間が
かかるのか…?
見慣れた日常風景の
数かずが
決して害を及ぼさないと
わかっている物たちが

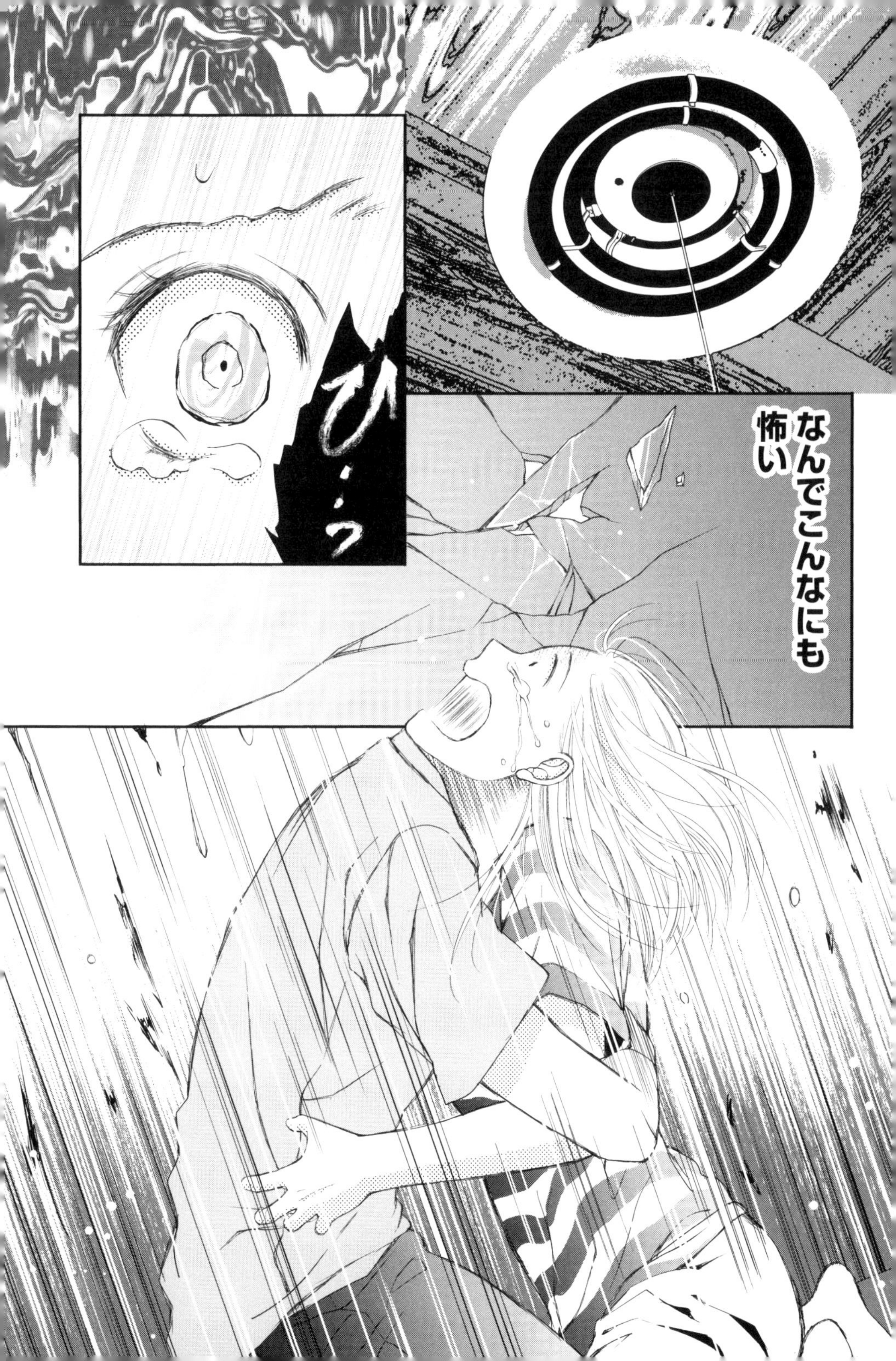
ひぃっ
なんでこんなにも
怖い

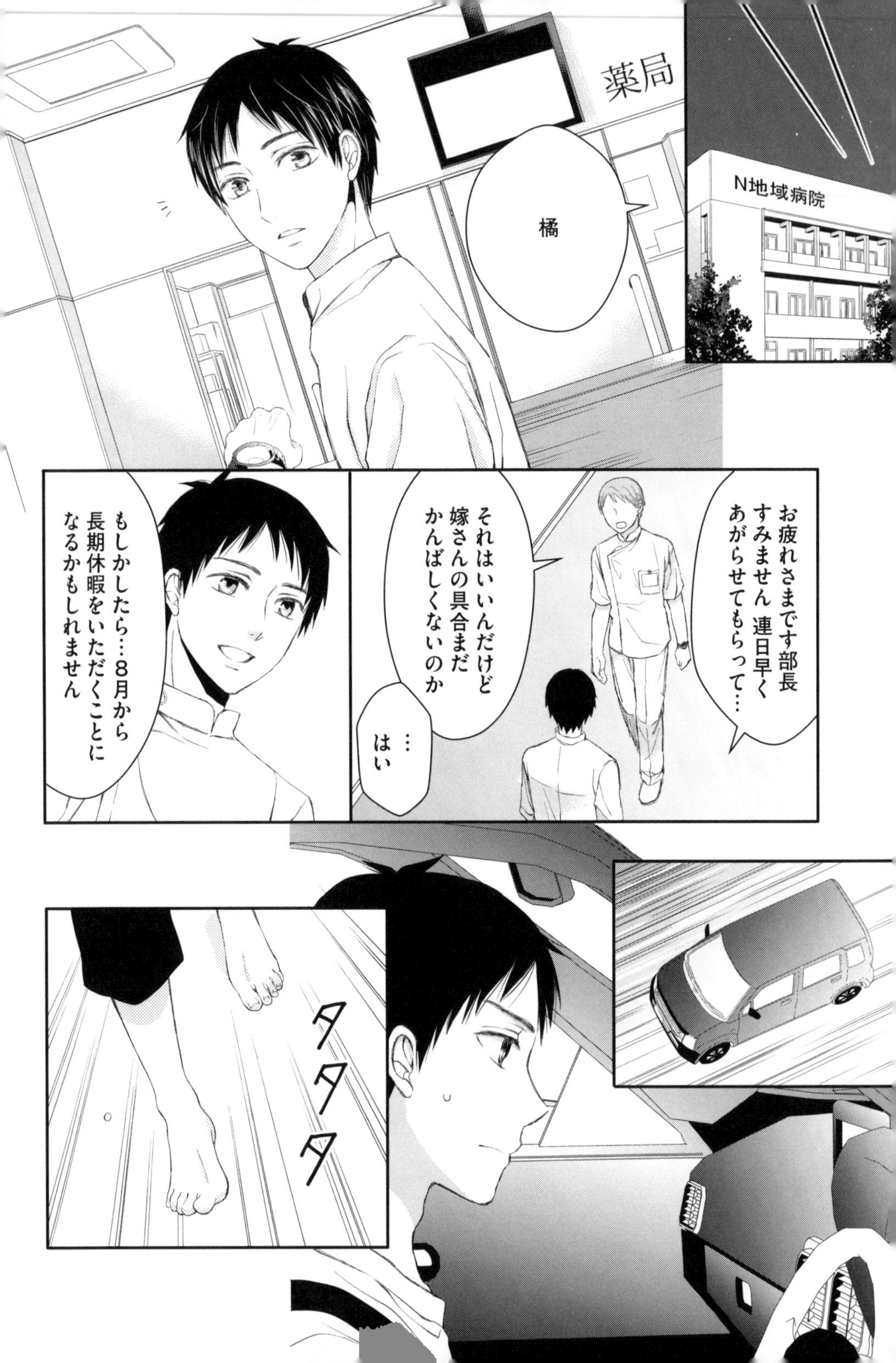
N地域病院
薬局
橘
お疲れさまです部長
すみません 連日早くあがらせてもらって…
それはいいんだけど
嫁さんの具合まだかんばしくないのか
…はい
もしかしたら…8月から長期休暇をいただくことになるかもしれません
タタタ

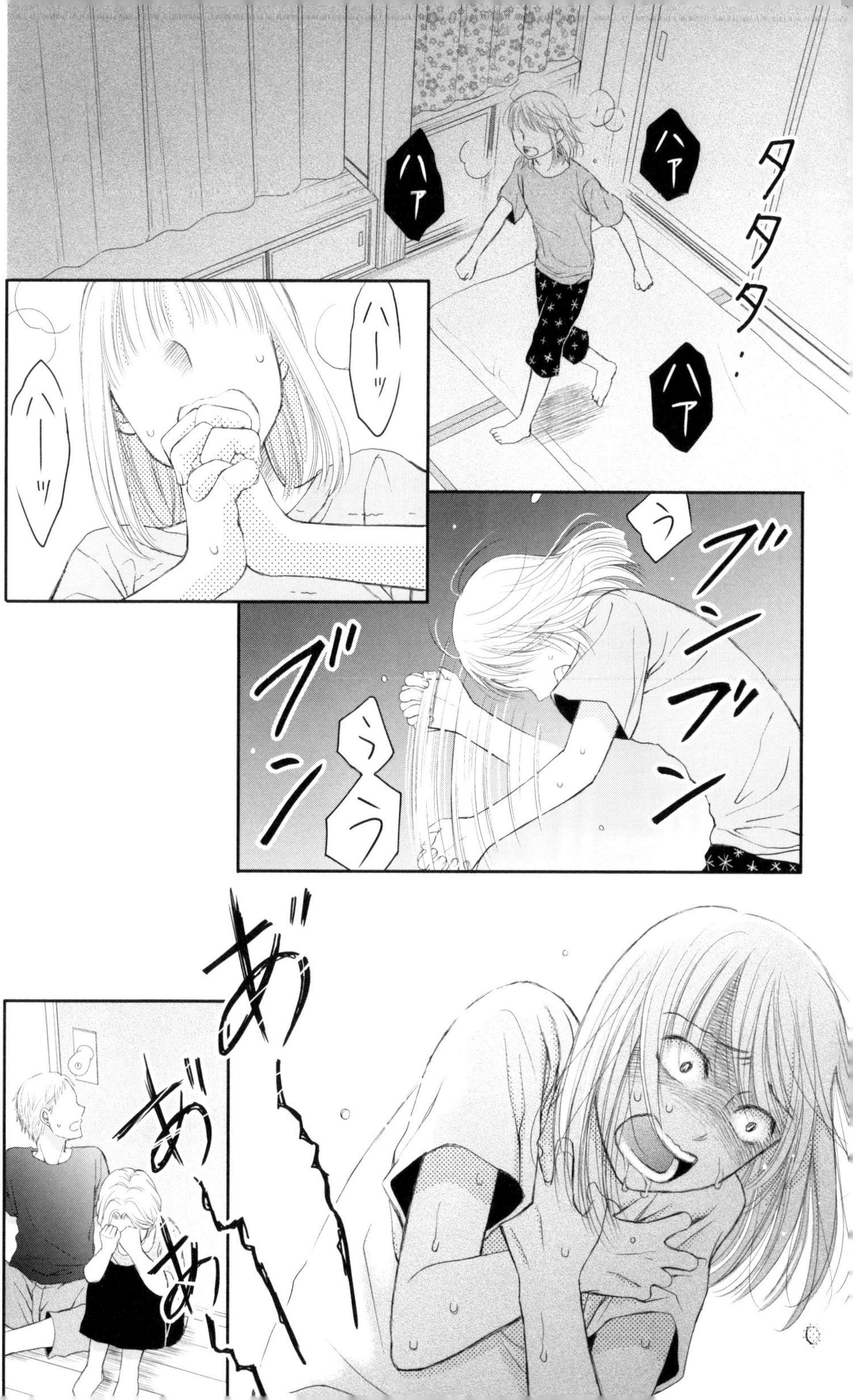
タタタ…
ハア
ハア
ハア
ハーッ
ハーッ
う
ブンブン
うう
ブン
あ
あ
あ

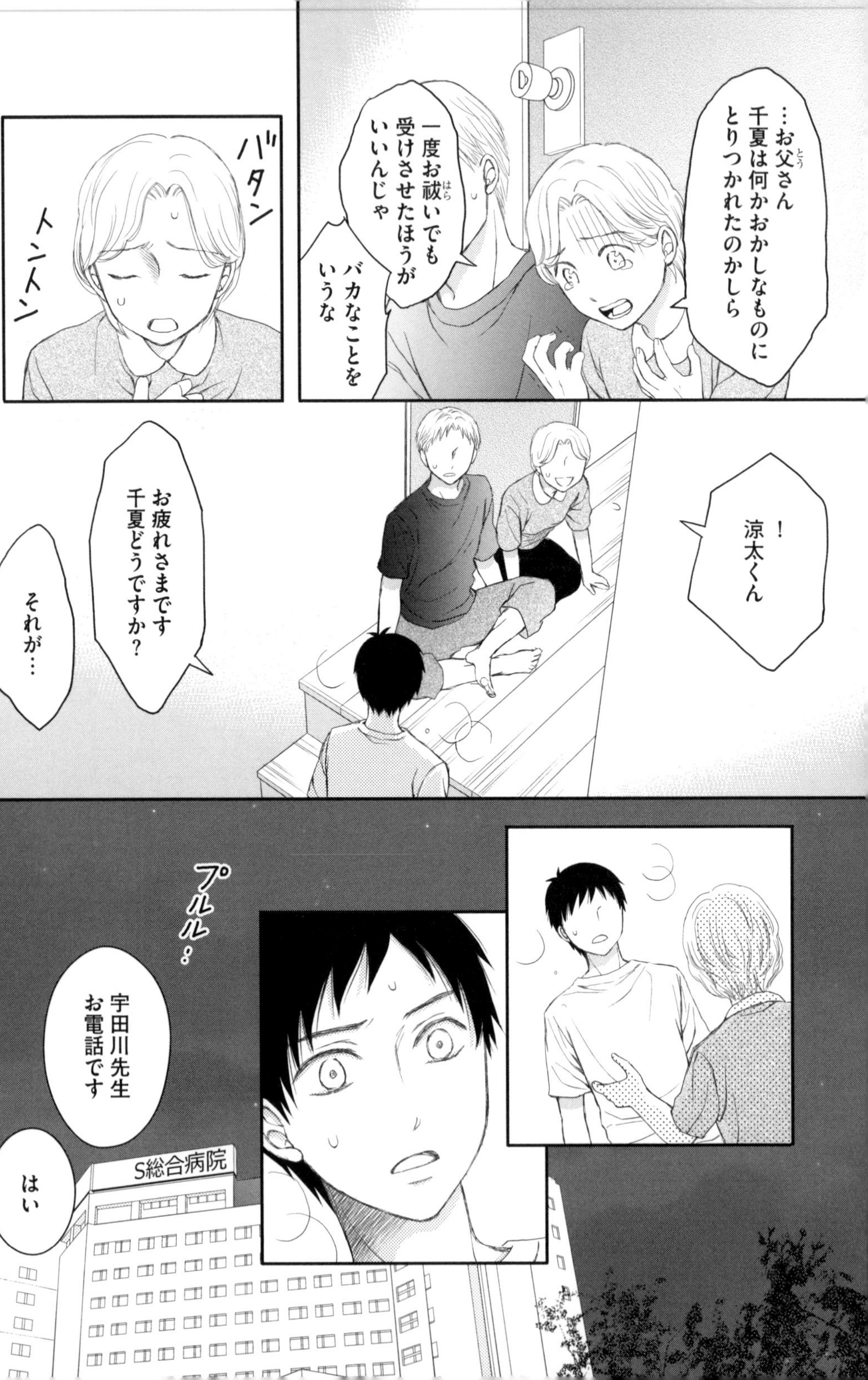

…お父《とう》さん 千夏は何かおかしなものにとりつかれたのかしら
一度お祓《はら》いでも受けさせたほうがいいんじゃ
バカなことをいうな
バタン
トントン
！ 涼太くん
お疲れさまです 千夏どうですか？
それが…
プルル！
宇田川先生 お電話です
はい
S総合病院

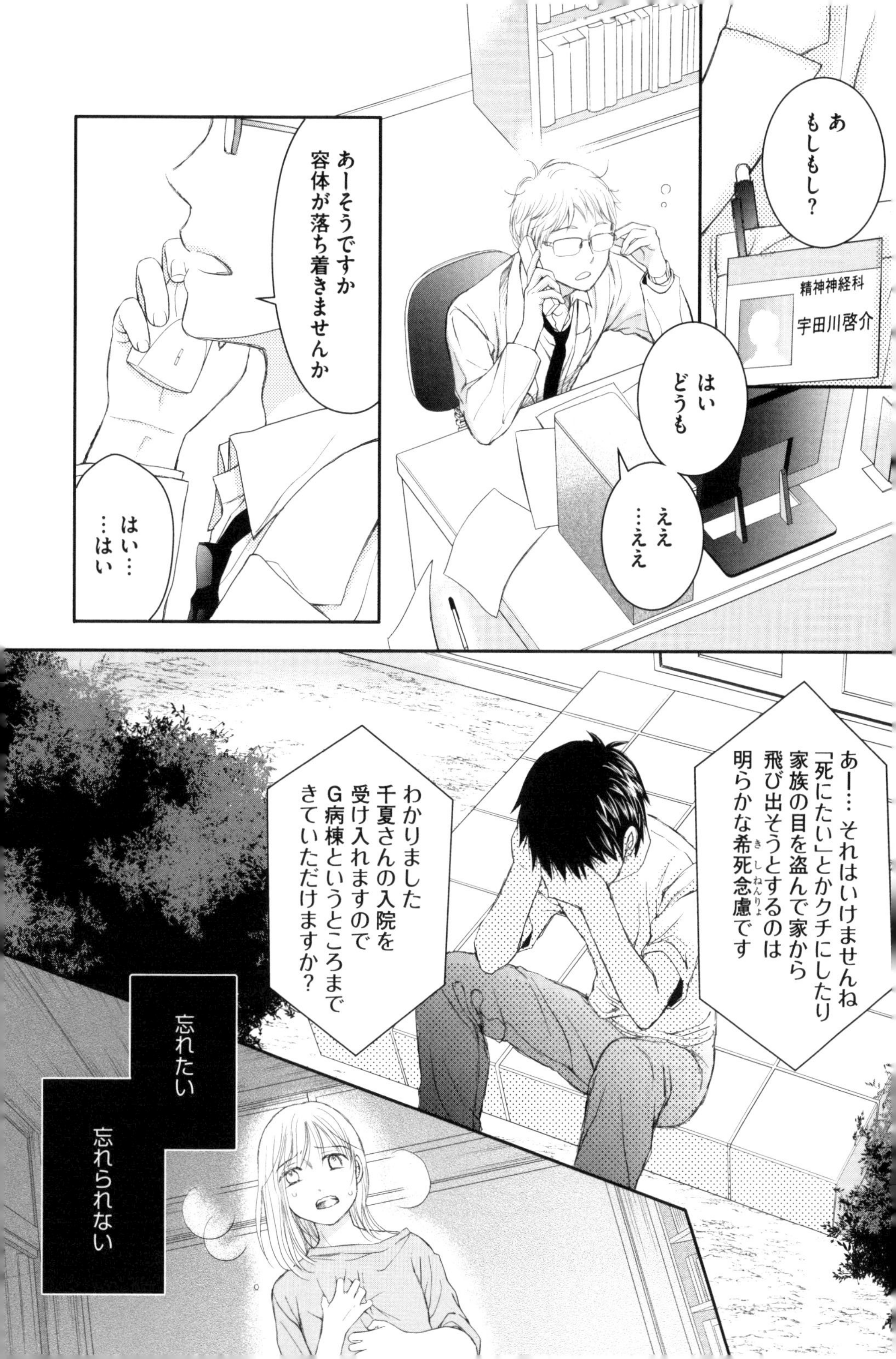
あ
もしもし？
精神神経科
宇田川啓介
はい
どうも
ええ
…ええ
あーそうですか
容体が落ち着きませんか
はい…
…はい
あー… それはいけませんね
「死にたい」とかクチにしたり
家族の目を盗んで家から
飛び出そうとするのは
明らかな希死念慮《きしねんりょ》です
わかりました
千夏さんの入院を
受け入れますので
G病棟というところまで
きていただけますか？
忘れたい
忘れられない

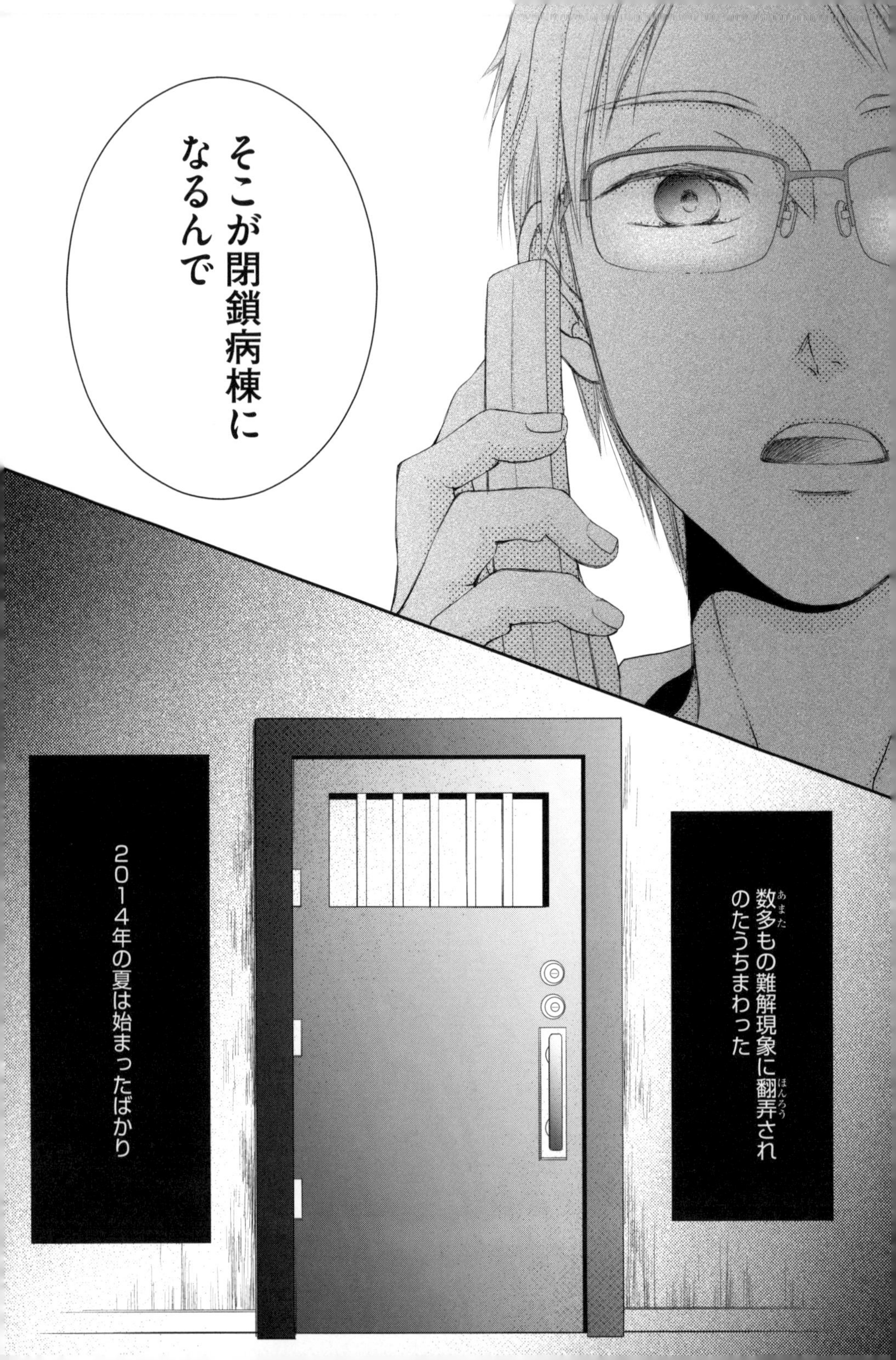
そこが閉鎖病棟になるんで
数多《あまた》もの難解現象に翻弄《ほんろう》されのたうちまわった
2014年の夏は始まったばかり

第6話

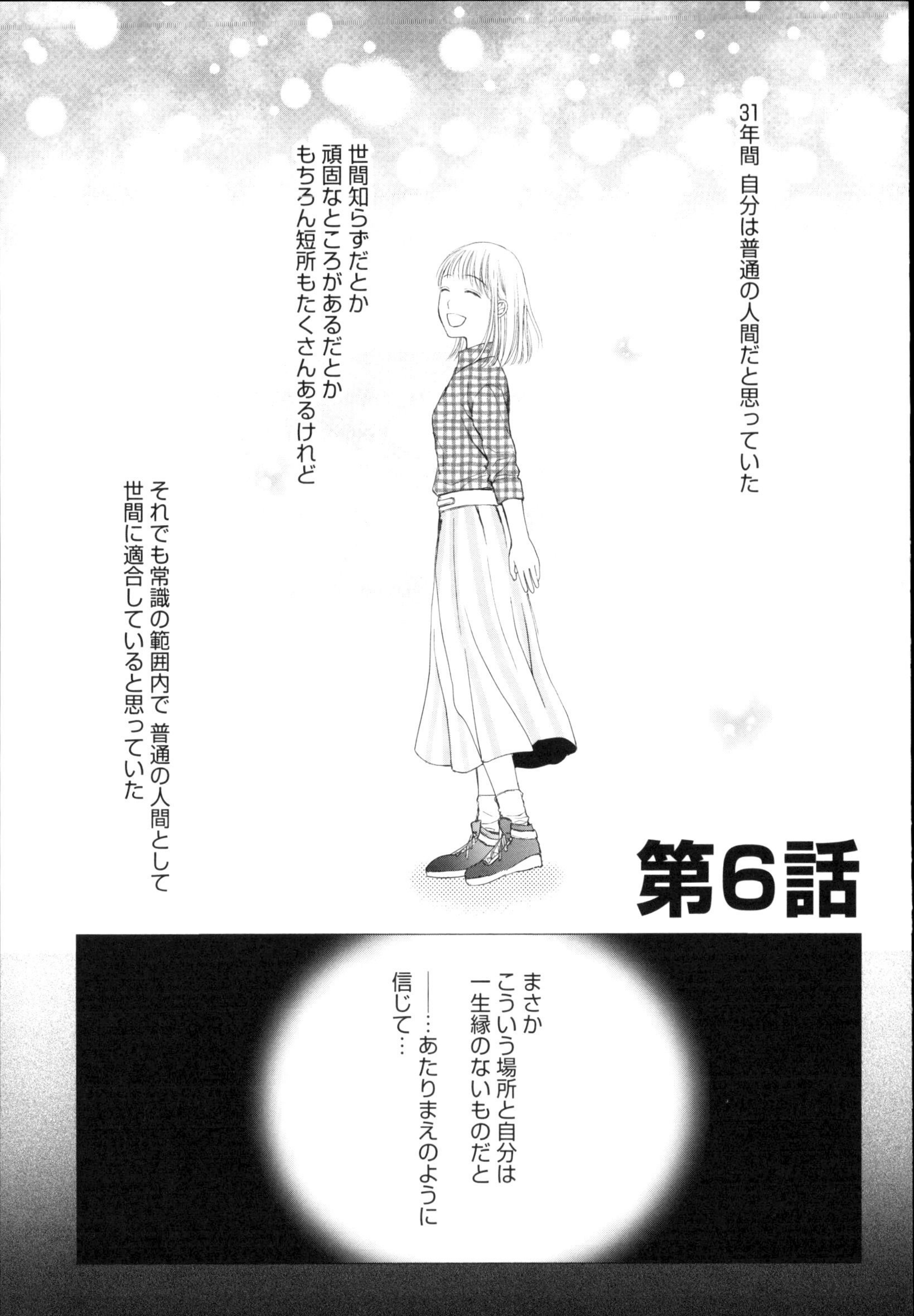
31年間 自分は普通の人間だと思っていた
世間知らずだとか
頑固なところがあるだとか
もちろん短所もたくさんあるけれど
それでも常識の範囲内で 普通の人間として
世間に適合していると思っていた
まさか
こういう場所と自分は
一生縁のないものだと
——…あたりまえのように
信じて…

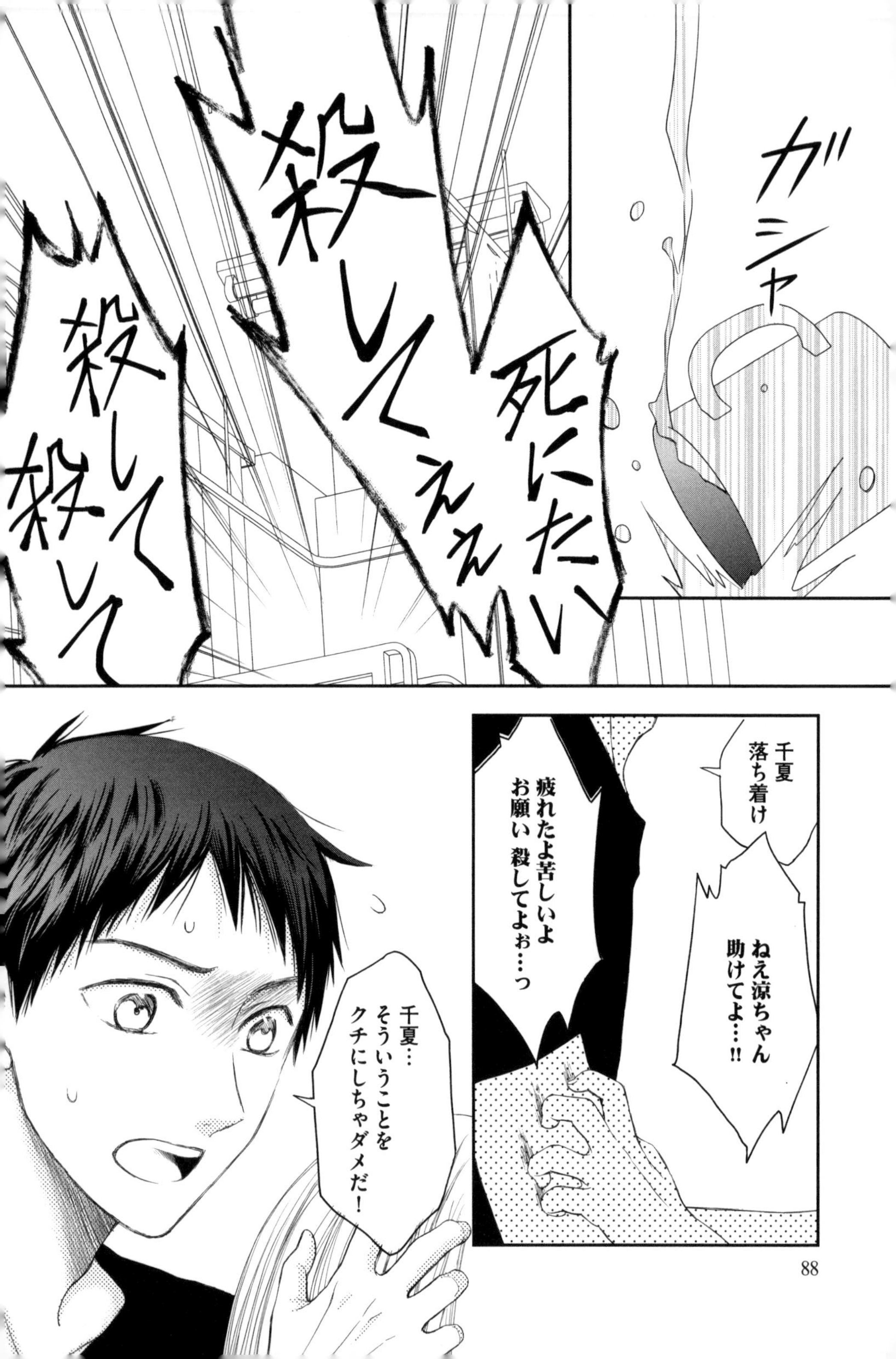
ガシャ
死にたいぃ
殺してぇぇ
殺して殺して
千夏 落ち着け
ねえ涼ちゃん 助けてよ…!!
疲れたよ苦しいよ お願い 殺してよぉ…っ
千夏… そういうことを クチにしちゃダメだ!

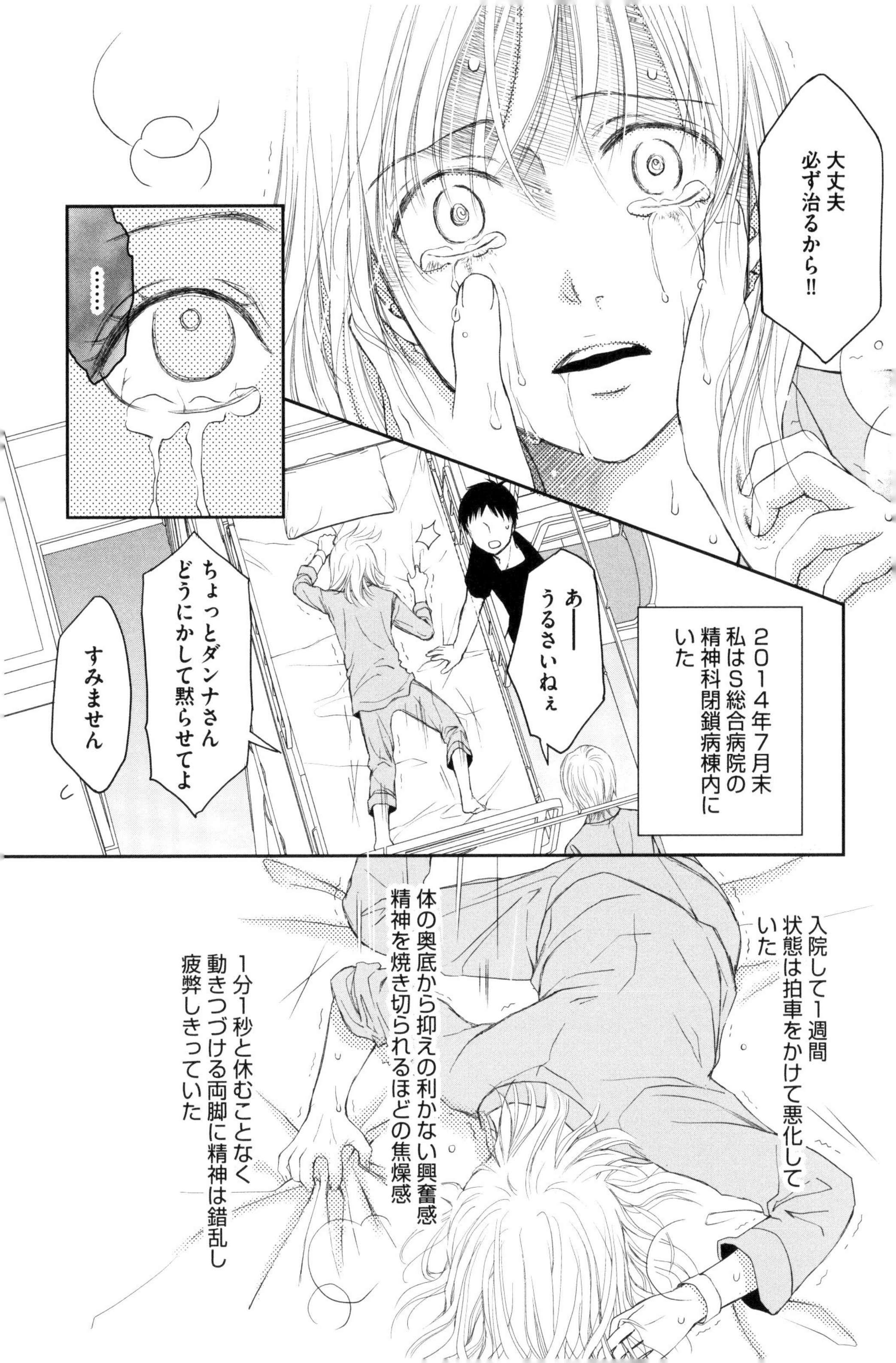

大丈夫 必ず治るから!!
……
2014年7月末 私はS総合病院の精神科閉鎖病棟内にいた
あ―― うるさいねぇ
ちょっとダンナさん どうにかして黙らせてよ
すみません
入院して1週間 状態は拍車をかけて悪化していた
体の奥底から抑えの利かない興奮感 精神を焼き切られるほどの焦燥感
1分1秒と休むことなく動きつづける両脚に精神は錯乱し疲弊しきっていた

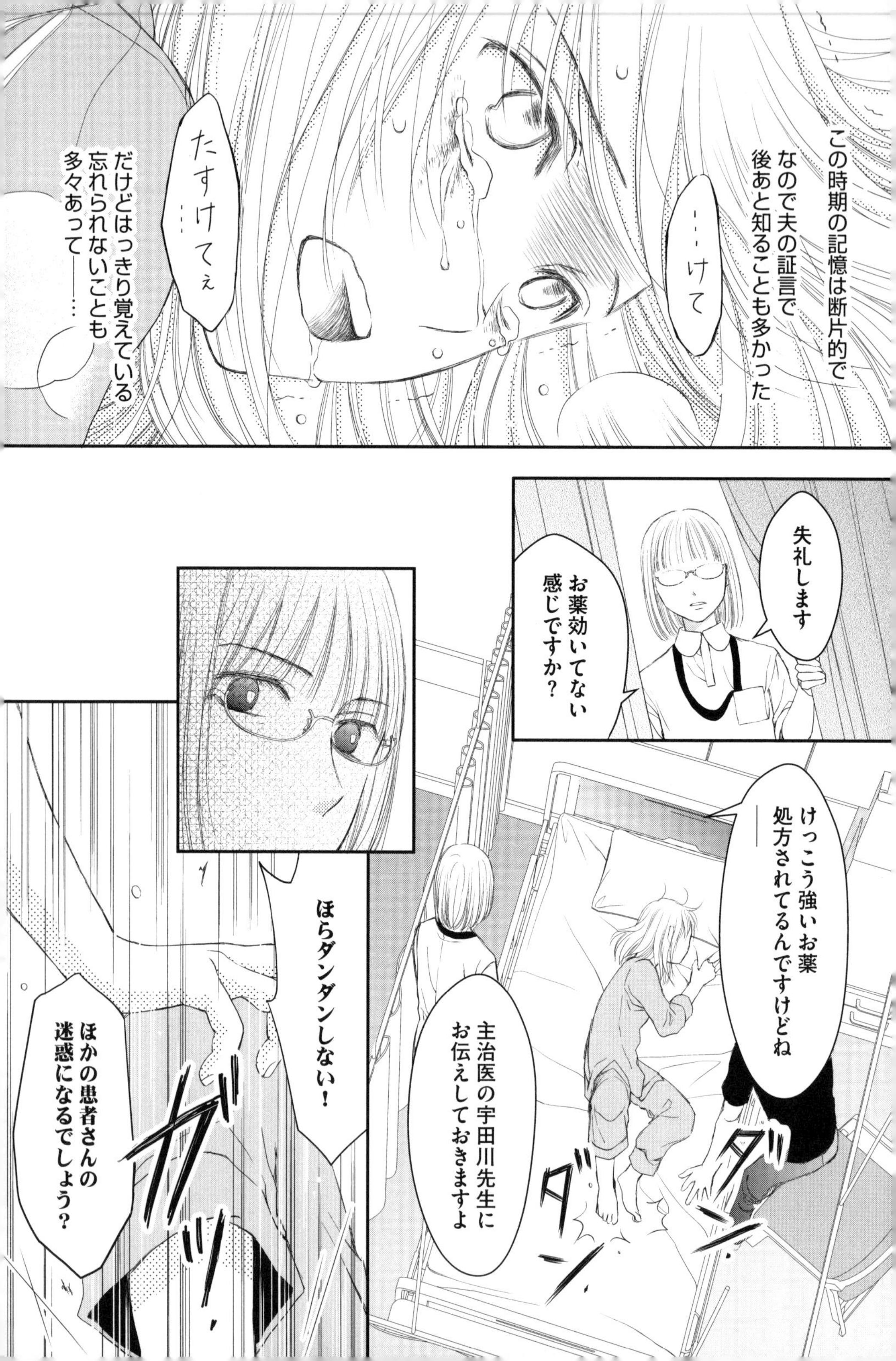
この時期の記憶は断片的で
なので夫の証言で
後あと知ることも多かった
……けて
たすけてぇ……
だけどはっきり覚えている
忘れられないことも
多々あって――……
失礼します
お薬効いてない感じですか？
けっこう強いお薬処方されてるんですけどね――
主治医の宇田川先生にお伝えしておきますよ
ほらダンダンしない！
ほかの患者さんの迷惑になるでしょう？

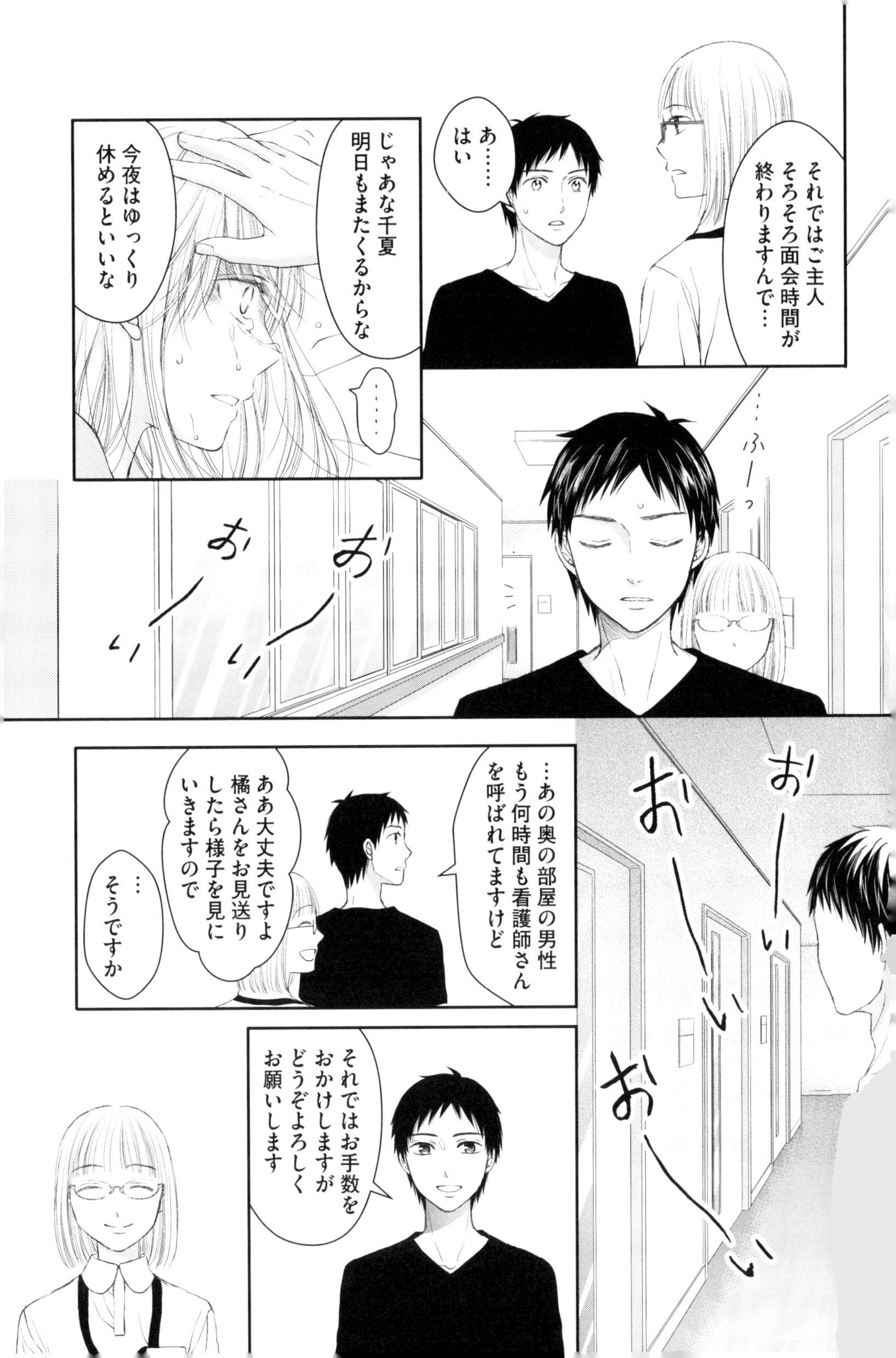
それではご主人 そろそろ面会時間が 終わりますんで…
あ…… はい
じゃあな千夏 明日もまたくるからな
今夜はゆっくり 休めるといいな
……
…ふーっ
おーん
おーん
おーいい
おーい
…あの奥の部屋の男性 もう何時間も看護師さん を呼ばれてますけど
ああ大丈夫ですよ 橘さんをお見送り したら様子を見に いきますので
… そうですか
それではお手数を おかけしますが どうぞよろしく お願いします

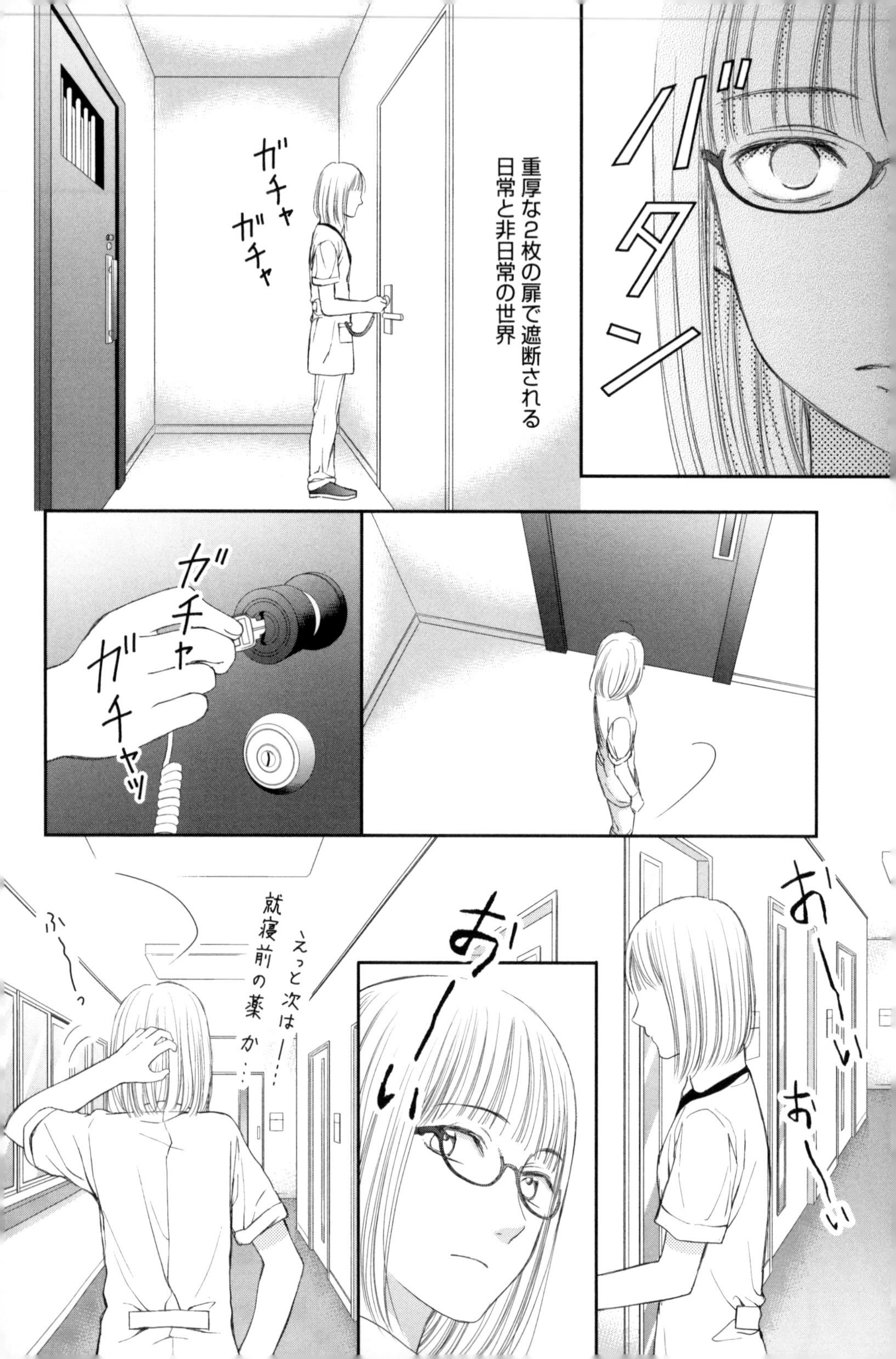
バタン
重厚な2枚の扉で遮断される
日常と非日常の世界
ガチャ
ガチャ
ガチャ
ガチャッ
おーい
おーい
おーい
えっと次は
就寝前の薬か…
ふーっ

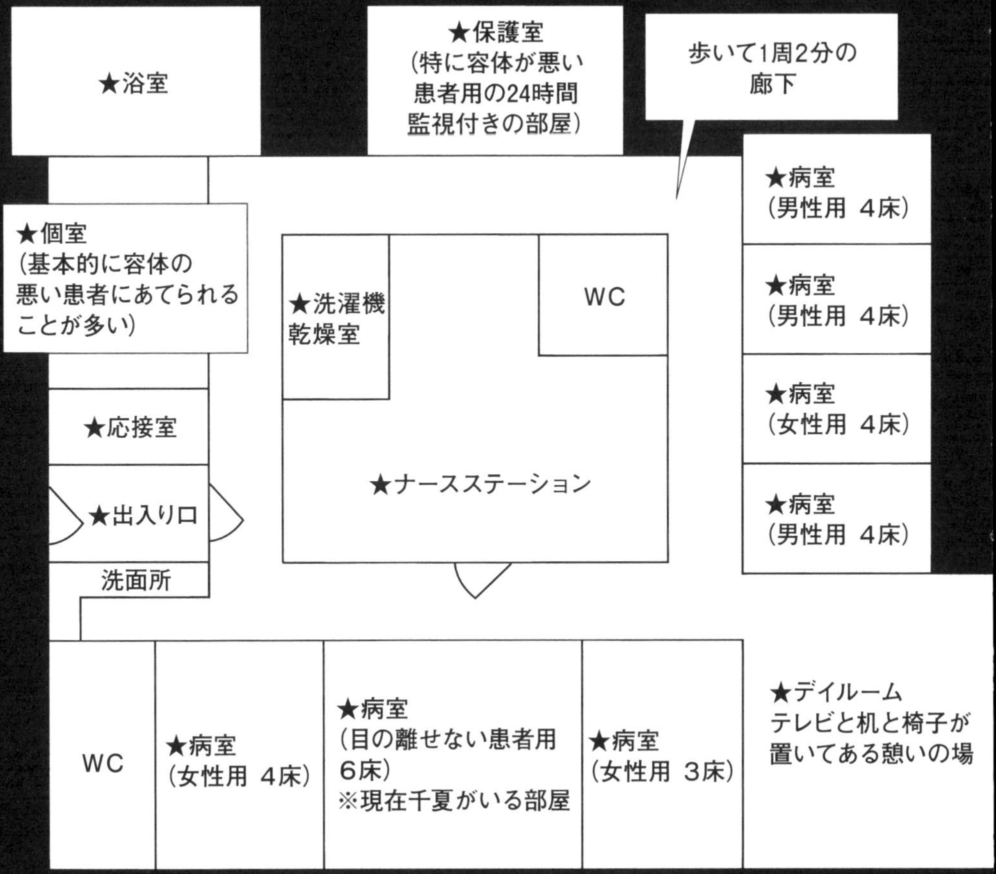

精神科閉鎖病棟内 見取り図

私のいるG3病棟は建物自体も古く
昼間でもどの病室にも日の光が
差し込むことはなかった

S総合病院の一番奥にあって
誰の目にも触れさせないように
存在するその空間には滞った
雰囲気と陰鬱《いんうつ》さがあった

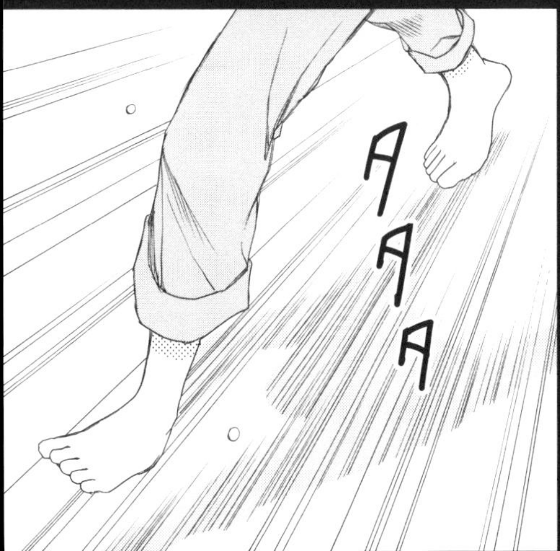

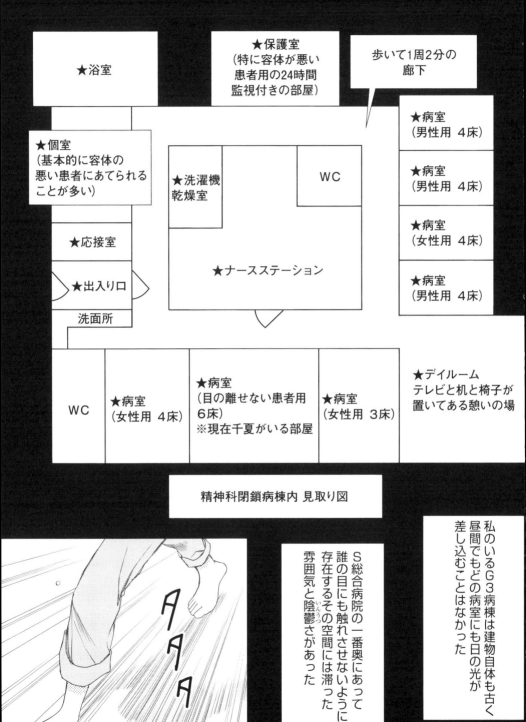

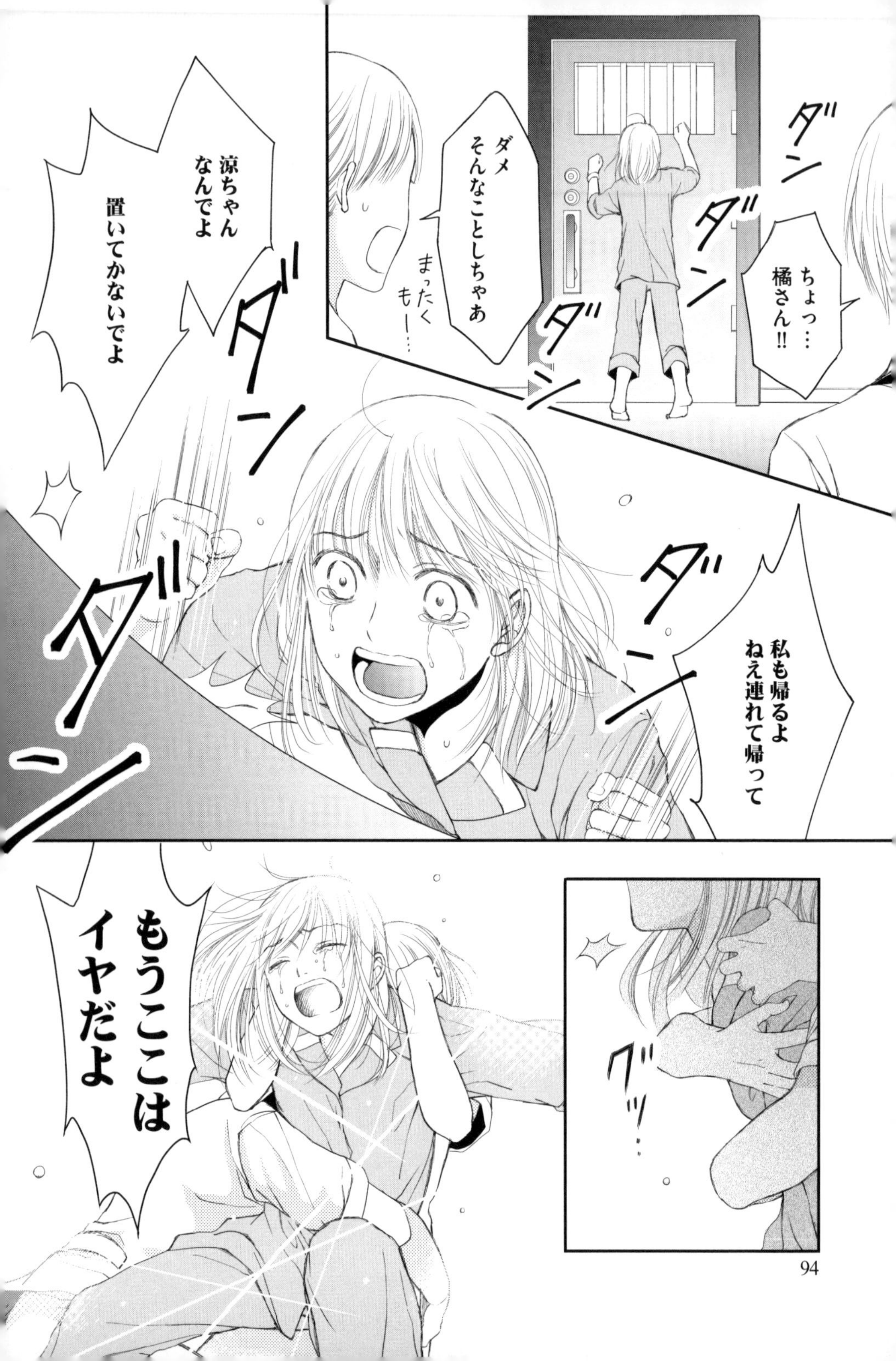
ダン
ダン
ちょっ…橘さん!!
ダメ
そんなことしちゃあ
まったく
もー…
ダン
ダン
涼ちゃん
なんでよ
置いてかないでよ
私も帰るよ
ねえ連れて帰って
ダン
ダン
グッ…
もうここはイヤだよ

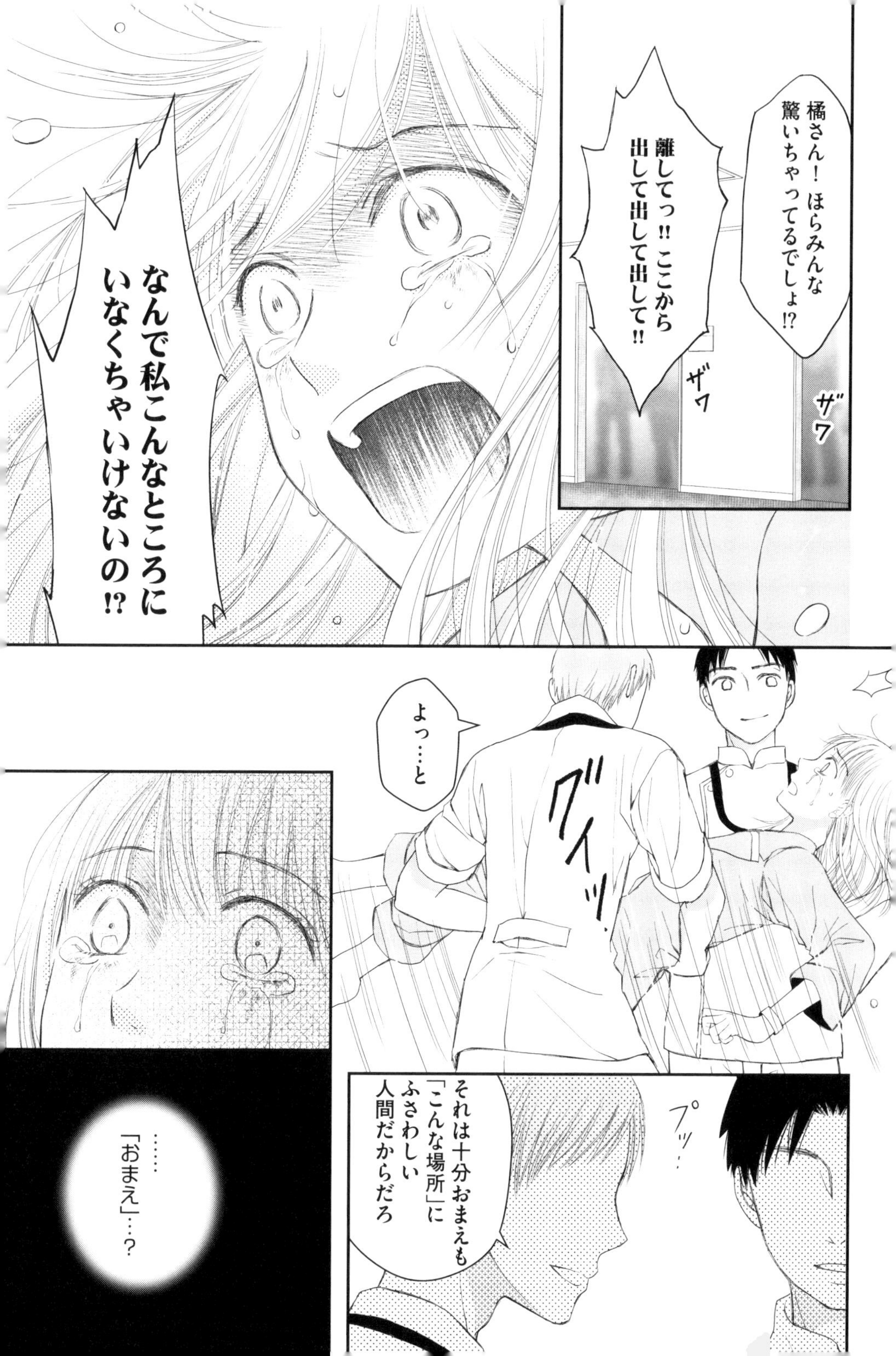
橘さん！ほらみんな驚いちゃってるでしょ!?
離してっ!! ここから出して出して出して!!
ザワ
ザワ
なんで私こんなところにいなくちゃいけないの!?
よっ…と
グイッ
……「おまえ」…？
それは十分おまえも「こんな場所」にふさわしい人間だからだろ
プッ…

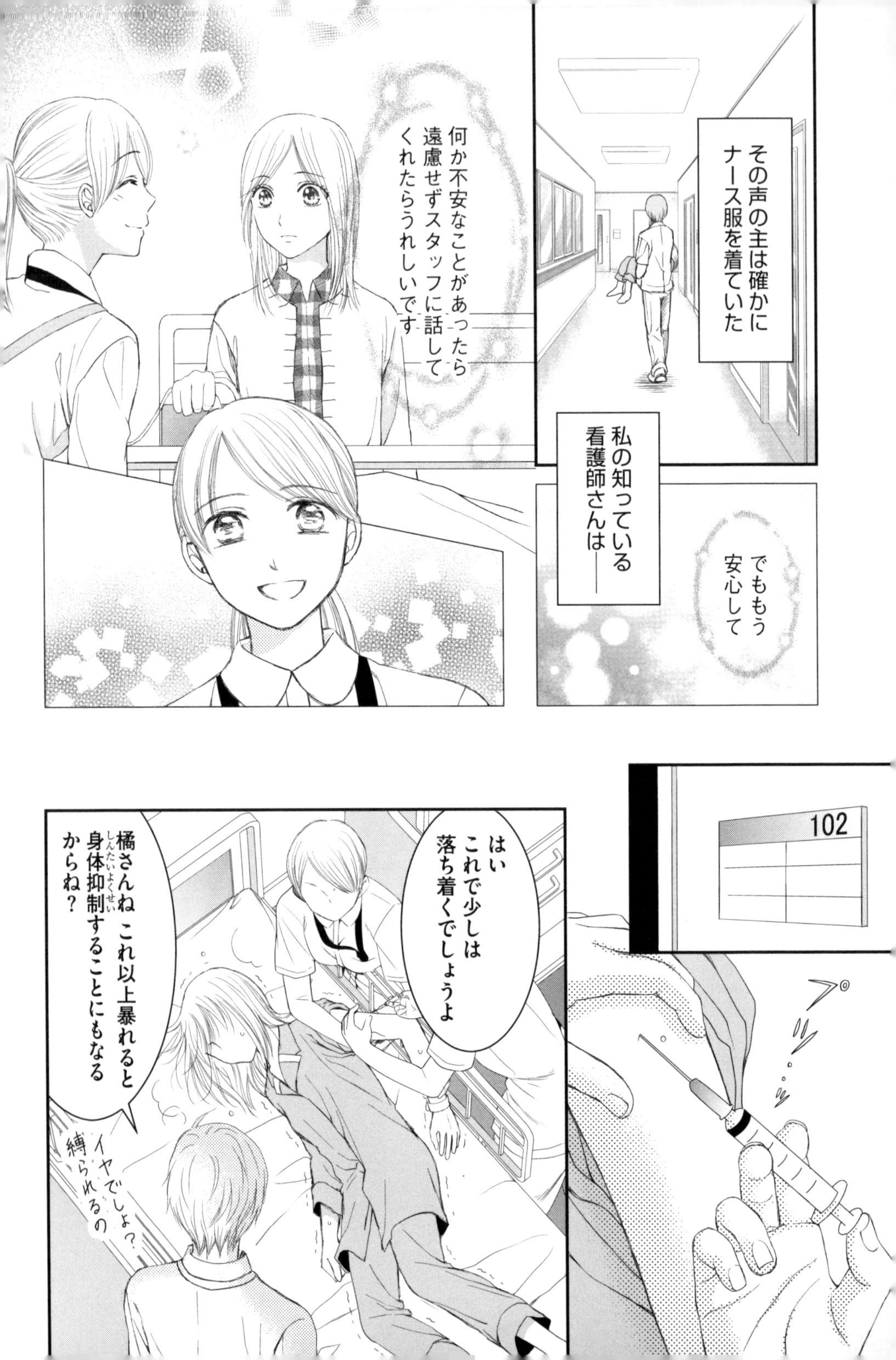
その声の主は確かにナース服を着ていた
私の知っている看護師さんは——
でももう安心して
何か不安なことがあったら遠慮せずスタッフに話してくれたらうれしいです
102
プ
はい これで少しは落ち着くでしょうよ
橘さんね これ以上暴れると身体抑制《しんたいよくせい》することにもなるからね？
イヤでしょ？ 縛られるの

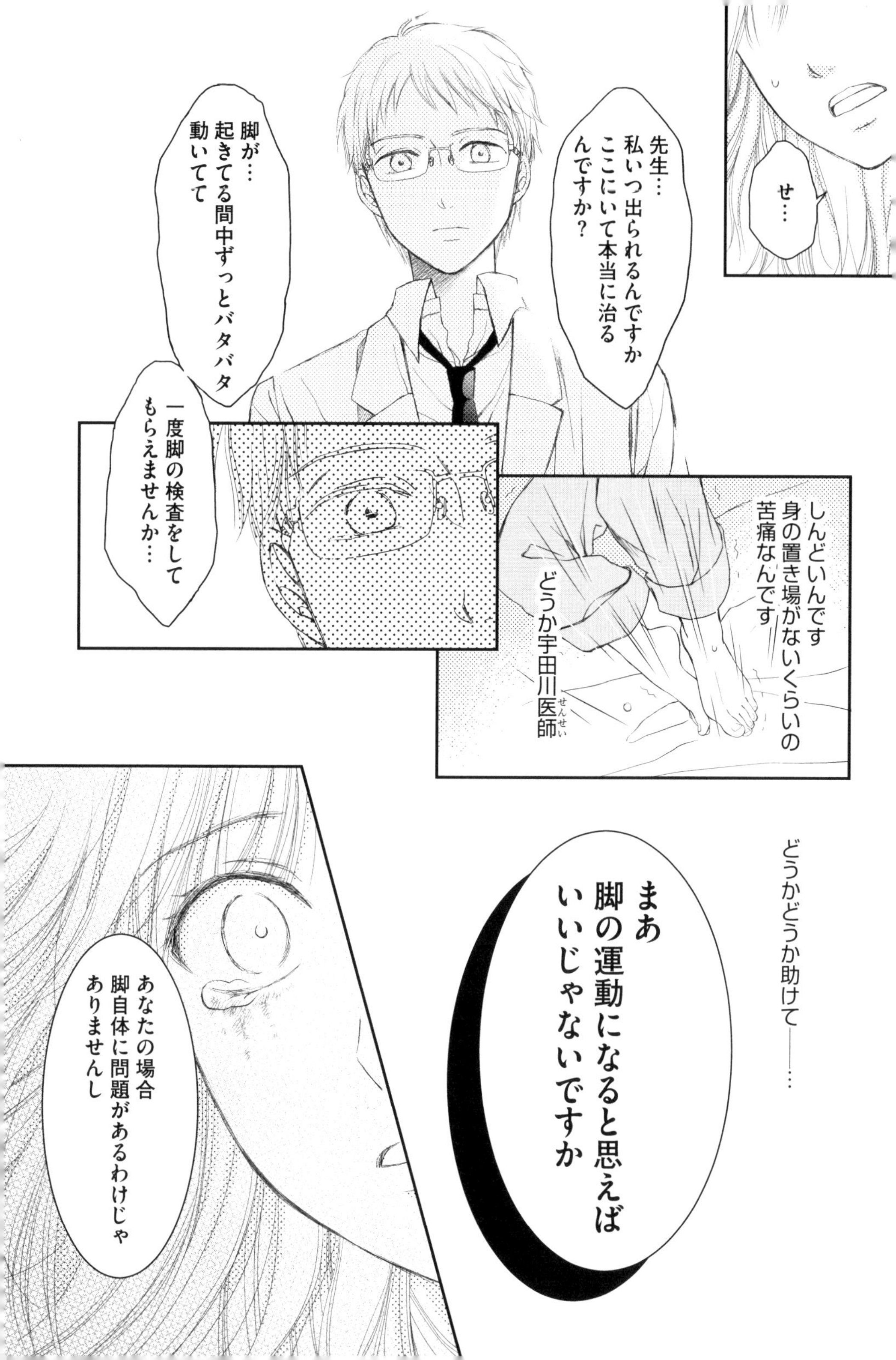
せ…
先生…私いつ出られるんですか ここにいて本当に治るんですか？
脚が… 起きてる間中ずっとバタバタ動いてて
一度脚の検査をしてもらえませんか…
しんどいんです 身の置き場がないくらいの苦痛なんです
どうか宇田川医師《せんせい》
どうかどうか助けて――…
まあ 脚の運動になると思えば いいじゃないですか
あなたの場合 脚自体に問題があるわけじゃ ありませんし

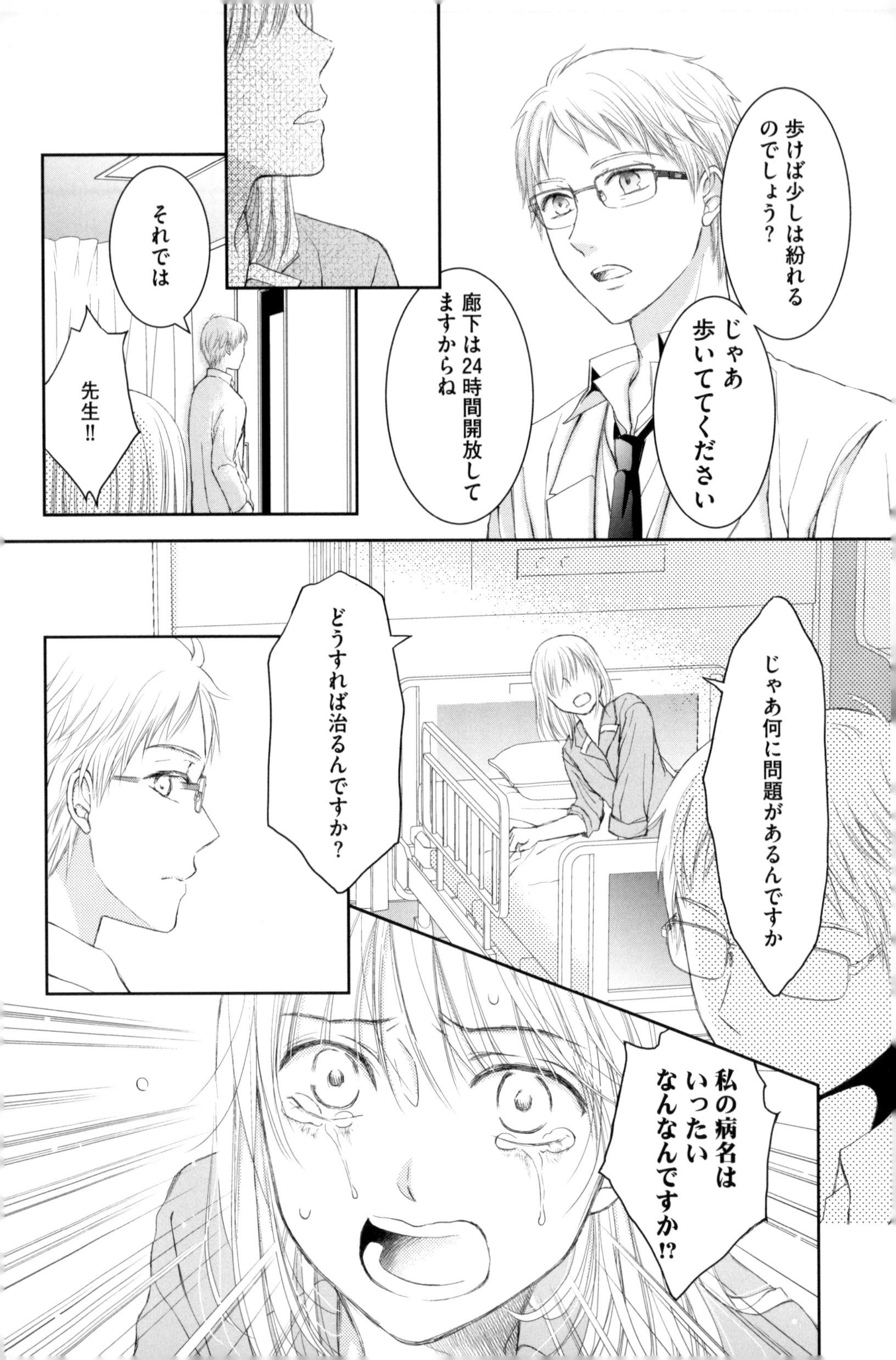
歩けば少しは紛れるのでしょう？
じゃあ歩いててください
廊下は24時間開放してますからね
それでは
先生!!
じゃあ何に問題があるんですか
どうすれば治るんですか？
私の病名はいったいなんなんですか!?

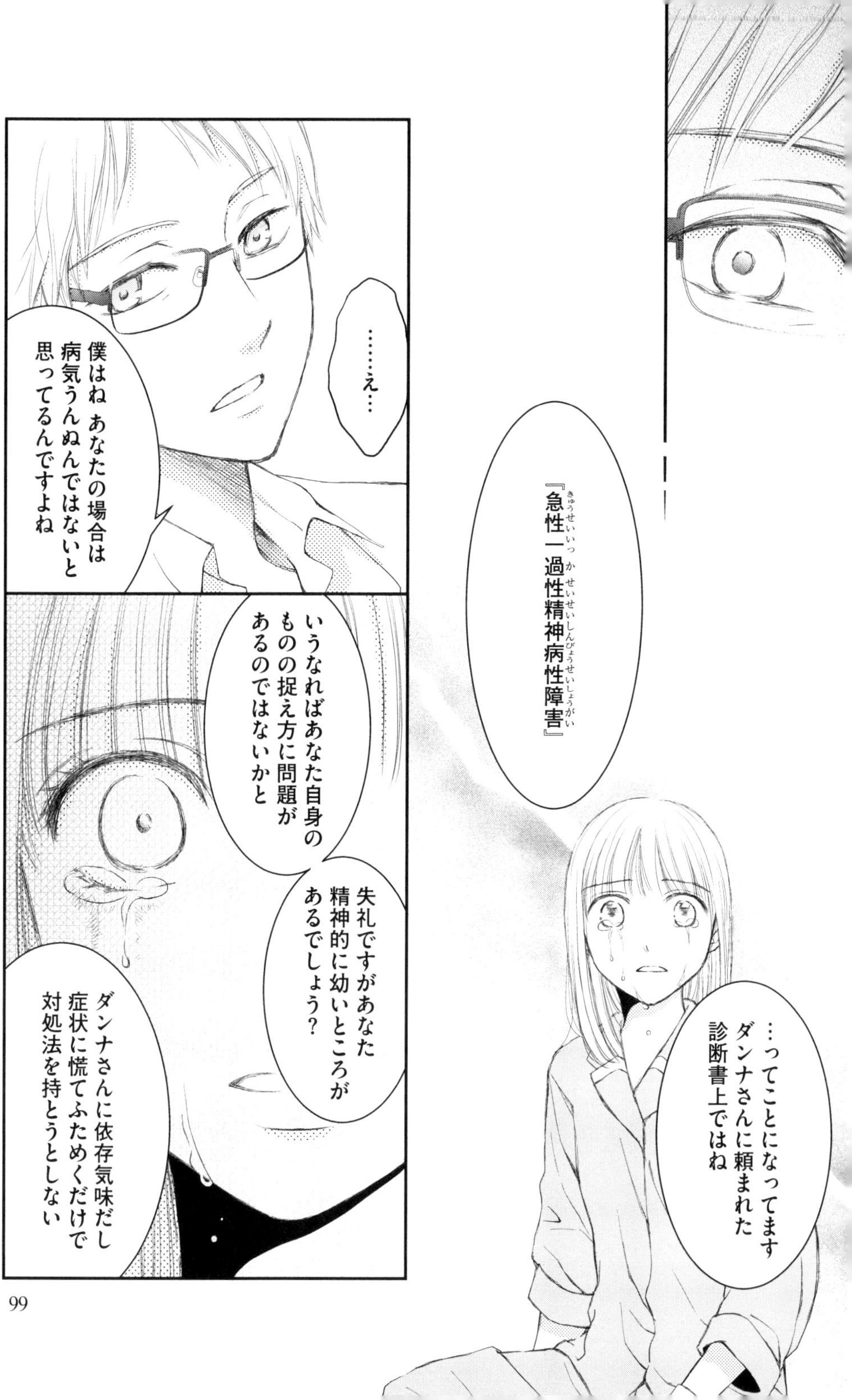
『急性《きゅうせい》一《いっ》過《か》性《せい》精神《せいしん》病《びょう》性《せい》障害《しょうがい》』
…ってことになってます ダンナさんに頼まれた 診断書上ではね
……え…
僕はね あなたの場合は 病気うんぬんではないと 思ってるんですよね
いうなればあなた自身の ものの捉え方に問題が あるのではないかと
失礼ですがあなた 精神的に幼いところが あるでしょう?
ダンナさんに依存気味だし 症状に慌てふためくだけで 対処法を持とうとしない

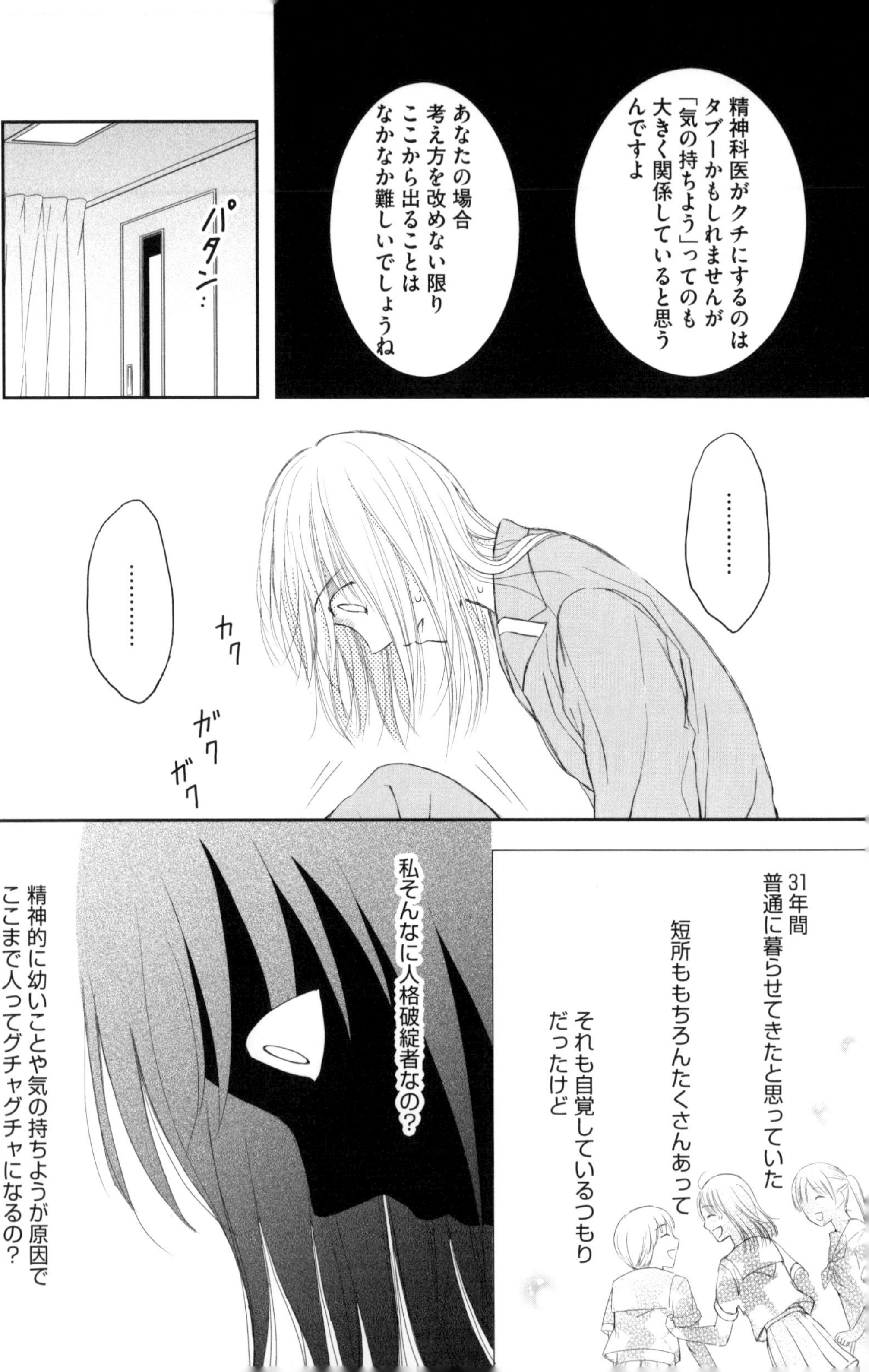
精神科医がクチにするのはタブーかもしれませんが「気の持ちよう」ってのも大きく関係していると思うんですよ
あなたの場合考え方を改めない限りここから出ることはなかなか難しいでしょうね
パタン…
…………
…………
ガク
ガク
ガク
31年間普通に暮らせてきたと思っていた
短所ももちろんたくさんあって
それも自覚しているつもりだったけど
私そんなに人格破綻者なの?
精神的に幼いことや気の持ちようが原因でここまで人ってグチャグチャになるの?

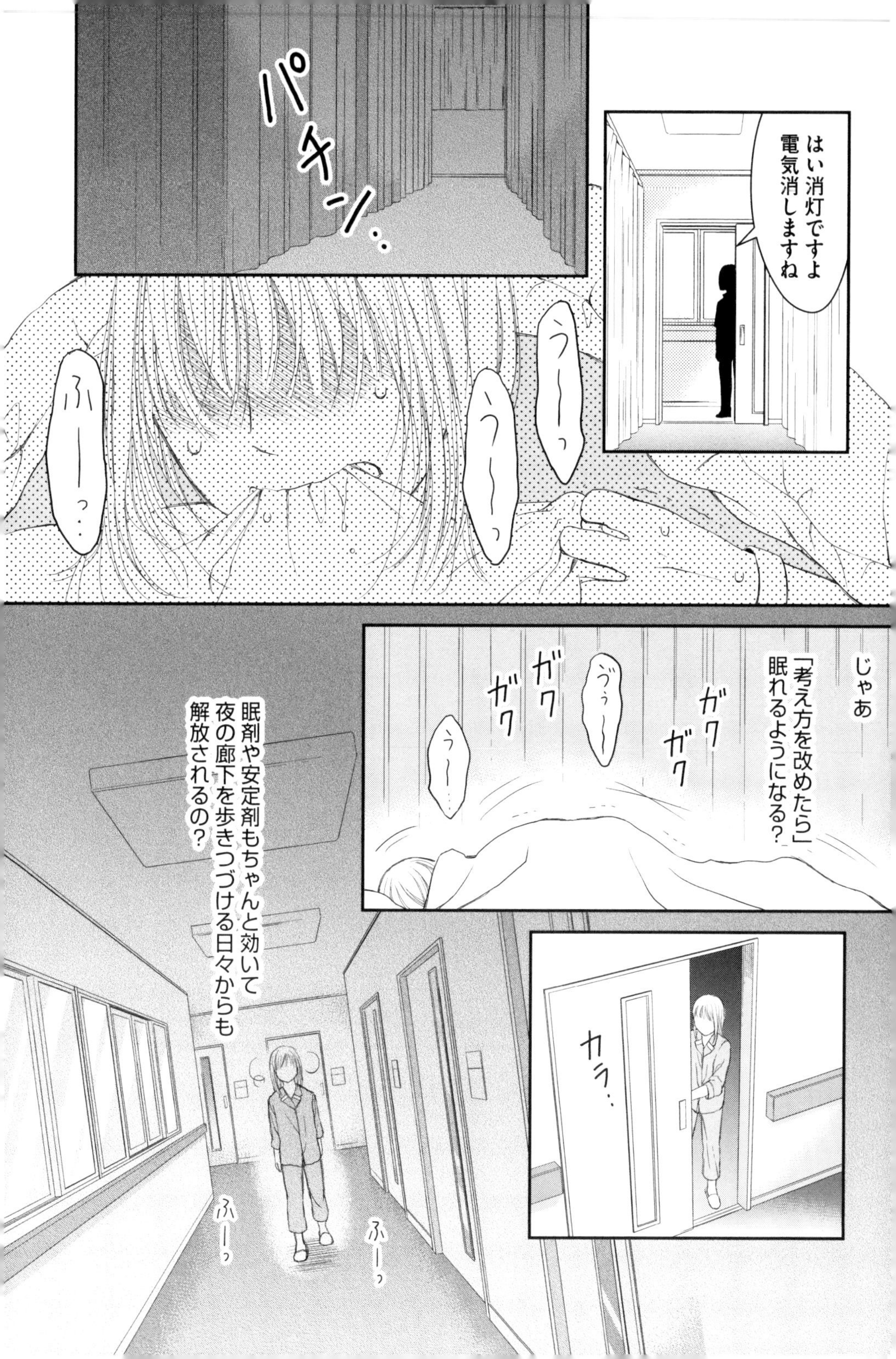
はい消灯ですよ
電気消しますね
パチン..
う〜っ
う〜っ
ふーっ…
じゃあ
「考え方を改めたら」
眠れるようになる？
ガクガク
ガクガク
うぅ〜
う〜…
眠剤や安定剤もちゃんと効いて
夜の廊下を歩きつづける日々からも
解放されるの？
カラ..
ふーっ
ふーっ

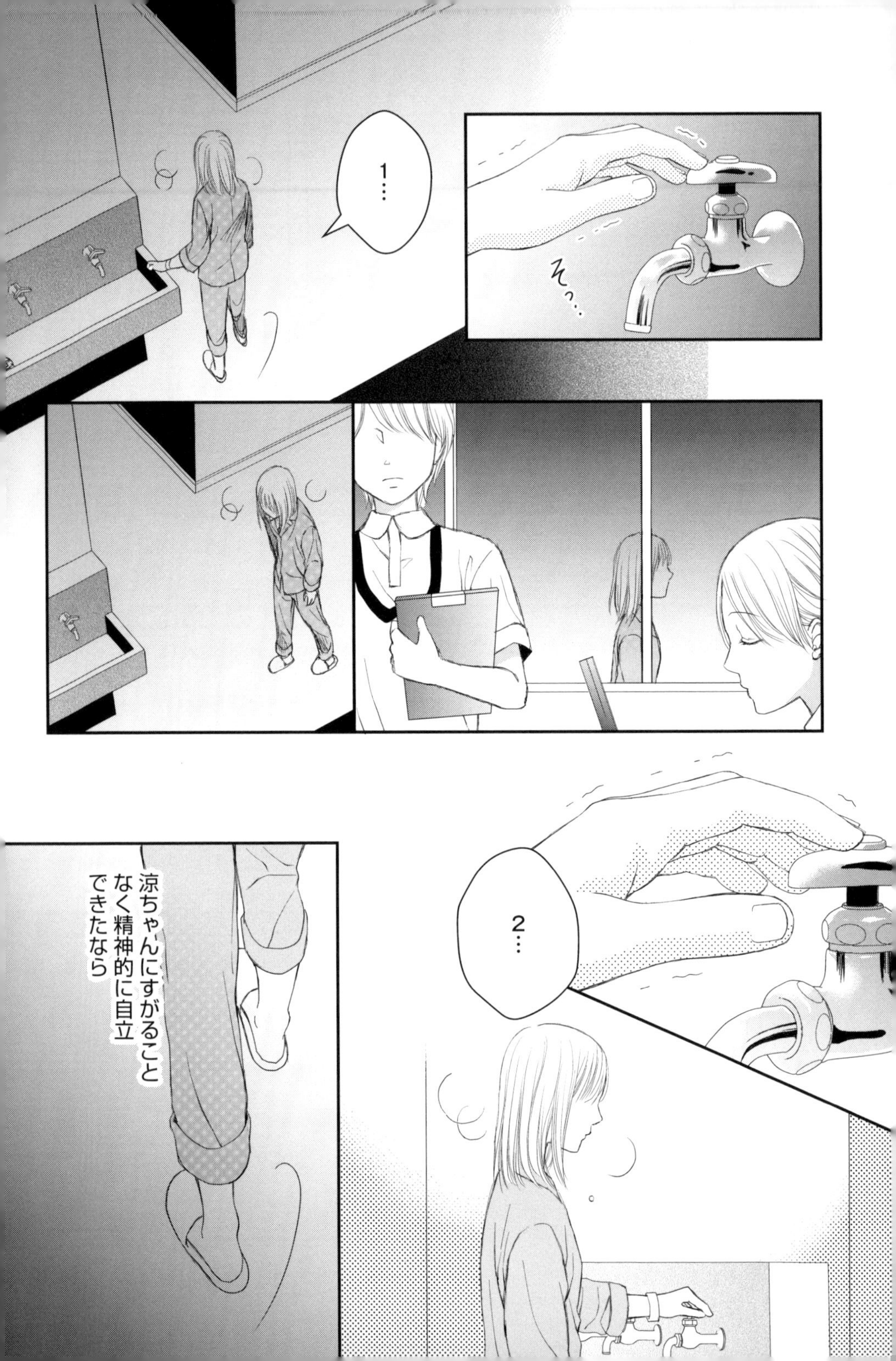
そっ…
1…
2…
涼ちゃんにすがることなく精神的に自立できたなら

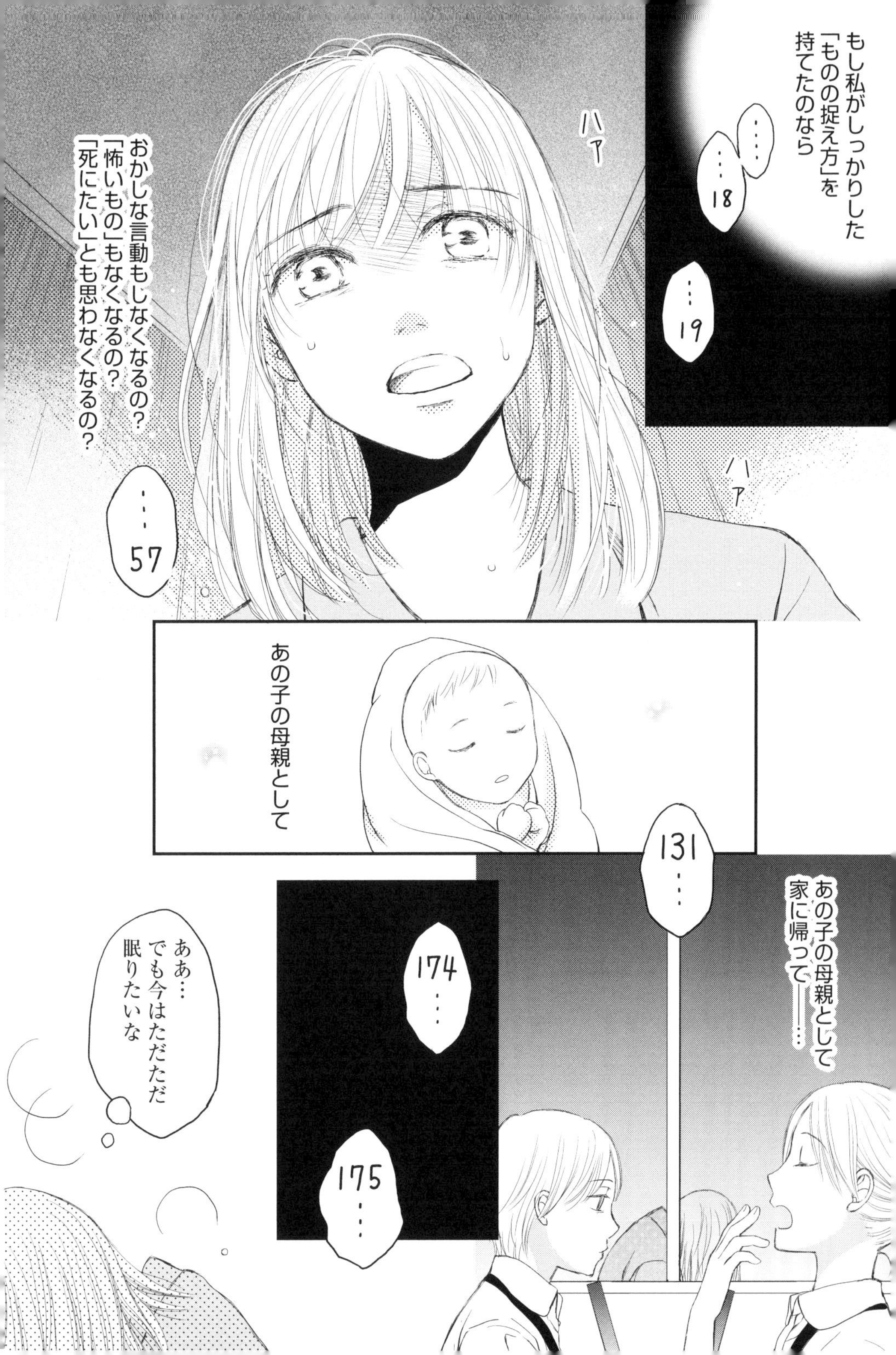

もし私がしっかりした「ものの捉え方」を持てたのなら
…
…18
…19
ハァ
ハァ
おかしな言動もしなくなるの？「怖いもの」もなくなるの？「死にたい」とも思わなくなるの？
…57
あの子の母親として
あの子の母親として家に帰って――…
131…
174…
175…
ああ…でも今はただただ眠りたいな

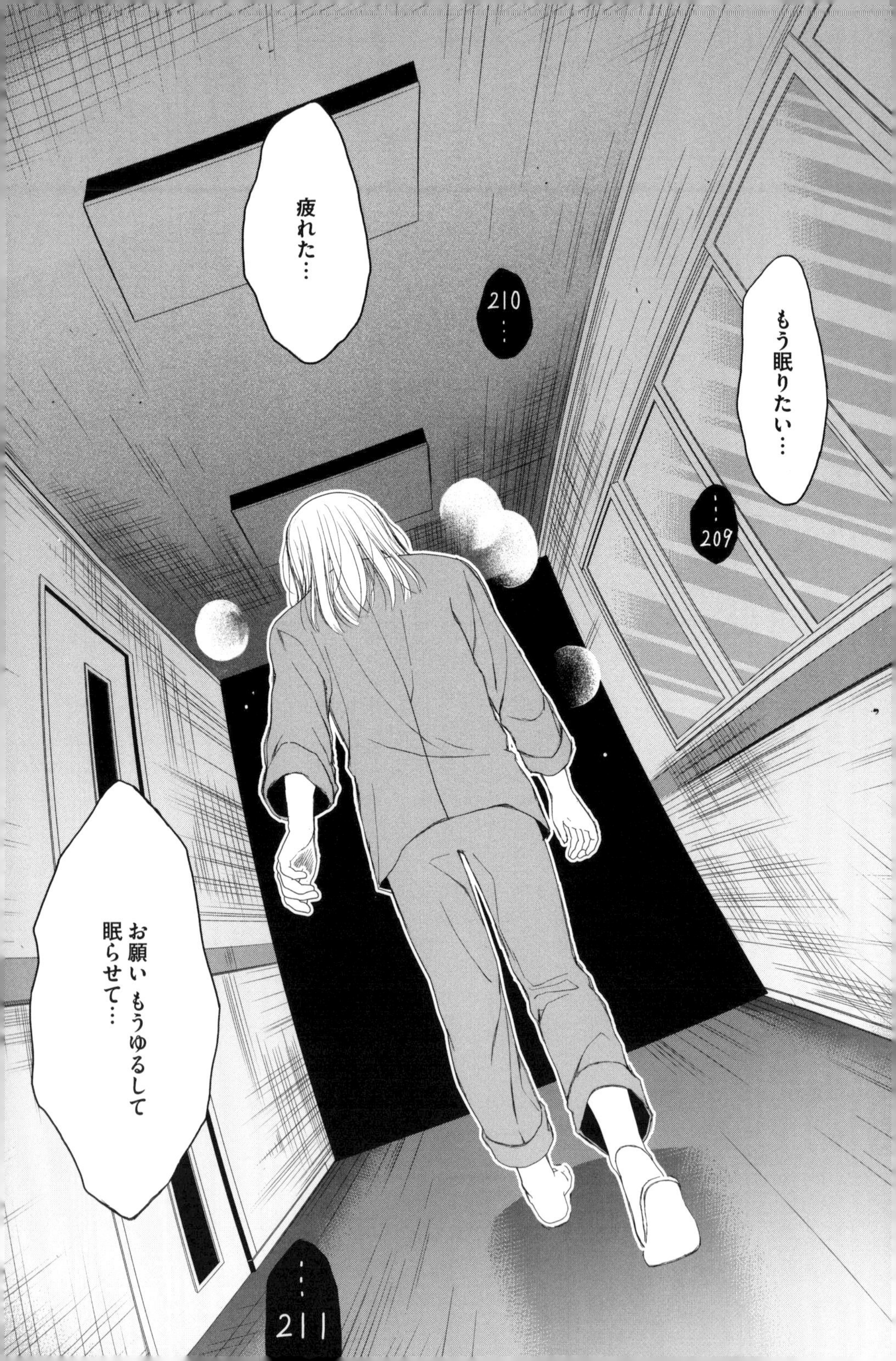
疲れた…
210…
もう眠りたい…
…209
お願い もうゆるして
眠らせて…
…211

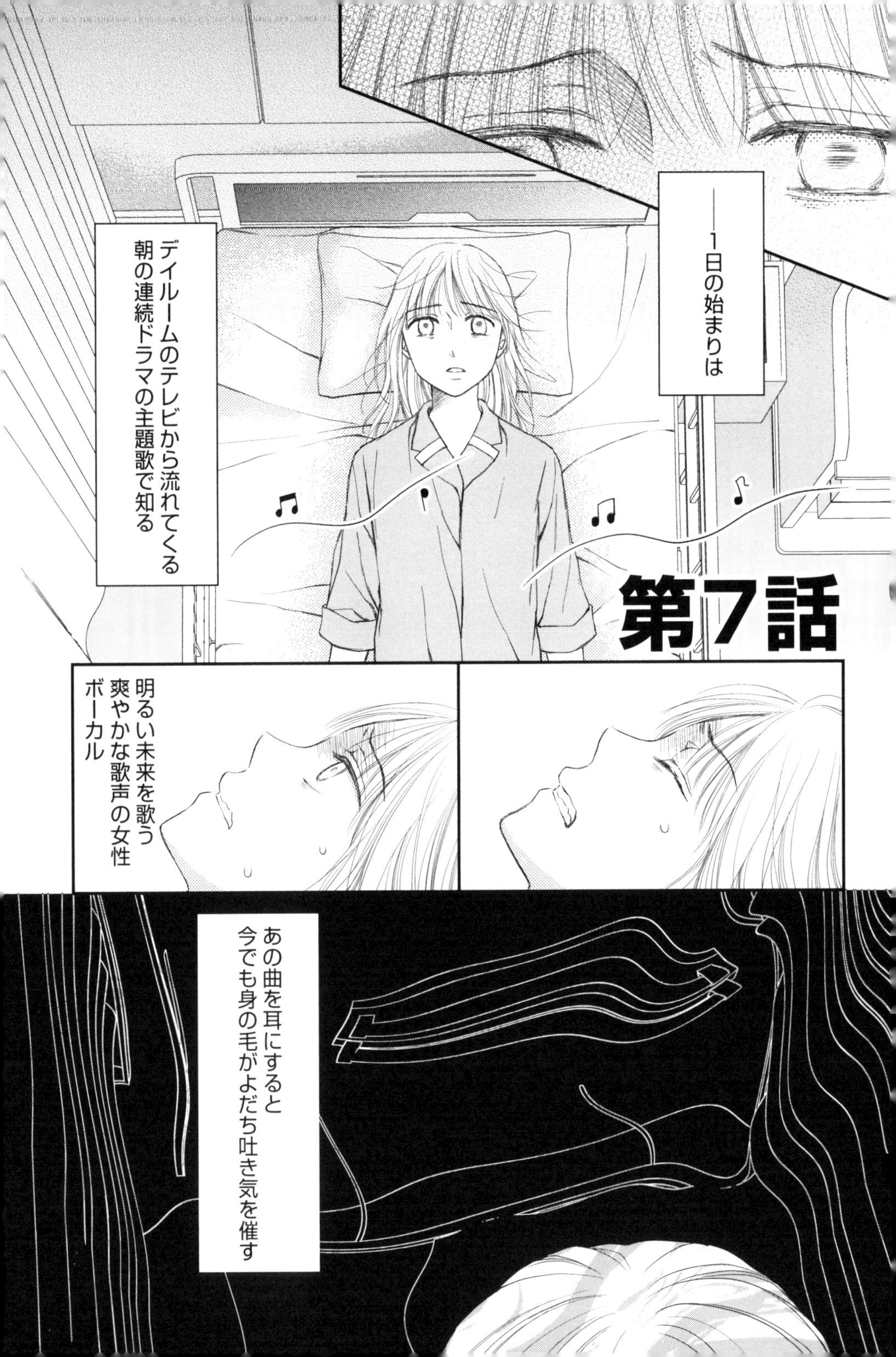
――1日の始まりは
デイルームのテレビから流れてくる
朝の連続ドラマの主題歌で知る
第7話
明るい未来を歌う
爽やかな歌声の女性
ボーカル
あの曲を耳にすると
今でも身の毛がよだち吐き気を催す

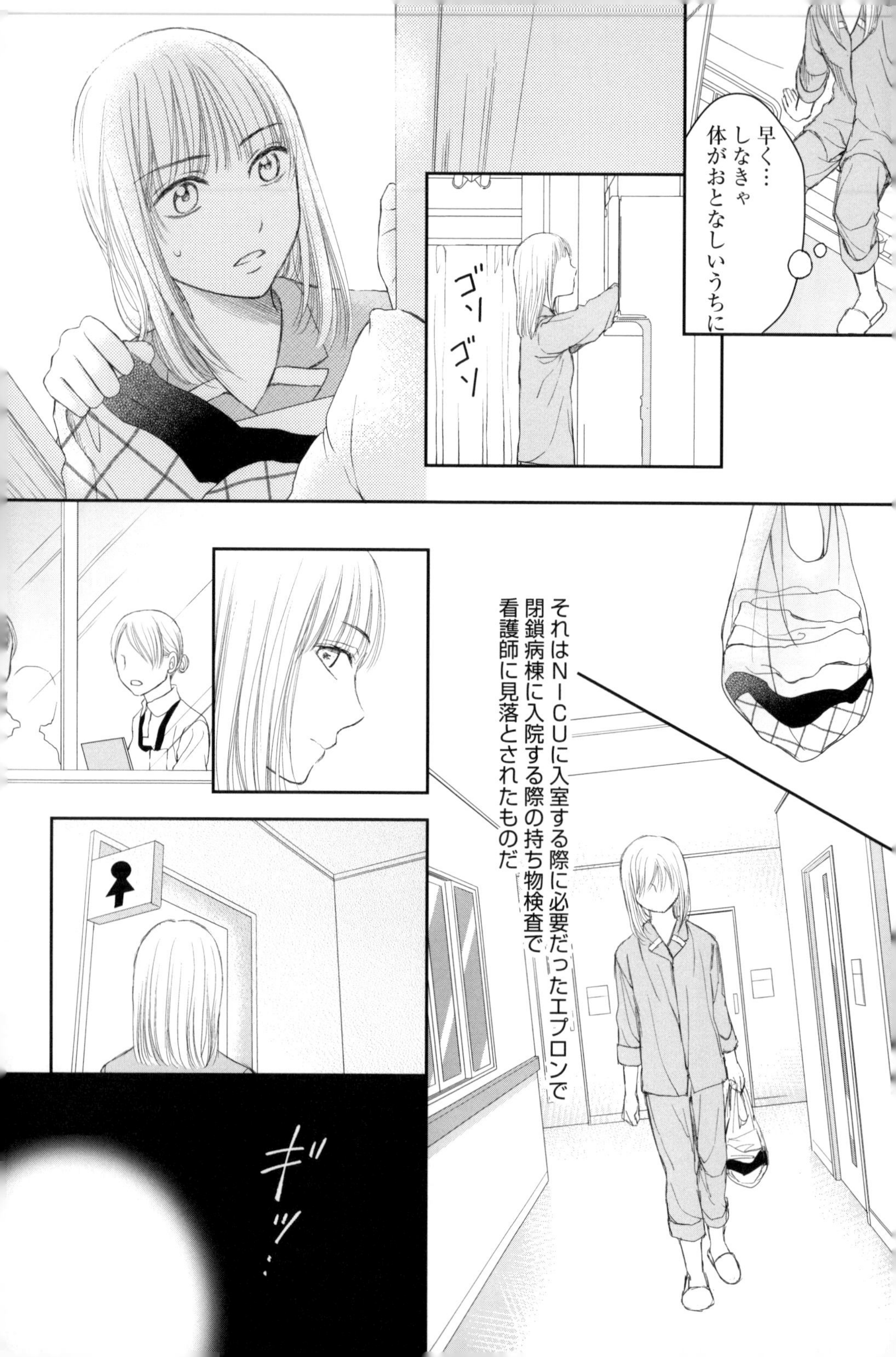
早く…
しなきゃ
体がおとなしいうちに
ゴソ ゴソ
それはNICUに入室する際に必要だったエプロンで
閉鎖病棟に入院する際の持ち物検査で
看護師に見落とされたものだ
ギッ…

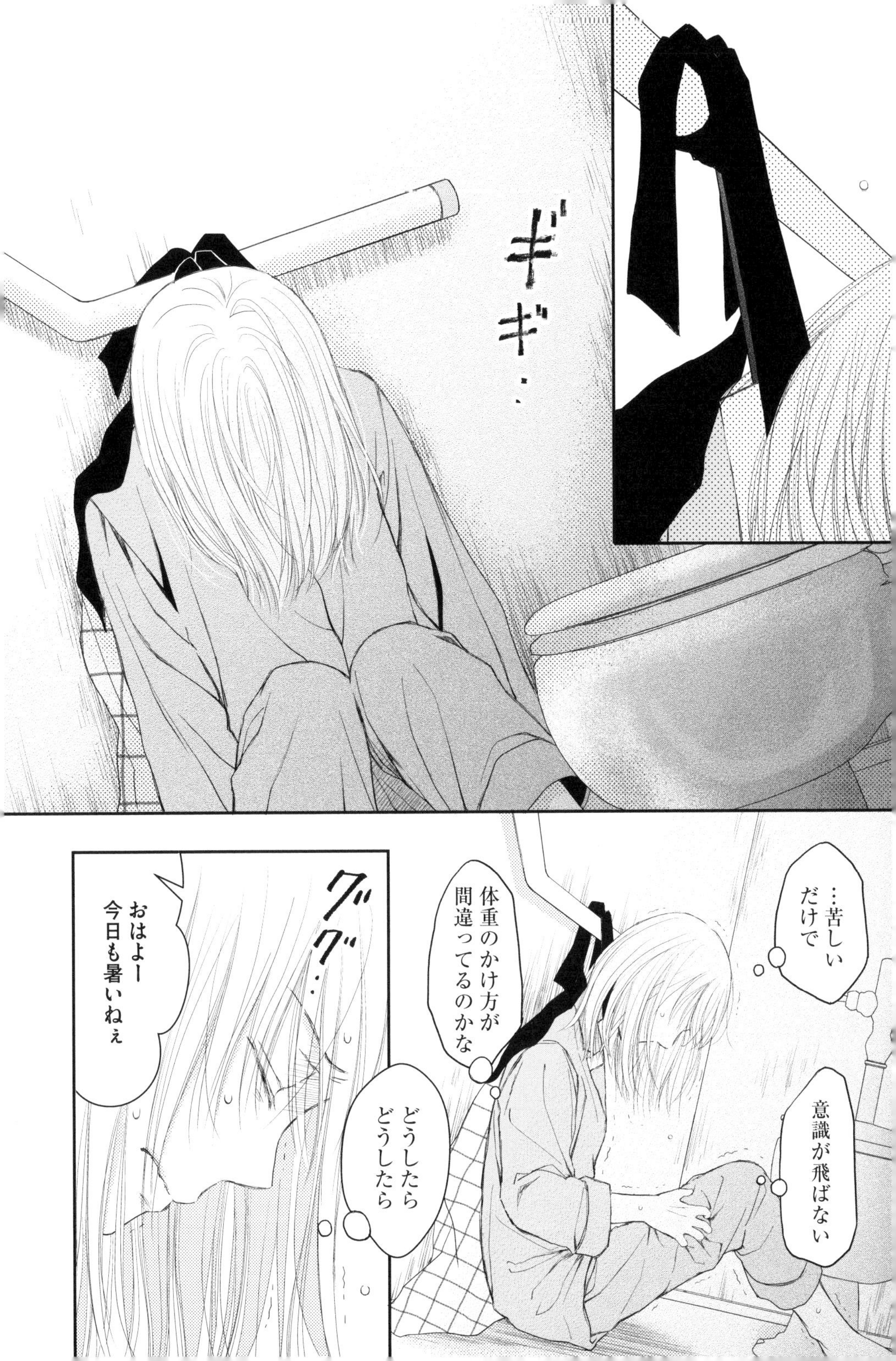
ギギ‥
…苦しいだけで
体重のかけ方が間違ってるのかな
意識が飛ばない
どうしたらどうしたら
ググ‥
おはよー今日も暑いねぇ

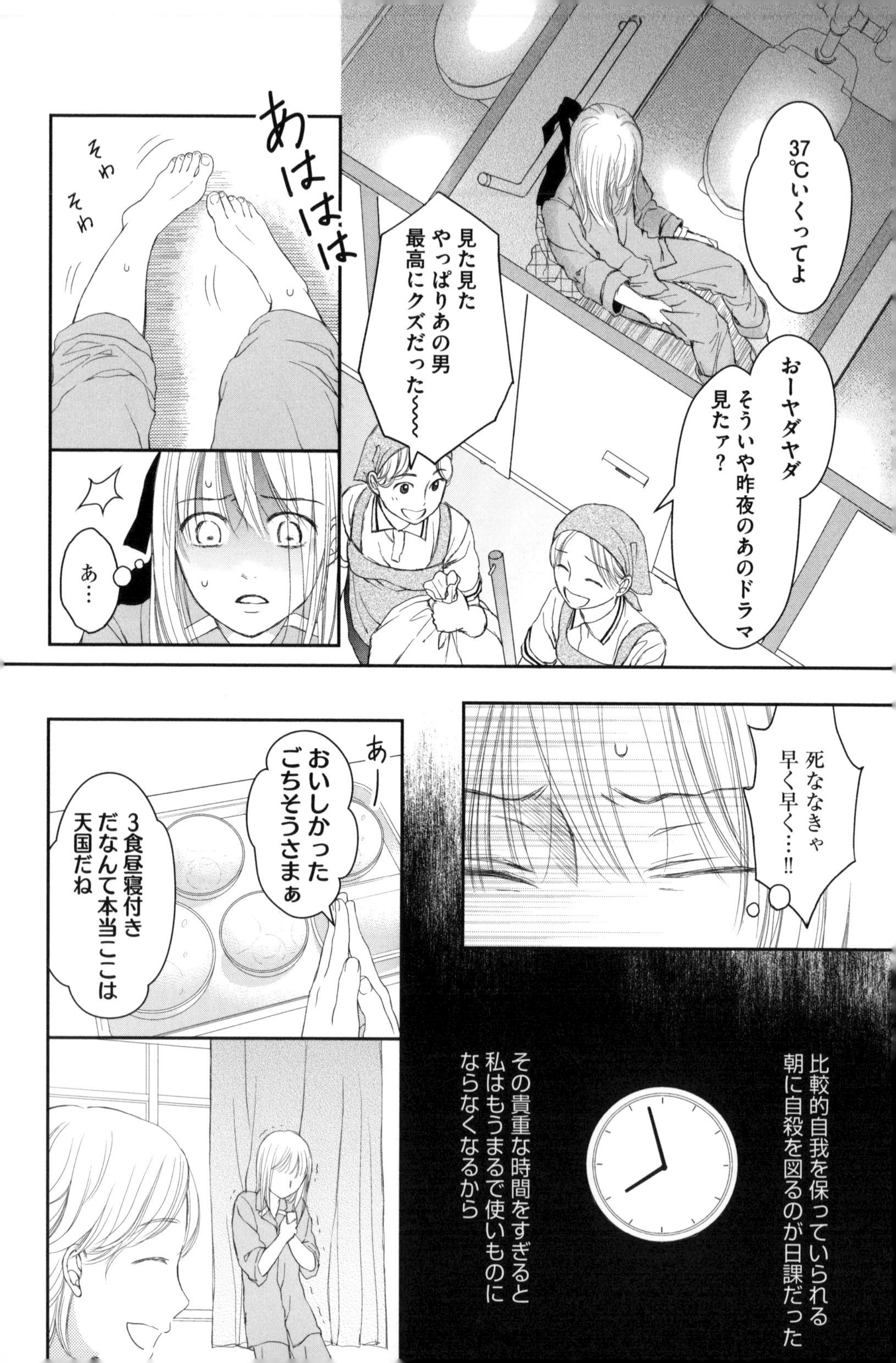
37℃いくってよ
おーヤダヤダ
そういや昨夜のあのドラマ見たァ?
見た見た
やっぱりあの男
最高にクズだった〜〜
あははは
そわ
そわ
あ…
死ななきゃ
早く早く…‼
あー
おいしかった
ごちそうさまぁ
3食昼寝付きだなんて本当ここは天国だね
比較的自我を保っていられる朝に自殺を図るのが日課だった
その貴重な時間をすぎると私はもうまるで使いものにならなくなるから

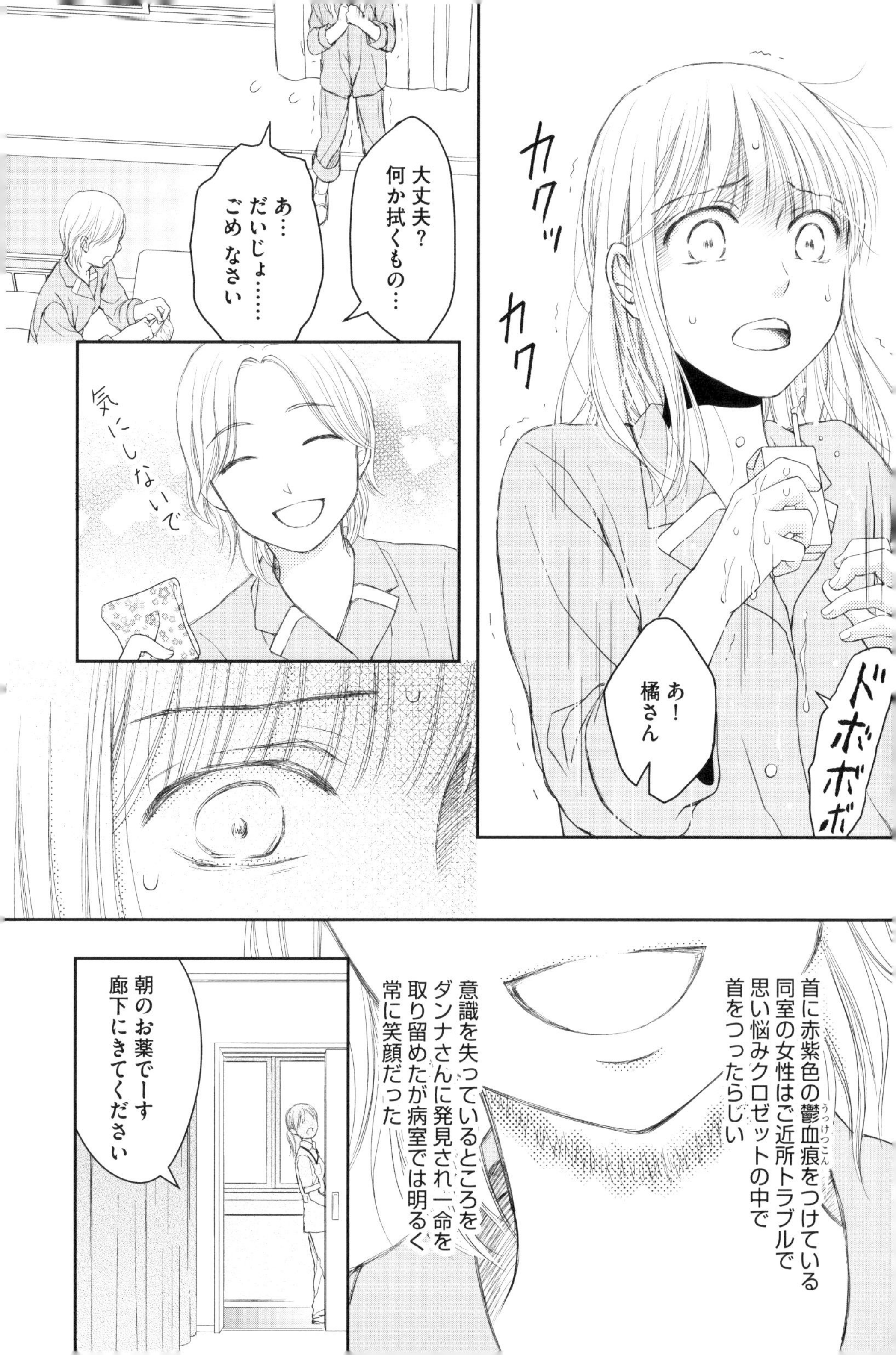
カクッ
カク
あ！橘さん
ドボボボ
大丈夫？何か拭くもの…
あ…だいじょ……ごめ なさい
気にしないで
首に赤紫色の鬱血痕《うっけつこん》をつけている同室の女性はご近所トラブルで思い悩みクロゼットの中で首をつったらしい
意識を失っているところをダンナさんに発見され一命を取り留めたが病室では明るく常に笑顔だった
朝のお薬でーす廊下にきてください

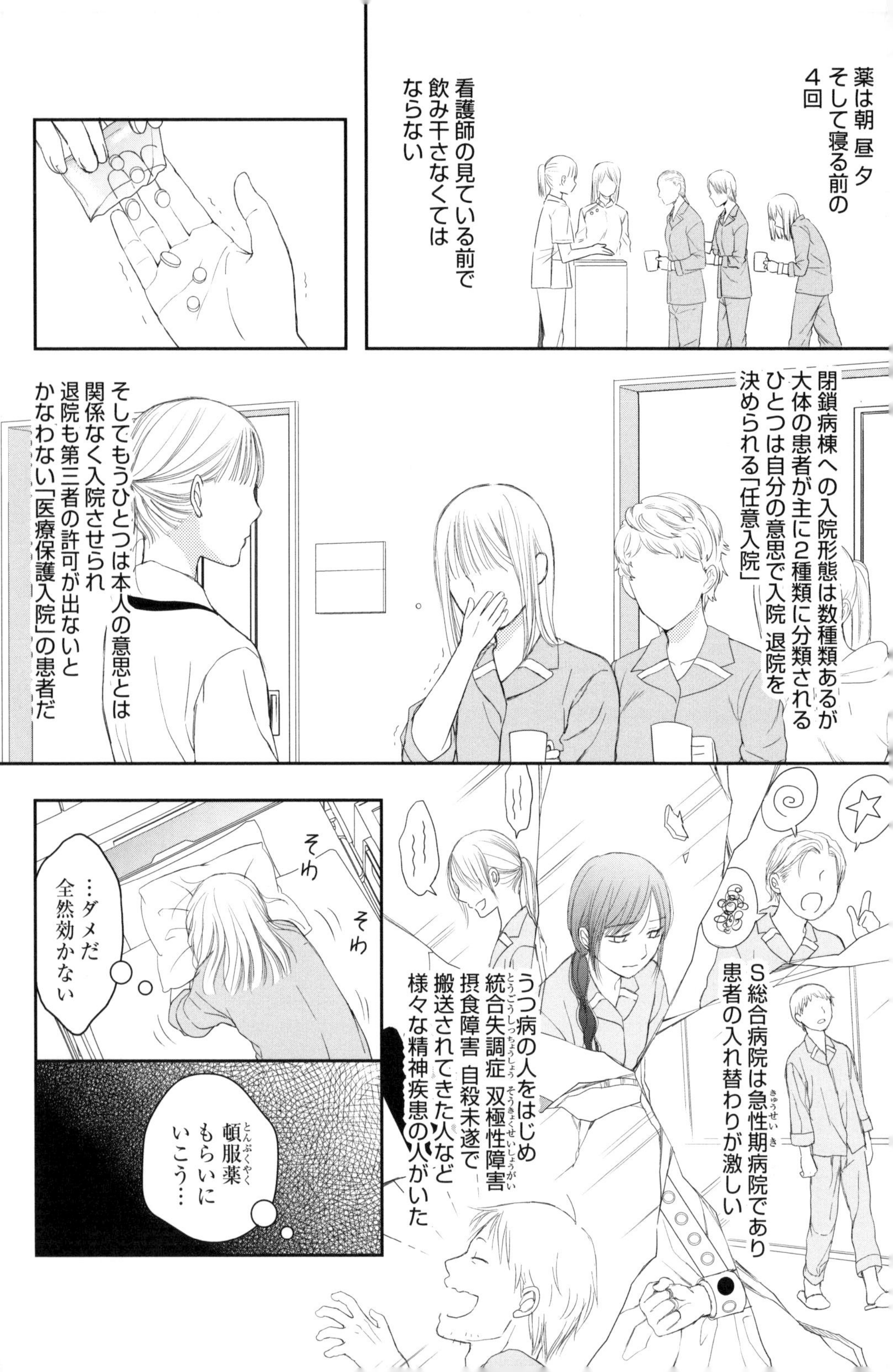
薬は朝 昼 夕
そして寝る前の
4回
看護師の見ている前で
飲み干さなくては
ならない
閉鎖病棟への入院形態は数種類あるが
大体の患者が主に2種類に分類される
ひとつは自分の意思で入院 退院を
決められる「任意入院」
そしてもうひとつは本人の意思とは
関係なく入院させられ
退院も第三者の許可が出ないと
かなわない「医療保護入院」の患者だ
S総合病院は急性期《きゅうせいき》病院であり
患者の入れ替わりが激しい
うつ病の人をはじめ
統合失調症《とうごうしっちょうしょう》 双極性障害《そうきょくせいしょうがい》
摂食障害 自殺未遂で
搬送されてきた人など
様々な精神疾患の人がいた
そわ
そわ
…ダメだ
全然効かない
頓服薬《とんぷくやく》
もらいに
いこう…

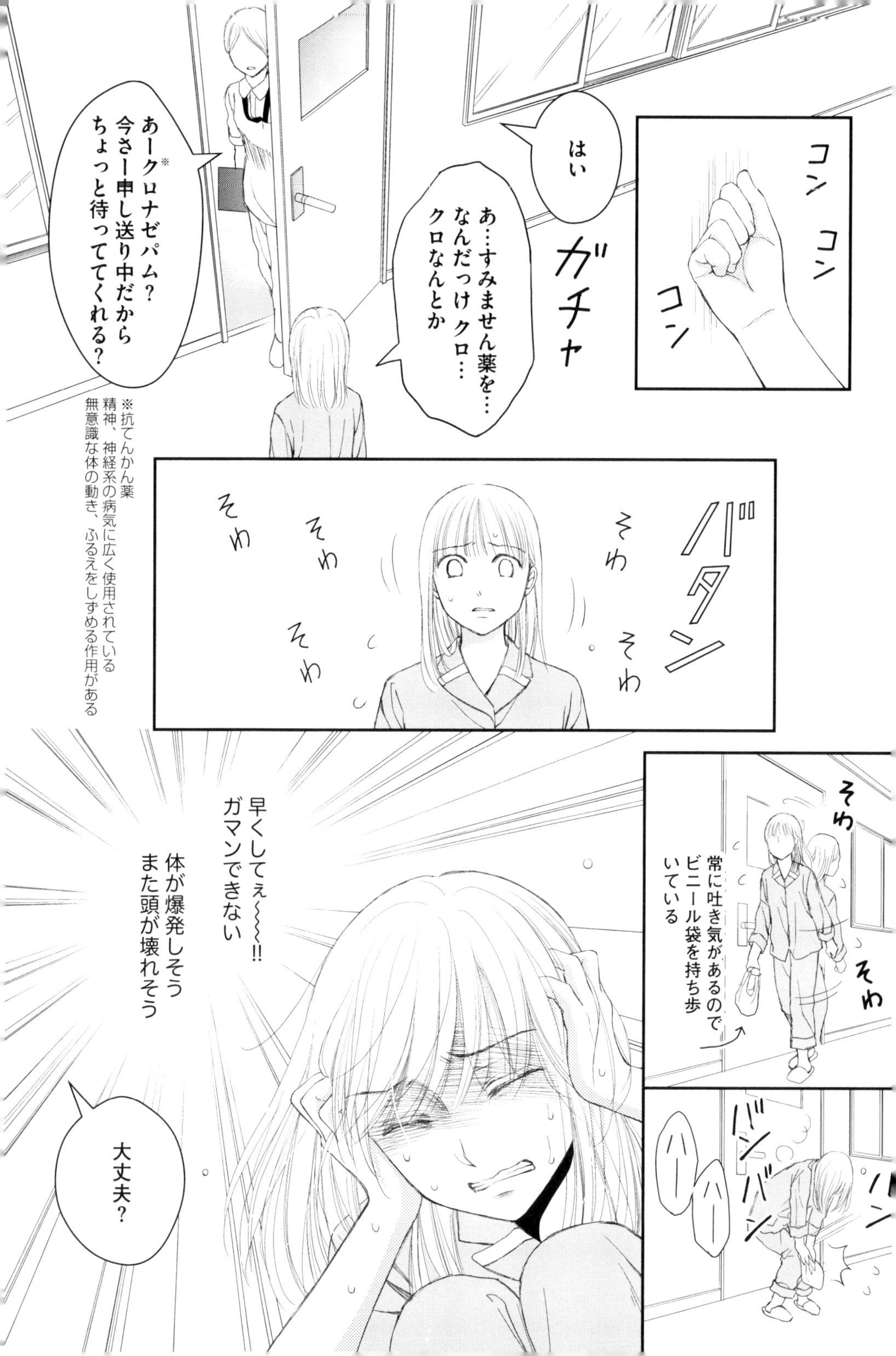
コンコンコン
はい
ガチャ
あ…すみません薬を…
なんだっけ クロ…
クロなんとか
あークロナゼパム？※
今さー申し送り中だから
ちょっと待っててくれる？
※抗てんかん薬
精神、神経系の病気に広く使用されている
無意識な体の動き、ふるえをしずめる作用がある
バタン
そわ そわ
そわ そわ
そわ そわ
そわ
そわ
常に吐き気があるので
ビニール袋を持ち歩
いている
バンバンバン
ハーハー
早くしてぇ〜〜〜!!
ガマンできない
体が爆発しそう
また頭が壊れそう
大丈夫？

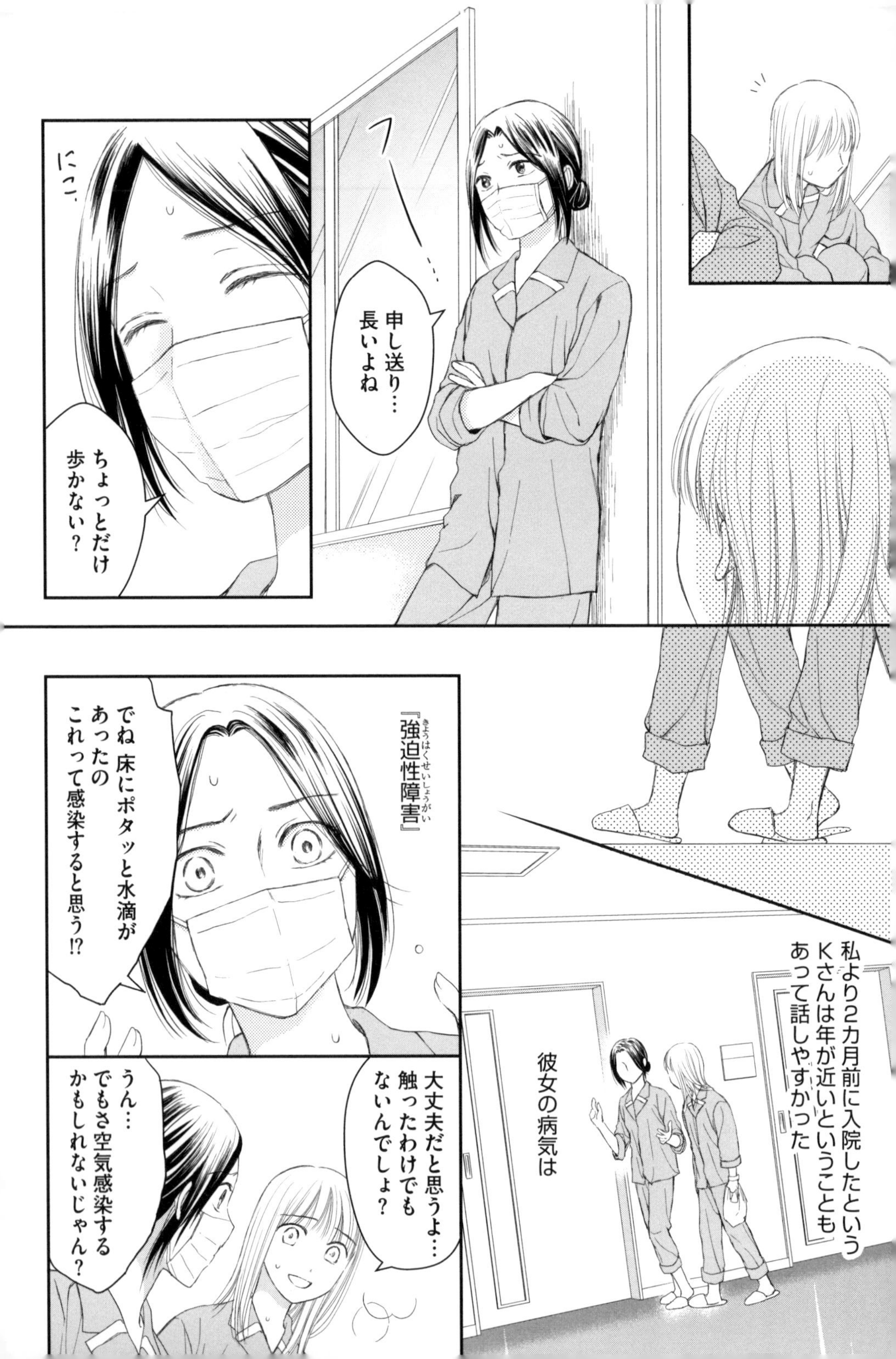
申し送り…長いよね
にこー
ちょっとだけ歩かない？
私より2カ月前に入院したというKさんは年が近いということもあって話しやすかった
彼女の病気は
『強迫性障害《きょうはくせいしょうがい》』
でね 床にポタッと水滴があったの これって感染すると思う⁉
大丈夫だと思うよ… 触ったわけでもないんでしょ？
うん… でもさ空気感染するかもしれないじゃん？

ああ怖《こわ》…
どうしようあの床
もう踏めない――!
おーい
おーい
おーい
おーい
ああ…
「おーいおじさん」今日も
始まったね
そのうち
「殺しておばさん」も
始まるね
個室からは
毎日叫び声が
聞こえてきた
ひとつは声の大きい
男性のもの
そしてもうひとつは年配の女性の金切り声で
殺してよぉ――!!
いっそ殺せぇ――!!!
先生きてよぉ――!!
こんなの生殺しだよ――ぉ!!
誰でもいいから殺して
よぉ――!!
もう耐えられないよぉ――

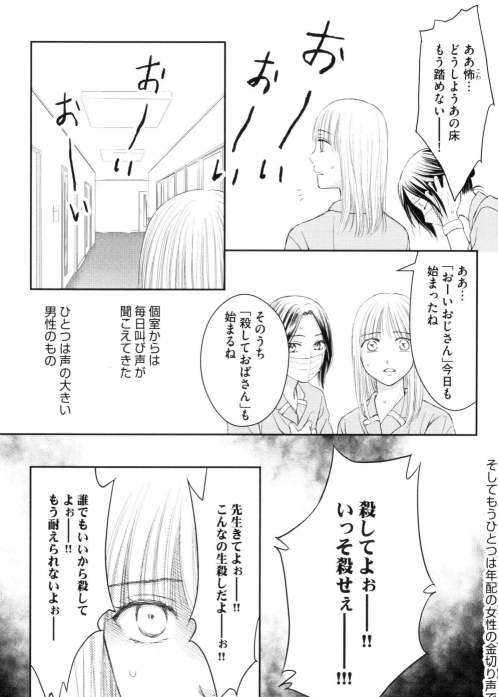

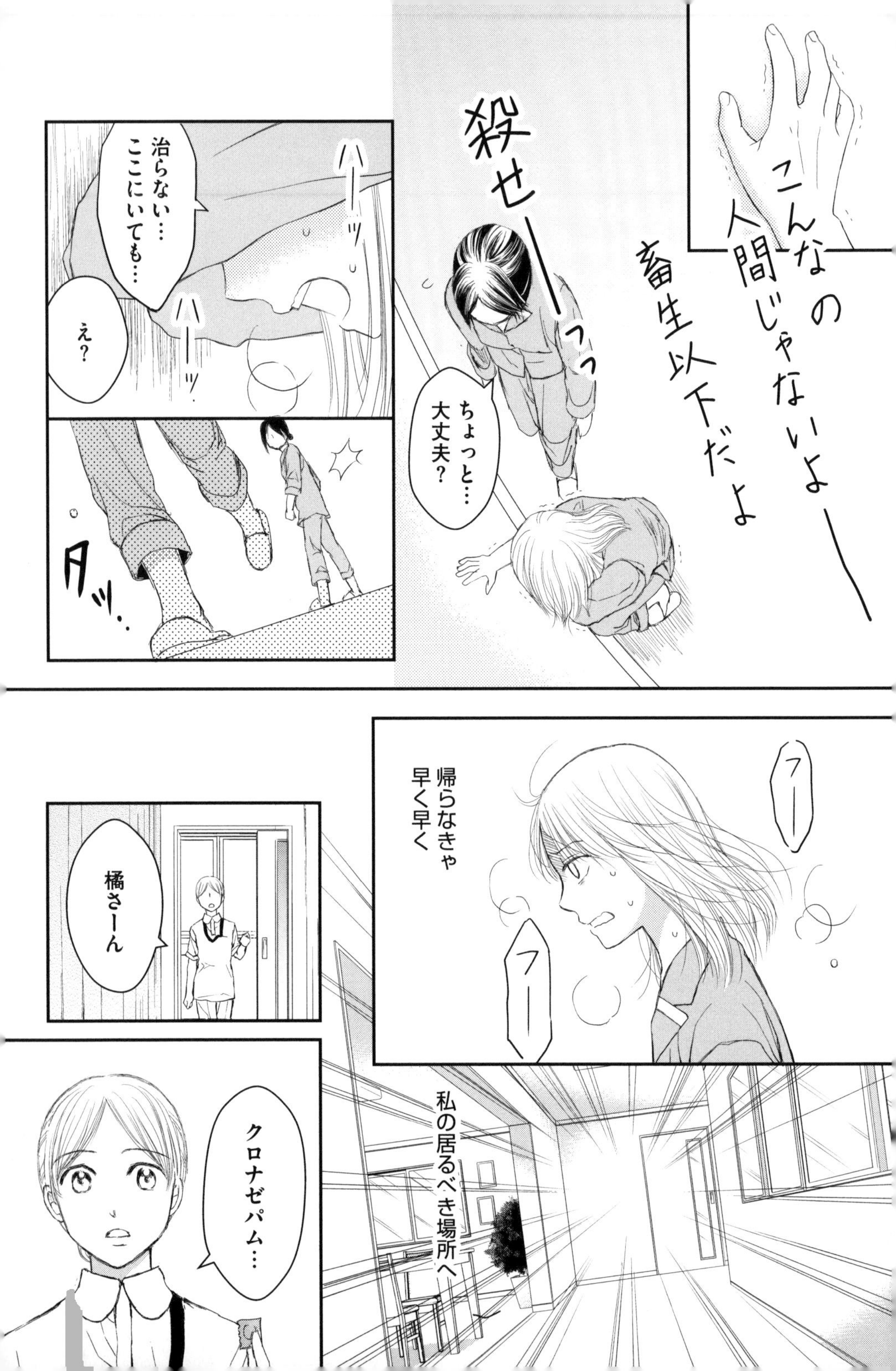

こんなの
人間じゃないよー
畜生以下だよ
殺せーー
ふっ
ちょっと…
大丈夫?
ハーッ
治らない…
ここにいても…
ハーッ
え?
タッ…
フー
帰らなきゃ
早く早く
フー
橘さーん
私の居るべき場所へ
クロナゼパム…

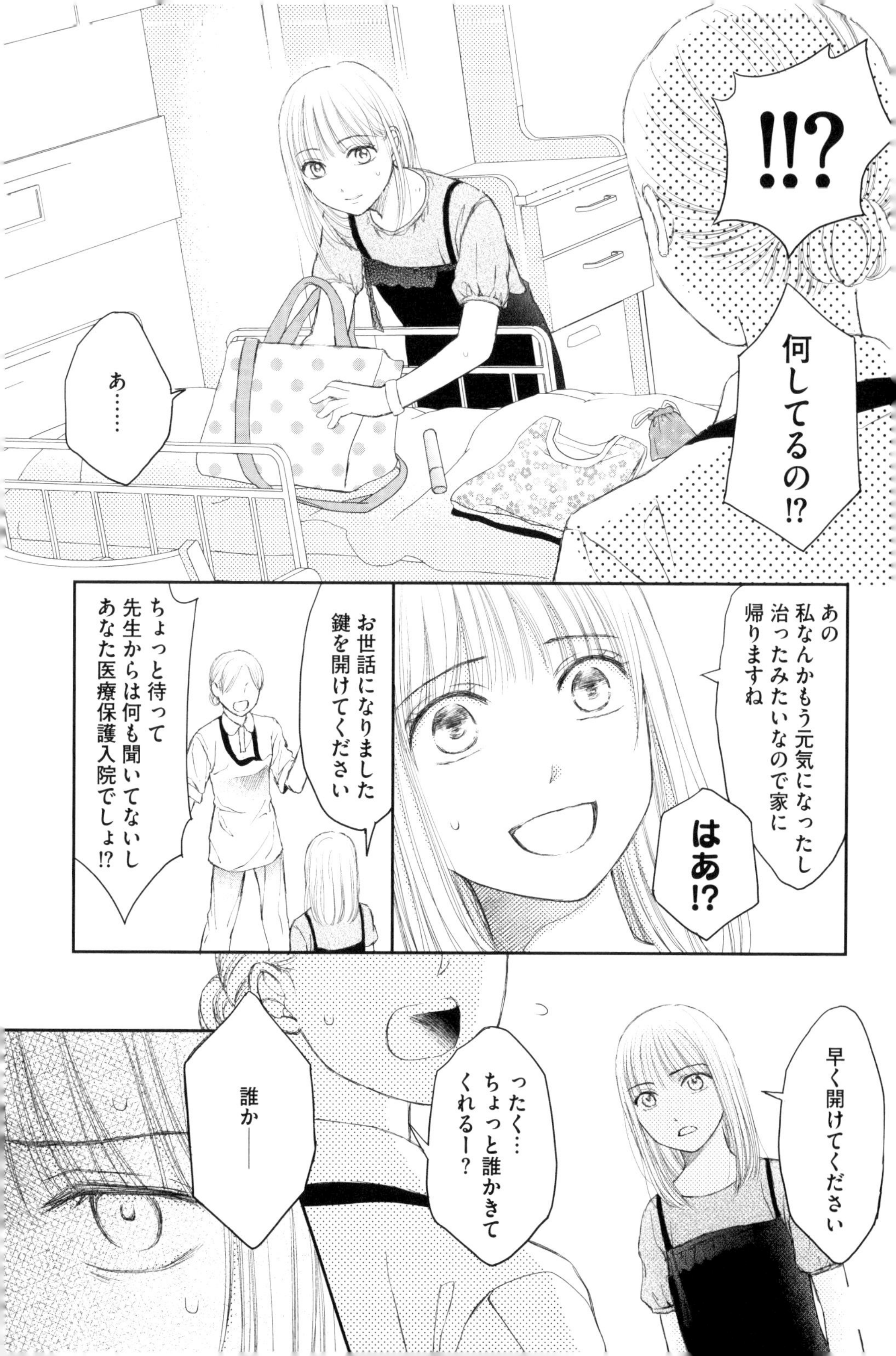
!!?
何してるの!?
あ……
あの
私なんかもう元気になったし
治ったみたいなので家に
帰りますね
はあ!?
お世話になりました
鍵を開けてください
ちょっと待って
先生からは何も聞いてないし
あなた医療保護入院でしょ!?
早く開けてください
ったく…
ちょっと誰かきて
くれるー?
誰か――

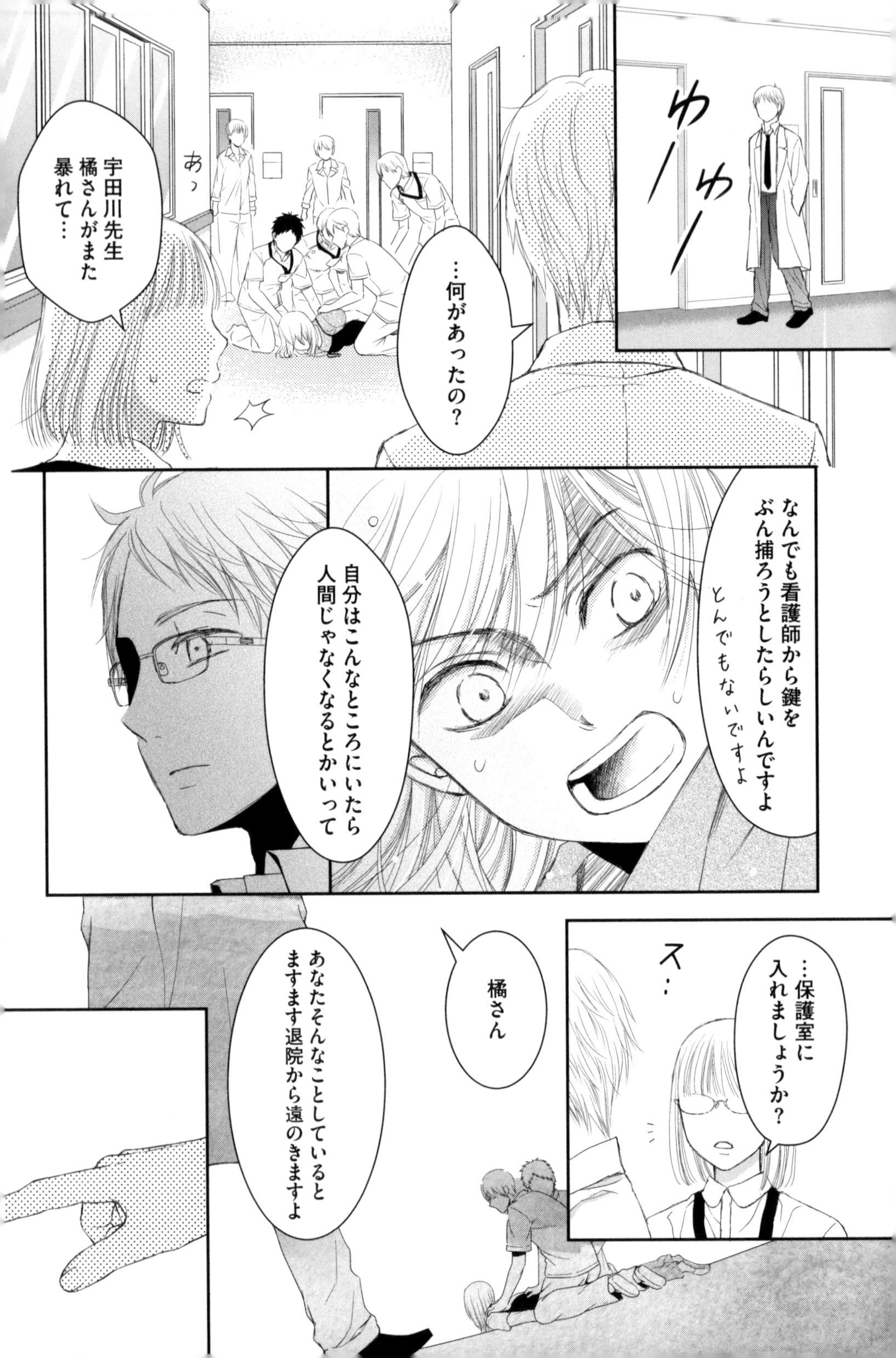
…何があったの？
あっ
宇田川先生
橘さんがまた
暴れて…
なんでも看護師から鍵を
ぶん捕ろうとしたらしいんですよ
とんでもないですよ
自分はこんなところにいたら
人間じゃなくなるとかいって
…保護室に
入れましょうか？
ス…
橘さん
あなたそんなことしていると
ますます退院から遠のきますよ

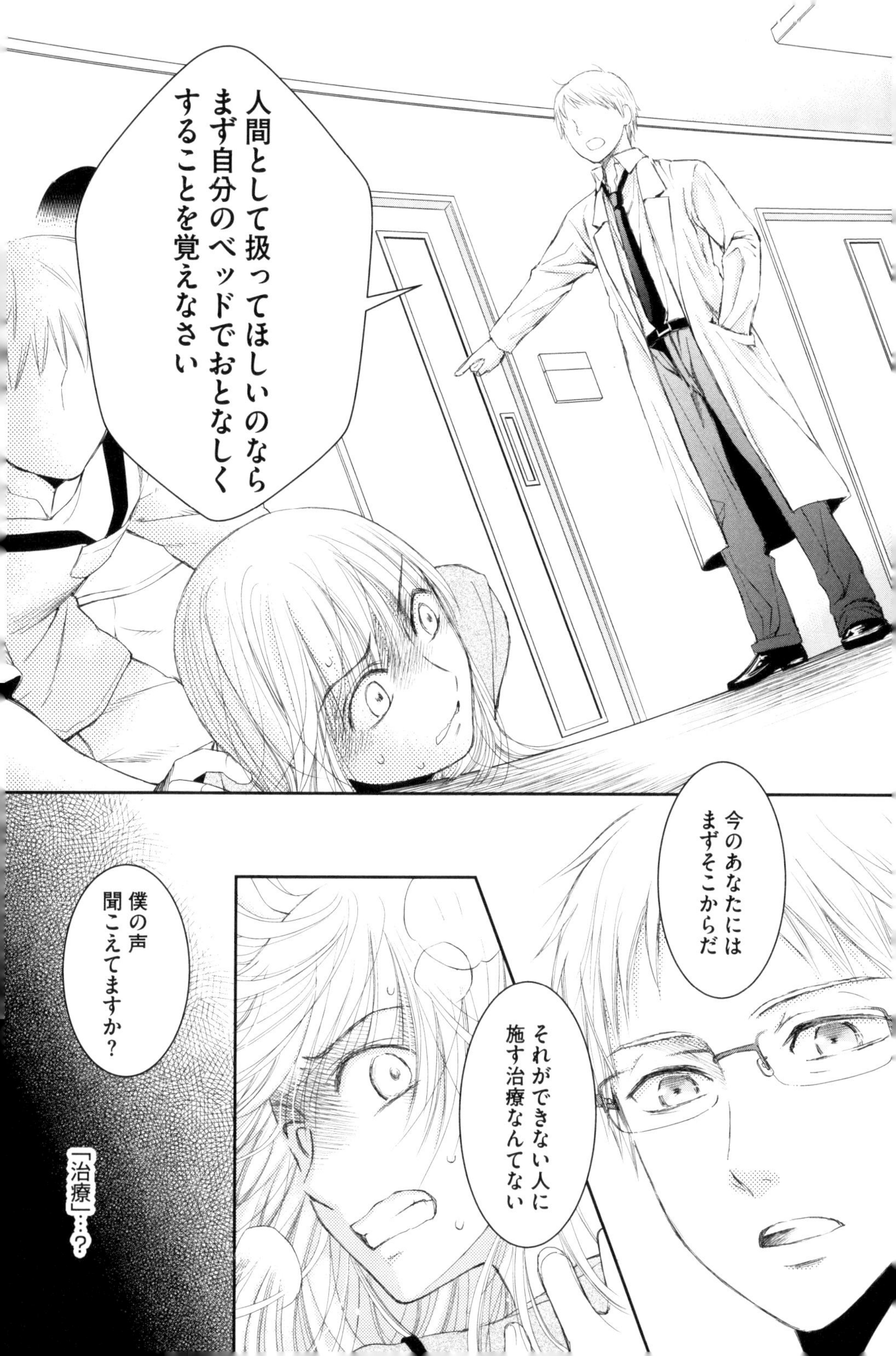
人間として扱ってほしいのならまず自分のベッドでおとなしくすることを覚えなさい
今のあなたにはまずそこからだ
それができない人に施す治療なんてない
僕の声聞こえてますか？
「治療」…？

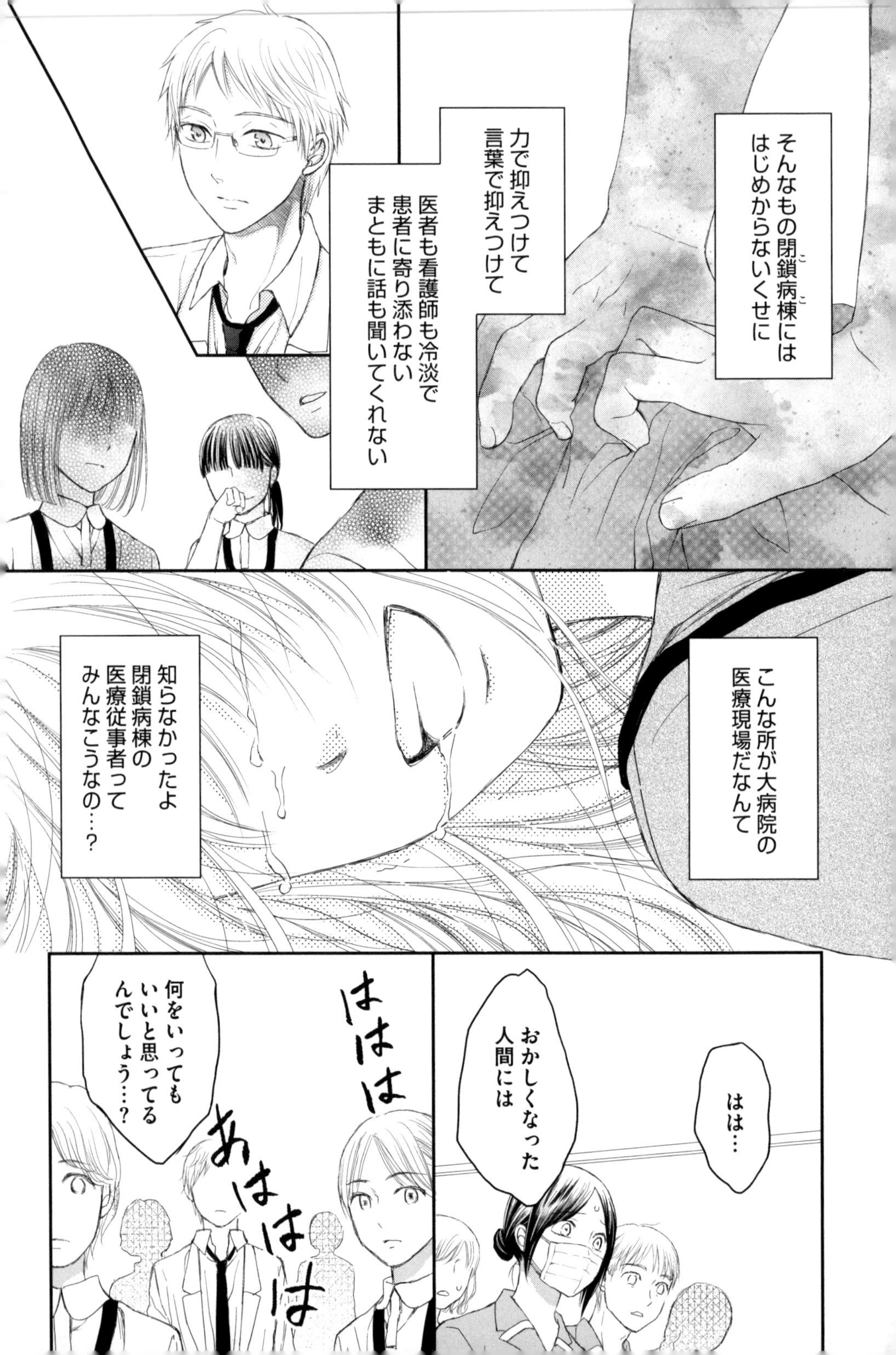
そんなもの閉鎖病棟《ここ》には
はじめからないくせに
力で抑えつけて
言葉で抑えつけて
医者も看護師も冷淡で
患者に寄り添わない
まともに話も聞いてくれない
こんな所が大病院の
医療現場だなんて
知らなかったよ
閉鎖病棟の
医療従事者って
みんなこうなの…？
はは…
おかしくなった
人間には
ははは
あははは
何をいっても
いいと思ってる
んでしょう…？

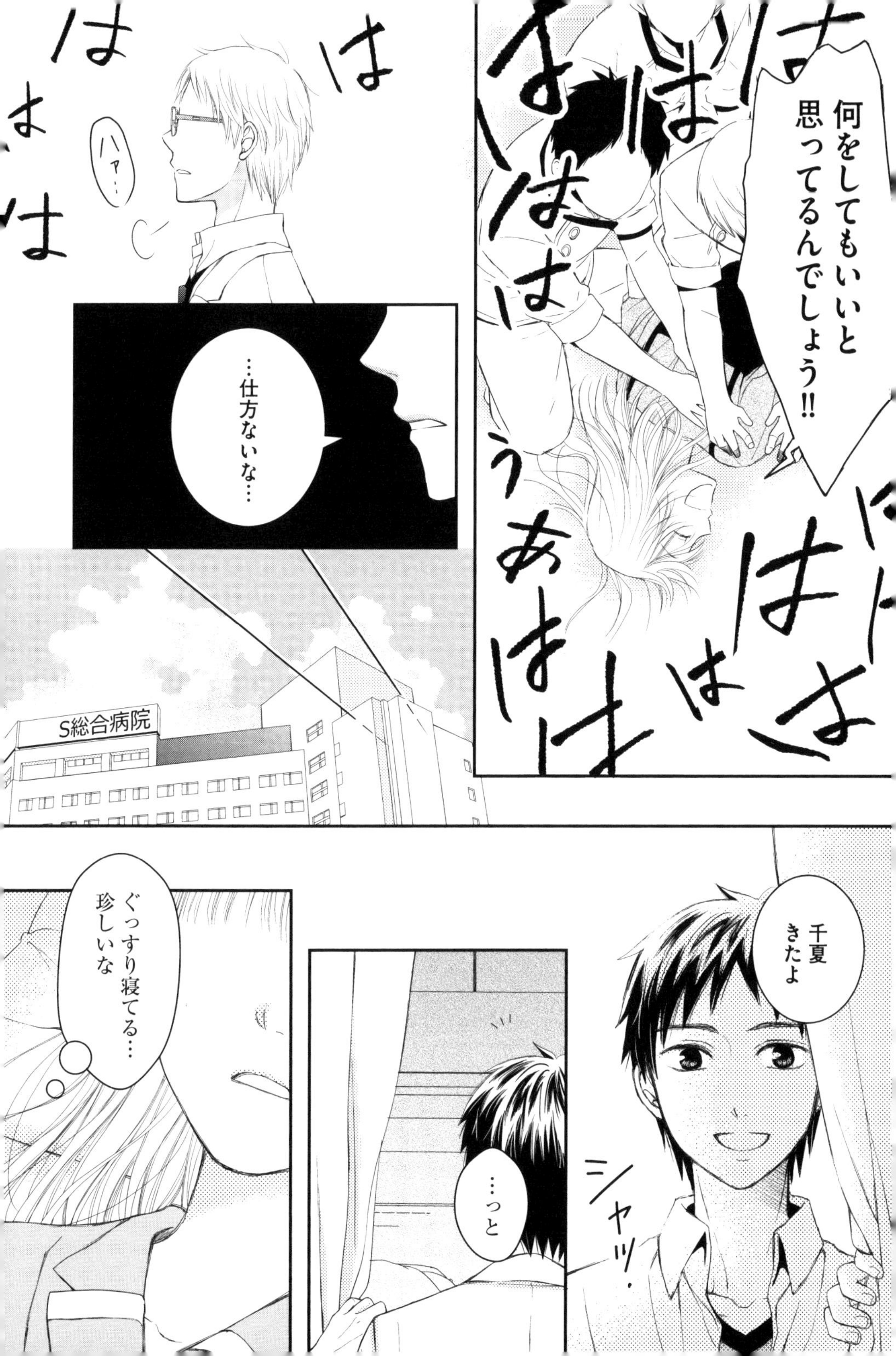
何をしてもいいと思ってるんでしょう!!
ははははははは
はは
うあはは
ははは
ハァ…
…仕方ないな…
S総合病院
千夏きたよ
シャッ
…っと
ぐっすり寝てる…珍しいな

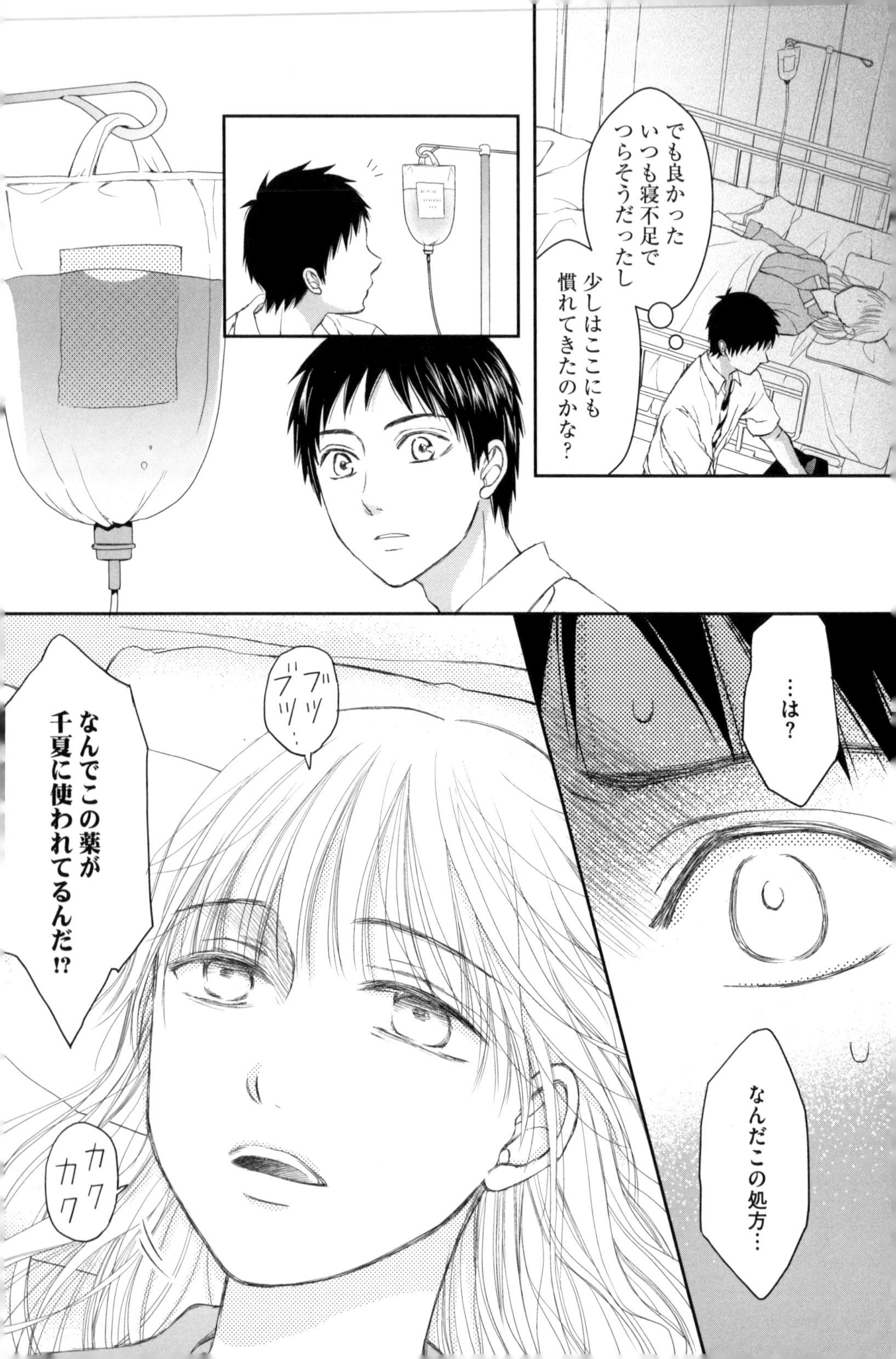
でも良かった
いつも寝不足で
つらそうだったし
少しはここにも
慣れてきたのかな？
…は？
ブツ
ブツ…
なんでこの薬が
千夏に使われてるんだ⁉
なんだこの処方…
カク
カク

第8話

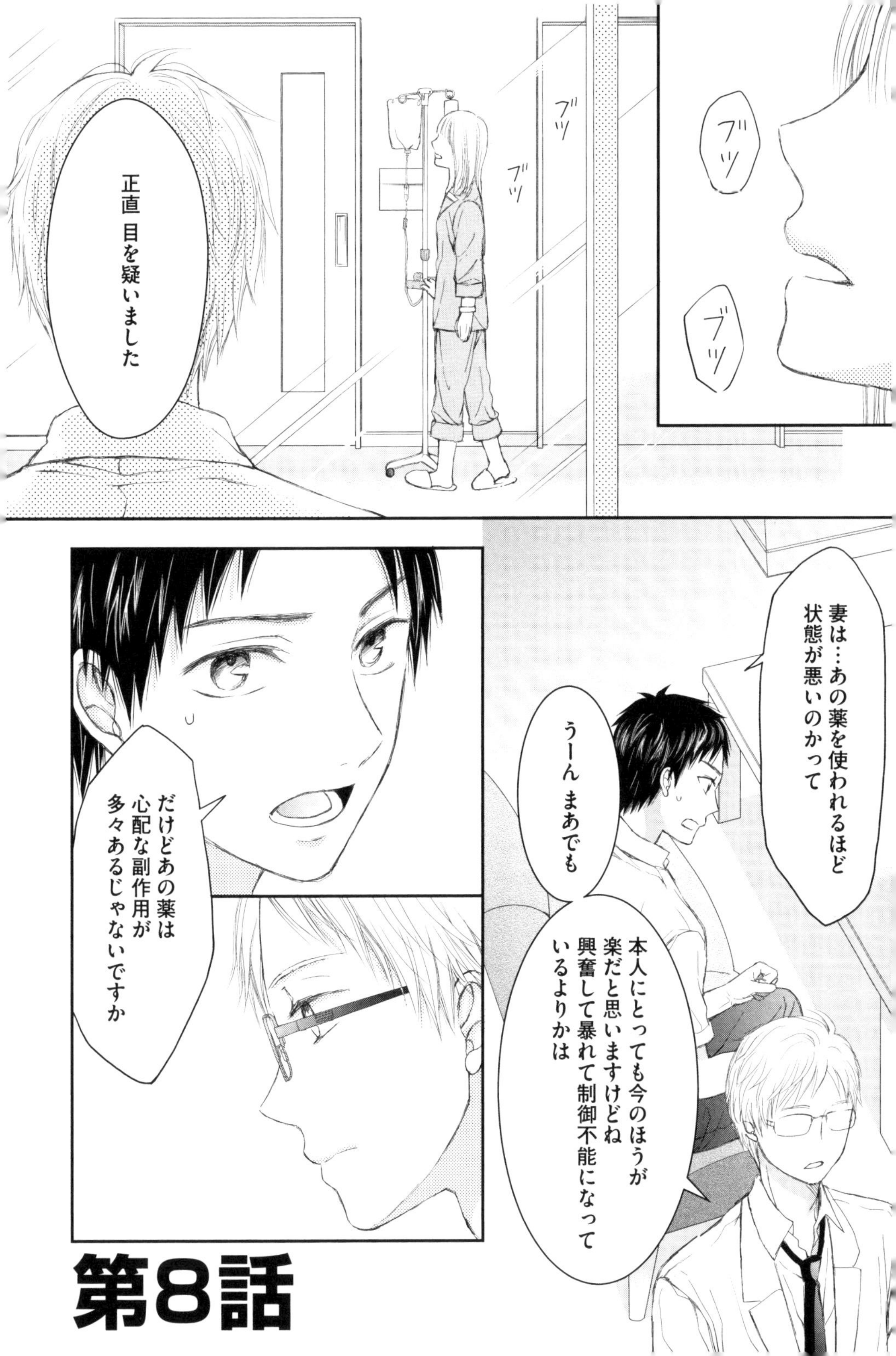
ブツ
ブツ
ブツ
ブツ
正直 目を疑いました
妻は…あの薬を使われるほど状態が悪いのかって
うーん まあでも
本人にとっても今のほうが楽だと思いますけどね 興奮して暴れて制御不能になっているよりかは
だけどあの薬は心配な副作用が多々あるじゃないですか

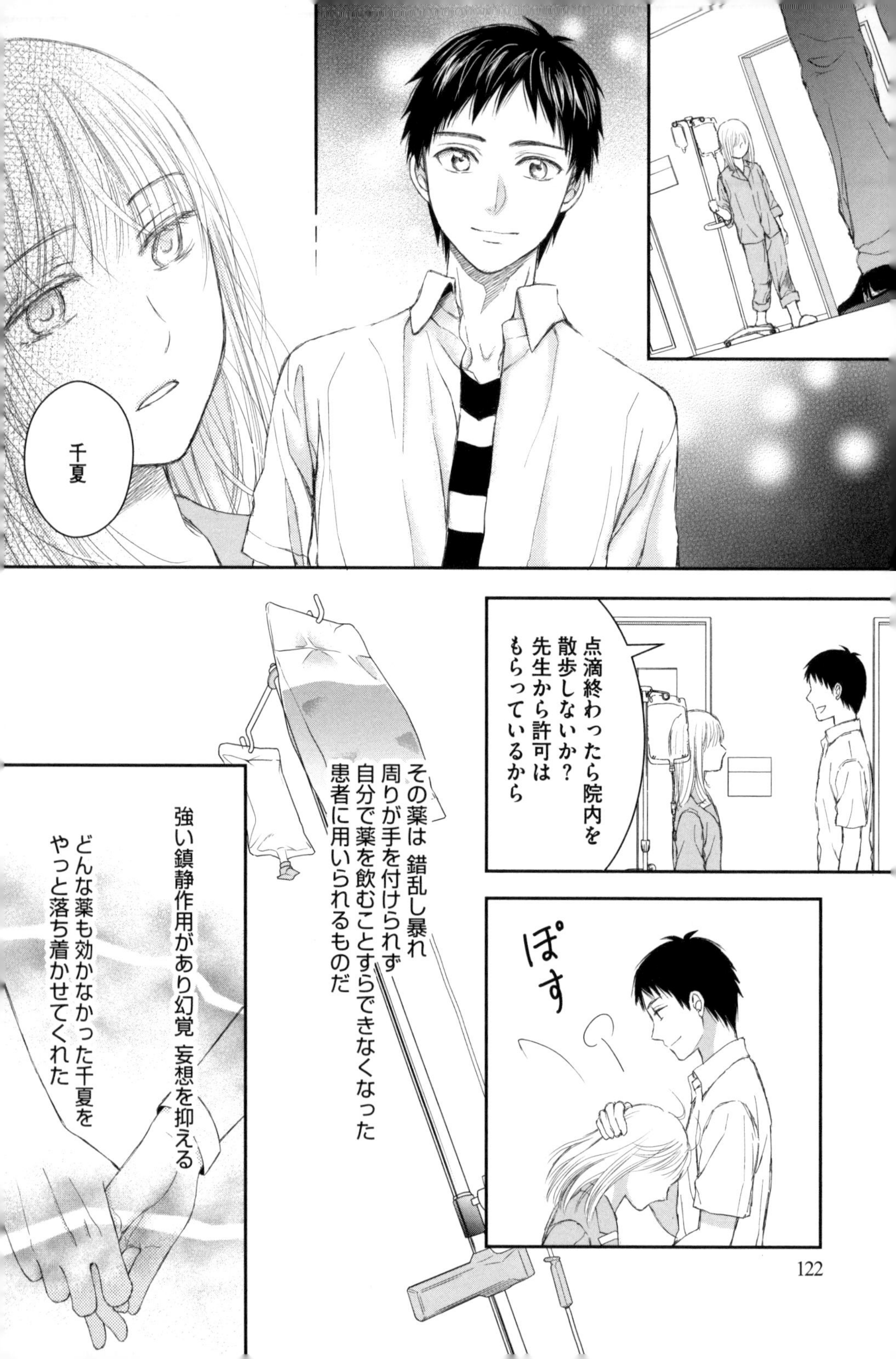
千夏
点滴終わったら院内を散歩しないか？先生から許可はもらっているから
ぽす
その薬は 錯乱し暴れ周りが手を付けられず自分で薬を飲むことすらできなくなった患者に用いられるものだ
強い鎮静作用があり幻覚 妄想を抑える
どんな薬も効かなかった千夏をやっと落ち着かせてくれた

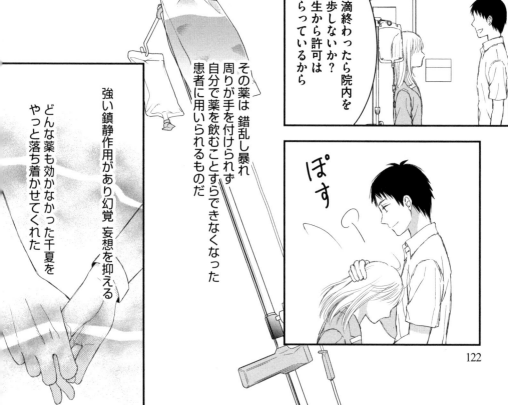

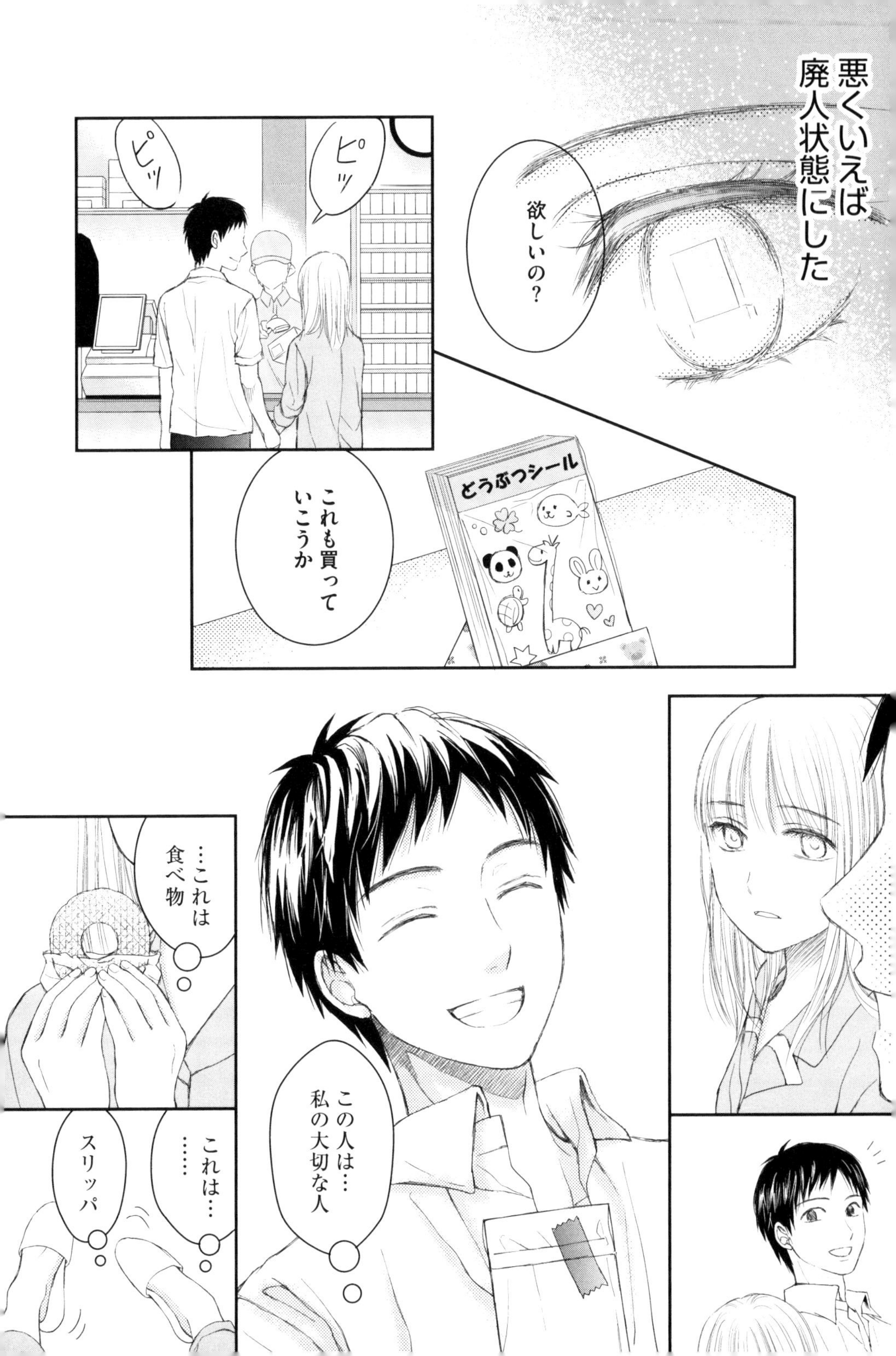
悪くいえば
廃人状態にした
欲しいの？
ピッ
ピッ
これも買っていこうか
どうぶつシール
この人は…私の大切な人
…これは食べ物
これは……
スリッパ

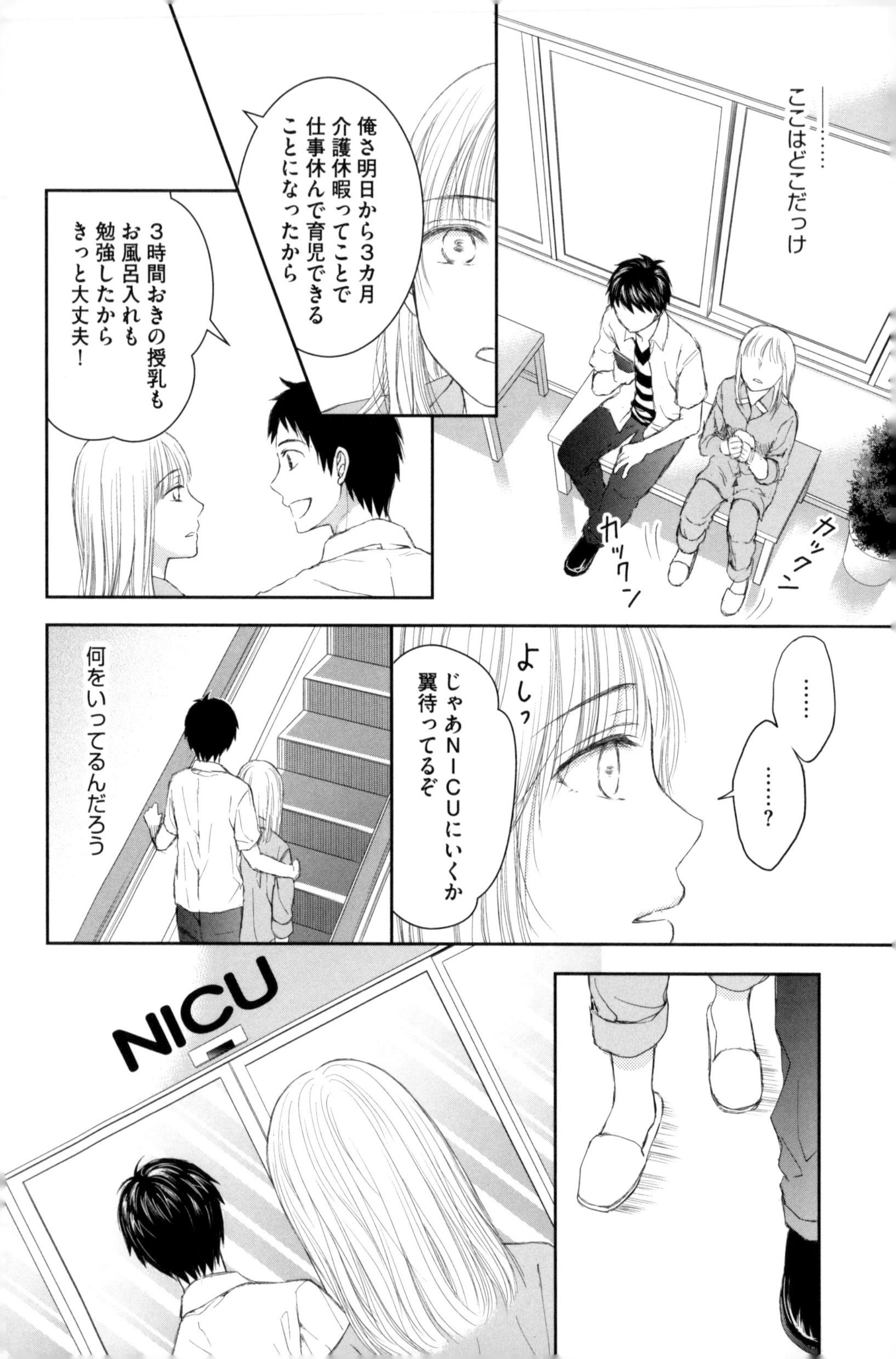
——……
ここはどこだっけ
カックン
カックン
俺さ明日から3カ月介護休暇ってことで仕事休んで育児できることになったから
3時間おきの授乳もお風呂入れも勉強したからきっと大丈夫！
……
……？
よしっ
じゃあNICUにいくか翼待ってるぞ
何をいってるんだろう
NICU

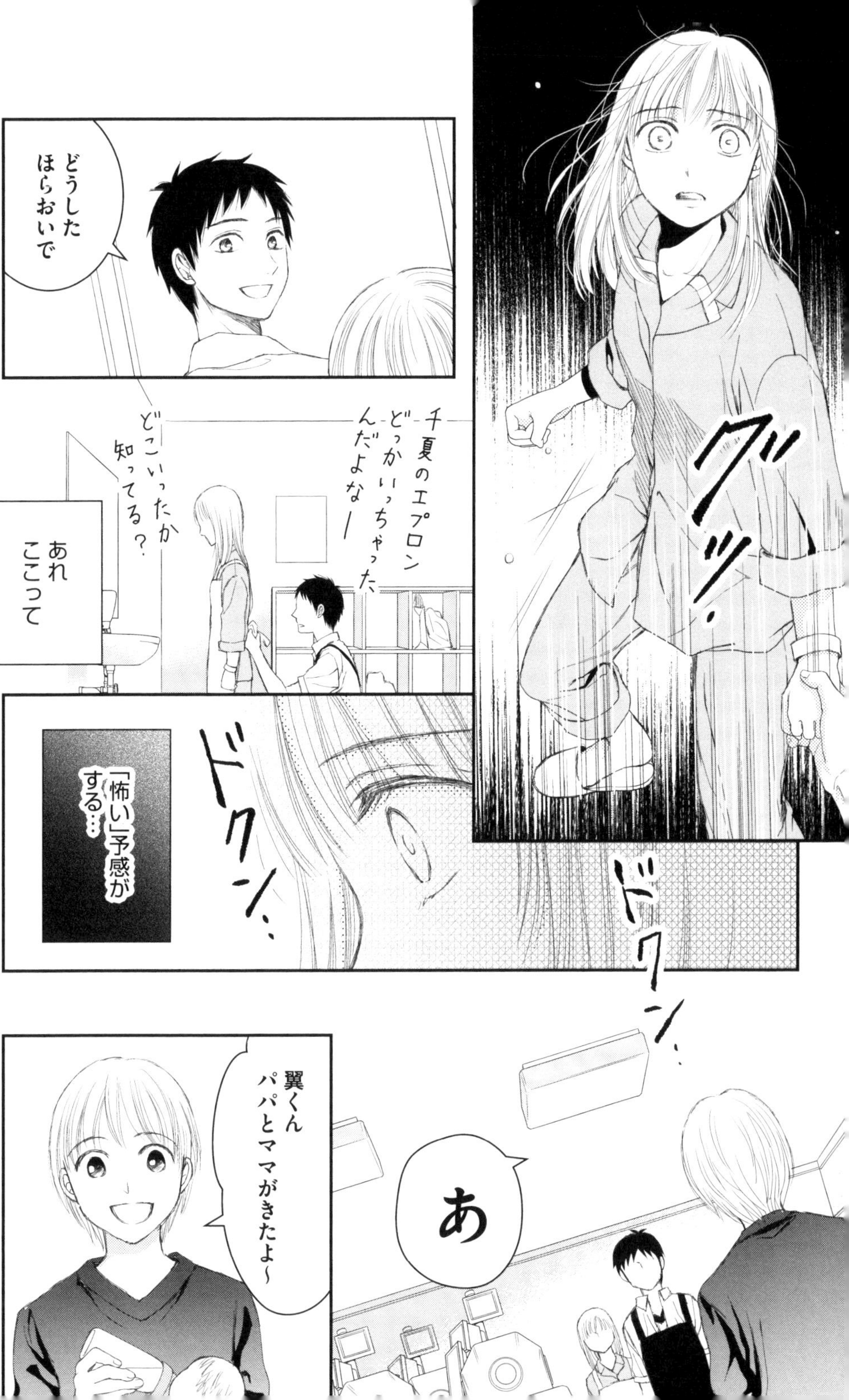
グッ…!
どうした
ほらおいで
チ夏のエプロン
どっかいっちゃったんだよなー
どこいったか
知ってる?
あれ
ここって
ドクン…
「怖い」予感が
する…
ドクン…
翼くん
パパとママがきたよ~
あ

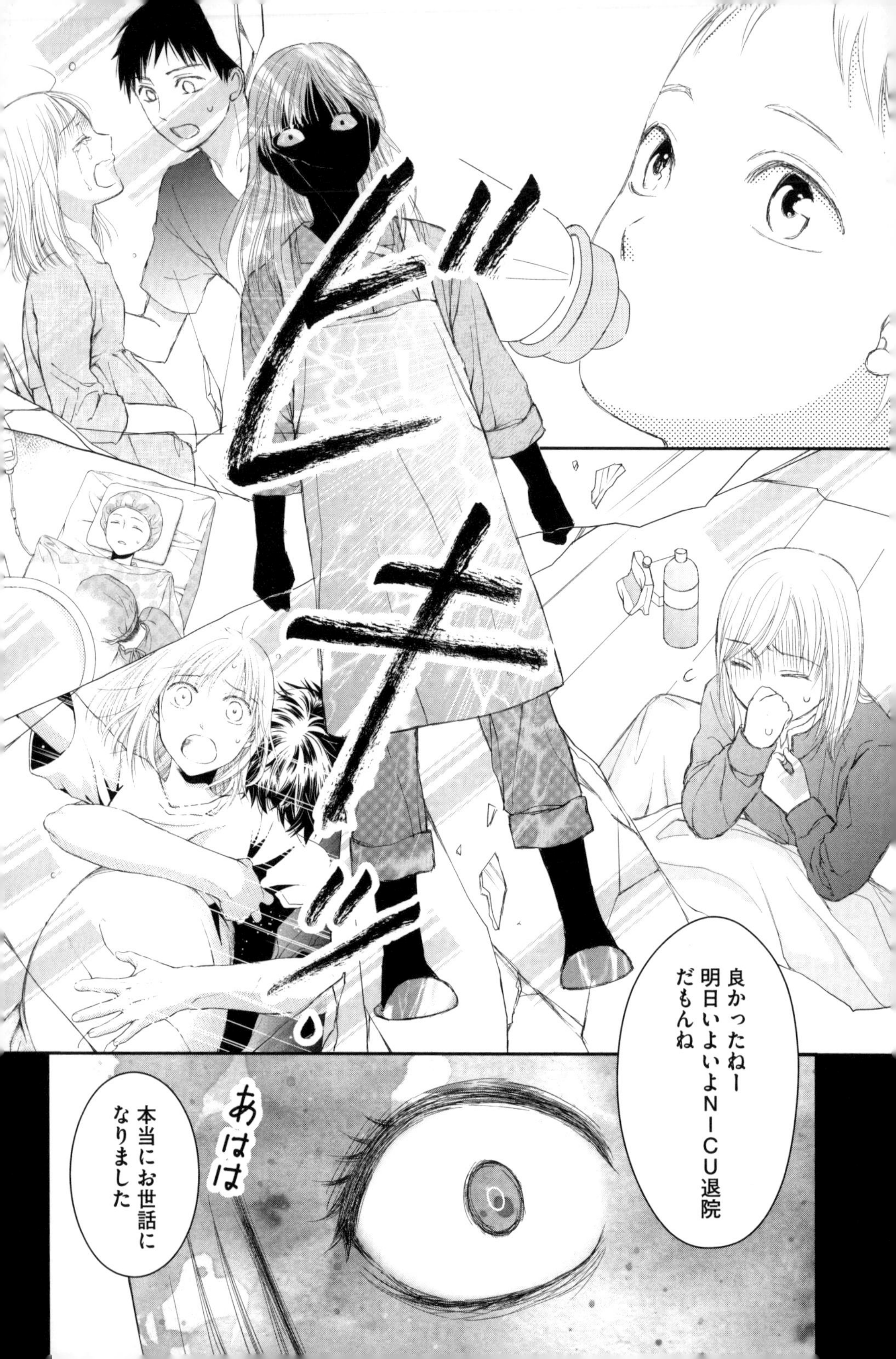
良かったねー
明日いよいよNICU退院
だもんね
あはは
本当にお世話に
なりました

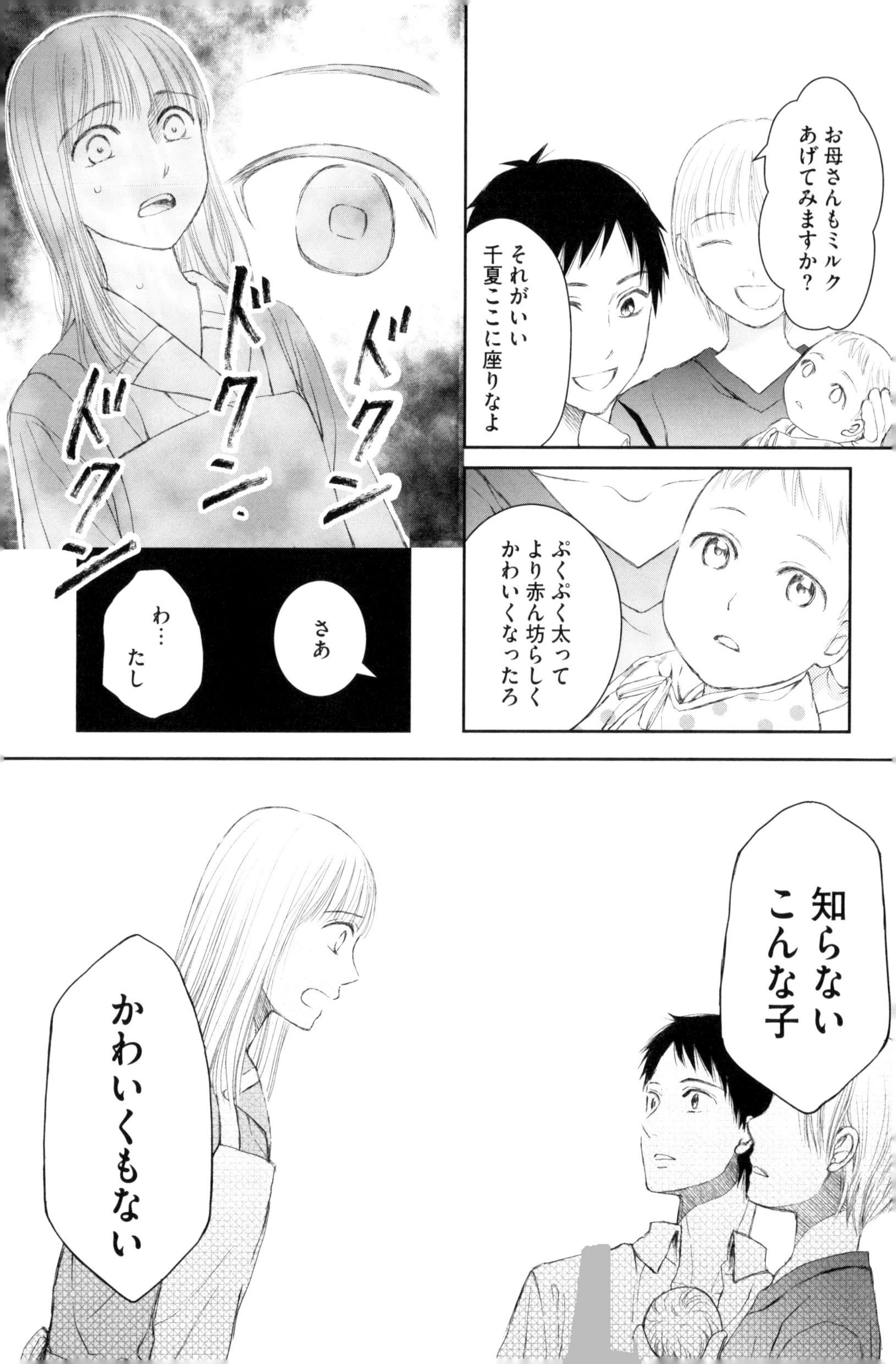
お母さんもミルクあげてみますか?
それがいい千夏ここに座りなよ
ドクンドクンドクン
ぷくぷく太ってより赤ん坊らしくかわいくなったろ
さあ
わ…たし
知らないこんな子
かわいくもない

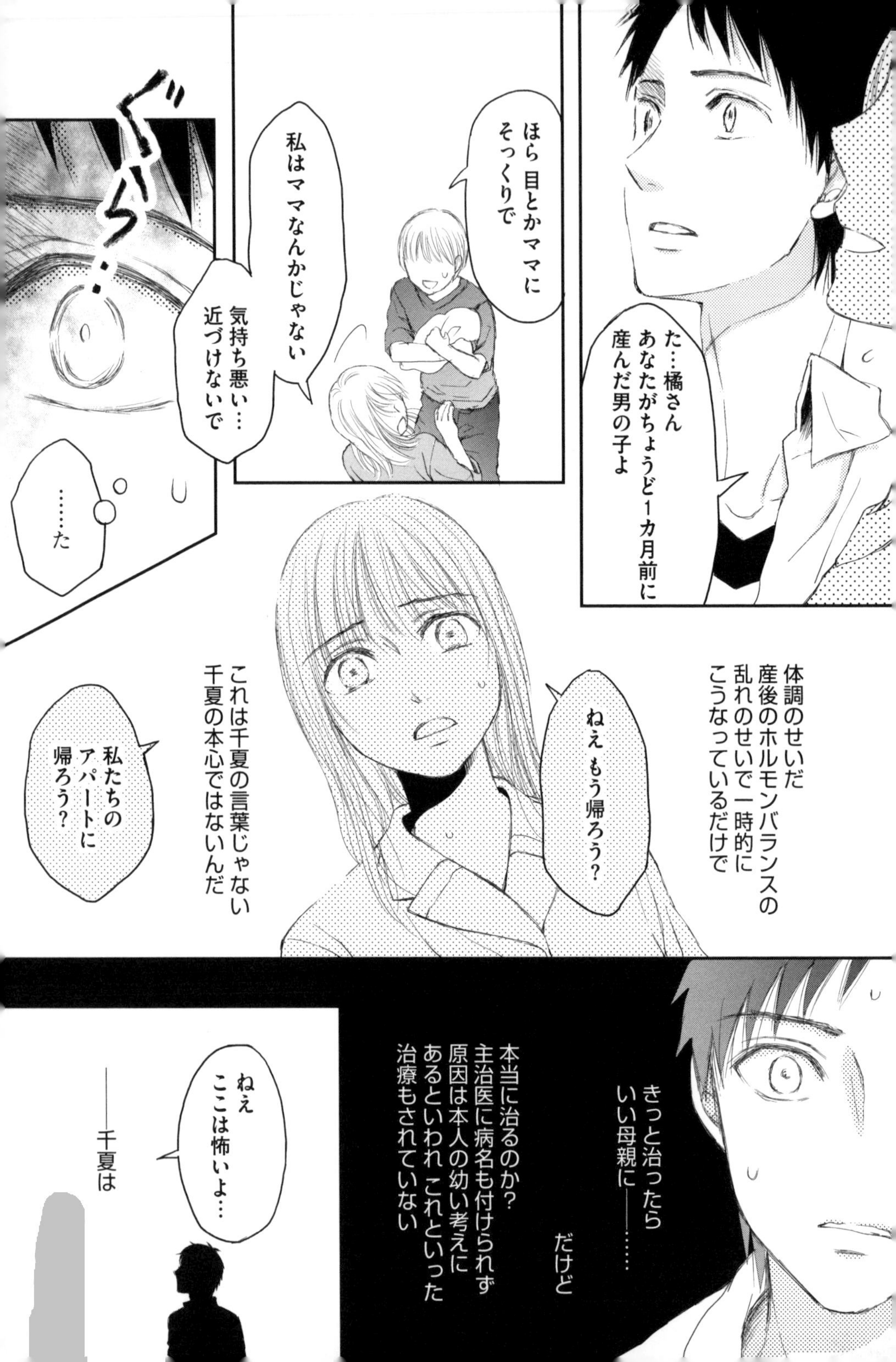
た…橘さん
あなたがちょうど1カ月前に
産んだ男の子よ
ほら目とかママに
そっくりで
私はママなんかじゃない
気持ち悪い…
近づけないで
ぐらっ……
……た
体調のせいだ
産後のホルモンバランスの
乱れのせいで一時的に
こうなっているだけで
ねえ もう帰ろう?
これは千夏の言葉じゃない
千夏の本心ではないんだ
私たちの
アパートに
帰ろう?
きっと治ったら
いい母親に――……
だけど
本当に治るのか?
主治医に病名も付けられず
原因は本人の幼い考えに
あるといわれ これといった
治療もされていない
ねえ
ここは怖いよ…
――千夏は

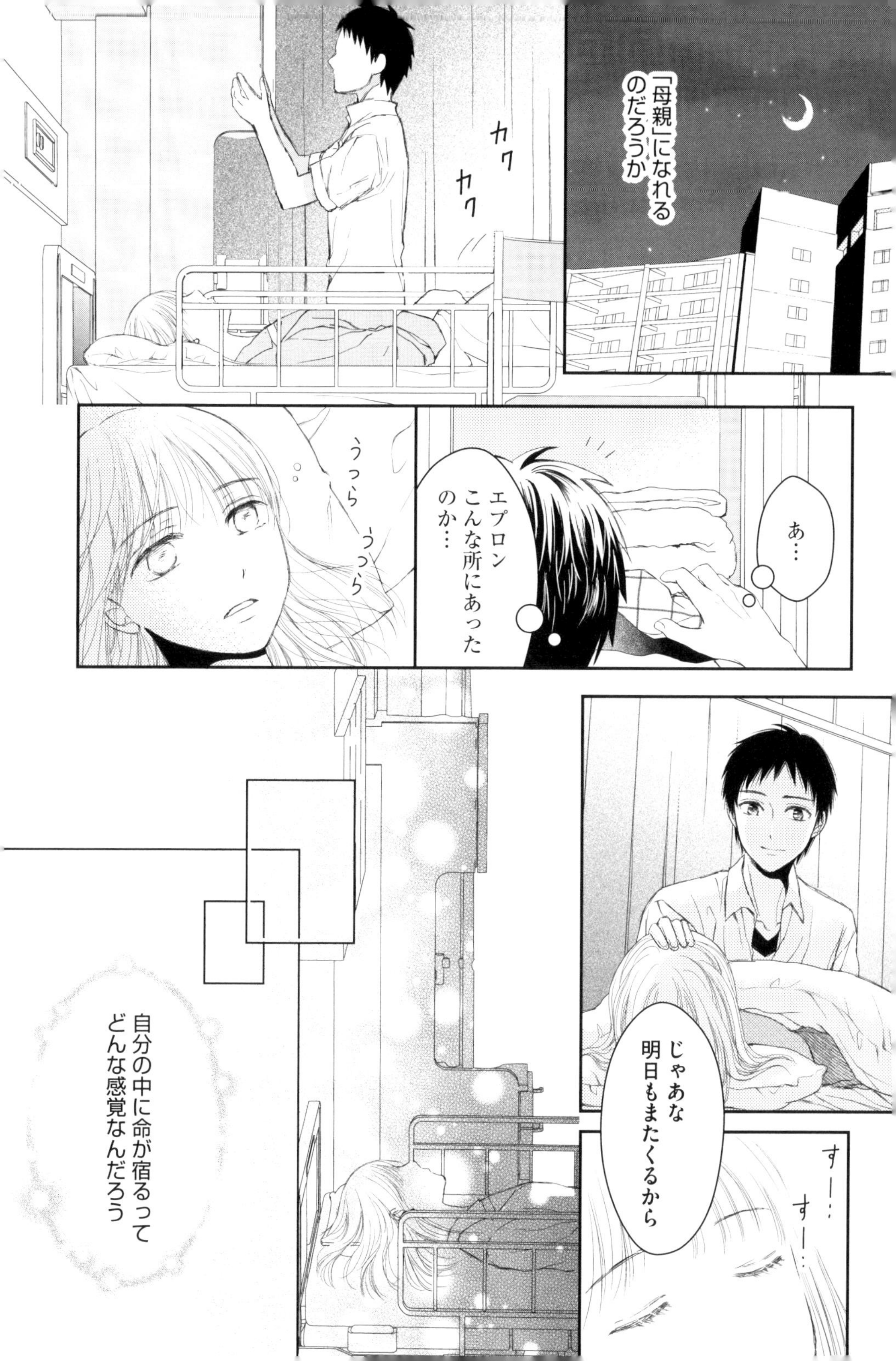
「母親」になれるのだろうか
カク
カク
あ…
エプロンこんな所にあったのか…
うっら
うっら
じゃあな明日もまたくるから
す－…
す－…
自分の中に命が宿るってどんな感覚なんだろう

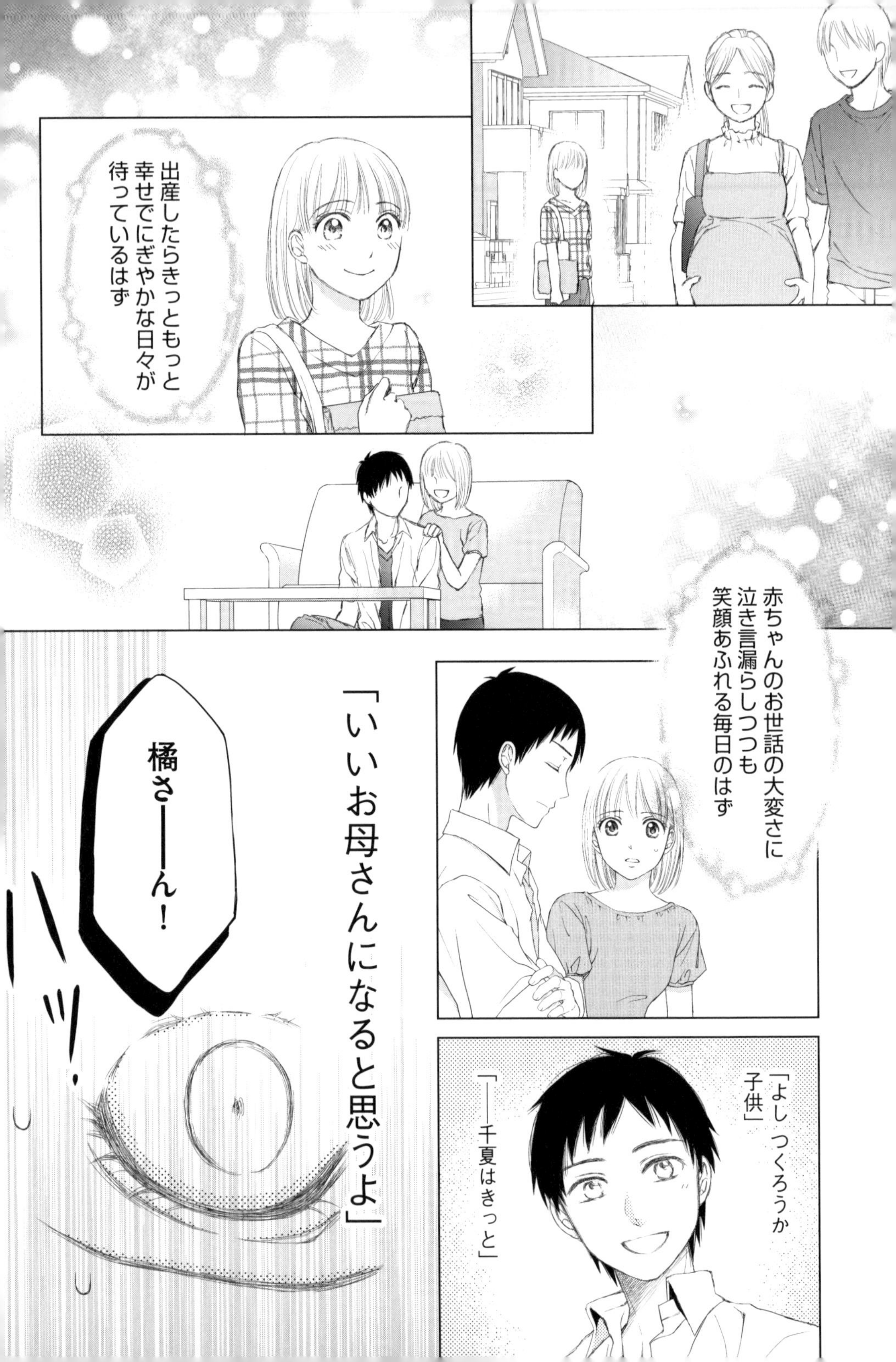
出産したらきっともっと
幸せでにぎやかな日々が
待っているはず
赤ちゃんのお世話の大変さに
泣き言漏らしつつも
笑顔あふれる毎日のはず
「よしつくろうか
子供」
「──千夏はきっと
「いいお母さんになると思うよ」
橘さ──ん!
ハッ!

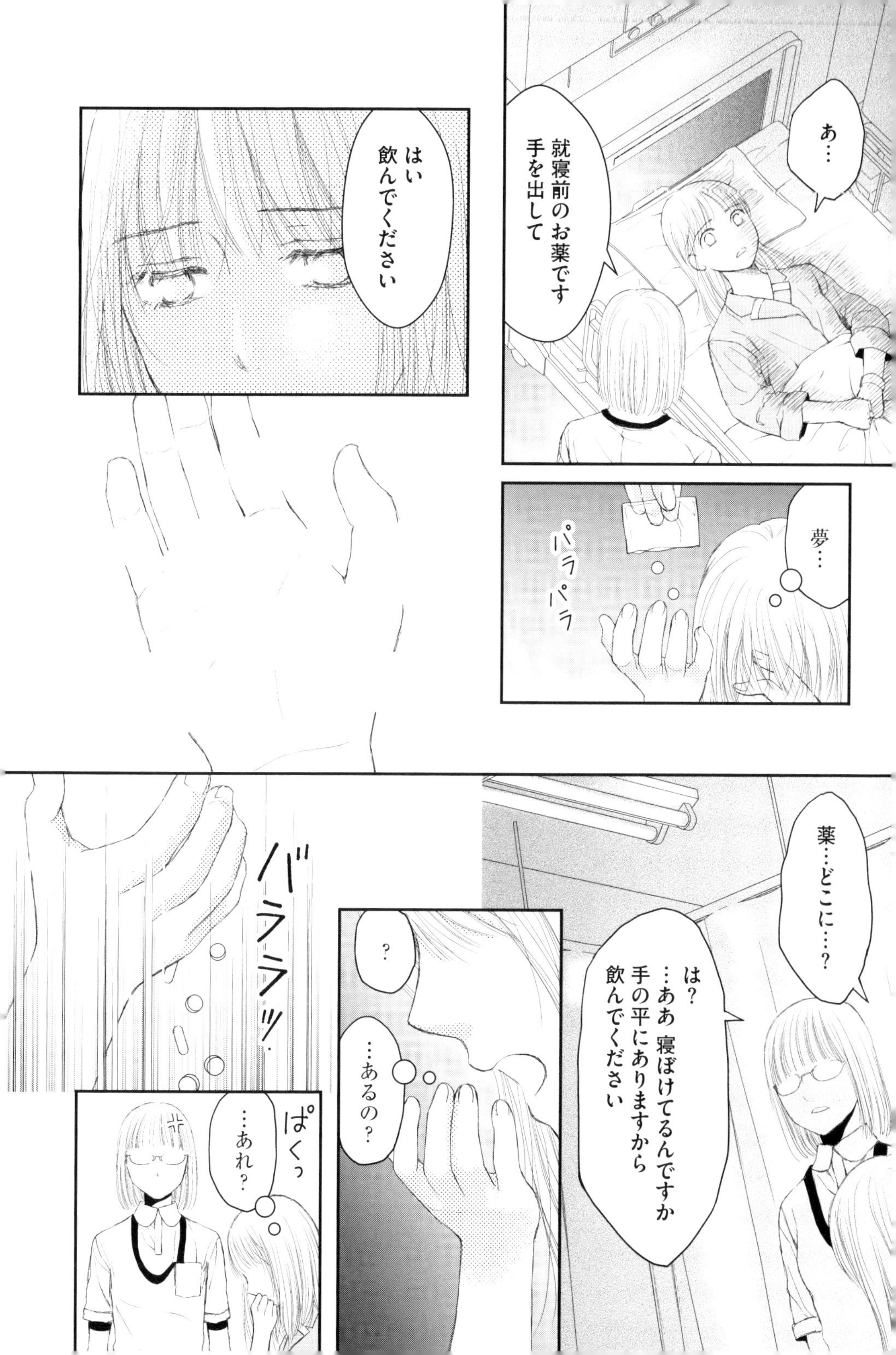
あ…
就寝前のお薬です
手を出して
はい
飲んでください
パラパラ
夢…
薬…どこに…？
は？
…ああ 寝ぼけてるんですか
手の平にありますから
飲んでください
？
…あるの？
バラララッ
ぱくっ
…あれ？

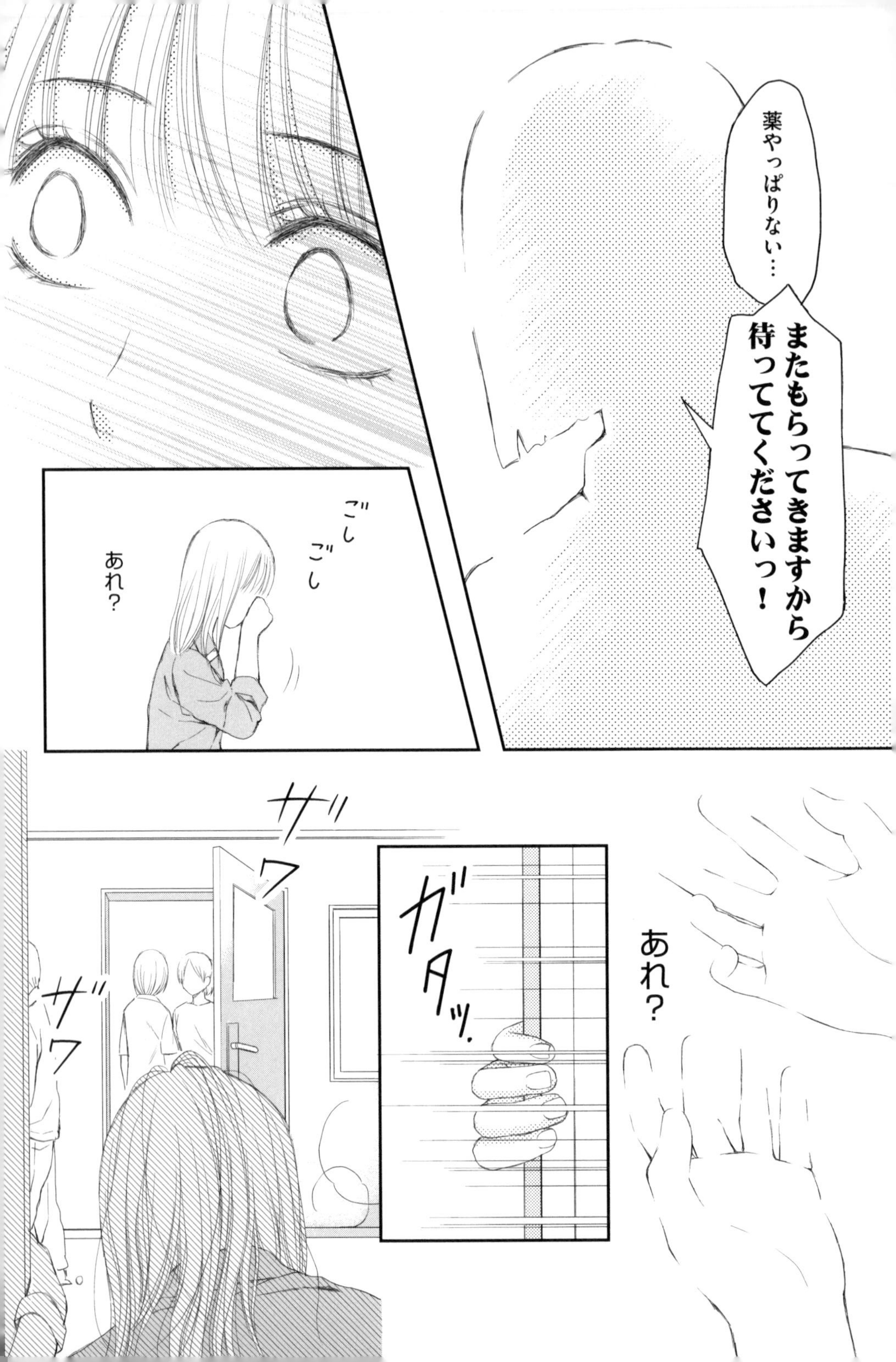
薬やっぱりない…
またもらってきますから待っててくださいっ！
ごしごし
あれ？
あれ？
ガタッ
ザワ
ザワ

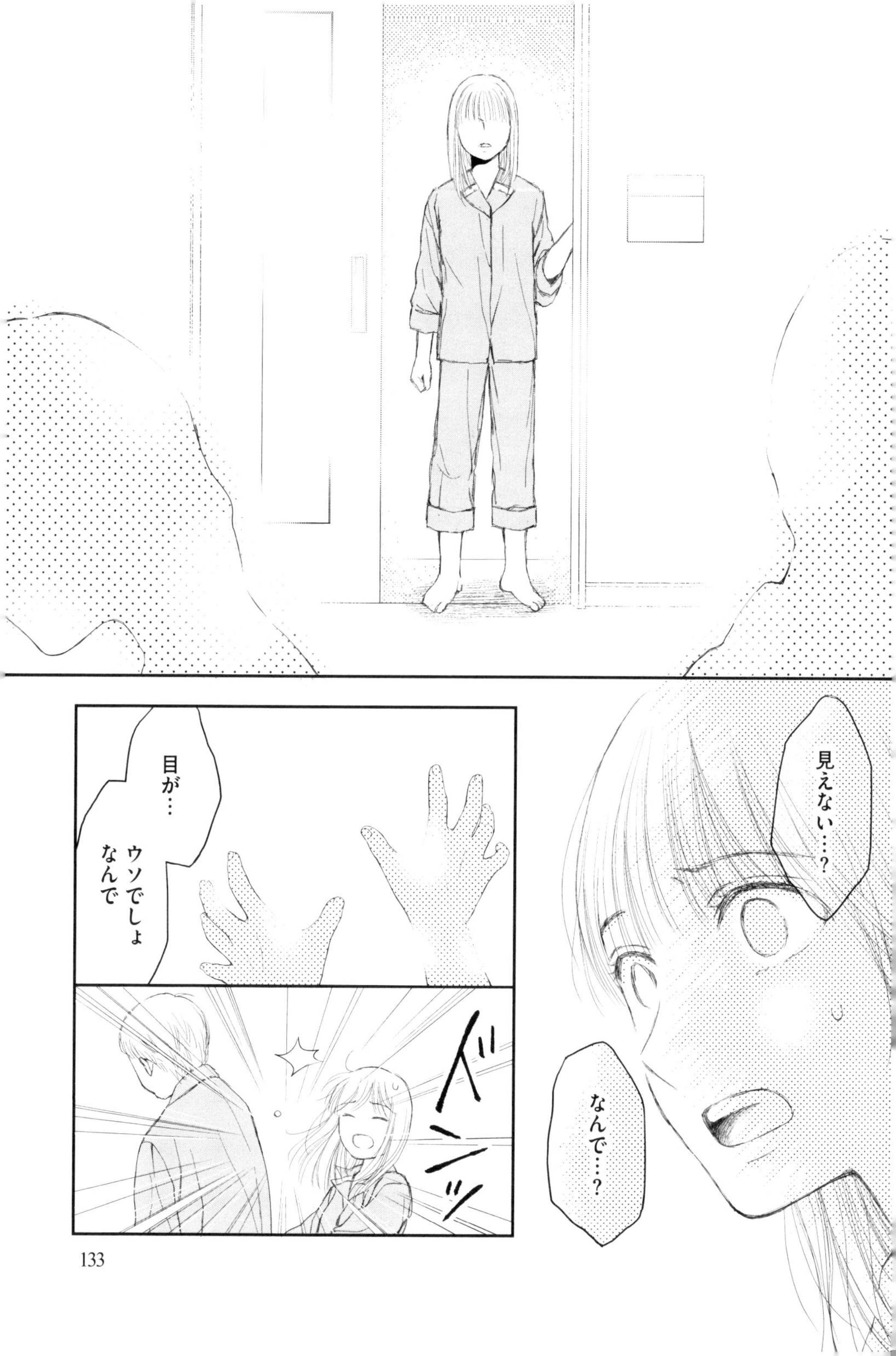
見えない…？
なんで…？
目が…
ウソでしょ
なんで

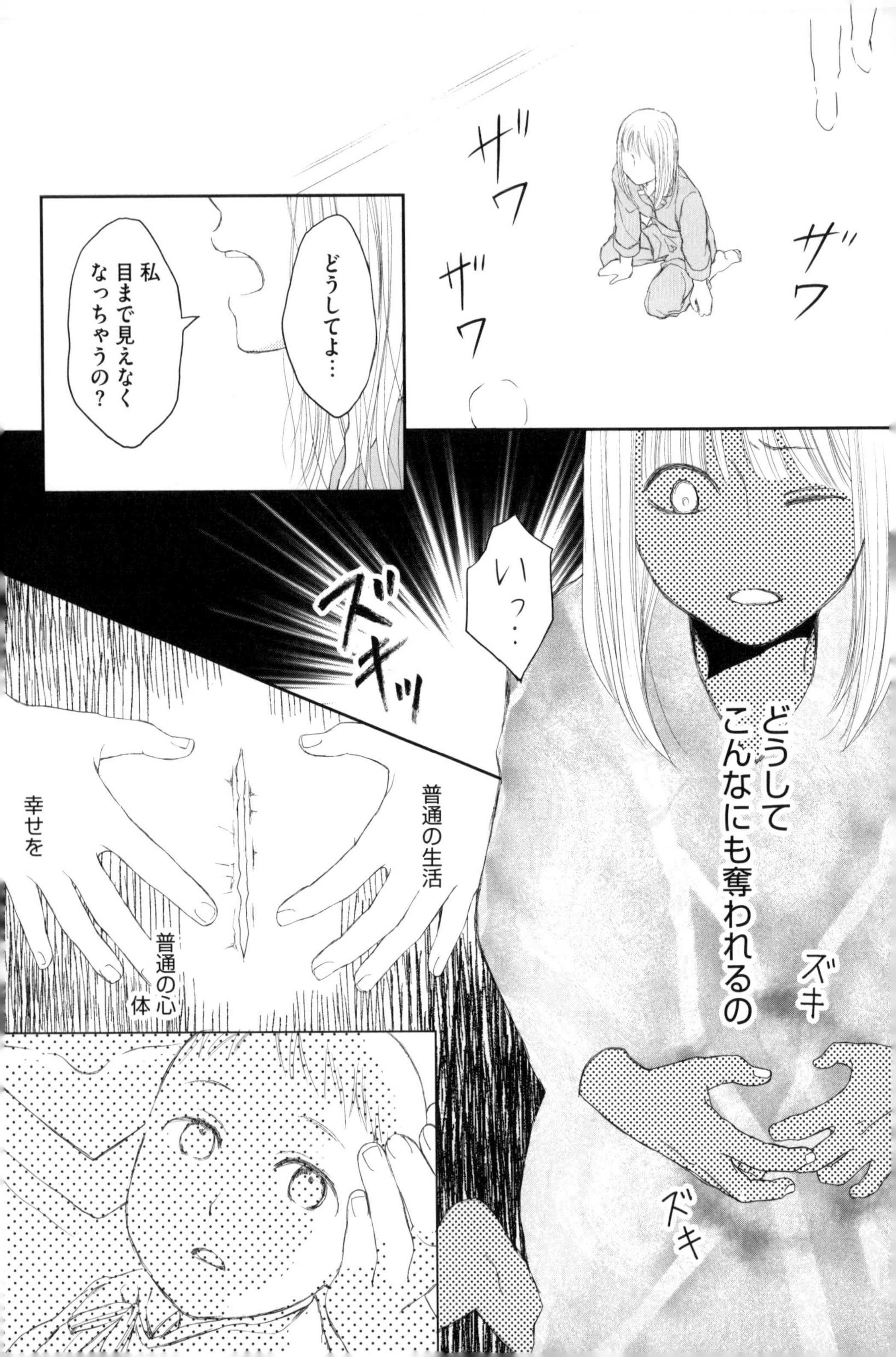
ザワ
ザワ
ザワ
どうしてよ…
私
目まで見えなく
なっちゃうの？
いっ…
ズキッ
どうして
こんなにも奪われるの
ズキ
ズキ
普通の生活
普通の心
体
幸せを

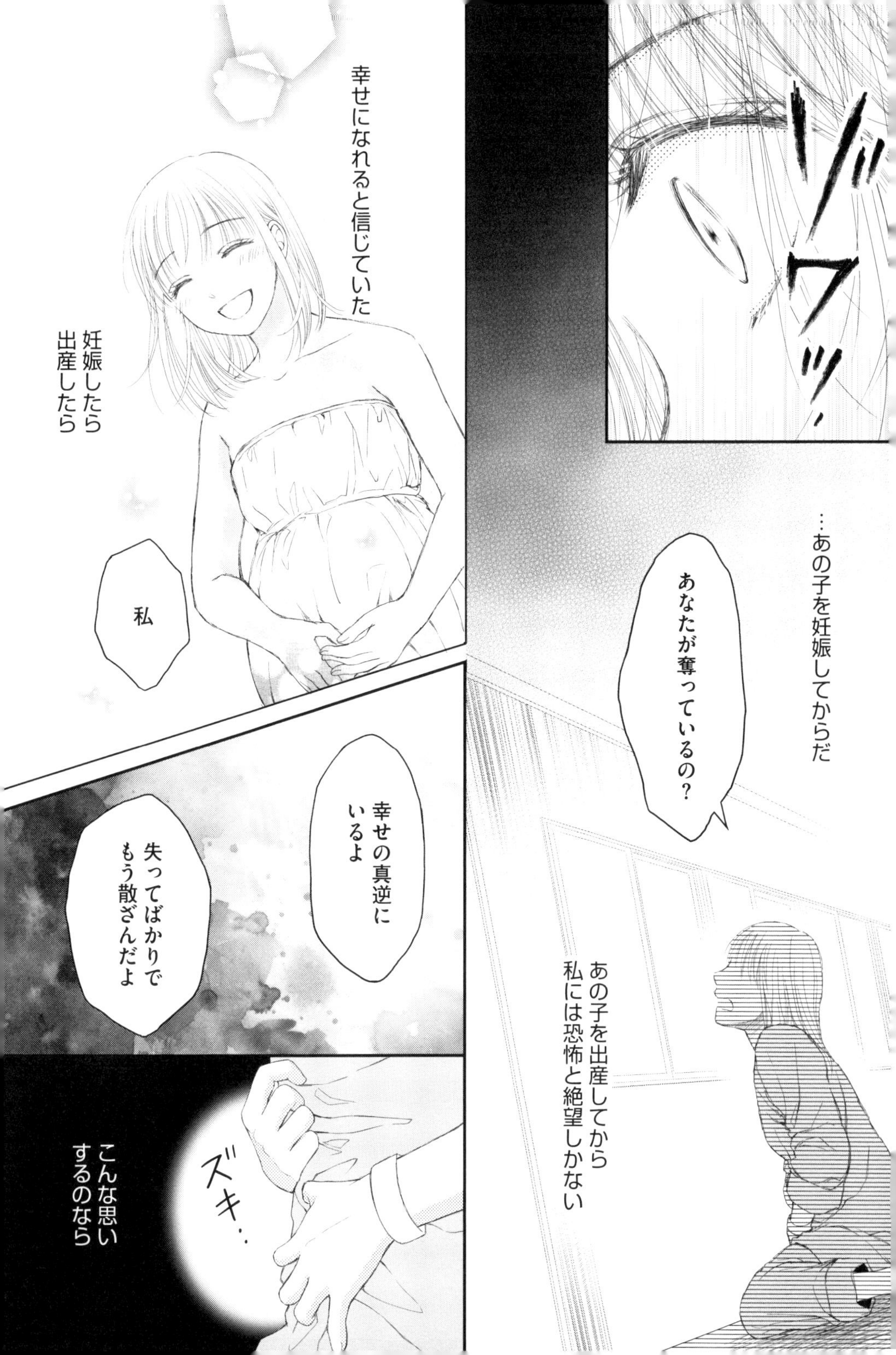
ゾワッッ!
…あの子を妊娠してからだ
あなたが奪っているの?
あの子を出産してから
私には恐怖と絶望しかない
幸せになれると信じていた
妊娠したら
出産したら
私
幸せの真逆に
いるよ
失ってばかりで
もう散ざんだよ
ズキ‥
こんな思い
するのなら

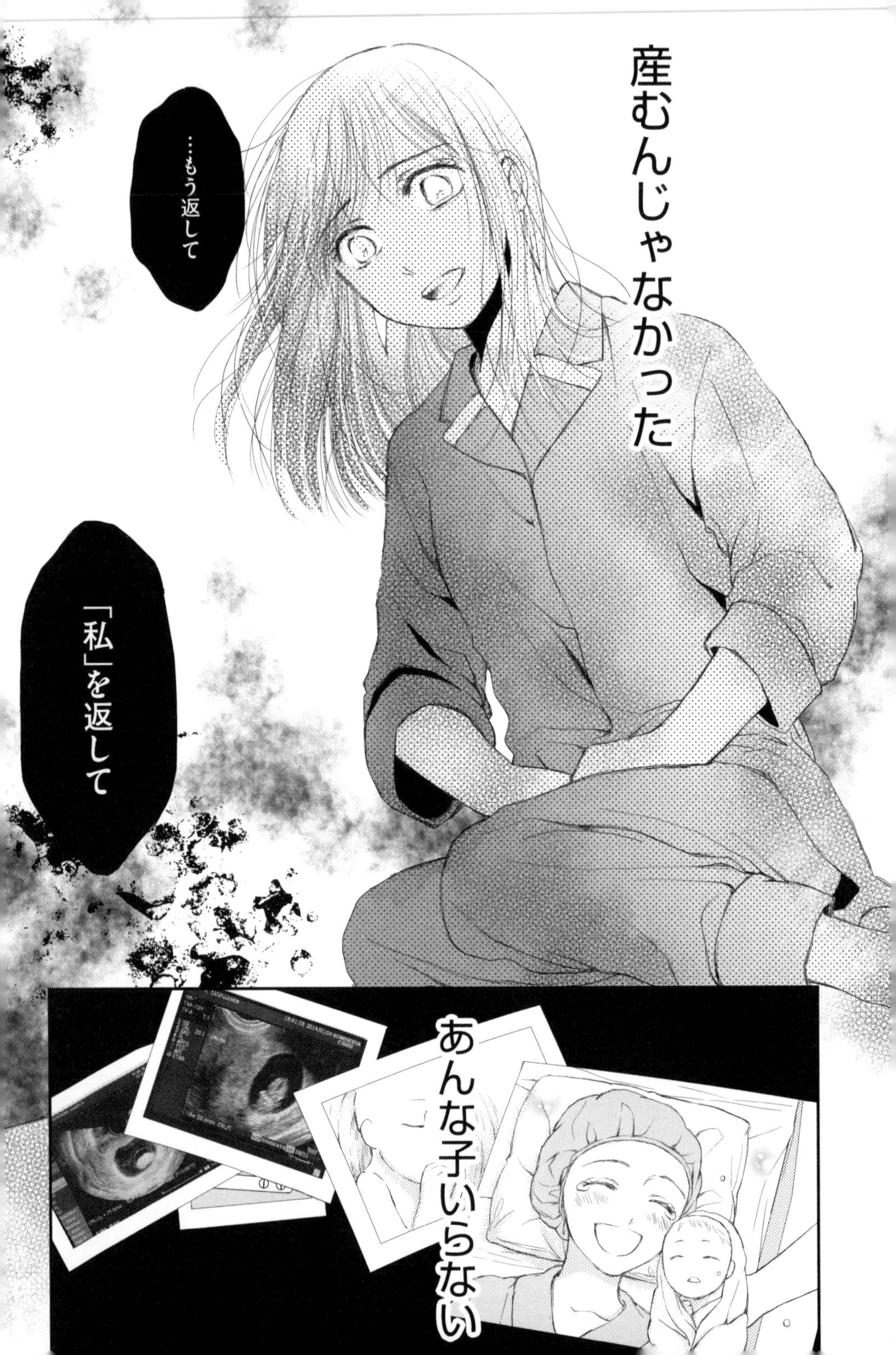
産むんじゃなかった
…もう返して
「私」を返して
あんな子いらない

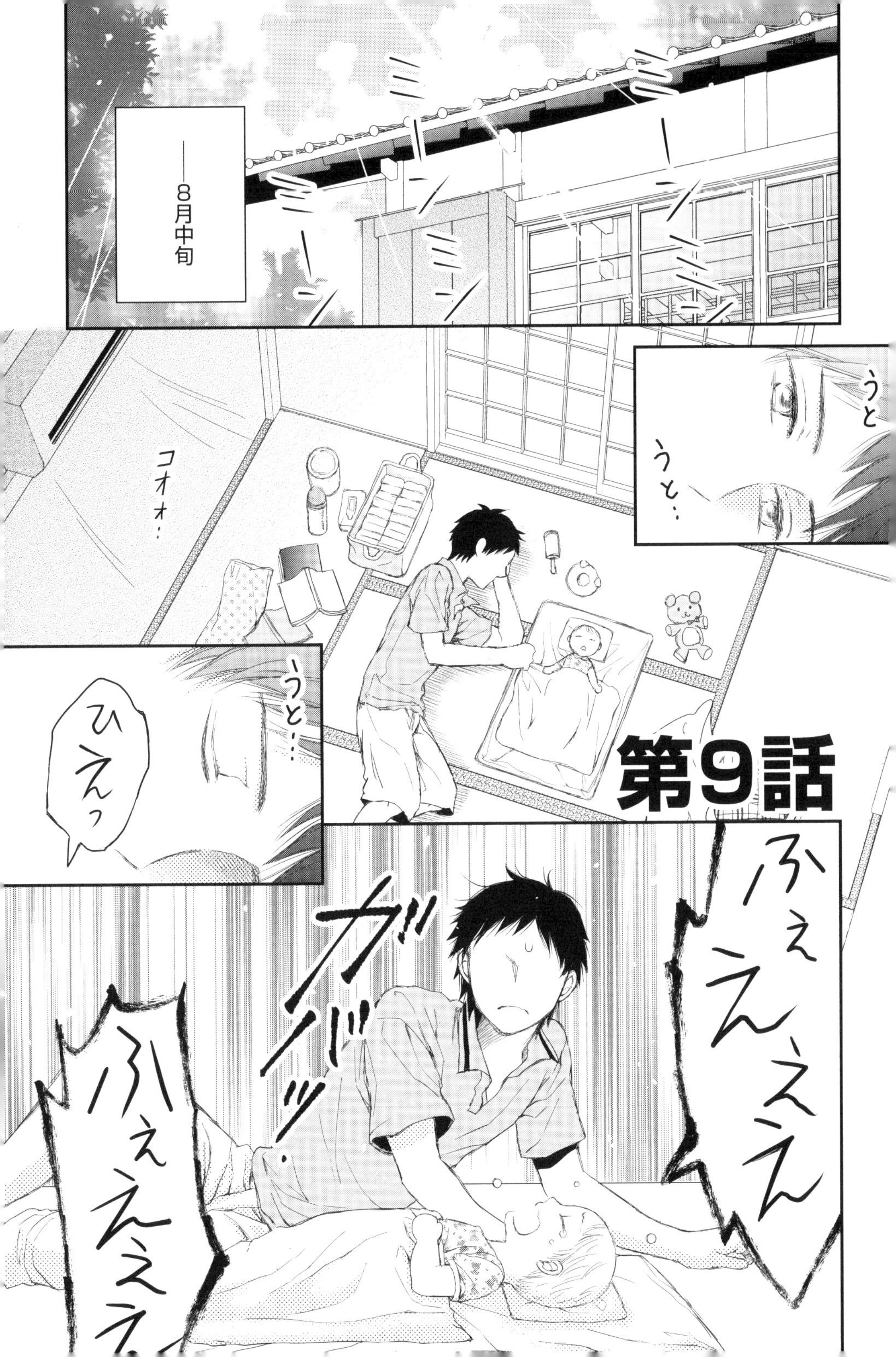
ミーン
ミーン
ミーン
ミーン
——8月中旬
うと
うと…
コオオ…
第9話
うと…
ひえんっ
ふええんえええん
ガバッ
ふええええ

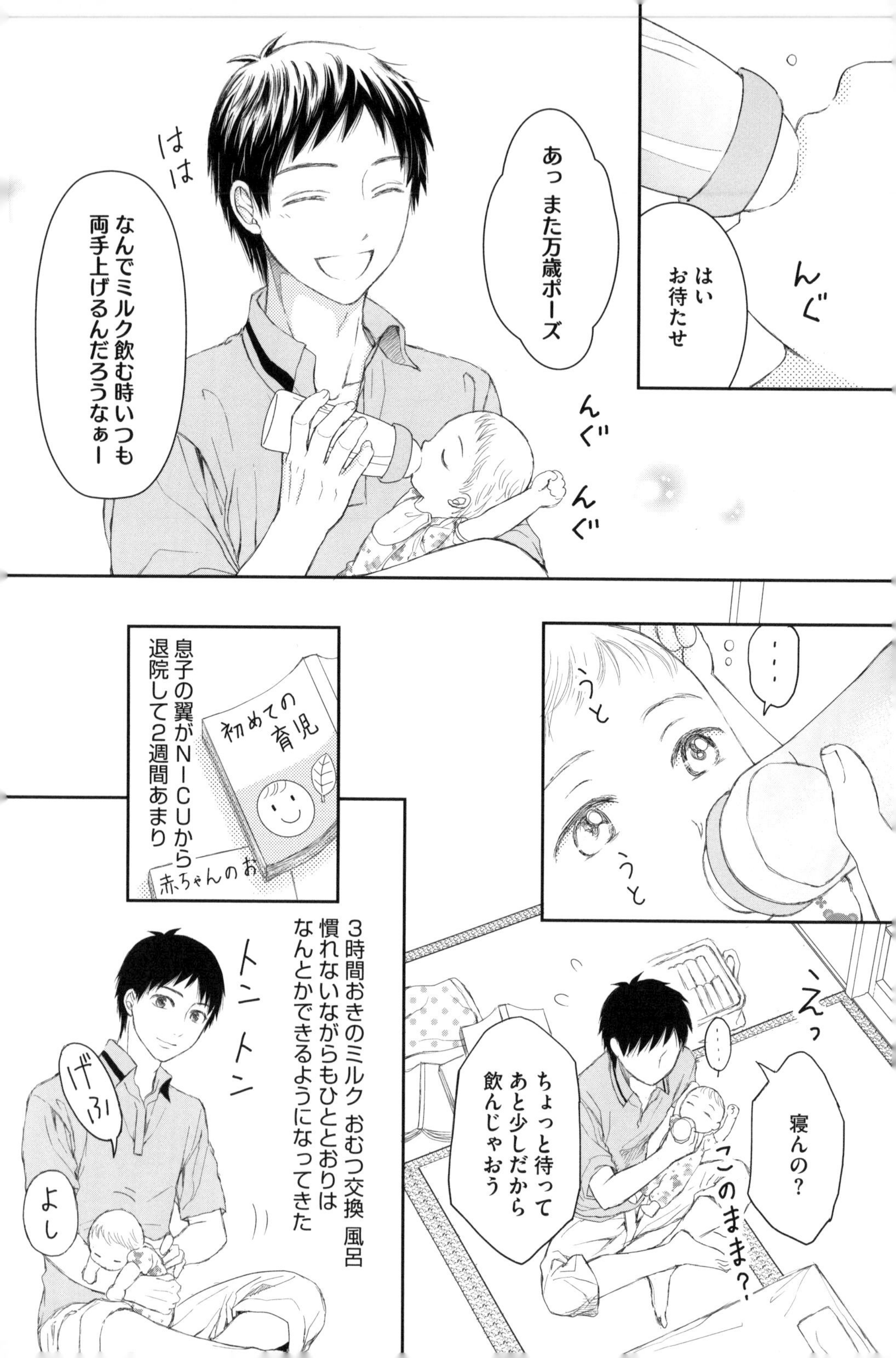
んぐ
はい お待たせ
あっ また万歳ポーズ
はは
なんでミルク飲む時いつも両手上げるんだろうなぁー
んぐ んぐ
・・・
うと うと
息子の翼がNICUから退院して2週間あまり
初めての育児
赤ちゃんのお
えっ
・・・
寝んの?
このまま?
ちょっと待って あと少しだから飲んじゃおう
3時間おきのミルク おむつ交換 風呂 慣れないながらもひととおりはなんとかできるようになってきた
トン トン
げふ
よし

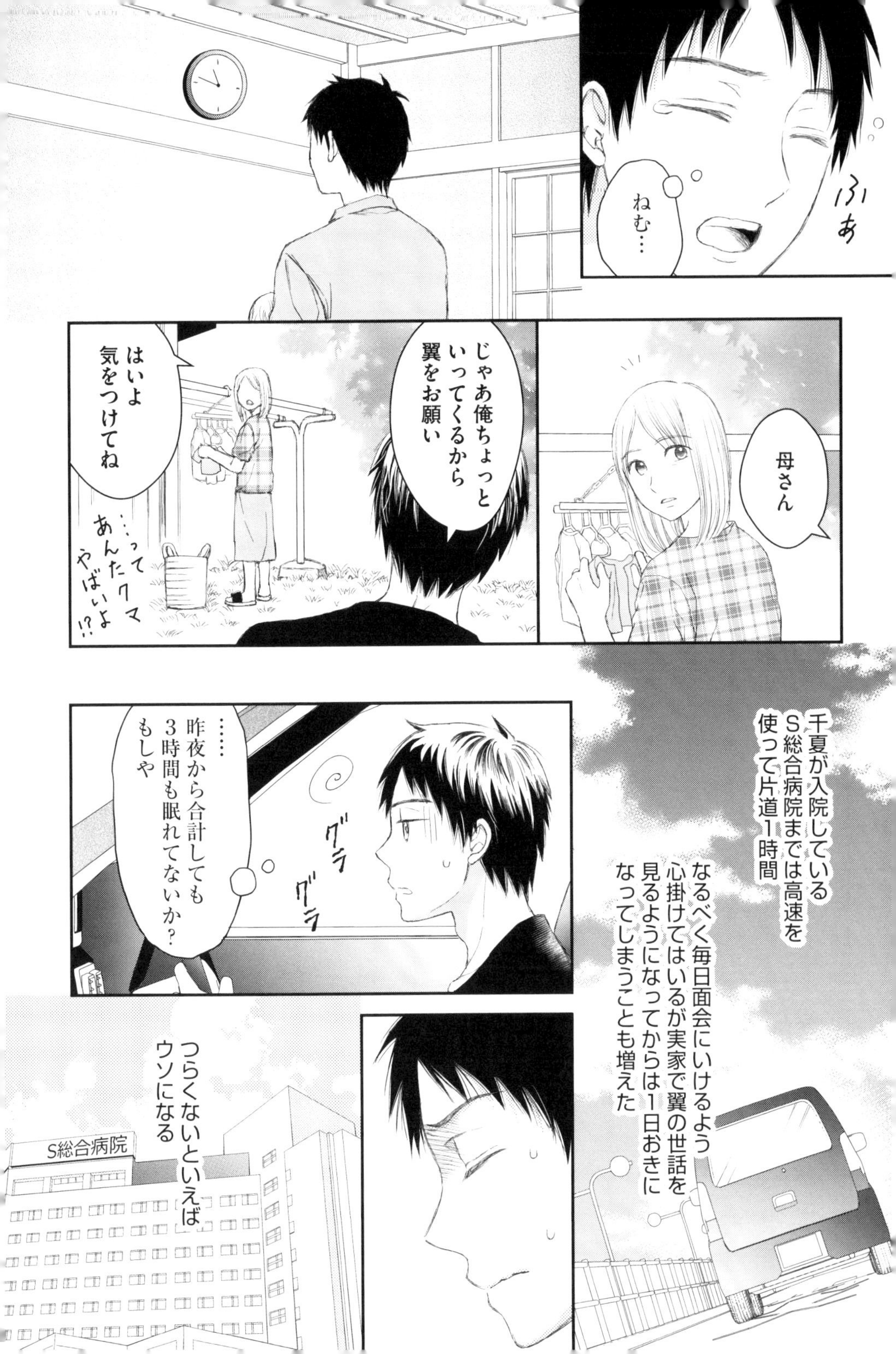
ふあ
ねむ…
母さん
じゃあ俺ちょっと
いってくるから
翼をお願い
はいよ
気をつけてね
…って
あんたクマ
やばいよ!?
千夏が入院している
S総合病院までは高速を
使って片道1時間
なるべく毎日面会にいけるよう
心掛けてはいるが実家で翼の世話を
見るようになってからは1日おきに
なってしまうことも増えた
……
昨夜から合計しても
3時間も眠れてないか?
もしや
グラ
グラ
S総合病院
つらくないといえば
ウソになる

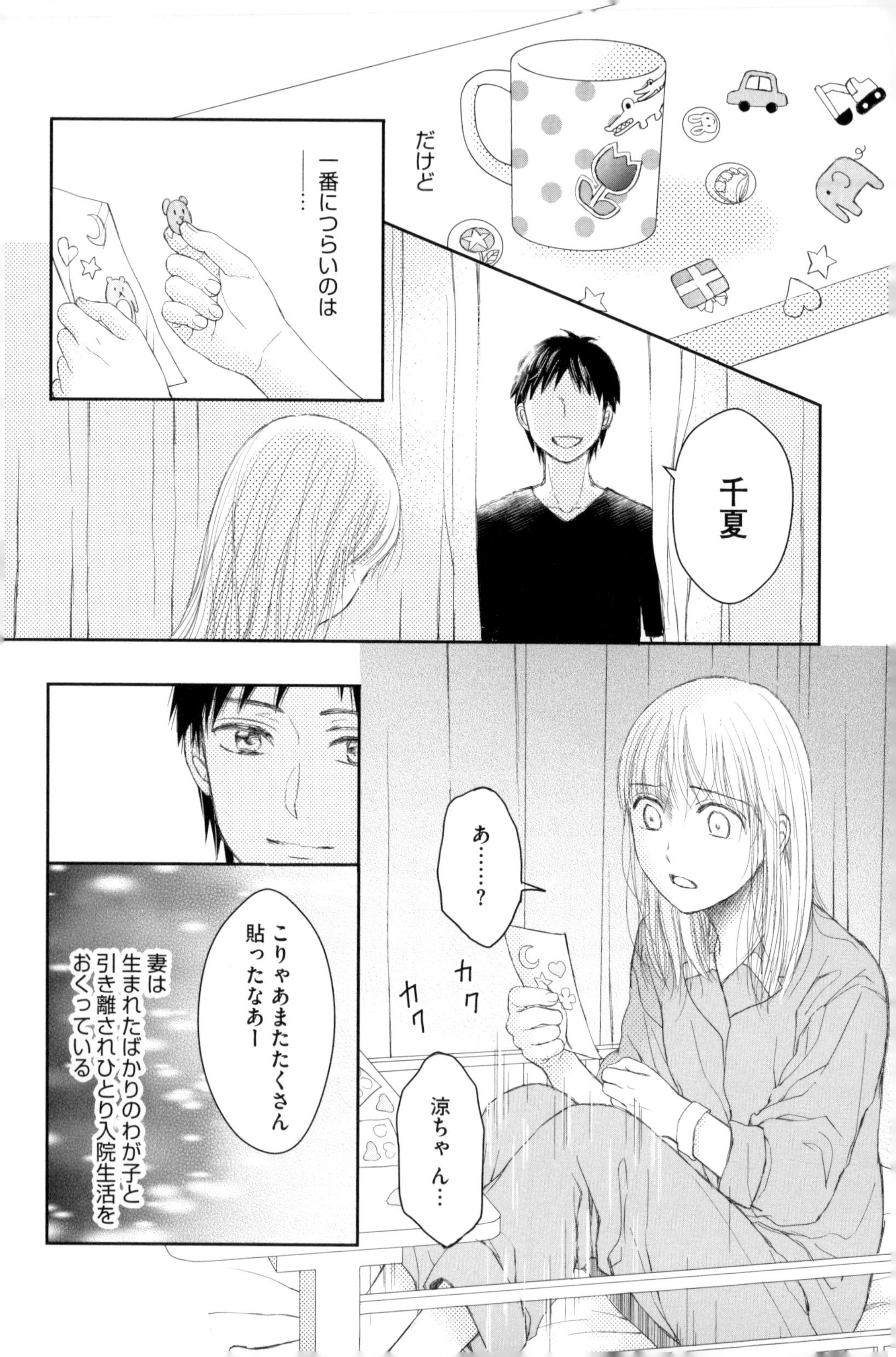
だけど
一番につらいのは——…
千夏
あ……？
カクカク
涼ちゃん…
こりゃあまたたくさん貼ったなあー
妻は生まれたばかりのわが子と引き離されひとり入院生活をおくっている

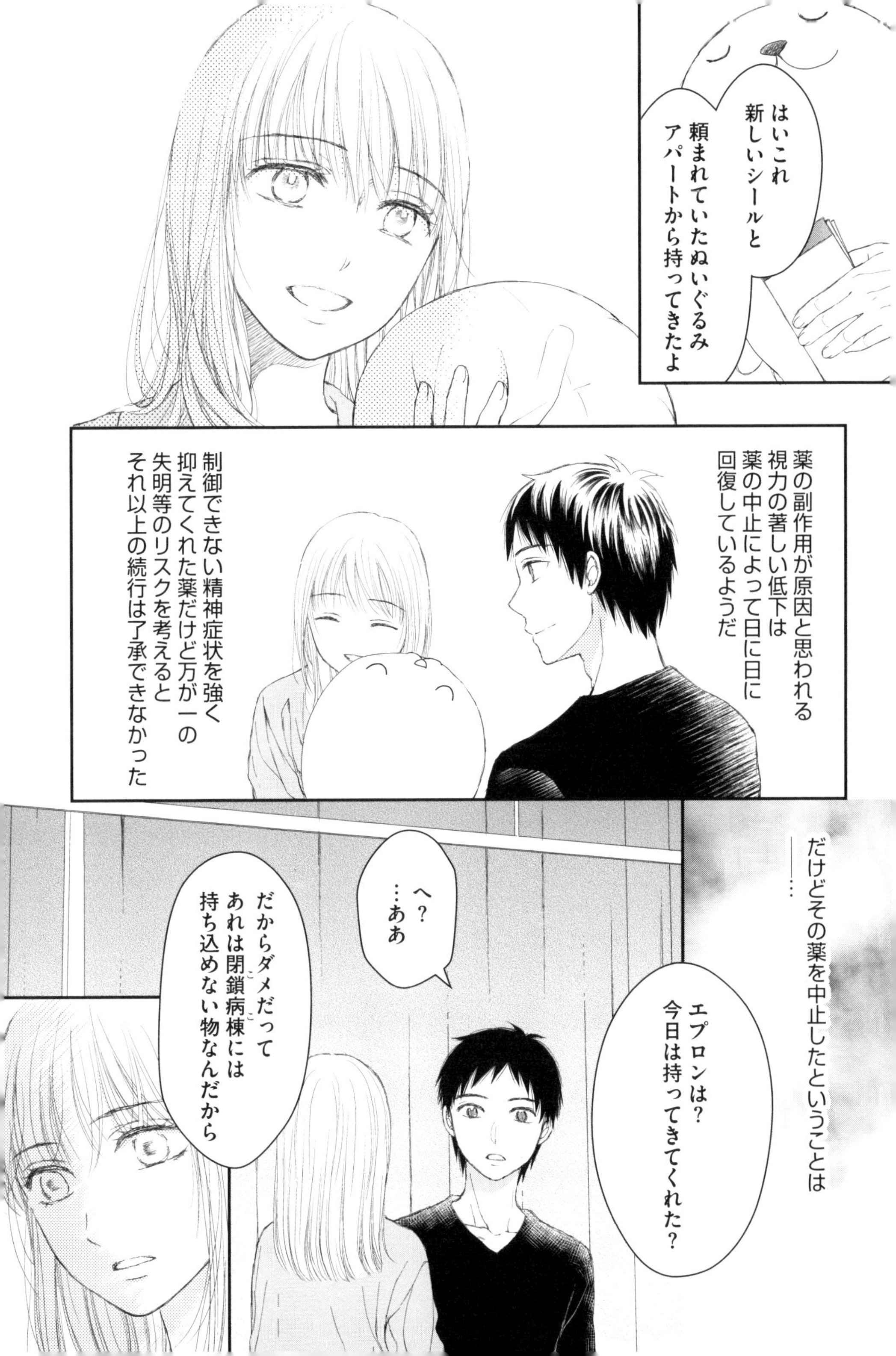
はいこれ
新しいシールと
頼まれていたぬいぐるみ
アパートから持ってきたよ
薬の副作用が原因と思われる
視力の著しい低下は
薬の中止によって日に日に
回復しているようだ
制御できない精神症状を強く
抑えてくれた薬だけど万が一の
失明等のリスクを考えると
それ以上の続行は了承できなかった
だけどその薬を中止したということは
——…
エプロンは?
今日は持ってきてくれた?
へ?
…あぁ
だからダメだって
あれは閉鎖病棟《ここ》には
持ち込めない物なんだから

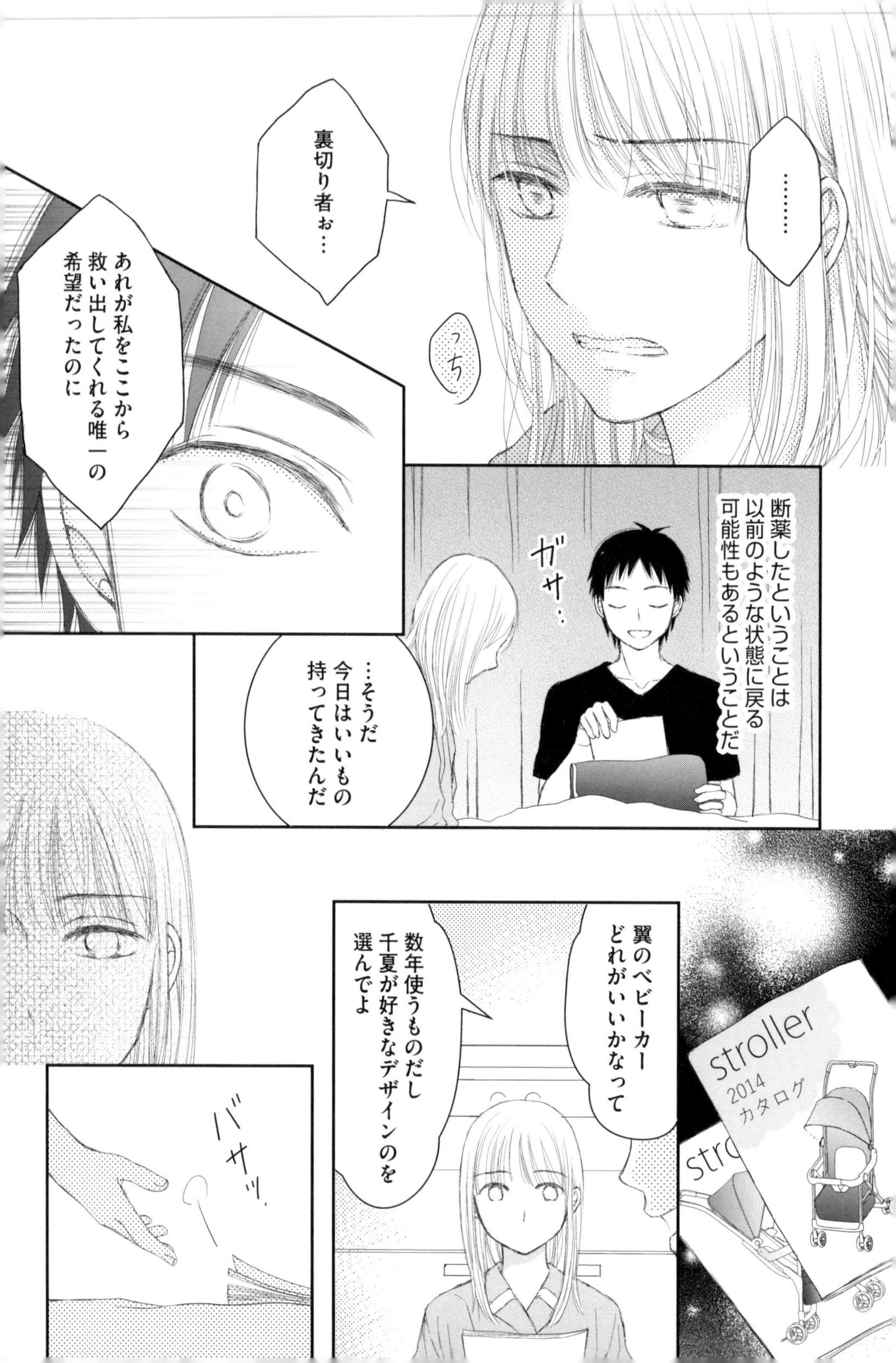
………
っち
裏切り者ぉ…
あれが私をここから救い出してくれる唯一の希望だったのに
断薬したということは以前のような状態に戻る可能性もあるということだ
ガサ…
…そうだ今日はいいもの持ってきたんだ
stroller
2014
カタログ
stro
翼のベビーカーどれがいいかなって
数年使うものだし千夏が好きなデザインのを選んでよ
バサッ

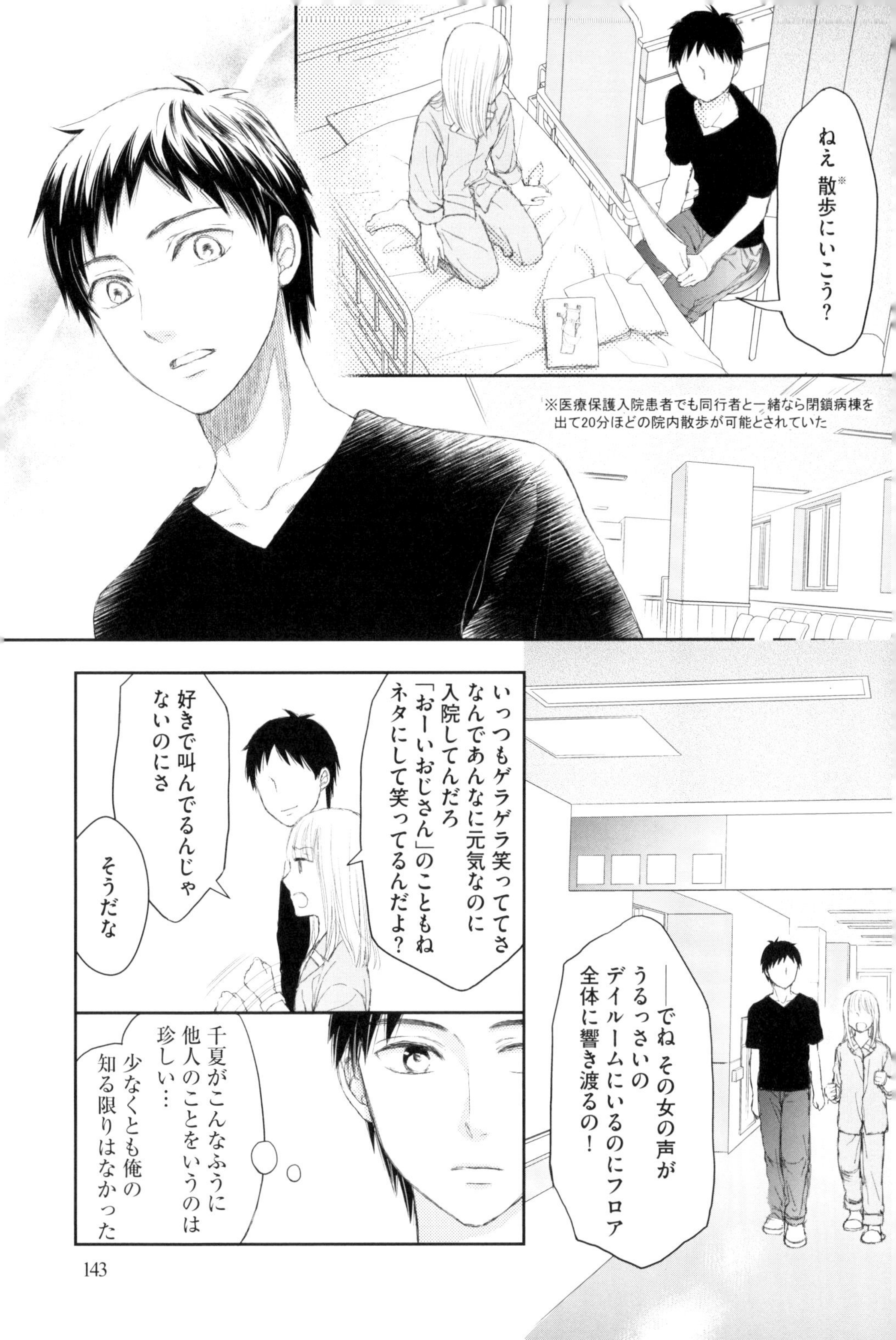
ねえ 散歩※にいこう？
※医療保護入院患者でも同行者と一緒なら閉鎖病棟を出て20分ほどの院内散歩が可能とされていた
――でね その女の声が うるっさいの デイルームにいるのにフロア全体に響き渡るの！
いっつもゲラゲラ笑っててさ なんであんなに元気なのに入院してんだろ 「おーいおじさん」のこともね ネタにして笑ってるんだよ？
好きで叫んでるんじゃないのにさ
そうだな
千夏がこんなふうに他人のことをいうのは珍しい…
少なくとも俺の知る限りはなかった

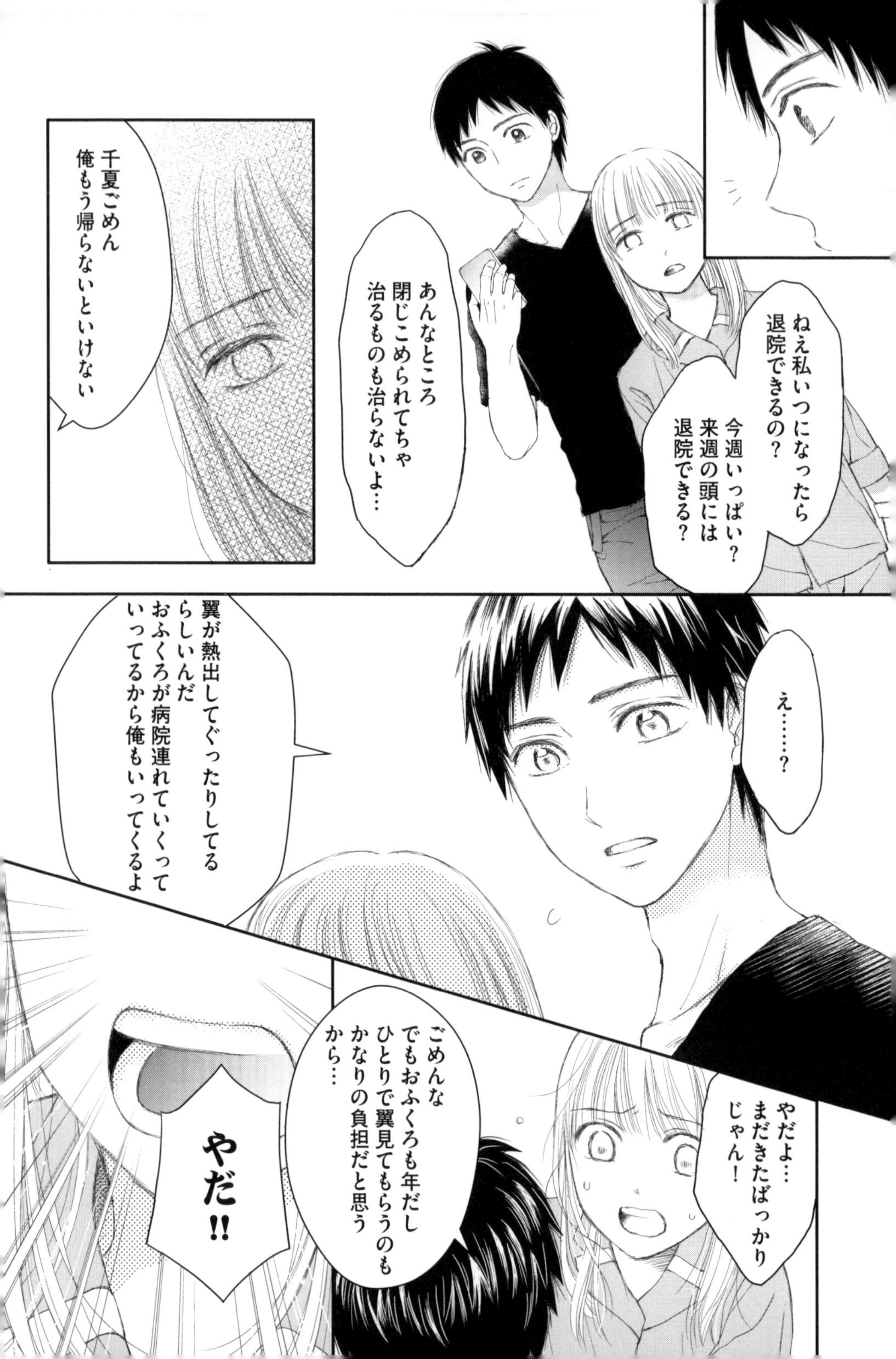

ねえ私いつになったら退院できるの？
今週いっぱい？来週の頭には退院できる？
あんなところ閉じこめられてちゃ治るものも治らないよ…
千夏ごめん俺もう帰らないといけない
え……？
翼が熱出してぐったりしてるらしいんだ おふくろが病院連れていくっていってるから俺もいってくるよ
やだよ…まだきたばっかりじゃん！
ごめんな でもおふくろも年だし ひとりで翼見てもらうのもかなりの負担だと思うから…
やだ!!

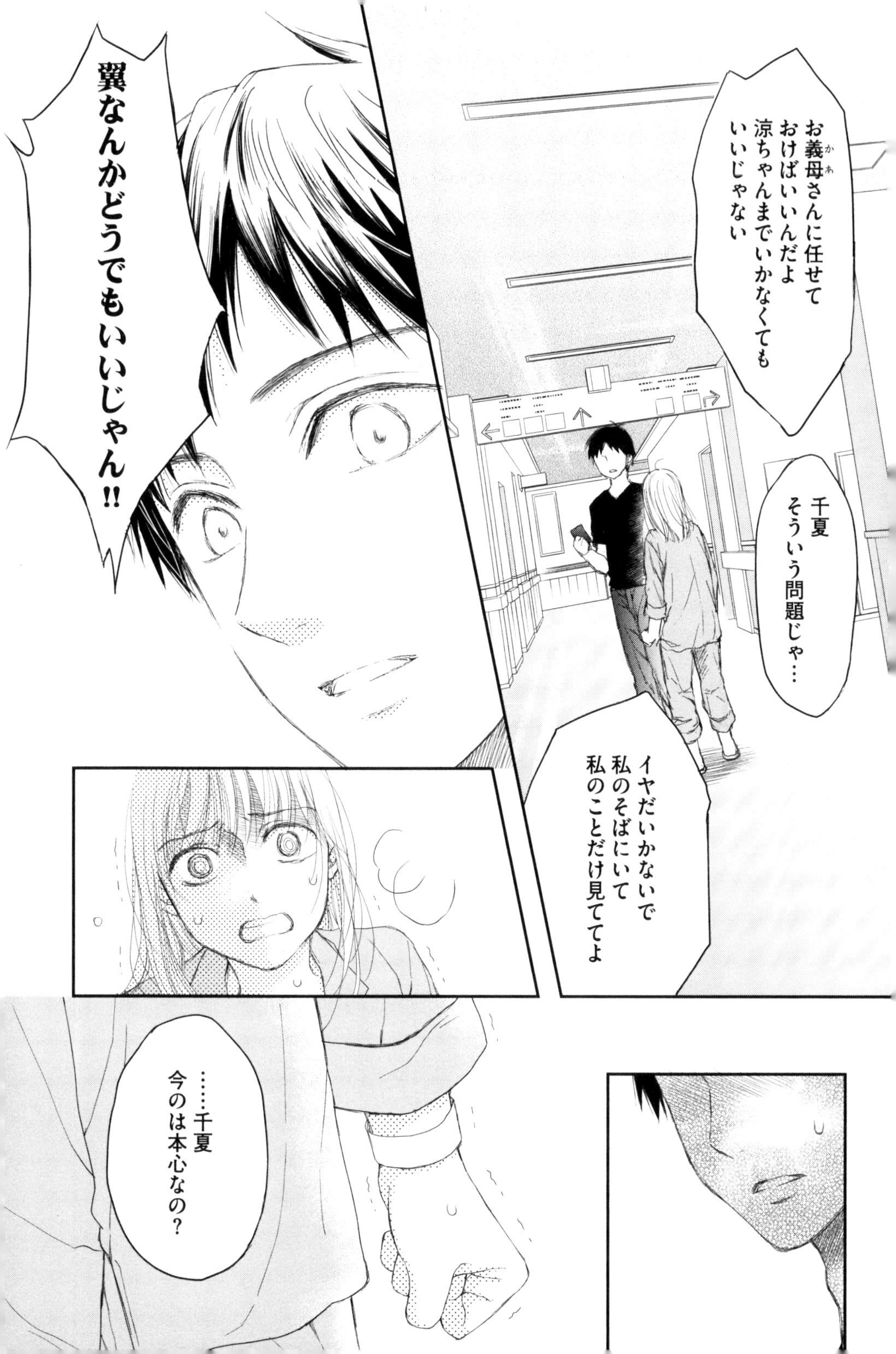
お義母《かあ》さんに任せておけばいいんだよ
涼ちゃんまでいかなくてもいいじゃない
千夏 そういう問題じゃ…
イヤだいかないで 私のそばにいて 私のことだけ見ててよ
翼なんかどうでもいいじゃん!!
……千夏 今のは本心なの?

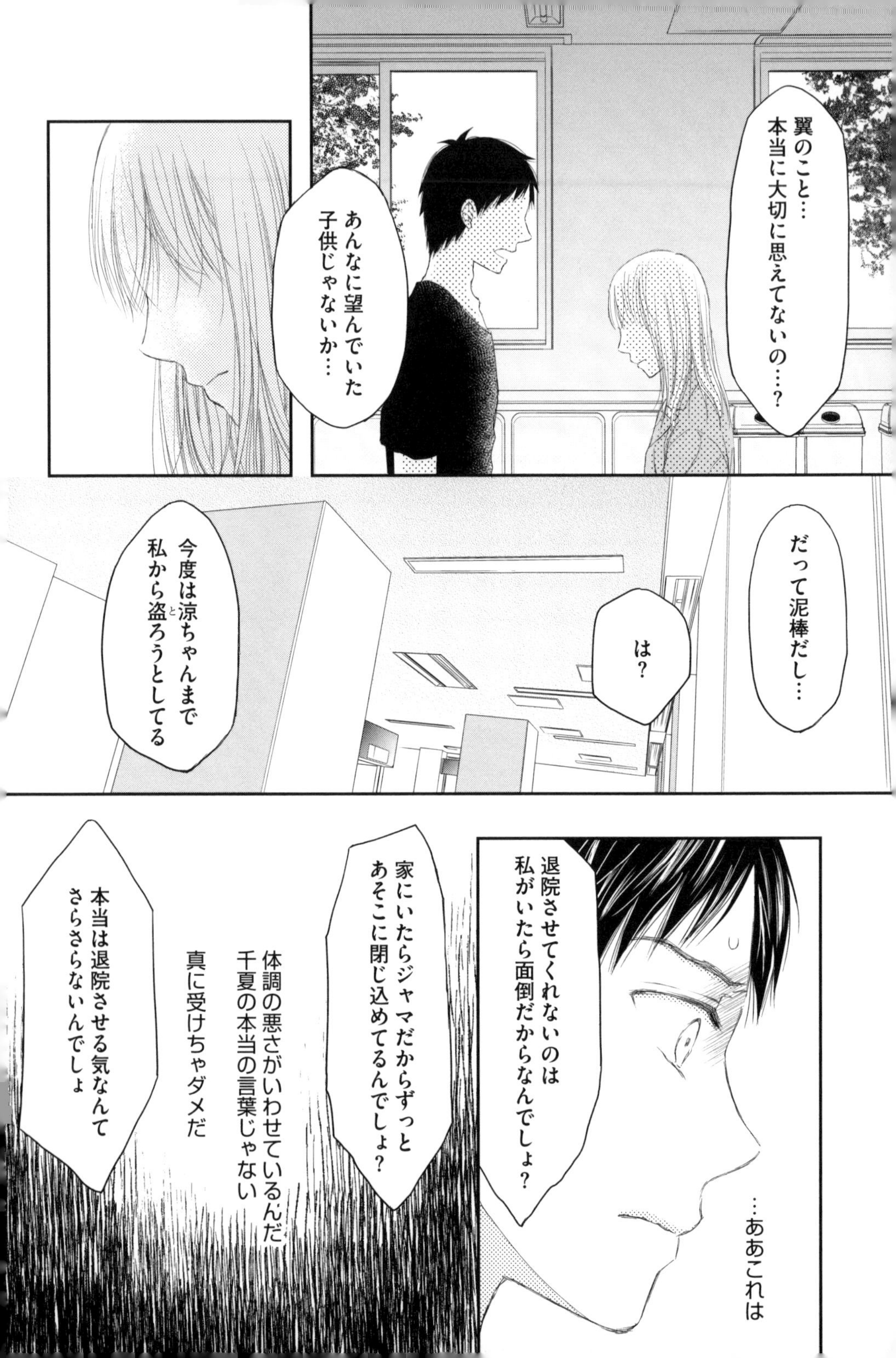
翼のこと…本当に大切に思えてないの…？
あんなに望んでいた子供じゃないか…
だって泥棒だし…
は？
今度は涼ちゃんまで私から盗《と》ろうとしてる
…ああこれは
退院させてくれないのは私がいたら面倒だからなんでしょ？
家にいたらジャマだからずっとあそこに閉じ込めてるんでしょ？
体調の悪さがいわせているんだ千夏の本当の言葉じゃない
真に受けちゃダメだ
本当は退院させる気なんてさらさらないんでしょ

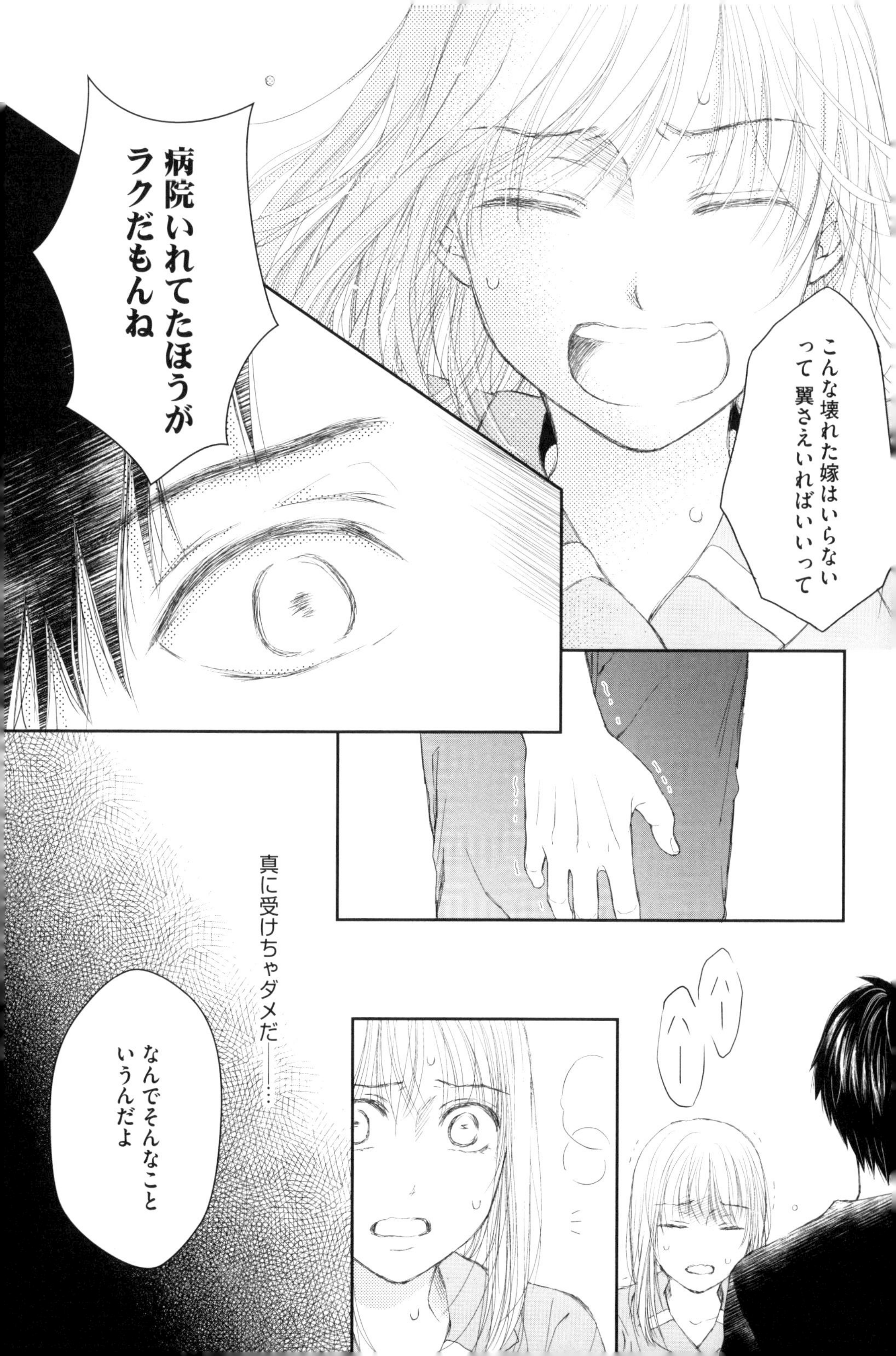

こんな壊れた嫁はいらないって 翼さえいればいいって
病院いれてたほうがラクだもんね
真に受けちゃダメだ――…
なんでそんなこといいうんだよ

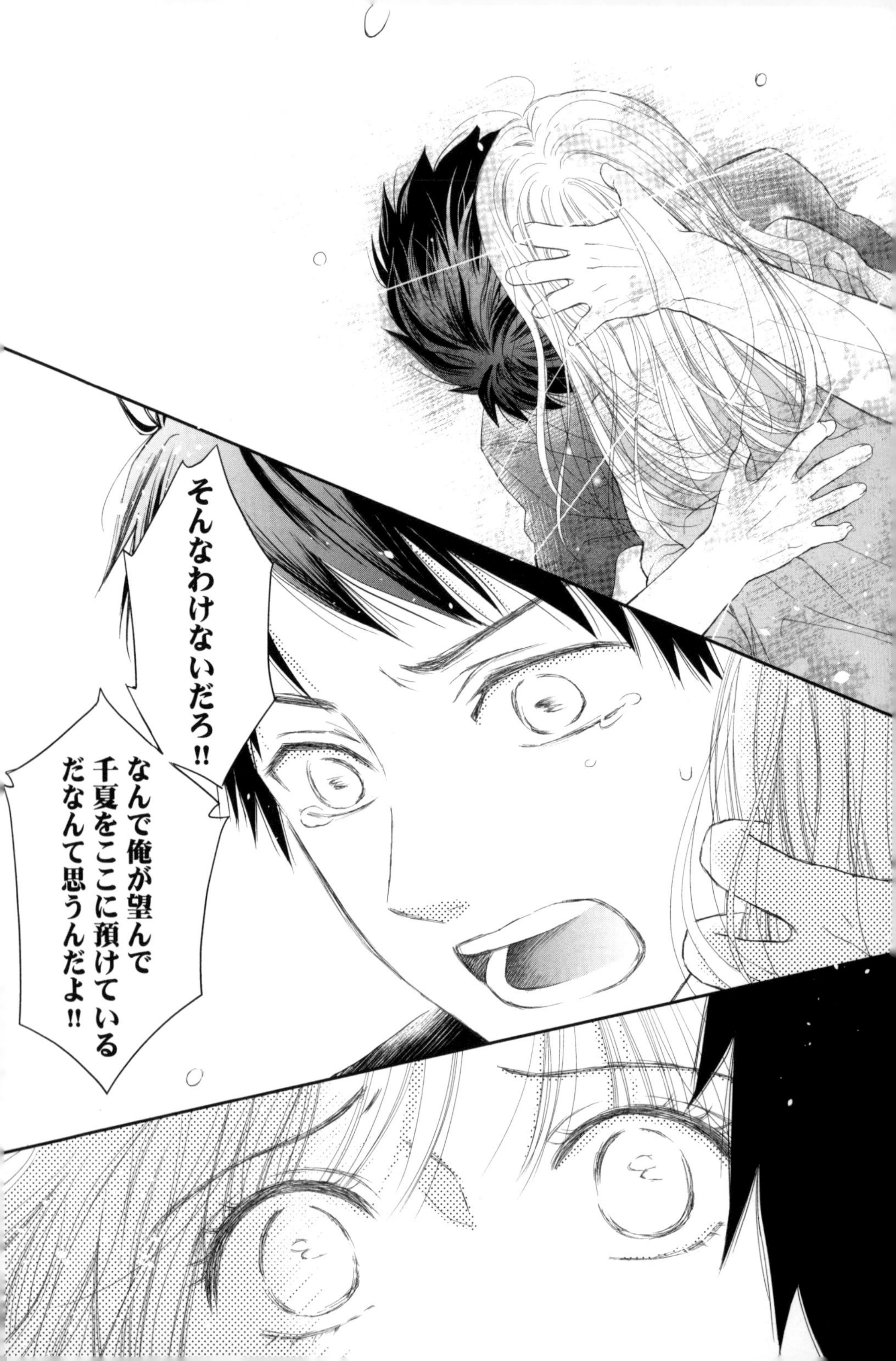
そんなわけないだろ!!
なんで俺が望んで千夏をここに預けているだなんて思うんだよ!!

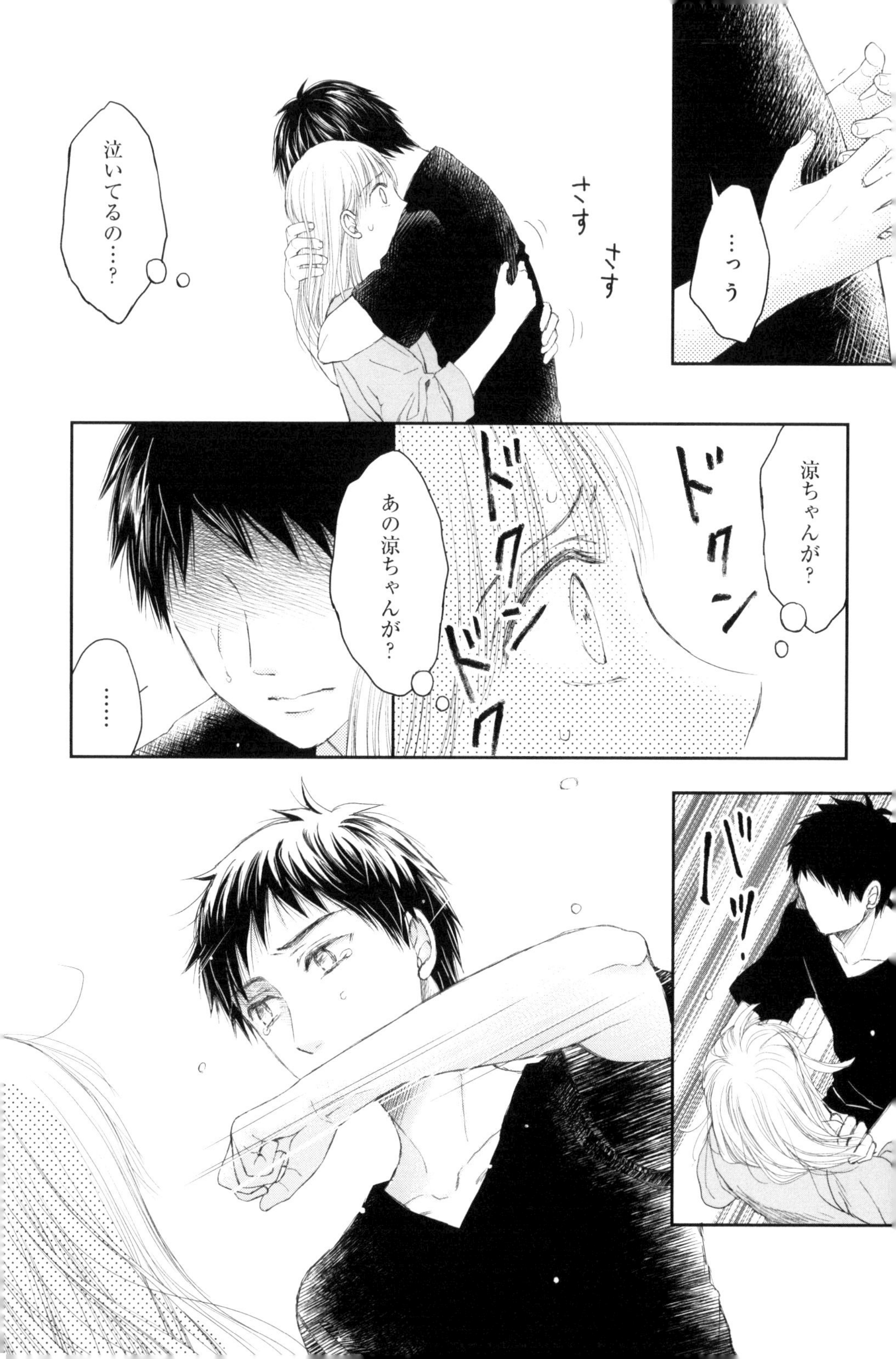

…っう
さす
さす
泣いてるの…？
涼ちゃんが？
ドクン
ドクン
ドク
あの涼ちゃんが？
……
バッ！

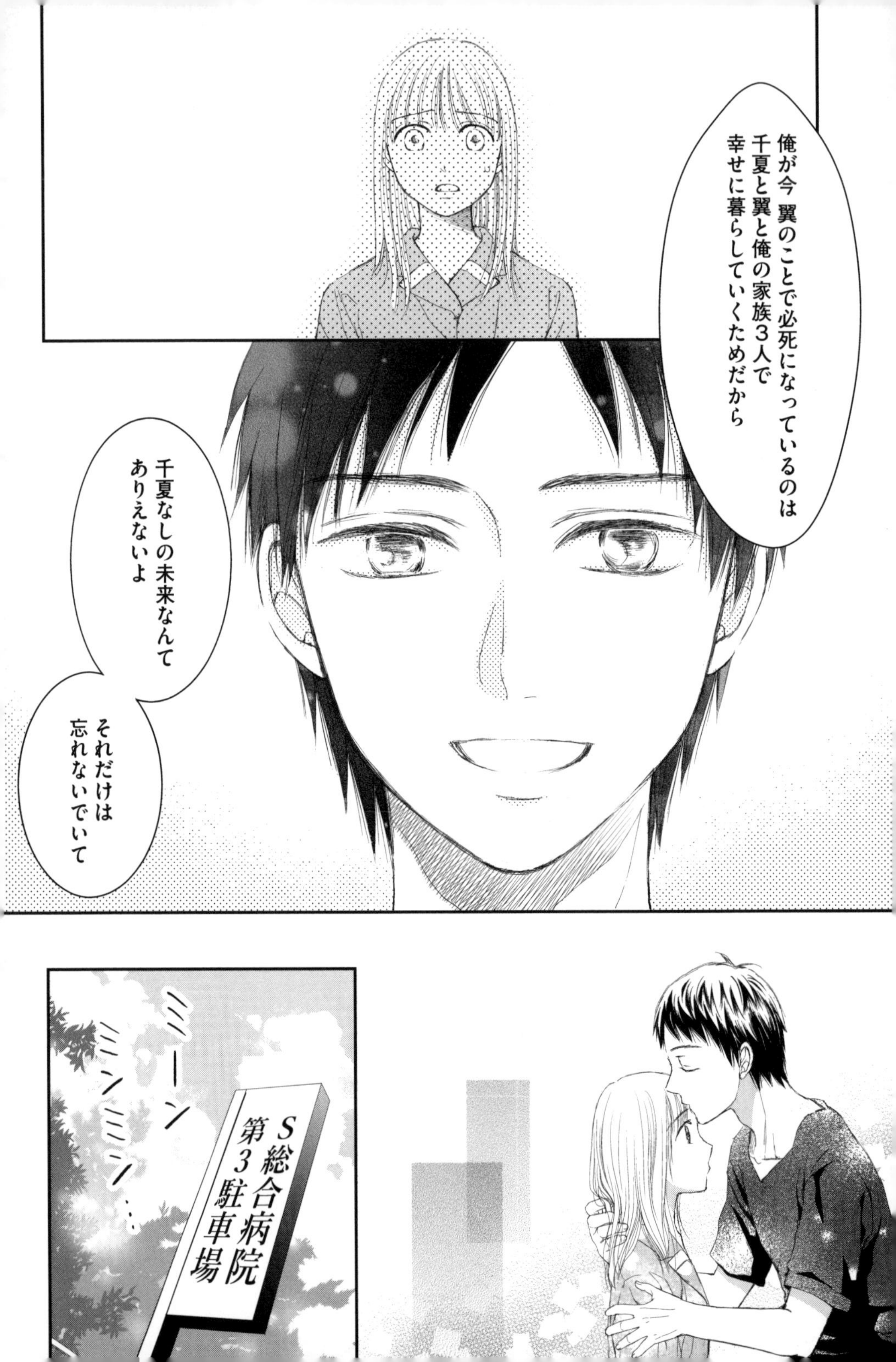
俺が今 翼のことで必死になっているのは千夏と翼と俺の家族3人で幸せに暮らしていくためだから
千夏なしの未来なんてありえないよ
それだけは忘れないでいて
S総合病院第3駐車場
ミーン
ミンミン…

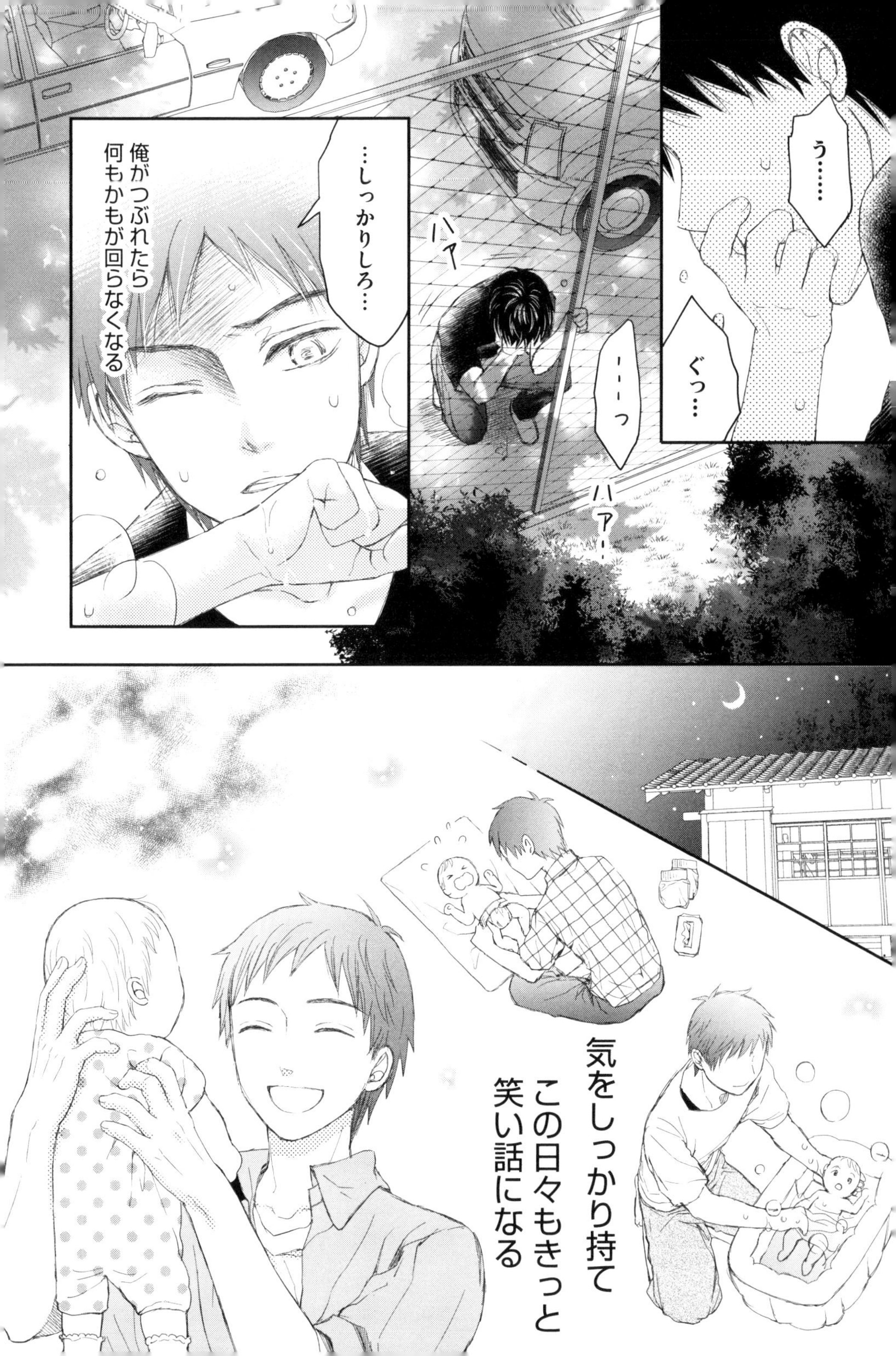
う……
ぐっ…
ハァ
ーーっ
ハァー…
…しっかりしろ…
俺がつぶれたら
何もかもが回らなくなる
気をしっかり持て
この日々もきっと
笑い話になる

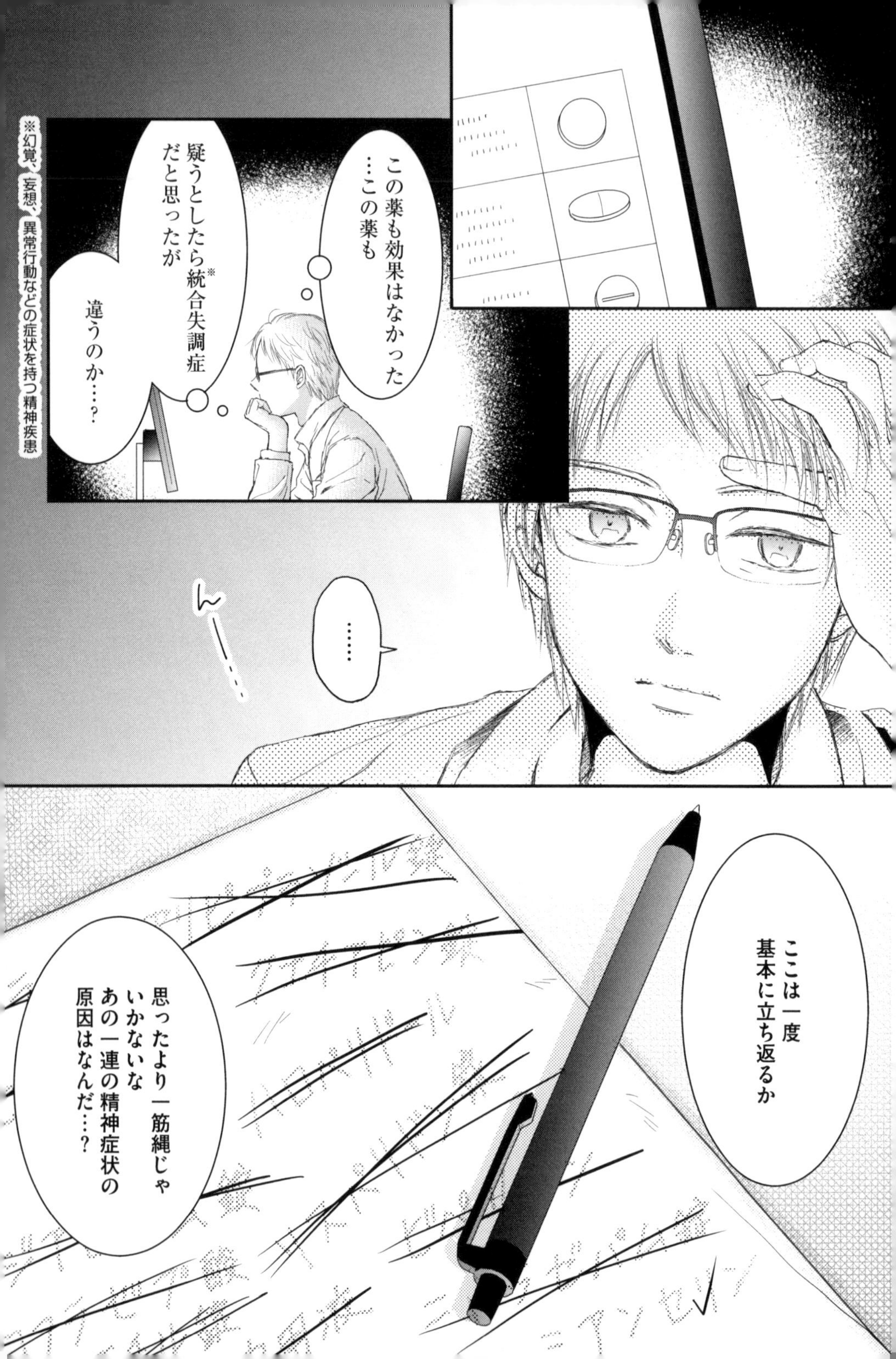
この薬も効果はなかった
…この薬も
疑うとしたら統合失調症※だと思ったが
違うのか…？
※幻覚、妄想、異常行動などの症状を持つ精神疾患
……
ん——…
ここは一度
基本に立ち返るか
思ったより一筋縄じゃ
いかないいな
あの一連の精神症状の
原因はなんだ…？

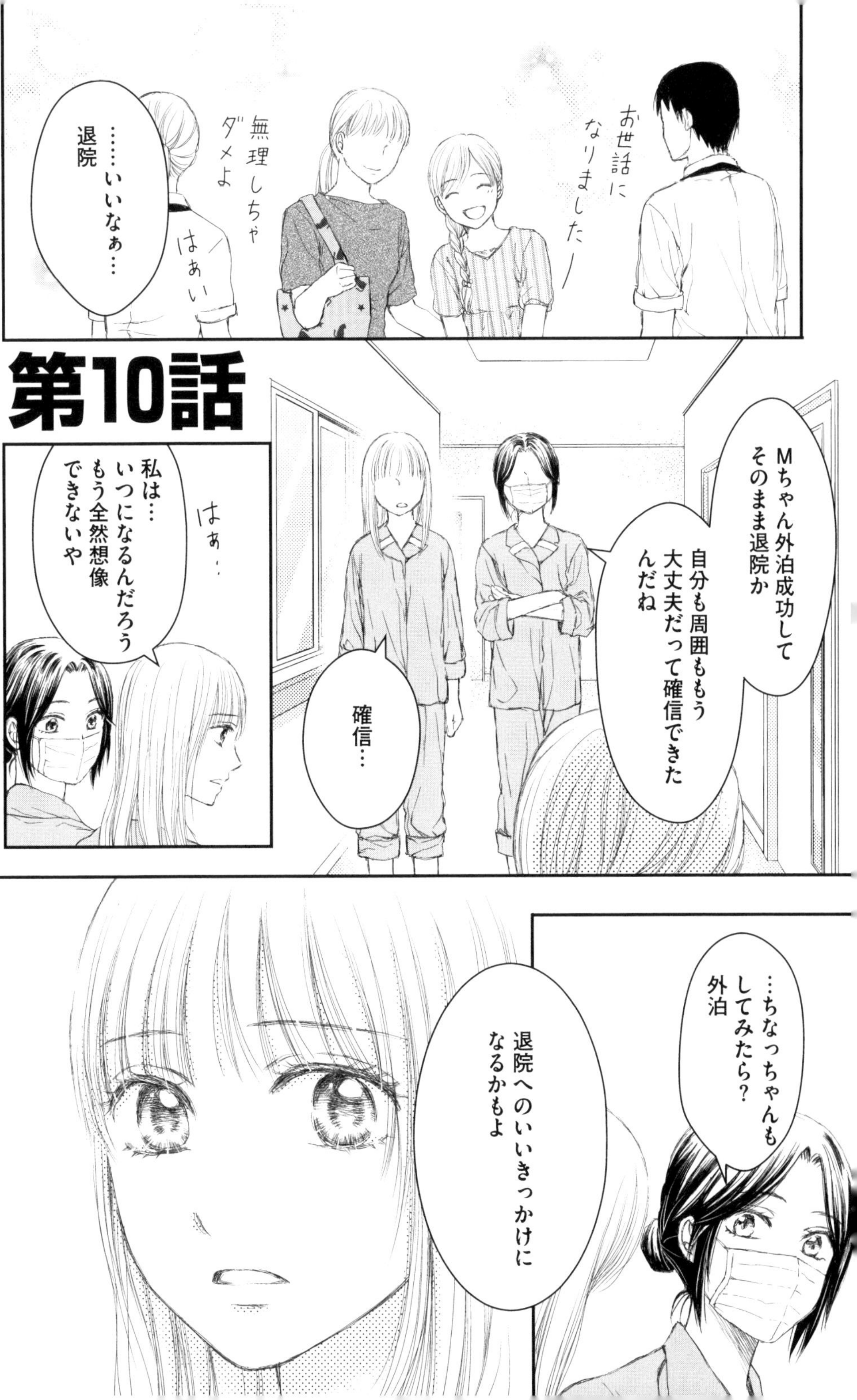
お世話になりました—!
無理しちゃダメよ
はぁい
……いいなぁ…退院
第10話
Mちゃん外泊成功してそのまま退院か
自分も周囲ももう大丈夫だって確信できたんだね
確信…
はぁ…
私は…いつになるんだろうもう全然想像できないや
…ちなっちゃんもしてみたら？外泊
退院へのいいきっかけになるかもよ

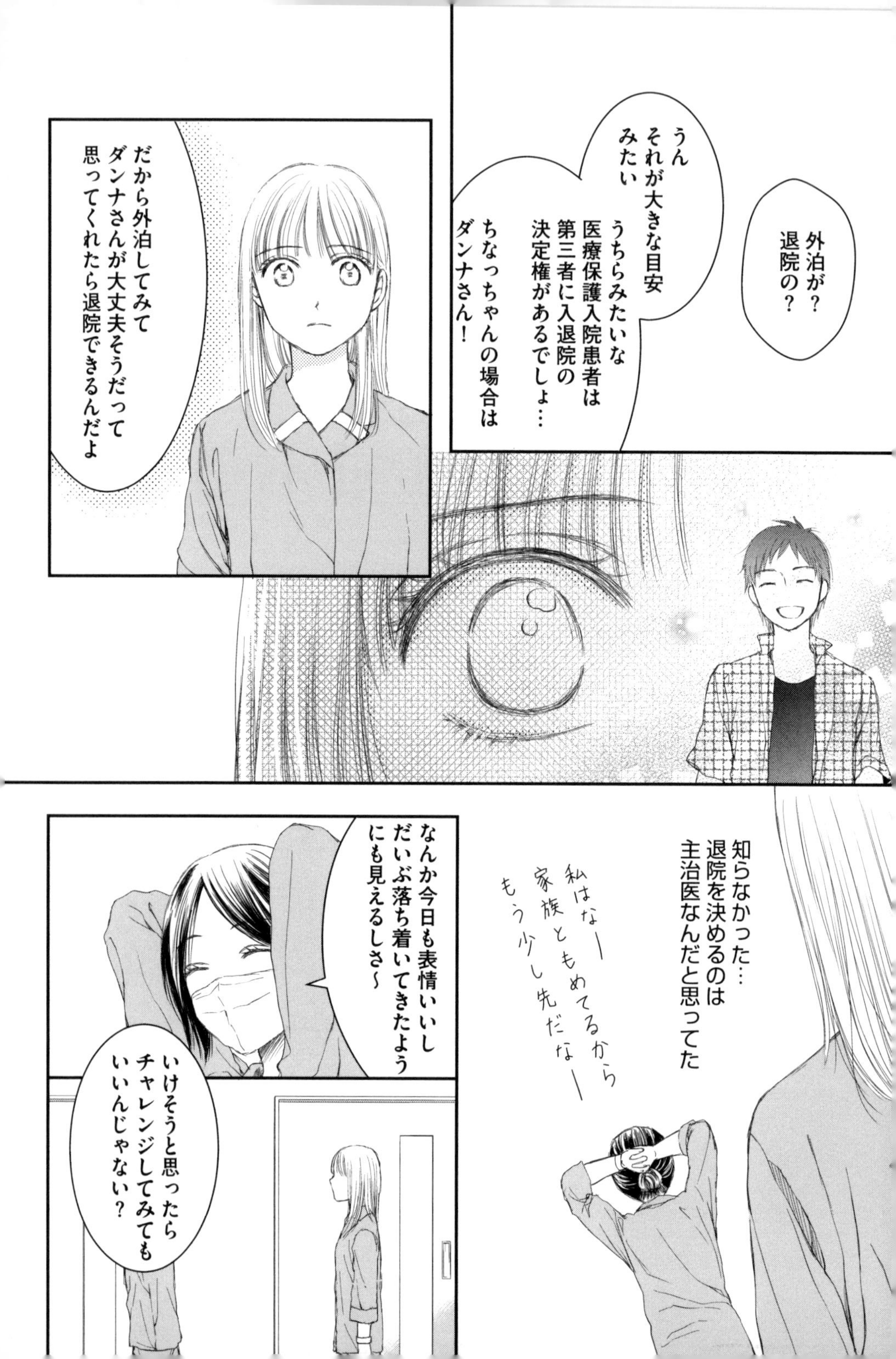
外泊が？退院の？
うん それが大きな目安みたい
うちらみたいな医療保護入院患者は第三者に入退院の決定権があるでしょ…
ちなっちゃんの場合はダンナさん！
だから外泊してみてダンナさんが大丈夫そうだって思ってくれたら退院できるんだよ
知らなかった…退院を決めるのは主治医なんだと思ってた
私はなー家族ともめてるから もう少し先だなー
なんか今日も表情いいし だいぶ落ち着いてきたようにも見えるしさ～
いけそうと思ったらチャレンジしてみてもいいんじゃない？

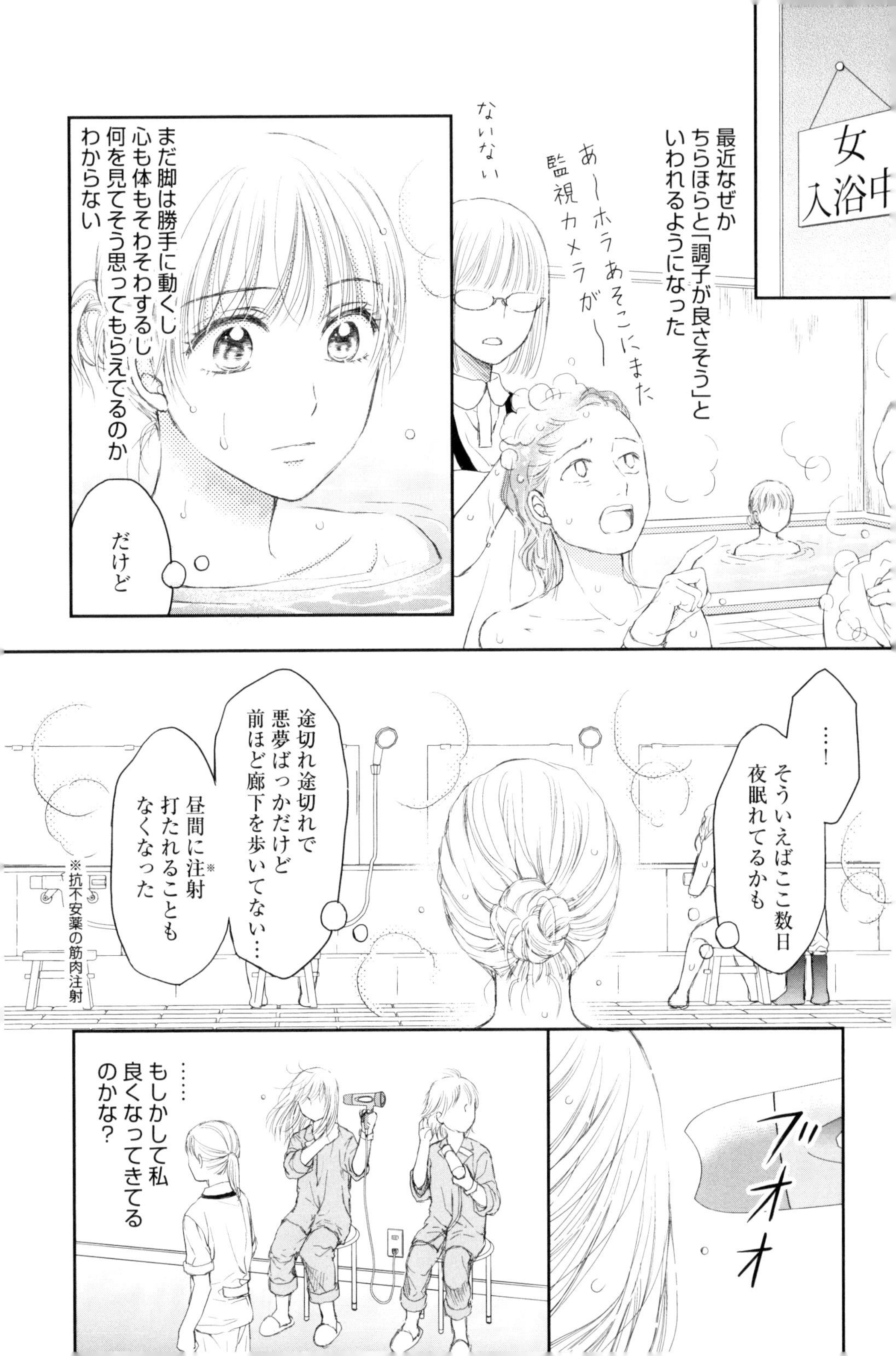

女 入浴中
最近なぜか ちらほらと「調子が良さそう」と いわれるようになった
あ～ホラあそこにまた 監視カメラが～
ないない
まだ脚は勝手に動くし 心も体もそわそわするし 何を見てそう思ってもらえてるのか わからない
だけど
…！ そういえばここ数日 夜眠れてるかも
途切れ途切れで 悪夢ばっかだけど 前ほど廊下を歩いてない…
昼間に注射※ 打たれることも なくなった
※抗不安薬の筋肉注射
ブオオ
……もしかして私 良くなってきてる のかな？

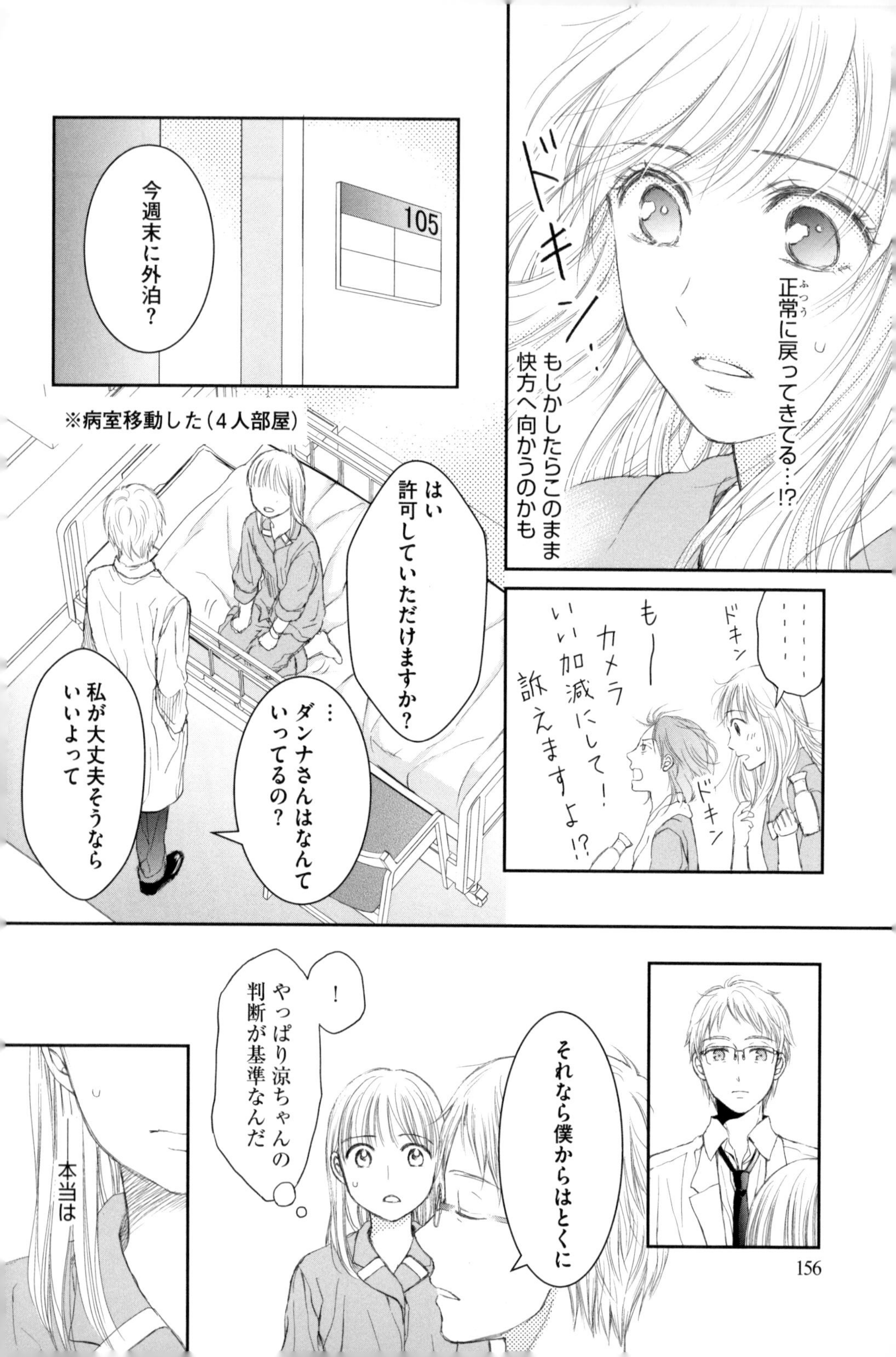
ドキーン!
正常《ふつう》に戻ってきてる…!?
もしかしたらこのまま快方へ向かうのかも
今週末に外泊?
105
……
ドキン
ドキン
もー カメラ いい加減にして! 訴えますよ!?
※病室移動した（4人部屋）
はい 許可していただけますか?
…ダンナさんはなんていってるの?
私が大丈夫そうならいいよって
それなら僕からはとくに
!
やっぱり涼ちゃんの判断が基準なんだ
―本当は

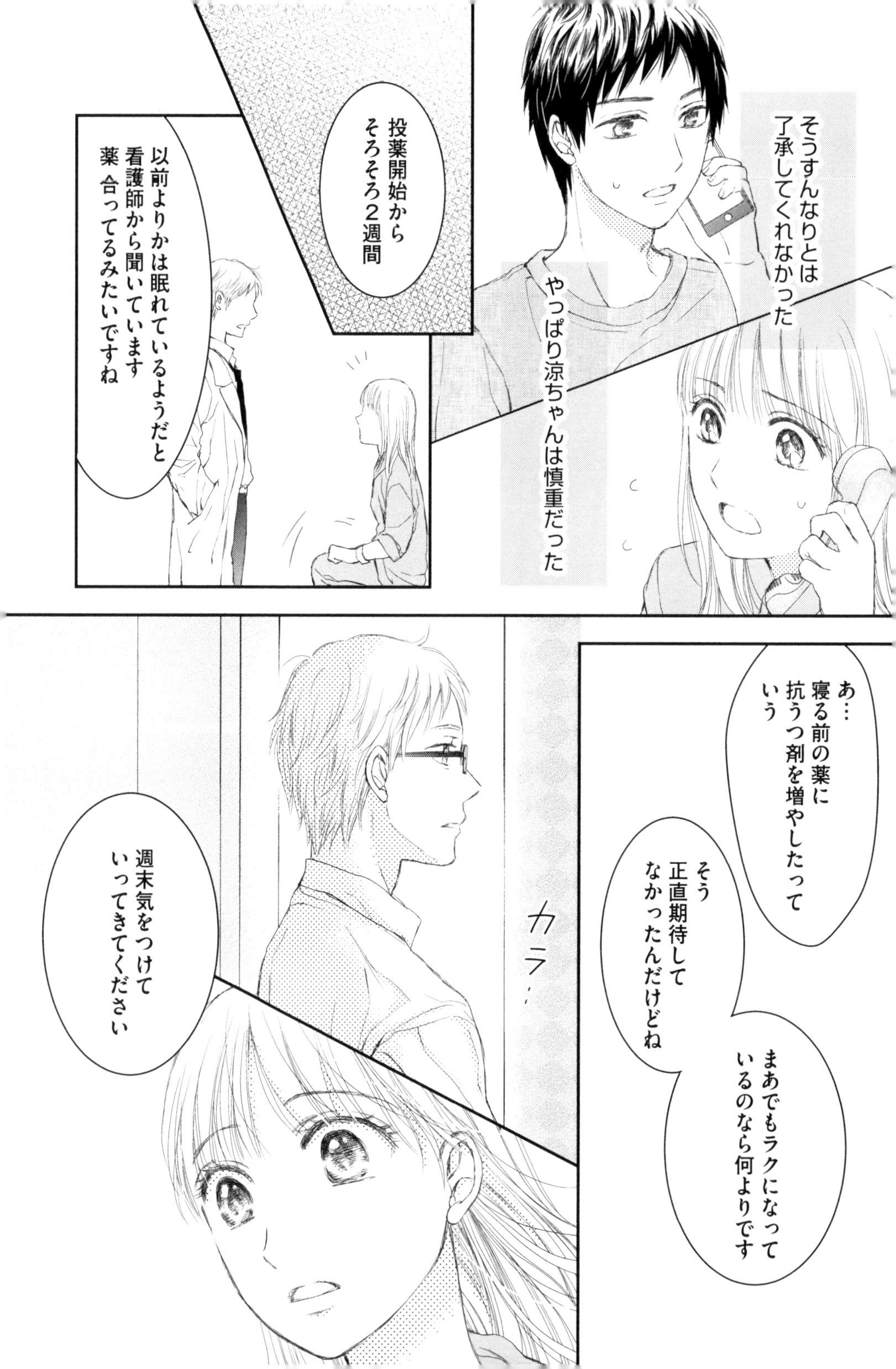
そうすんなりとは了承してくれなかった
やっぱり涼ちゃんは慎重だった
投薬開始からそろそろ２週間
以前よりかは眠れているようだと看護師から聞いていています 薬 合ってるみたいですね
あ… 寝る前の薬に抗うつ剤を増やしたっていう
そう 正直期待してなかったんだけどね
まあでもラクになっているのなら何よりです
カラ…
週末気をつけていってきてください

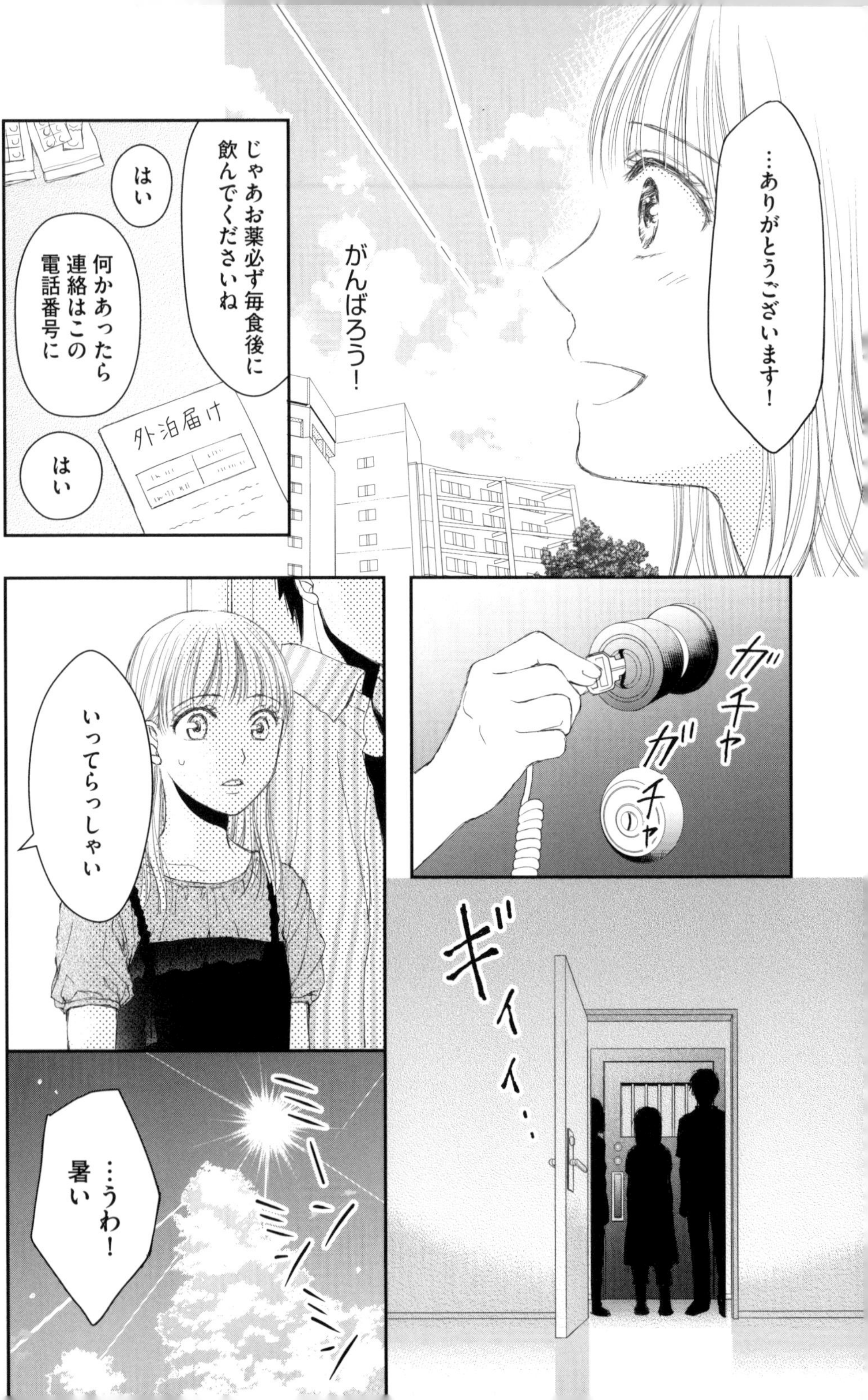

…ありがとうございます！
がんばろう！
じゃあお薬必ず毎食後に飲んでくださいね
はい
何かあったら連絡はこの電話番号に
外泊届け
はい
ガチャ
ガチャ
いってらっしゃい
ギイイ…
…うわ！暑い
ミーンミンミン

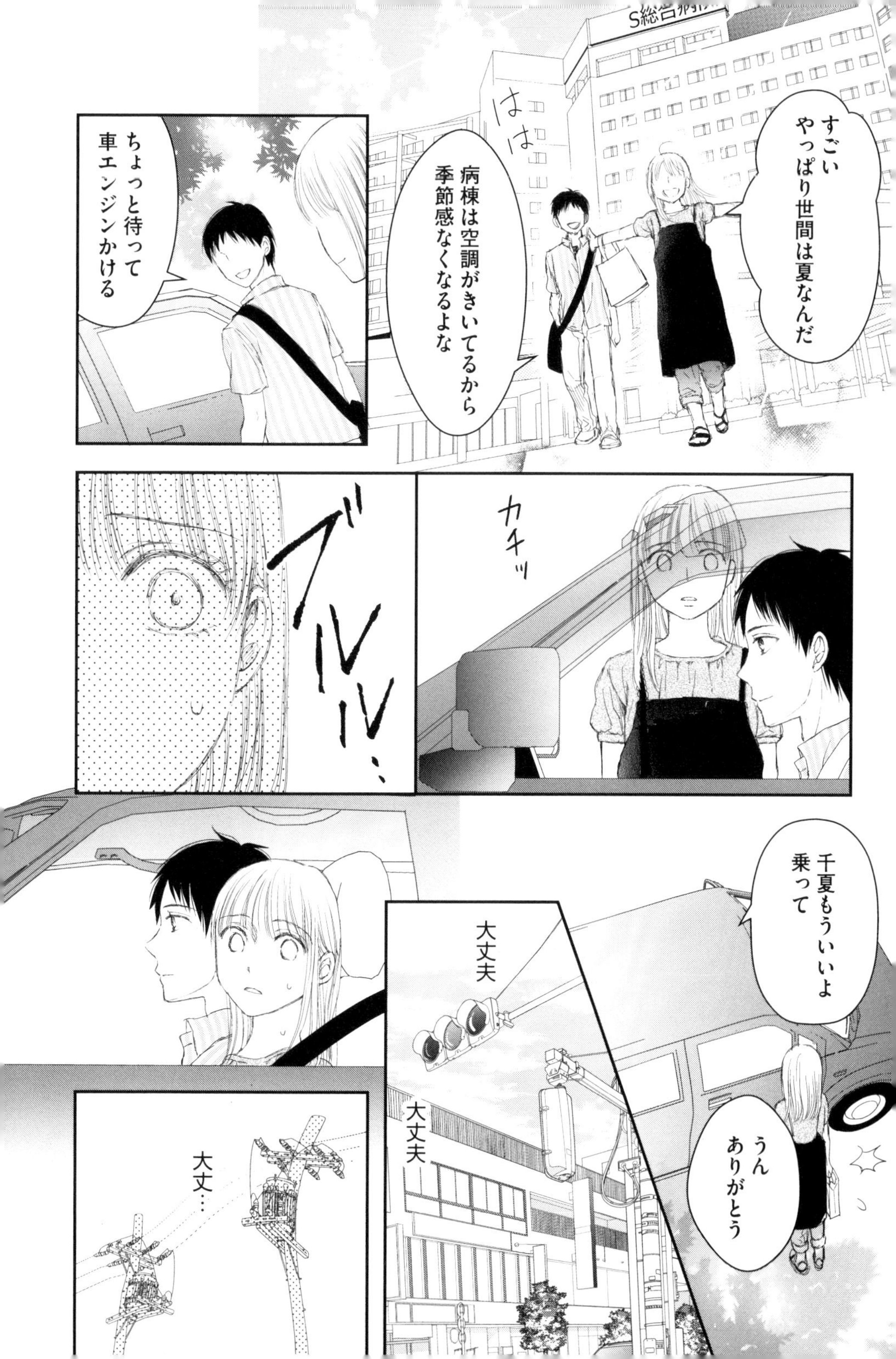
S総合病院
すごい
やっぱり世間は夏なんだ
はは
病棟は空調がきいてるから
季節感なくなるよな
ちょっと待って
車エンジンかける
カチッ
ブルル…
千夏もういいよ
乗って
うん
ありがとう
大丈夫
大丈夫
大丈…

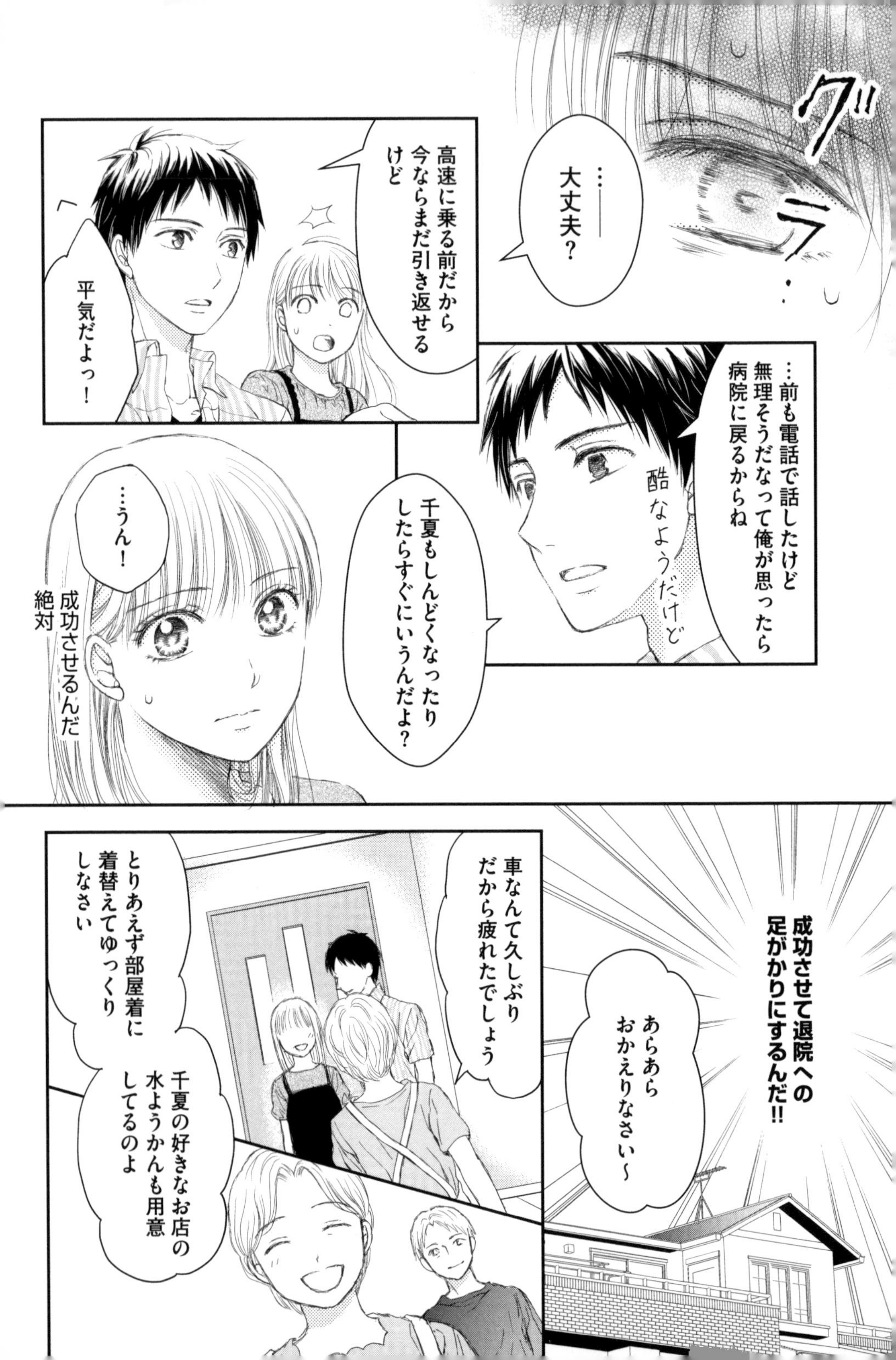
グラ…
…――
大丈夫?
高速に乗る前だから
今ならまだ引き返せる
けど
平気だよっ!
…前も電話で話したけど
無理そうだなって俺が思ったら
病院に戻るからね
酷なようだけど
千夏もしんどくなったり
したらすぐにいうんだよ?
…うん!
成功させるんだ
絶対
成功させて退院への
足がかりにするんだ!!
あらあら
おかえりなさい~
車なんて久しぶり
だから疲れたでしょう
とりあえず部屋着に
着替えてゆっくり
しなさい
千夏の好きなお店の
水ようかんも用意
してるのよ

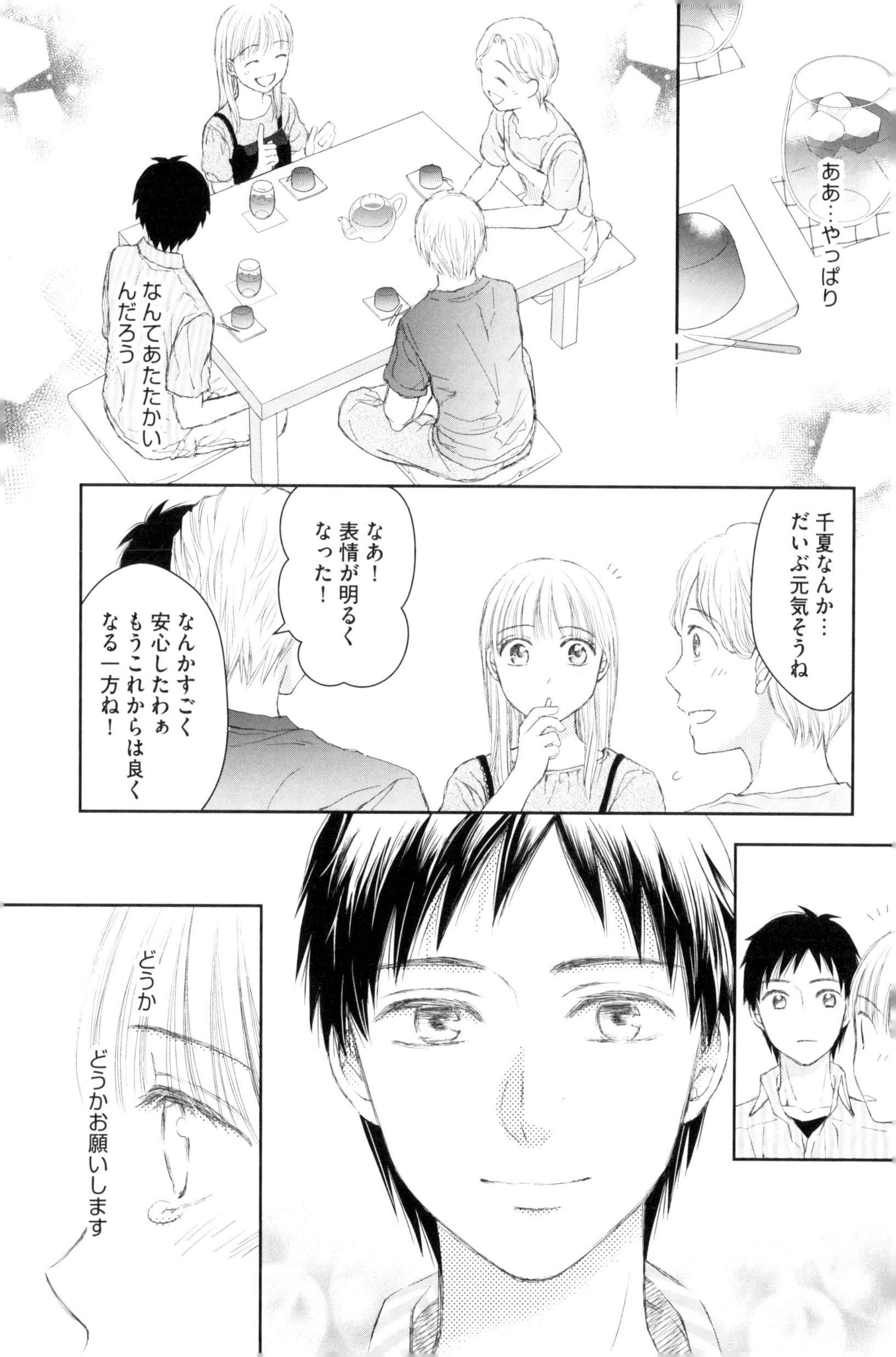
ああ…やっぱり
なんてあたたかいんだろう
千夏なんか…だいぶ元気そうね
なあ！表情が明るくなった！
なんかすごく安心したわぁもうこれからは良くなる一方ね！
どうか
どうかお願いします

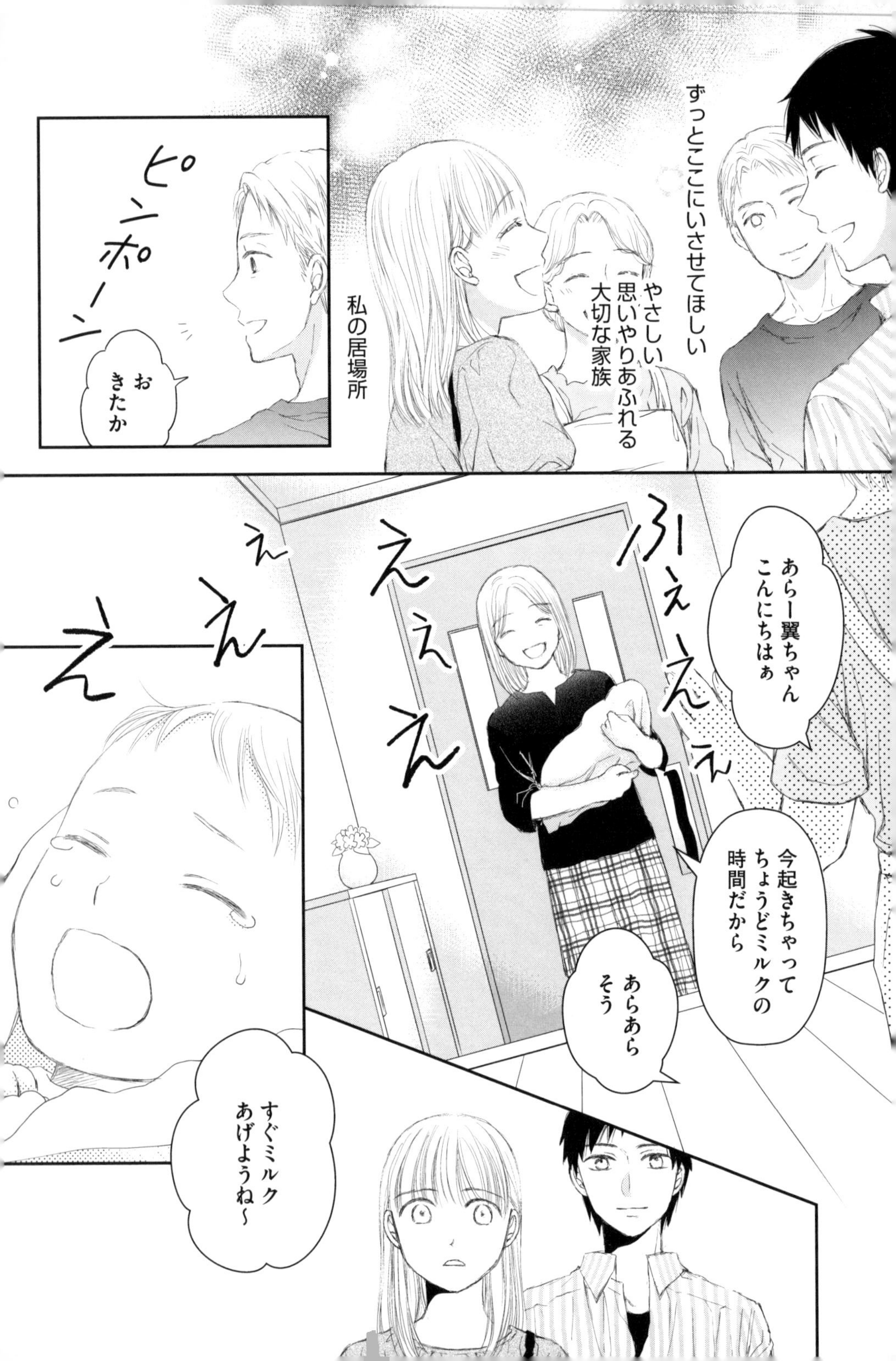
ずっとここにいさせてほしい
やさしい思いやりあふれる大切な家族
私の居場所
ピンポーン
おきたか
ふぇぇぇぇ
えええ
あらー翼ちゃんこんにちはぁ
今起きちゃってちょうどミルクの時間だから
あらあらそう
すぐミルクあげようね~

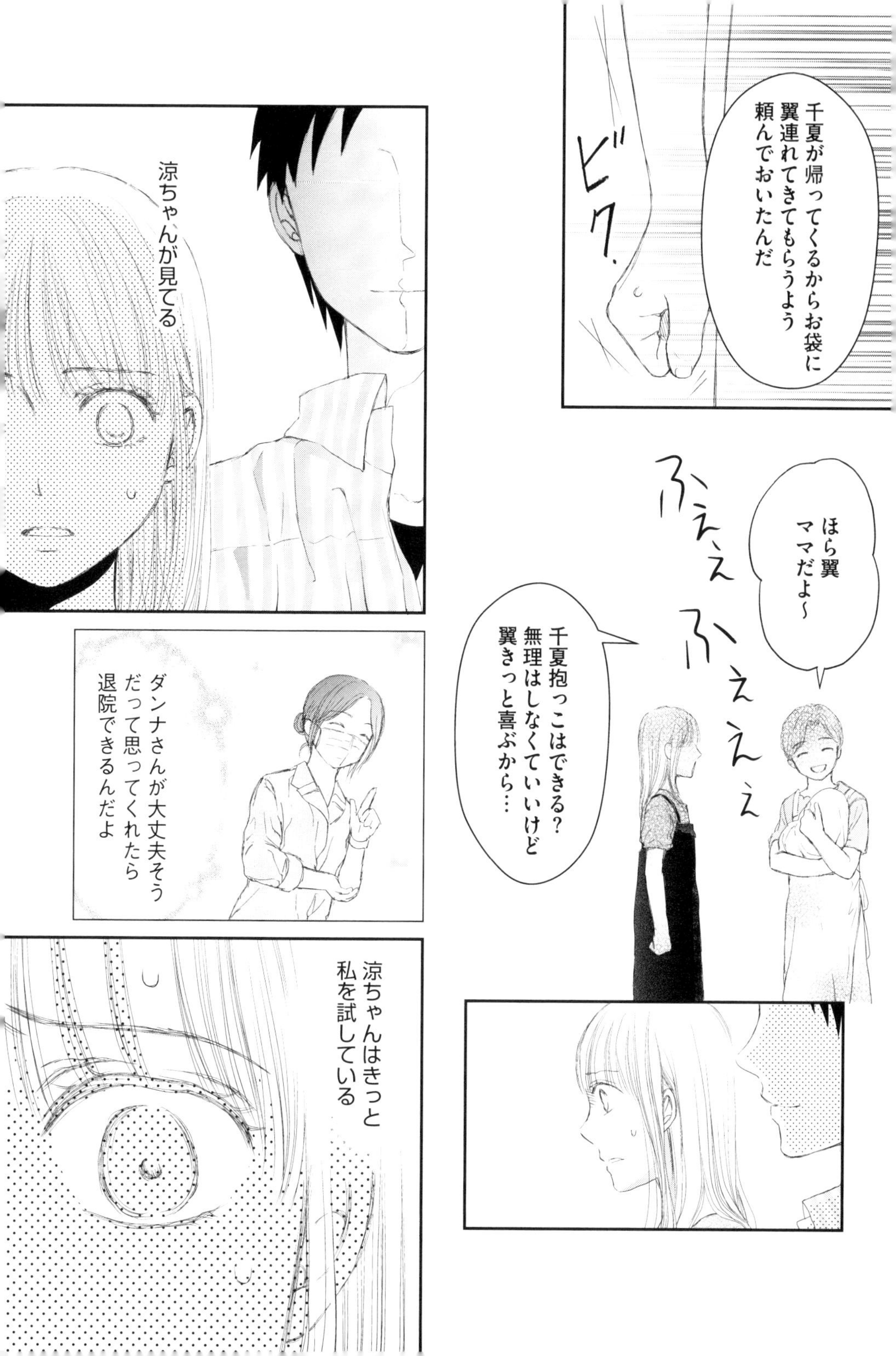
千夏が帰ってくるからお袋に翼連れてきてもらうよう頼んでおいたんだ
ビク…
涼ちゃんが見てる
ほら翼ママだよ～
ふええふええええ
千夏抱っこはできる？無理はしなくていいけど翼きっと喜ぶから…
ダンナさんが大丈夫そうだって思ってくれたら退院できるんだよ
涼ちゃんはきっと私を試している

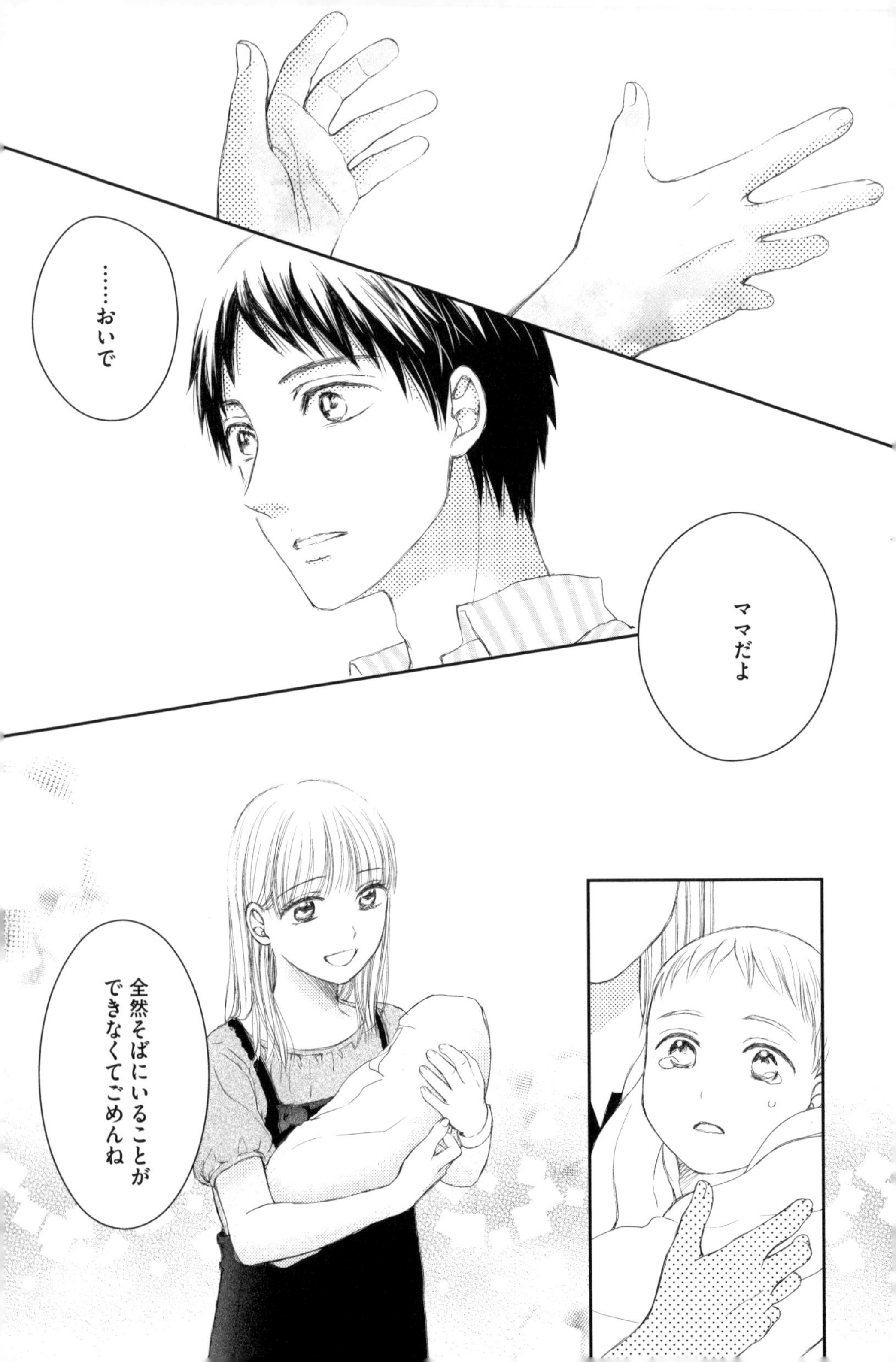
……おいで
ママだよ
全然そばにいることができなくてごめんね

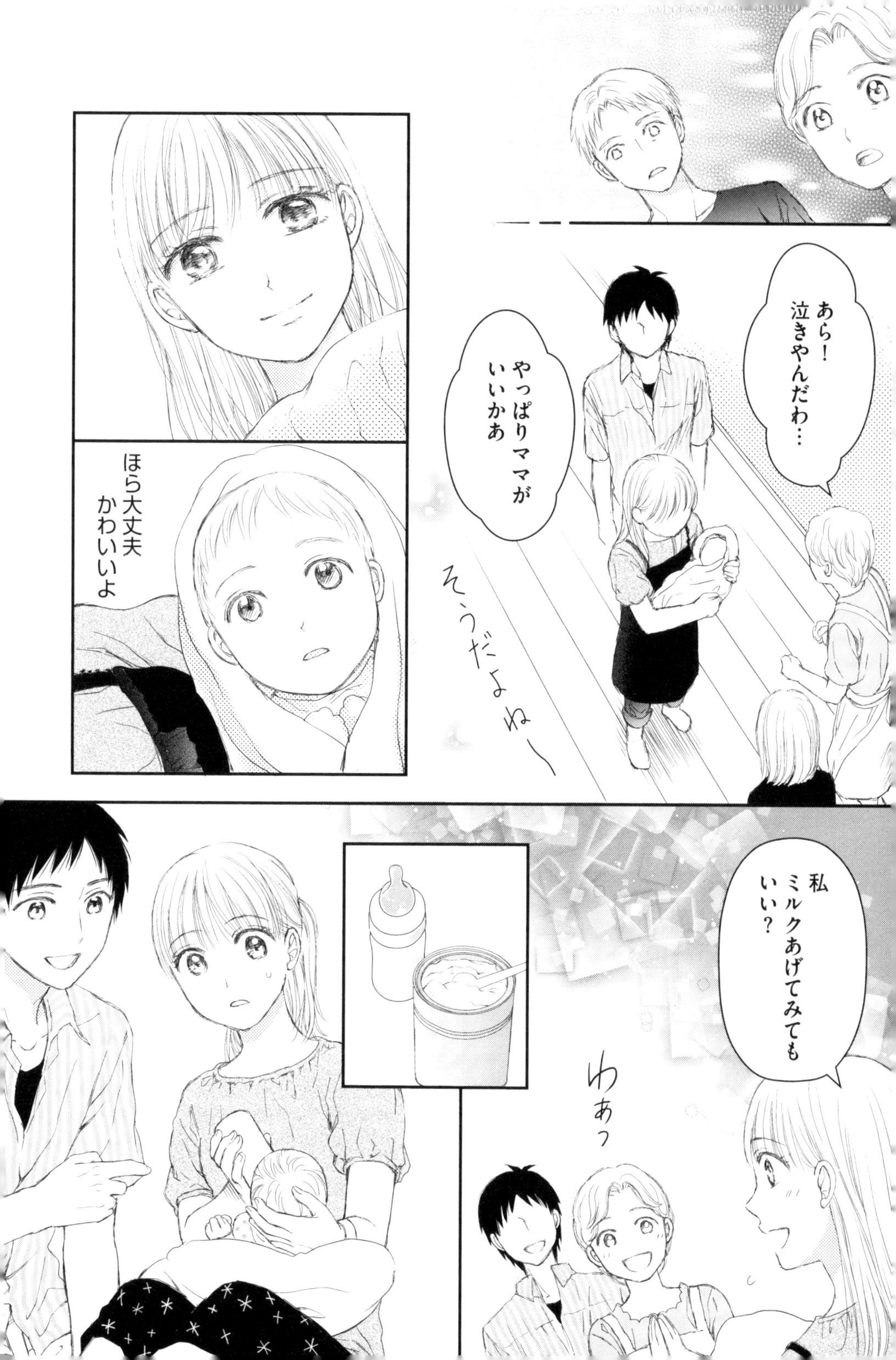
あら！泣きやんだわ…
やっぱりママがいいかあ
そうだよね～
ほら大丈夫
かわいいよ
私
ミルクあげてみても
いい？
わあっ

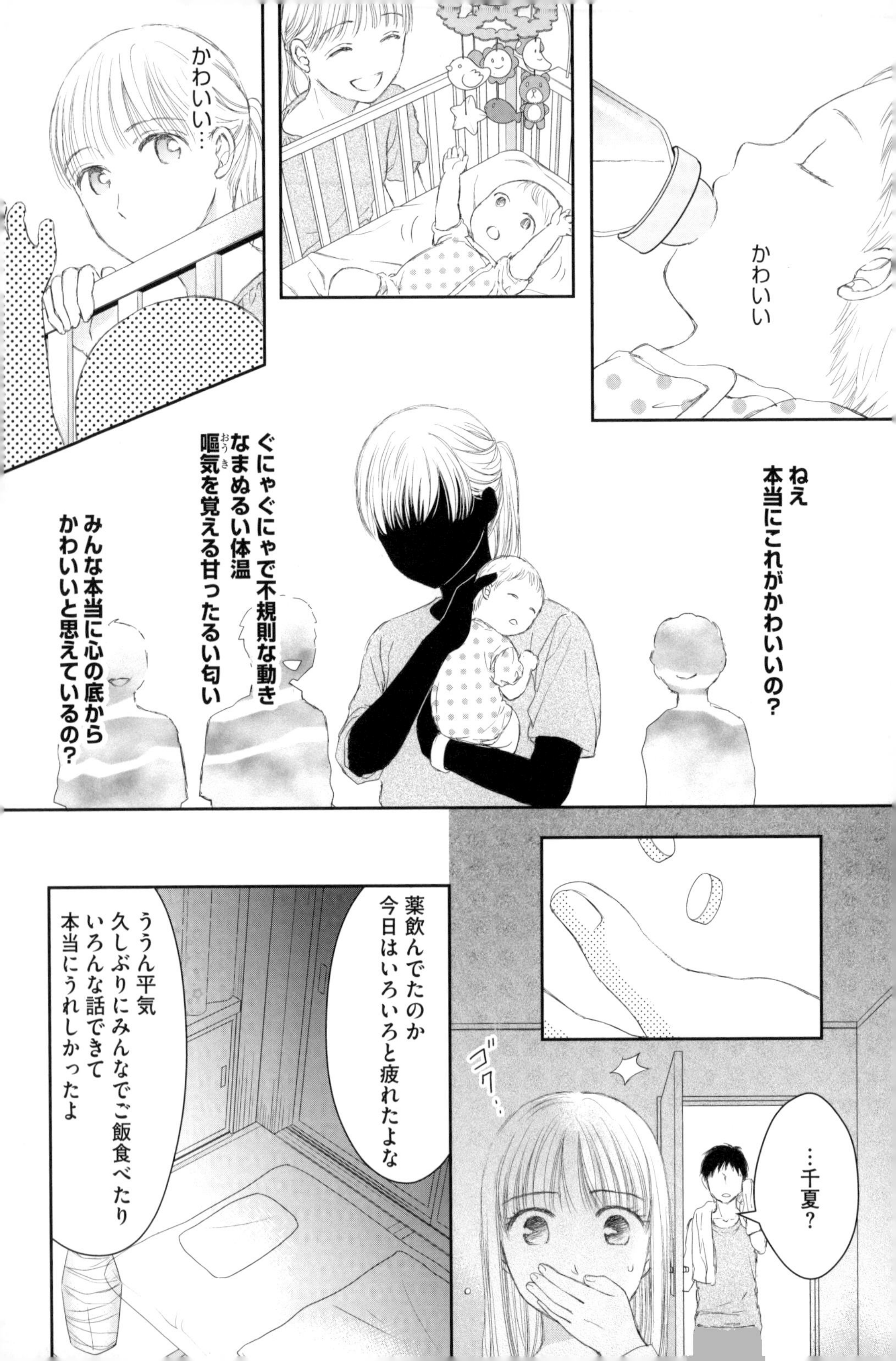
かわいい
かわいい…
ねえ
本当にこれがかわいいの?
ぐにゃぐにゃで不規則な動き
なまぬるい体温
嘔気《おうき》を覚える甘ったるい匂い
みんな本当に心の底から
かわいいと思えているの?
ゴク…
…千夏?
薬飲んでたのか
今日はいろいろと疲れたよな
ううん平気
久しぶりにみんなでご飯食べたり
いろんな話できて
本当にうれしかったよ

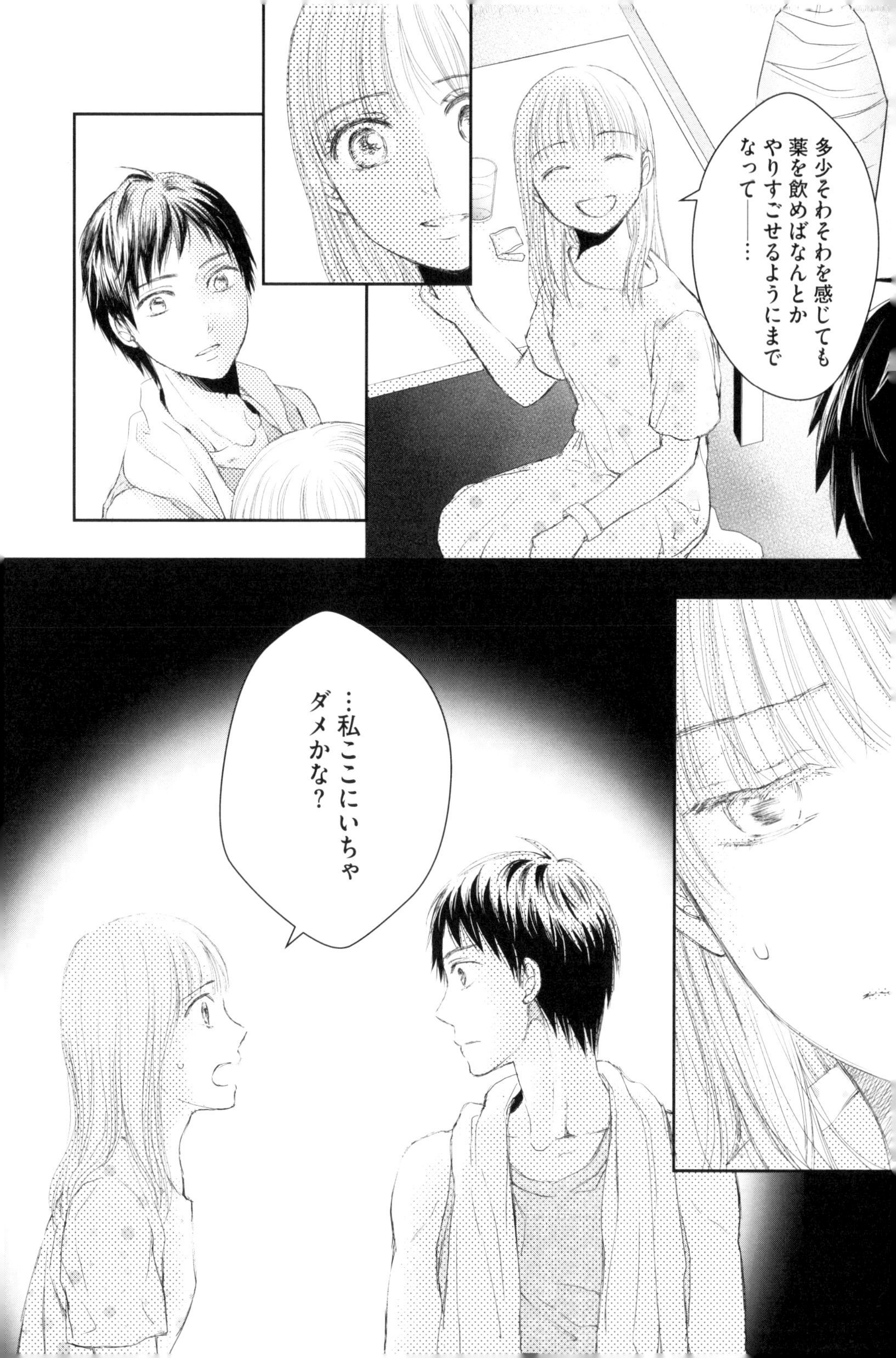
多少そわそわを感じても
薬を飲めばなんとか
やりすごせるようにまで
なって――…
…私ここにいちゃ
ダメかな?

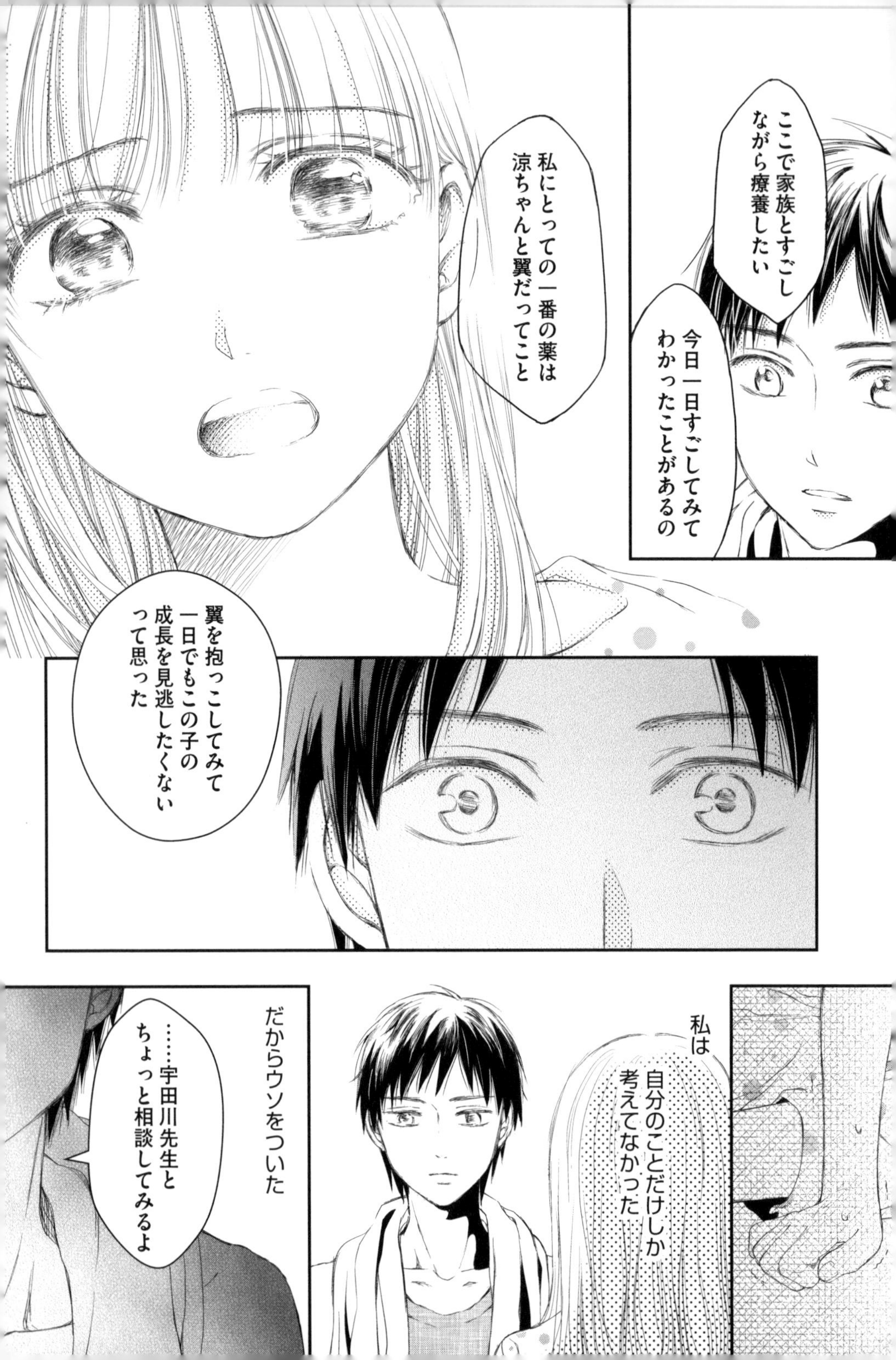
ここで家族とすごしながら療養したい
今日一日すごしてみてわかったことがあるの
私にとっての一番の薬は涼ちゃんと翼だってこと
翼を抱っこしてみて一日でもこの子の成長を見逃したくないって思った
私は
自分のことだけしか考えてなかった
だからウソをついた
……宇田川先生とちょっと相談してみるよ

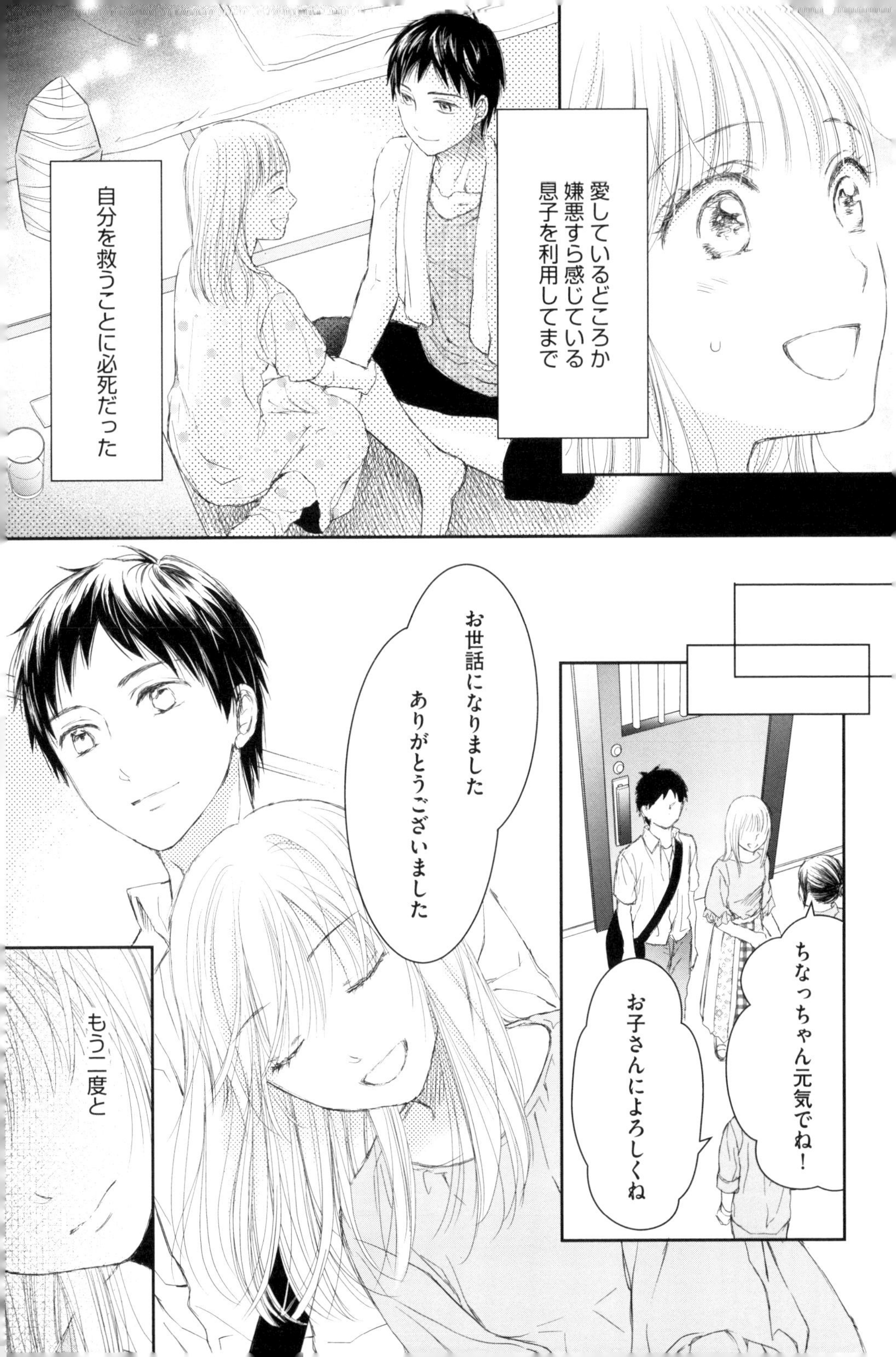
愛しているどころか嫌悪すら感じている息子を利用してまで
自分を救うことに必死だった
ちなっちゃん元気でね！
お子さんによろしくね
お世話になりました
ありがとうございました
もう二度と

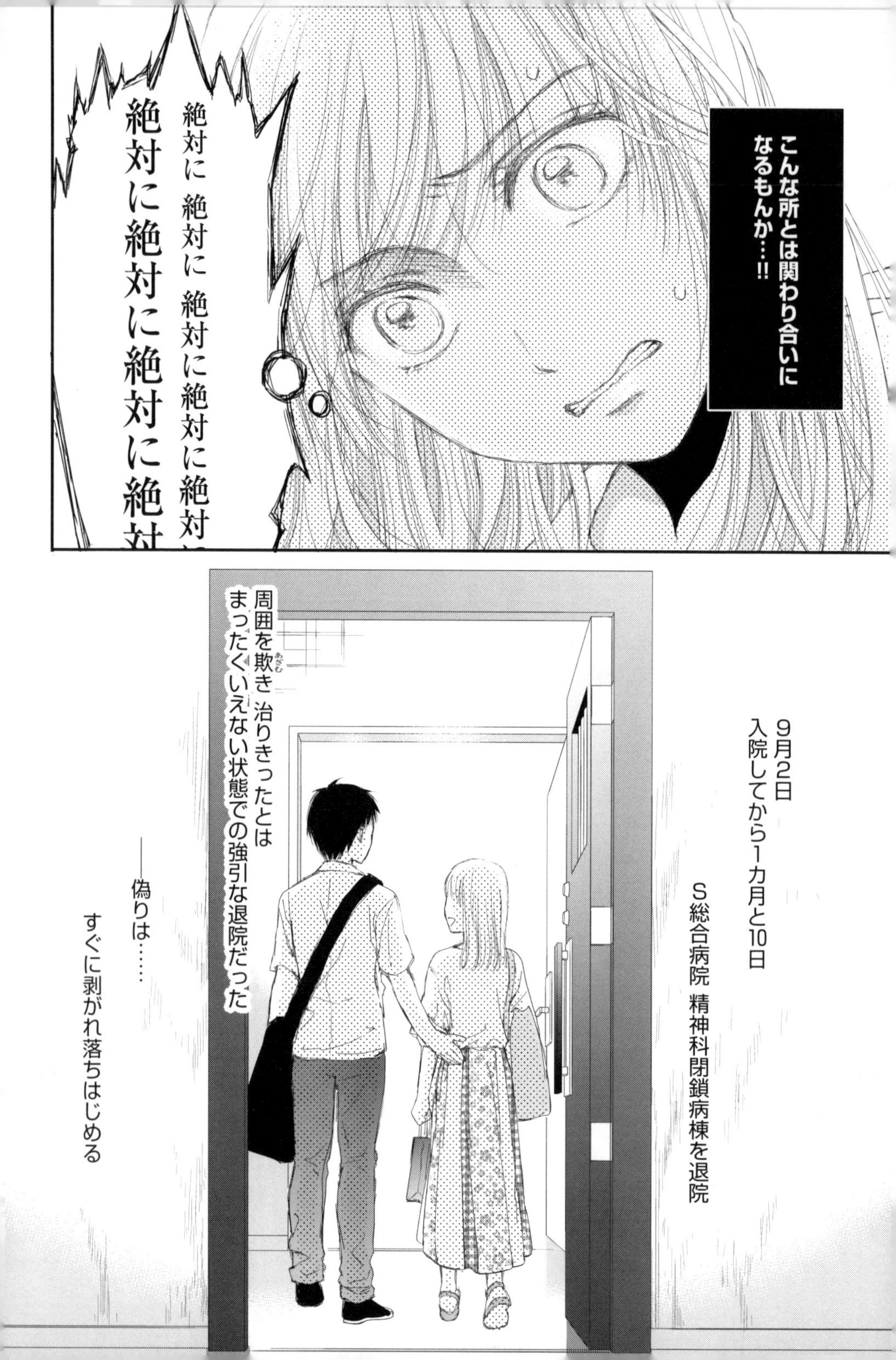
こんな所とは関わり合いになるもんか…!!
絶対に 絶対に 絶対に絶対に絶対に絶対
絶対に絶対に絶対に絶対に絶対
9月2日
入院してから1カ月と10日
S総合病院 精神科閉鎖病棟を退院
周囲を欺《あざむ》き 治りきったとは
まったくいえない状態での強引な退院だった
——偽りは……
すぐに剥がれ落ちはじめる

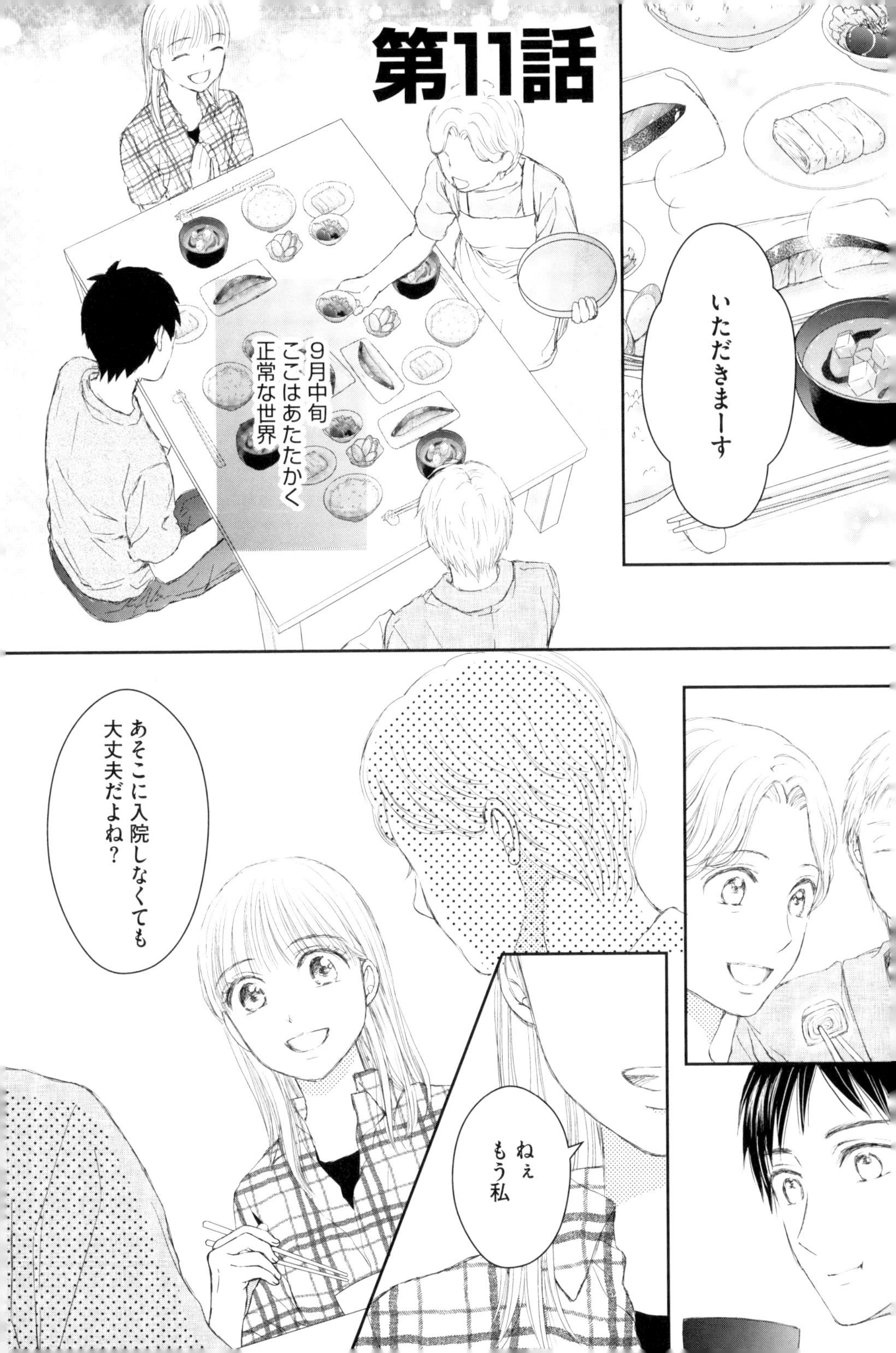
第11話
いただきまーす
9月中旬
ここはあたたかく
正常な世界
ねぇ
もう私
あそこに入院しなくても
大丈夫だよね？

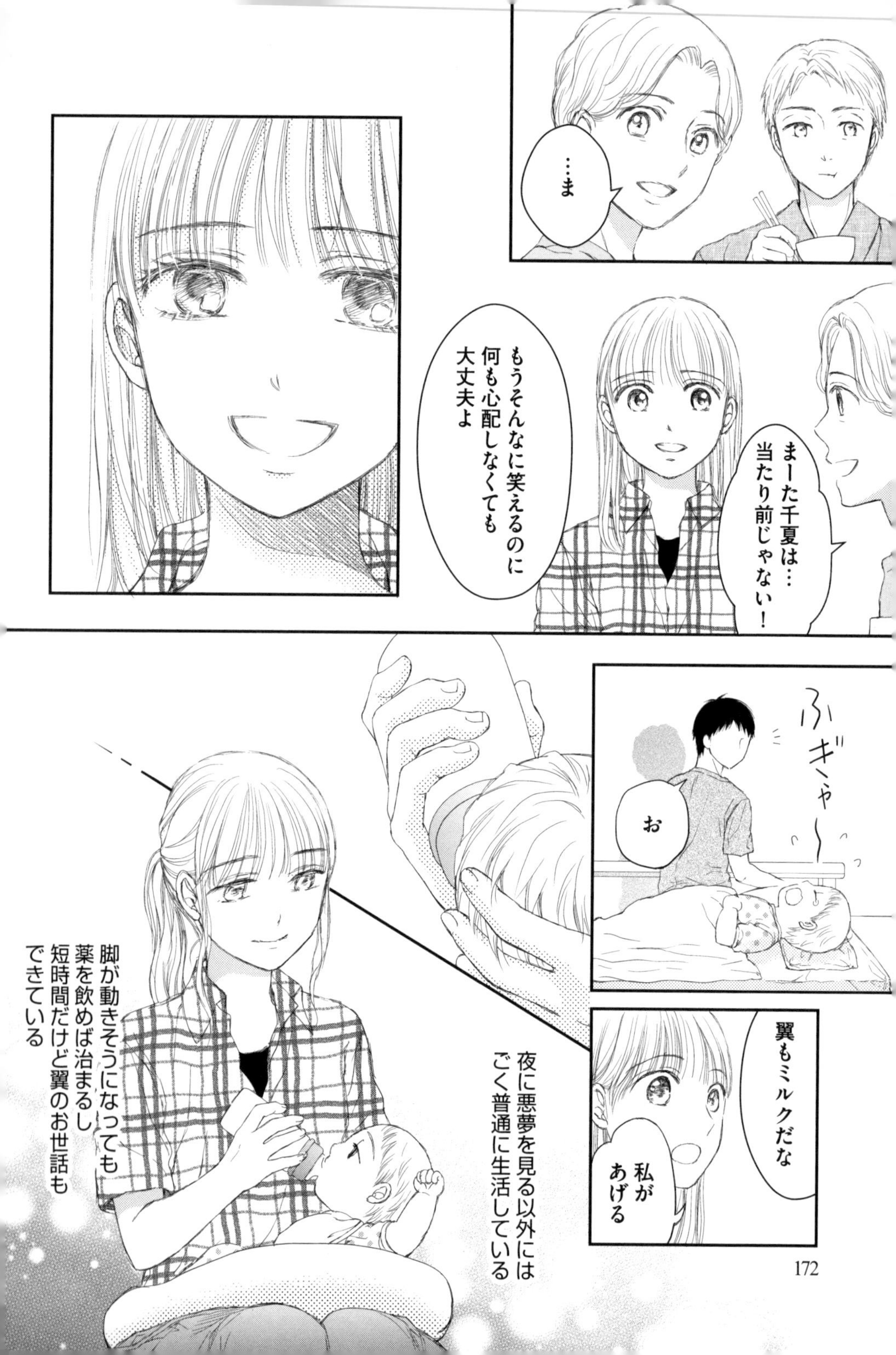
…ま
まーた千夏は…当たり前じゃない！
もうそんなに笑えるのに何も心配しなくても大丈夫よ
ふぎゃ～
お
翼もミルクだな
私があげる
夜に悪夢を見る以外にはごく普通に生活している
脚が動きそうになっても薬を飲めば治まるし短時間だけど翼のお世話もできている

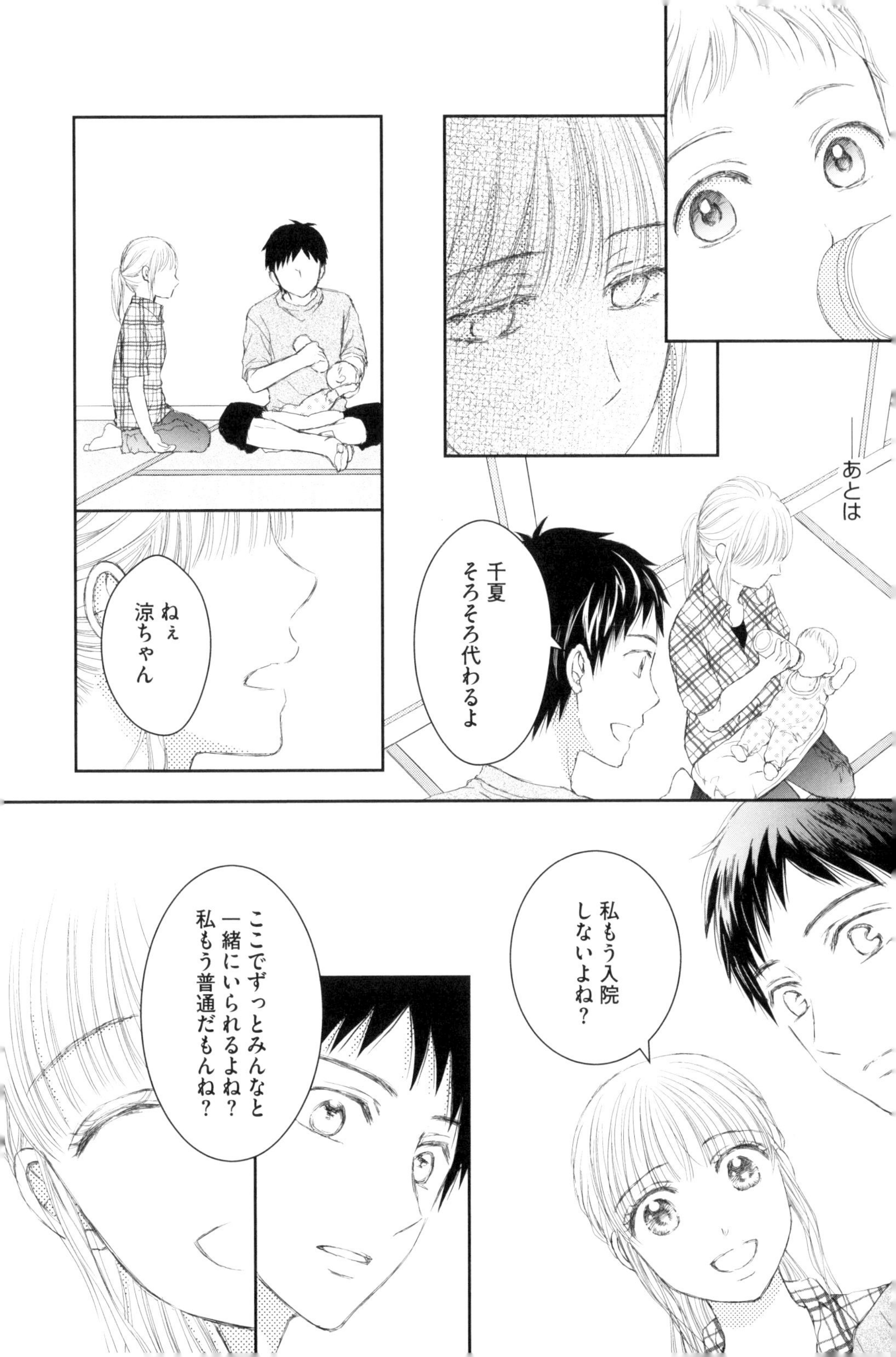
―あとは
千夏
そろそろ代わるよ
ねぇ
涼ちゃん
私もう入院
しないよね？
ここでずっとみんなと
一緒にいられるよね？
私もう普通だもんね？

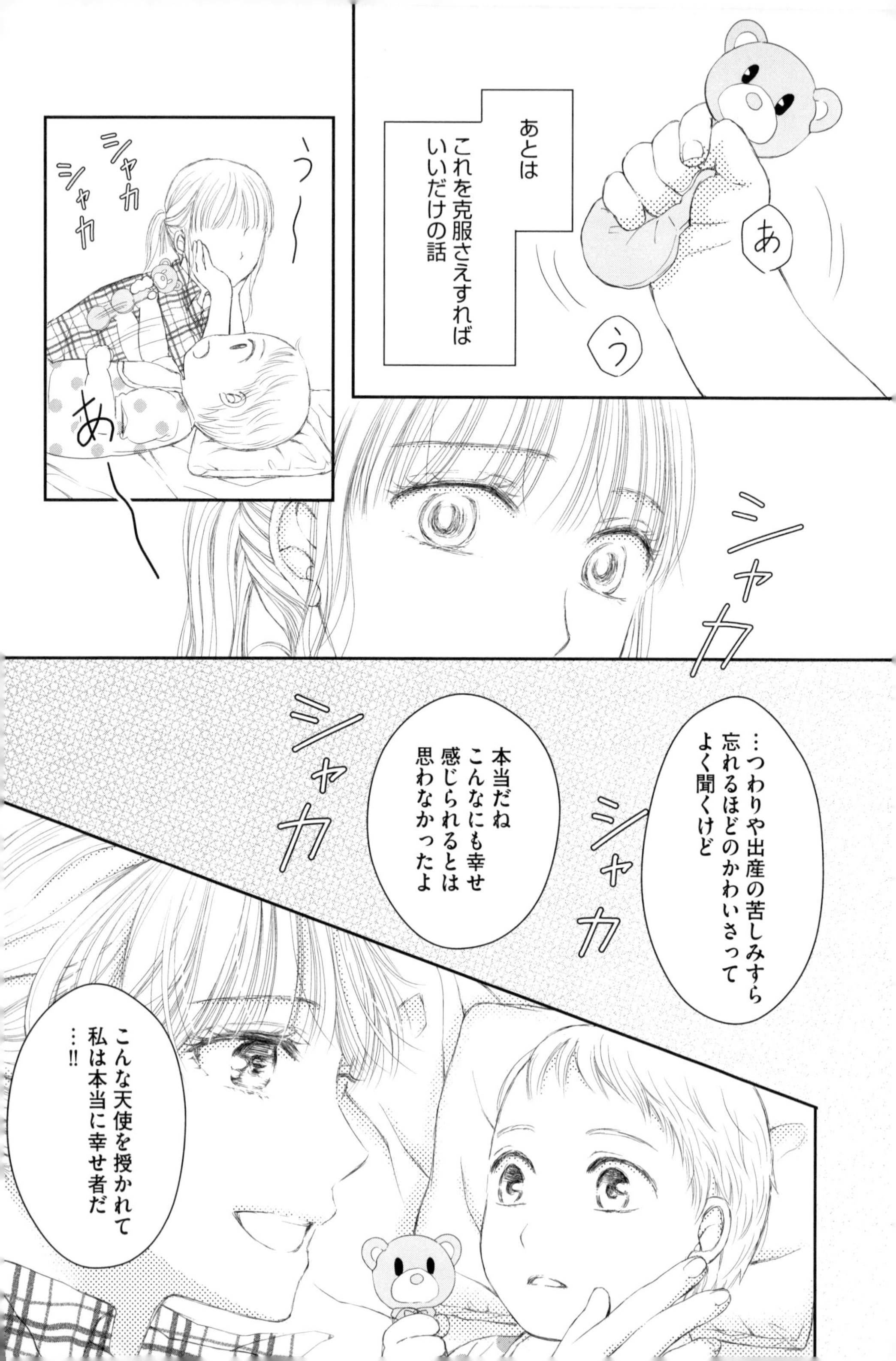
あとは
これを克服さえすれば
いいだけの話
あ
う
う〜
シャカ
シャカ
あ〜
シャカ
…つわりや出産の苦しみすら
忘れるほどのかわいさって
よく聞くけど
シャカ
シャカ
本当だね
こんなにも幸せ
感じられるとは
思わなかったよ
こんな天使を授かれて
私は本当に幸せ者だ
…!!

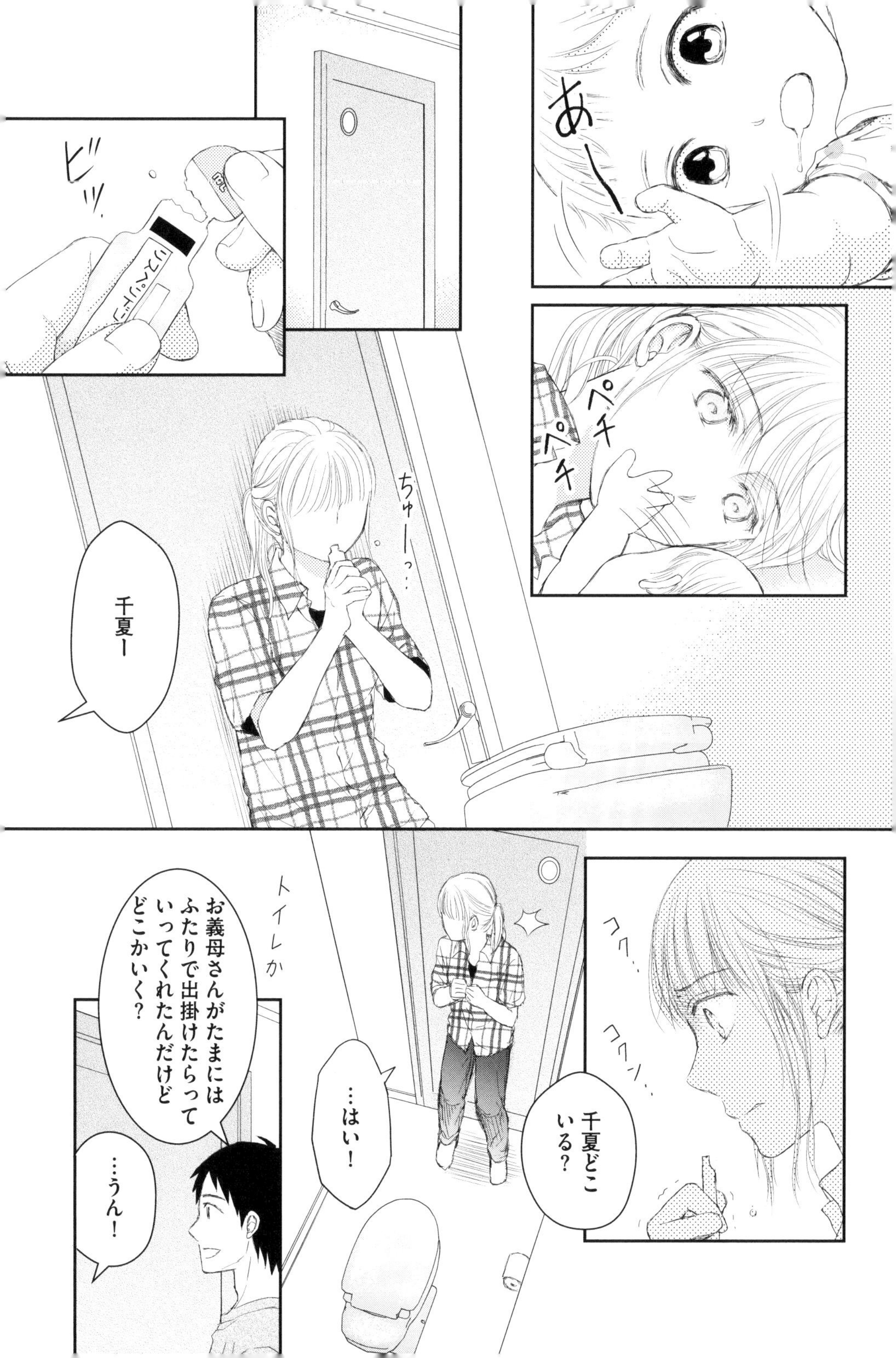
あーー
ビッ
ペチ
ペチ
ちゅーっ…
千夏ー
コク…
コクン…
千夏どこいる?
トイレか
…はい!
お義母さんがたまにはふたりで出掛けたらっていってくれたんだけどどこかいく?
…うん!

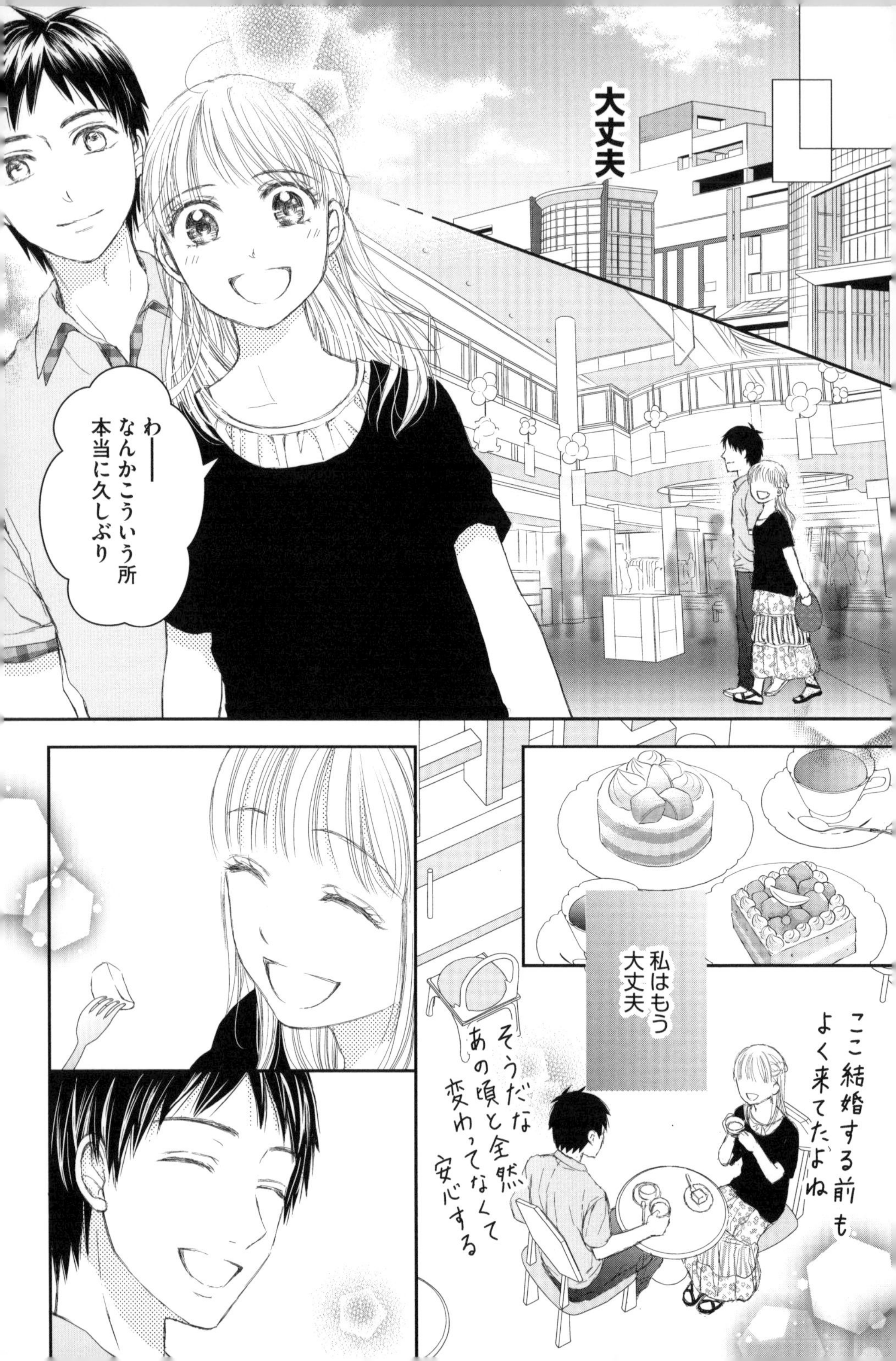
大丈夫
わ――
なんかこういう所
本当に久しぶり
ここ結婚する前も
よく来てたよね
私はもう
大丈夫
そうだな
あの頃と全然
変わってなくて
安心する

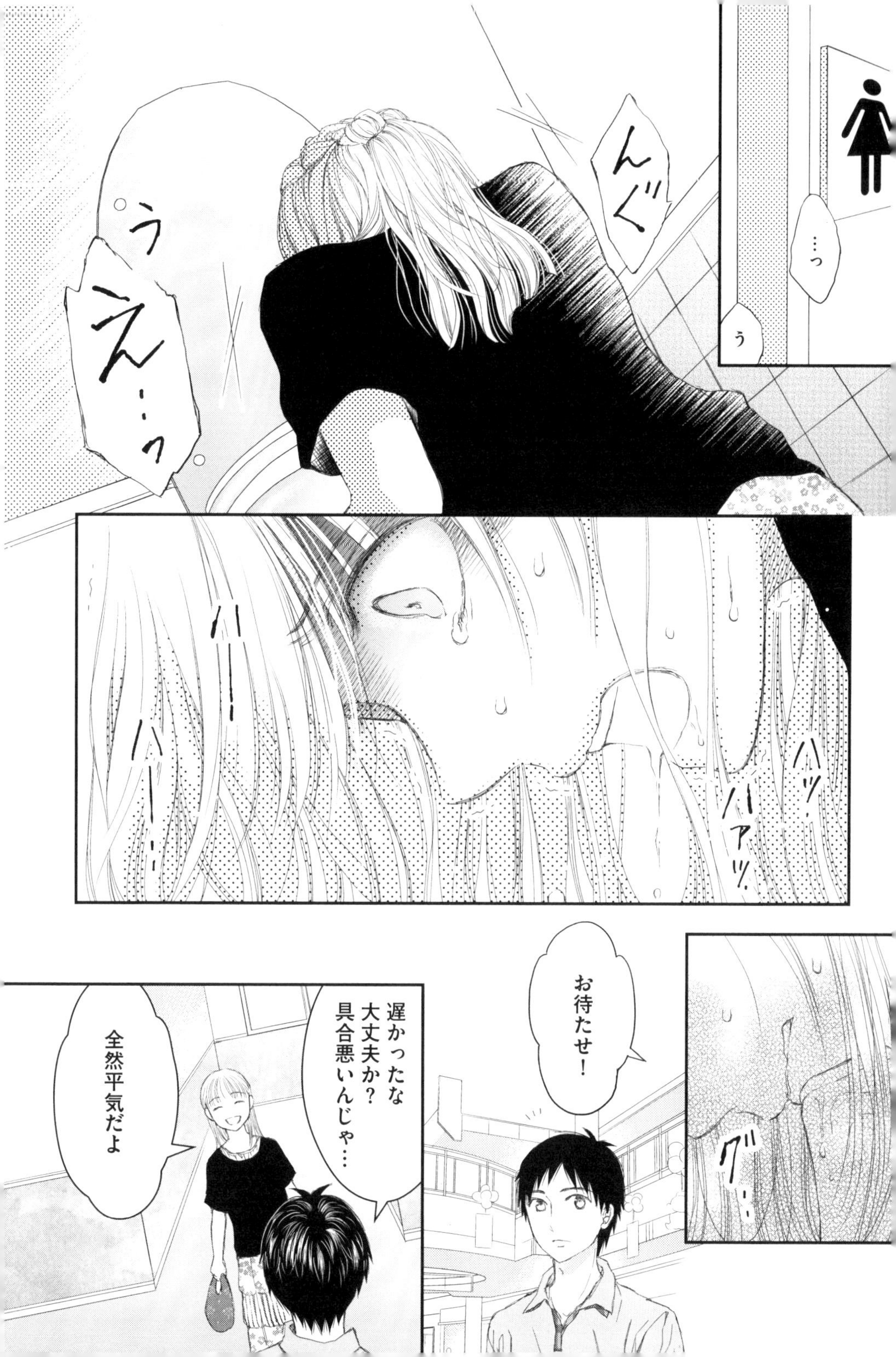
…っ
う
んぐ
うん…っ
ハッ
ハァッ
ハー…
ハー…
グ…
お待たせ！
遅かったな
大丈夫か？
具合悪いんじゃ…
全然平気だよ

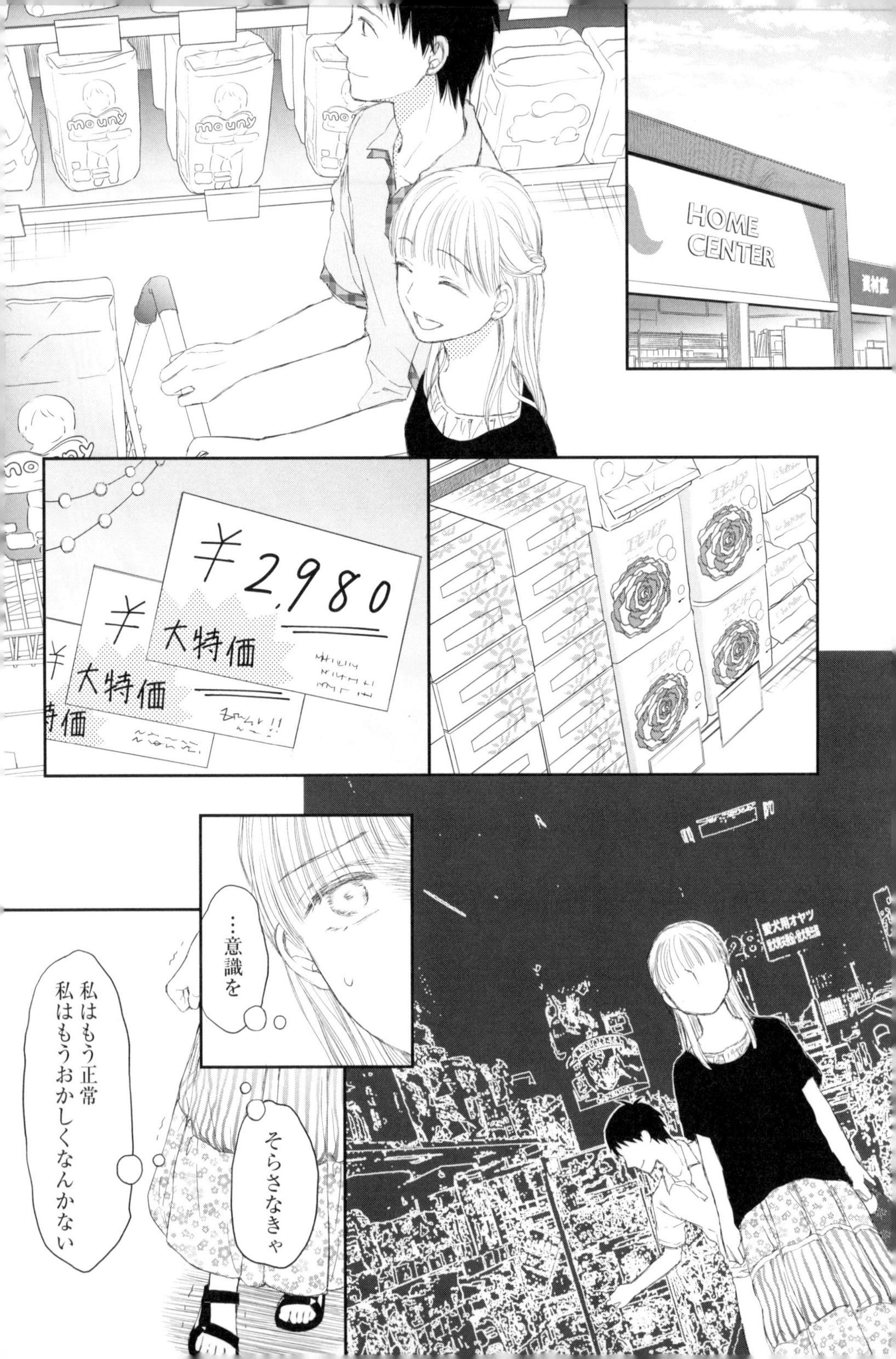
HOME CENTER
mouny
¥2,980
大特価
大特価
特価
…意識を
そらさなきゃ
私はもう正常
私はもうおかしくなんかない

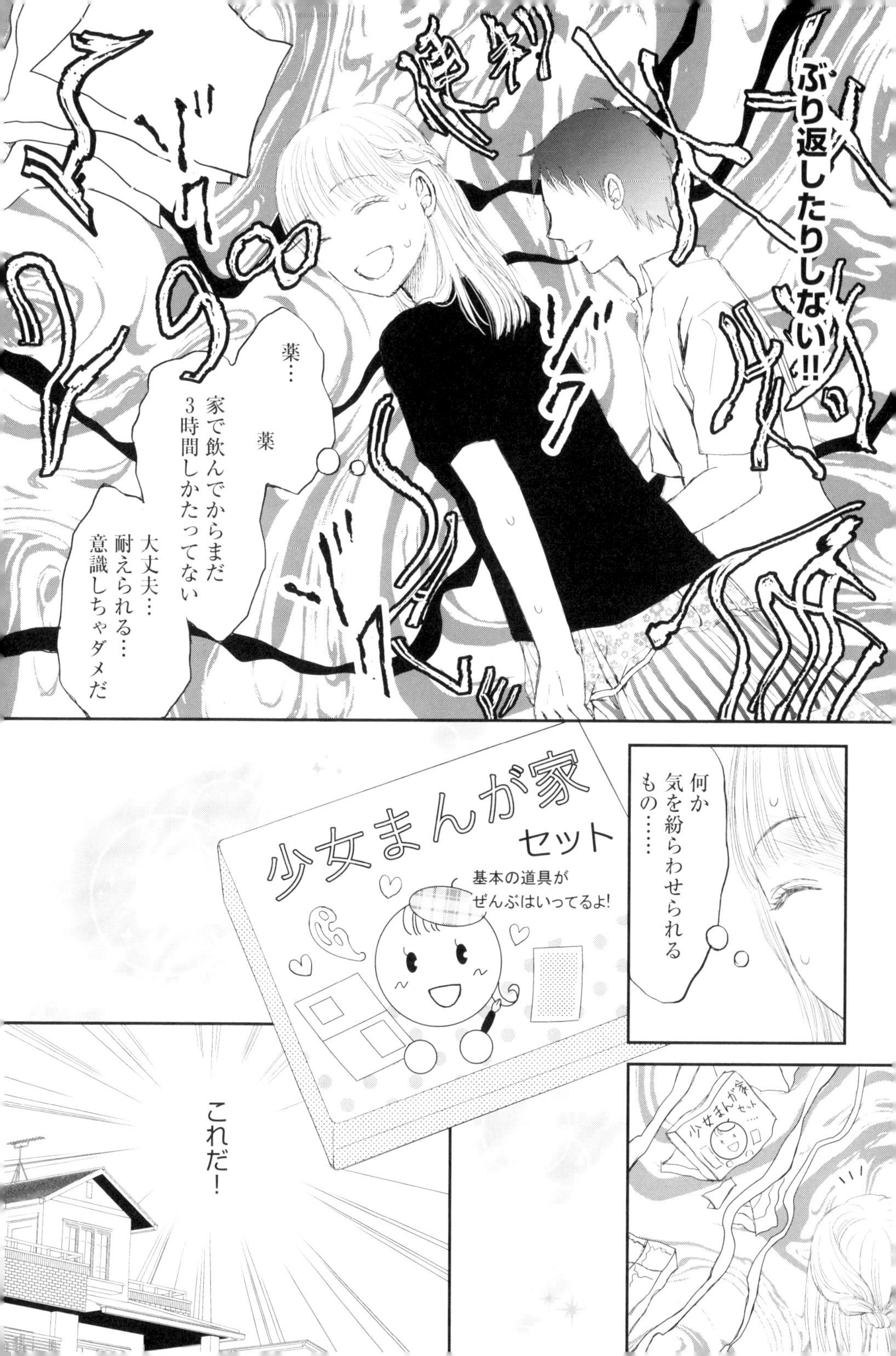
ぶり返したりしない!!
薬…
薬
家で飲んでからまだ3時間しかたってない
大丈夫…耐えられる…意識しちゃダメだ
何か気を紛らわせられるもの……
少女まんが家セット
基本の道具がぜんぶはいってるよ!
これだ!

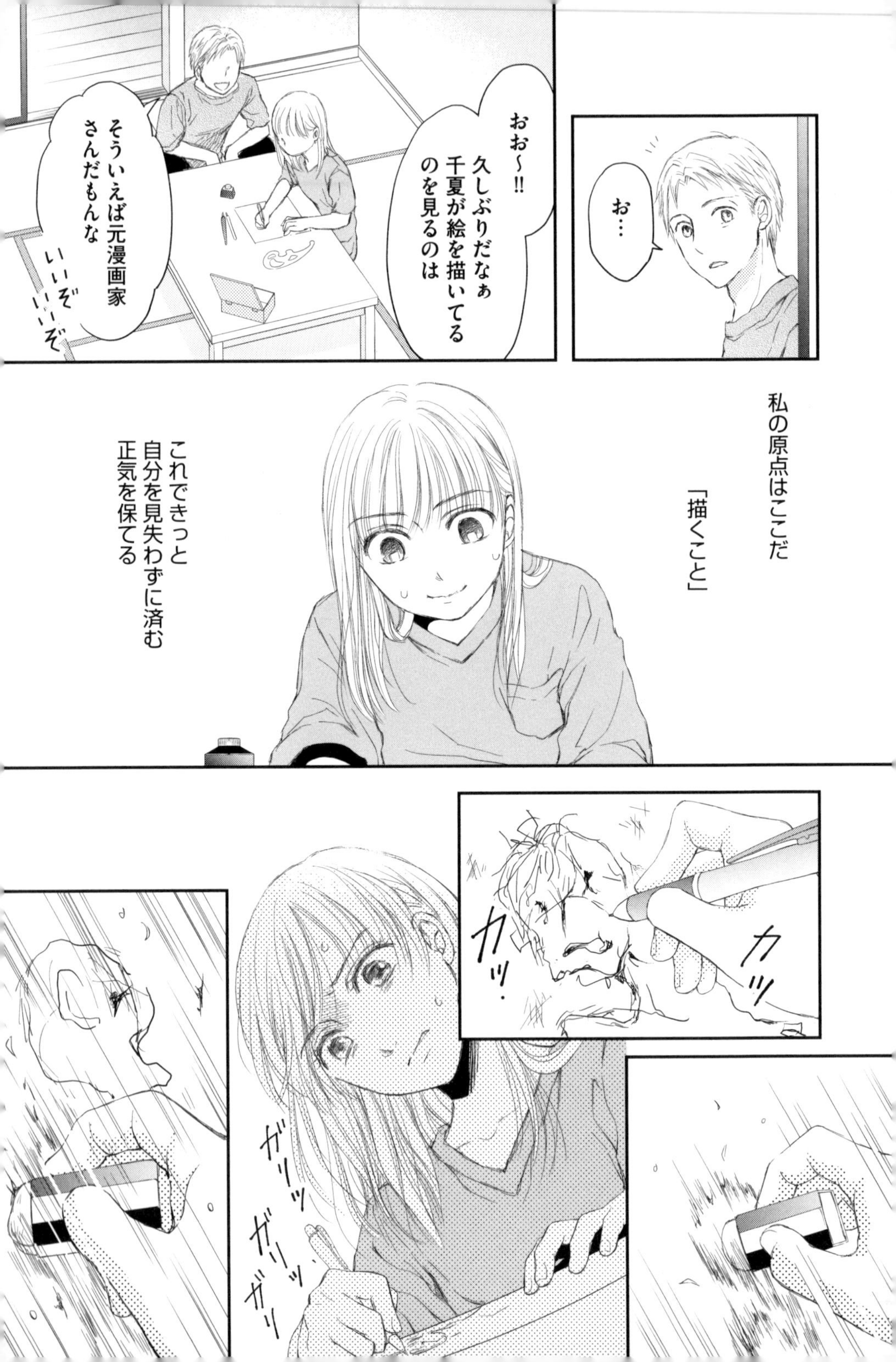
お…
おお～!!
久しぶりだなぁ
千夏が絵を描いてる
のを見るのは
そういえば元漫画家
さんだもんな
いいぞ
いいぞ
私の原点はここだ
「描くこと」
これできっと
自分を見失わずに済む
正気を保てる
カッ
カッ
ガリッ
ガリッ
ガリ

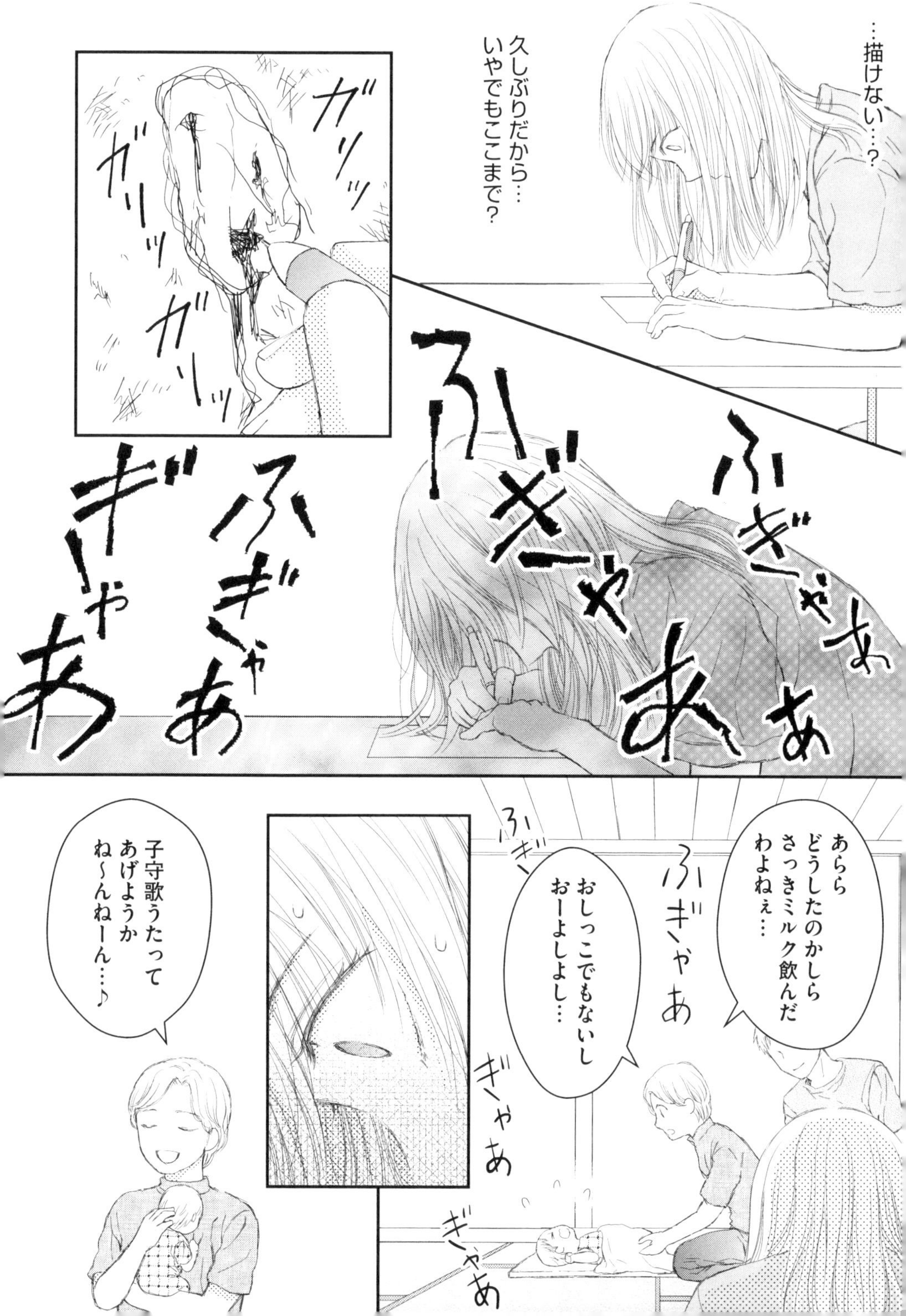
…描けない…？
久しぶりだから…
いやでもここまで？
ガリッッ
ガリッッ
ガリッ
ガリッッ
ふぎゃあ
ふぎゃあ
ふぎゃあ
ぎゃあ
あらら
どうしたのかしら
さっきミルク飲んだ
わよねぇ…
ふぎゃあ
ふぎ
おしっこでもないし
おーよしよし…
ぎゃあ
ぎゃあ
子守歌うたって
あげようか
ね～んねーん…♪

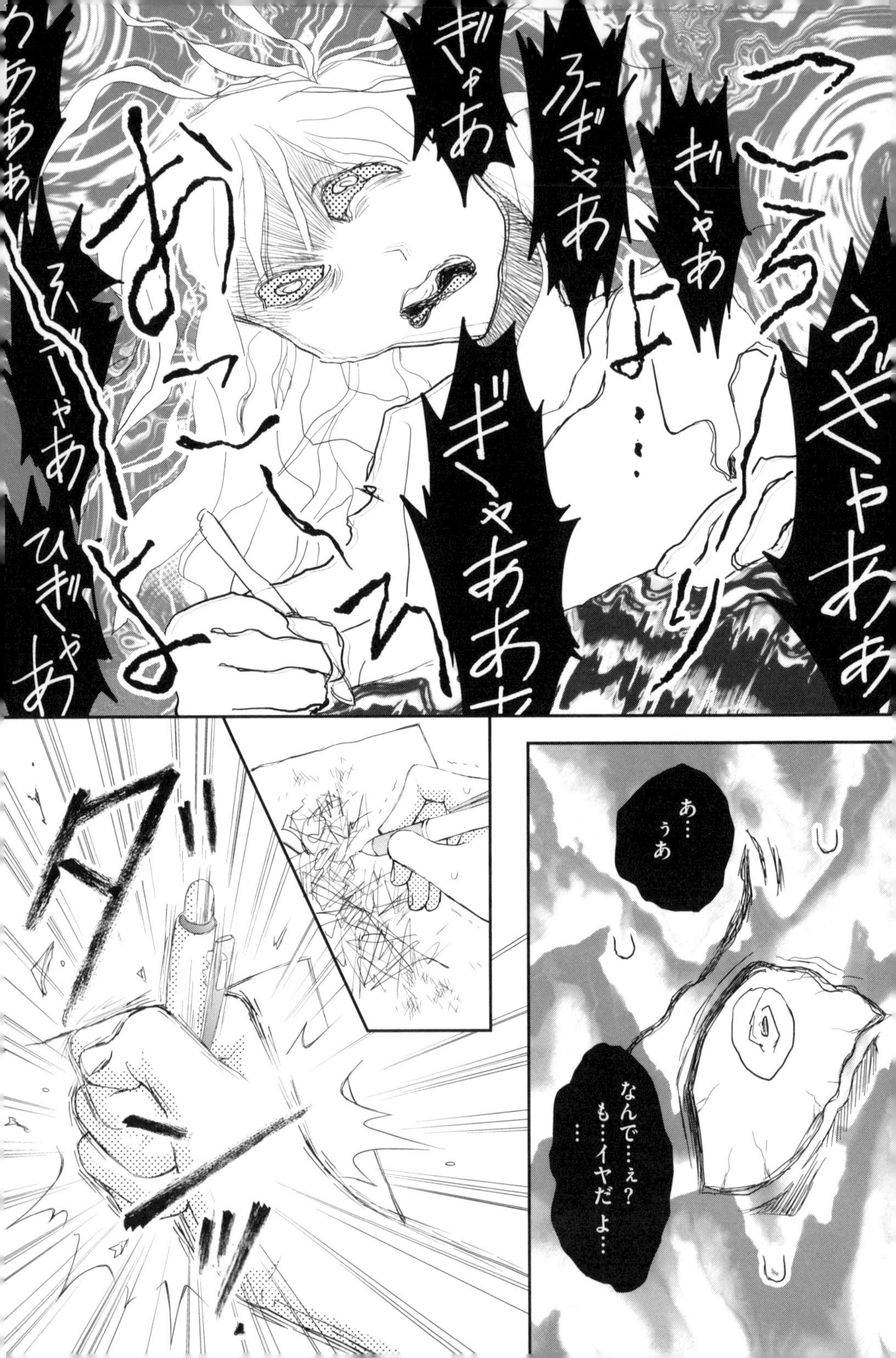
うぎゃああ
ぎゃあ
ふぎゃあ
ぎゃあ
ぎゃあああ
あ…
うあ
なんで…え？
も…イヤだよ…
…
ダッ

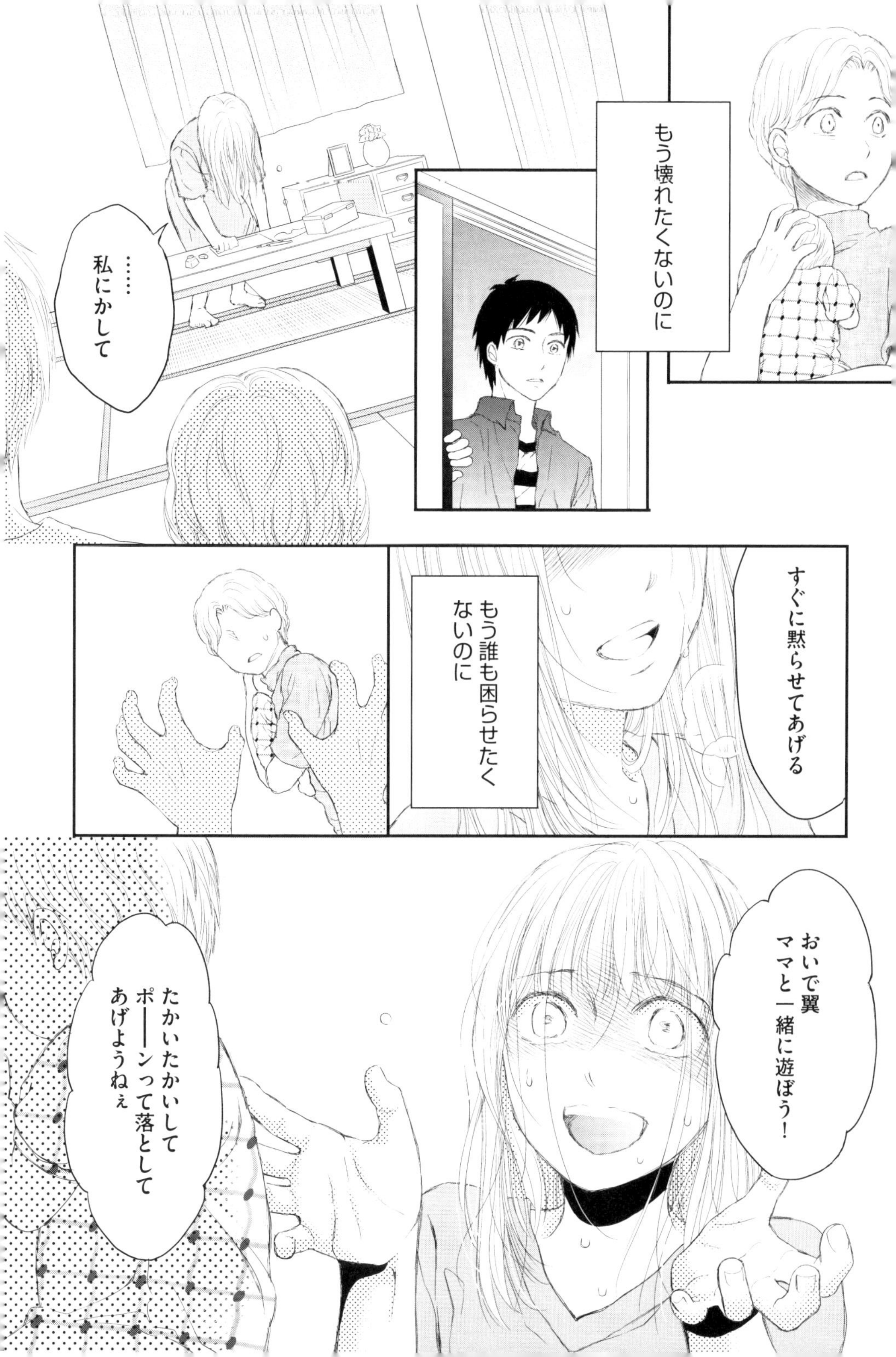
もう壊れたくないのに
……私にかして
すぐに黙らせてあげる
もう誰も困らせたくないのに
おいで翼 ママと一緒に遊ぼう！
たかいたかいして ポーーーンって落として あげようねぇ

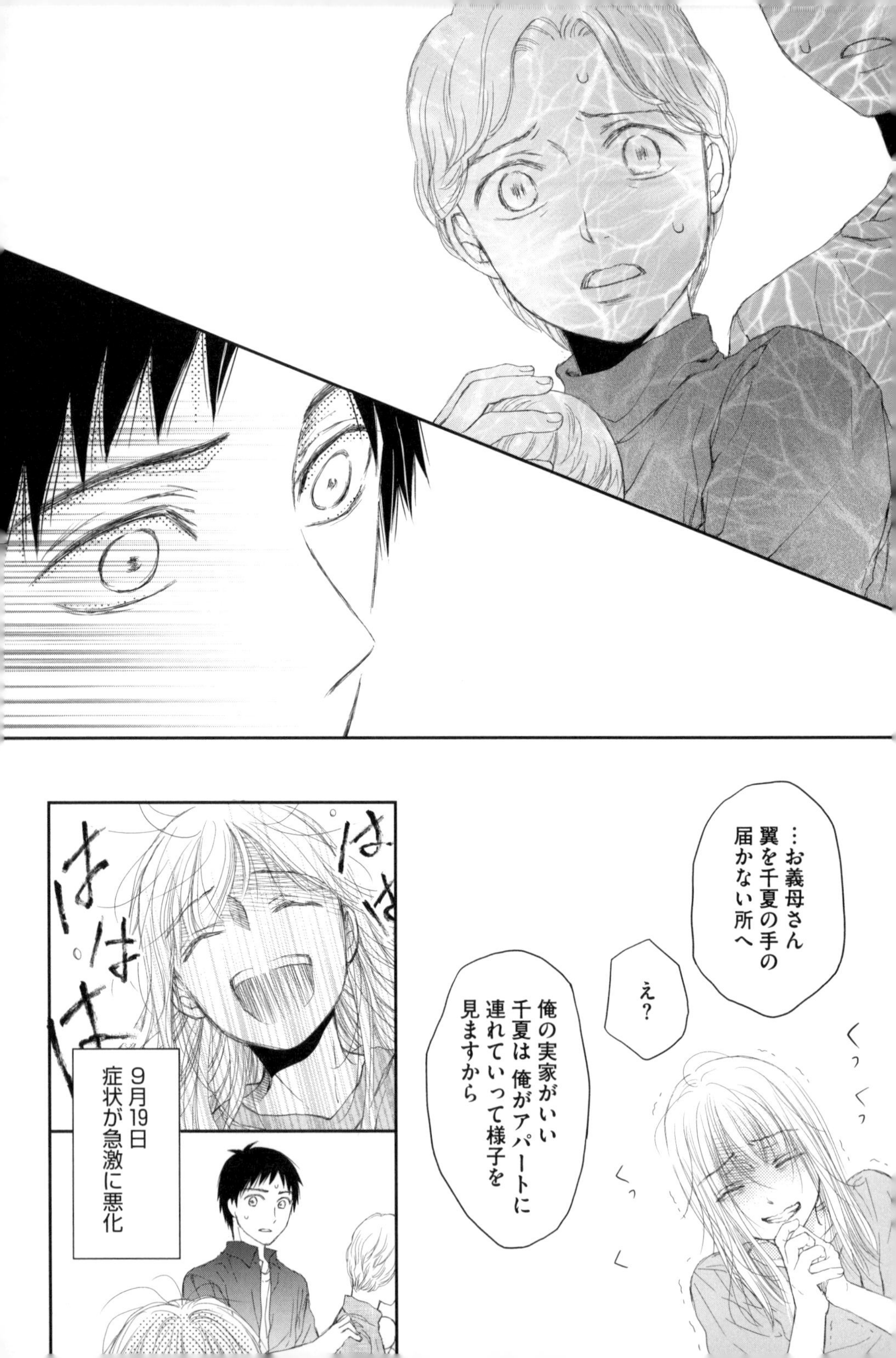
…お義母さん
翼を千夏の手の
届かない所へ
え?
俺の実家がいい
千夏は俺がアパートに
連れていって様子を
見ますから
くっくっ
くっく
ははは
9月19日
症状が急激に悪化

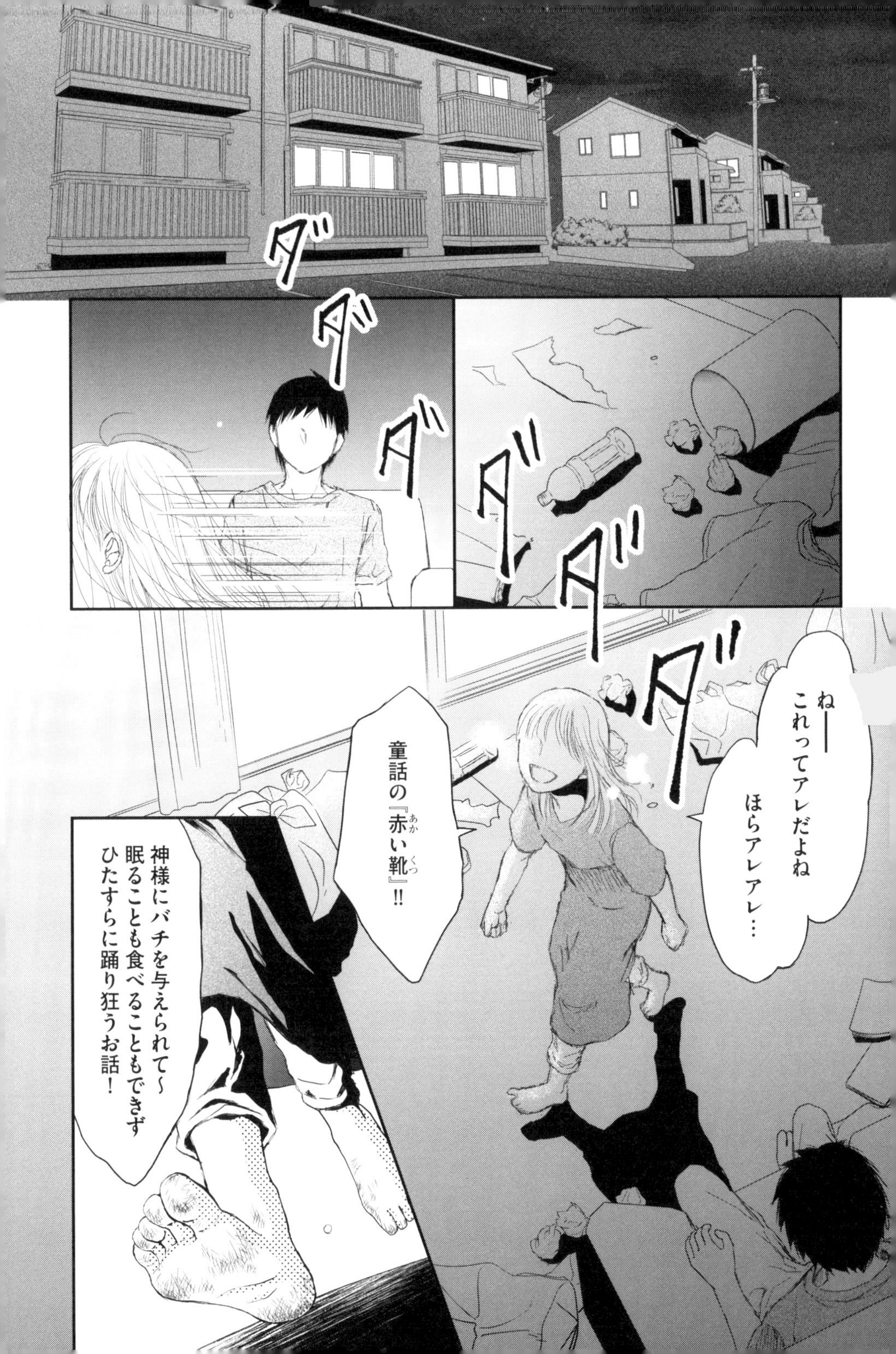
ダ
ダ
ダ
ダ
ダ
ダ
ねー
これってアレだよね
ほらアレアレ…
童話の『赤《あか》い靴《くつ》』!!
神様にバチを与えられて～
眠ることも食べることもできず
ひたすらに踊り狂うお話！

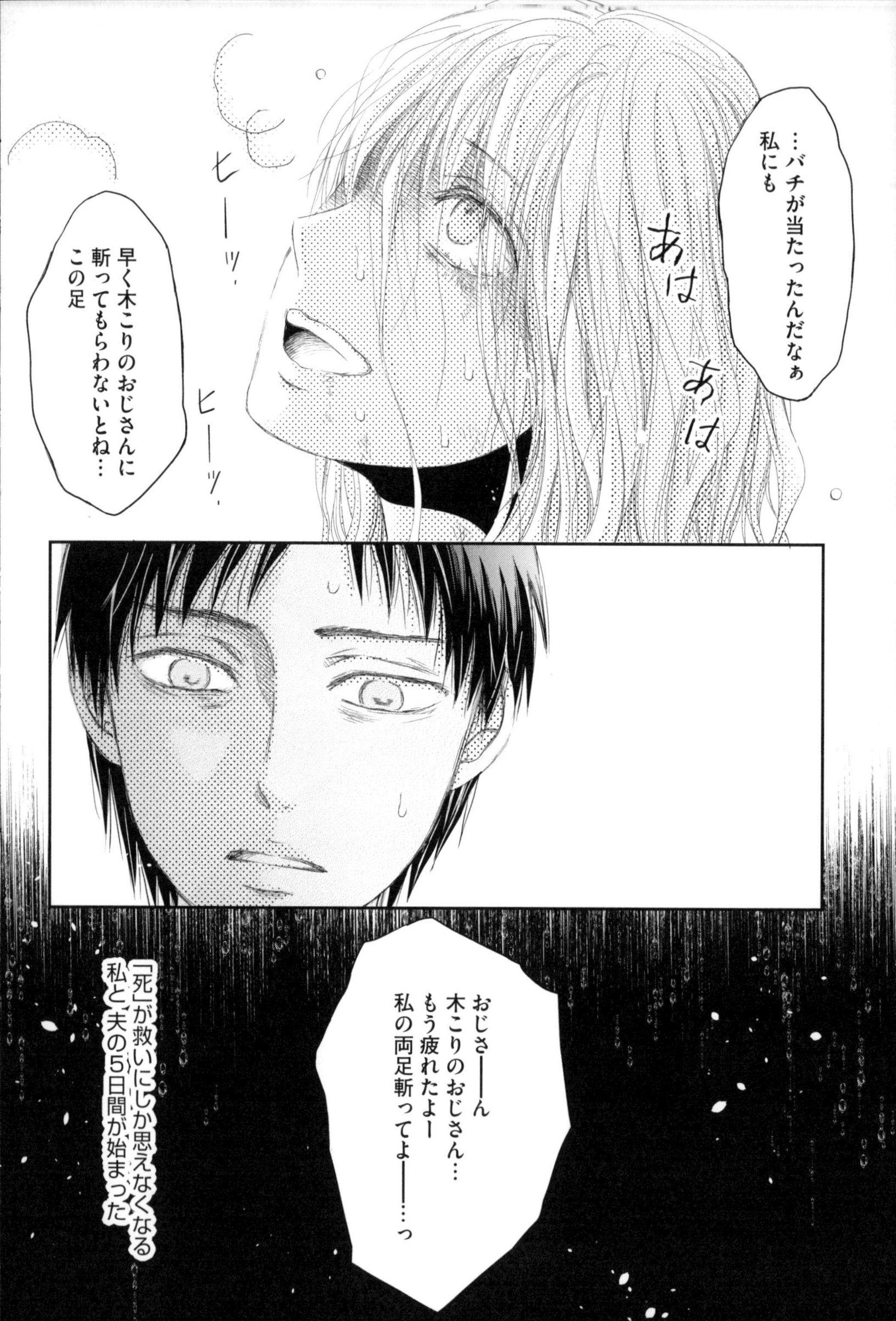
…バチが当たったんだなぁ
私にも
あは
あは
ヒーッ
早く木こりのおじさんに
斬ってもらわないとね…
この足
ヒーッ
おじさーーん
木こりのおじさん…
もう疲れたよー
私の両足斬ってよーー…っ
「死」が救いにしか思えなくなる
私と夫の5日間が始まった

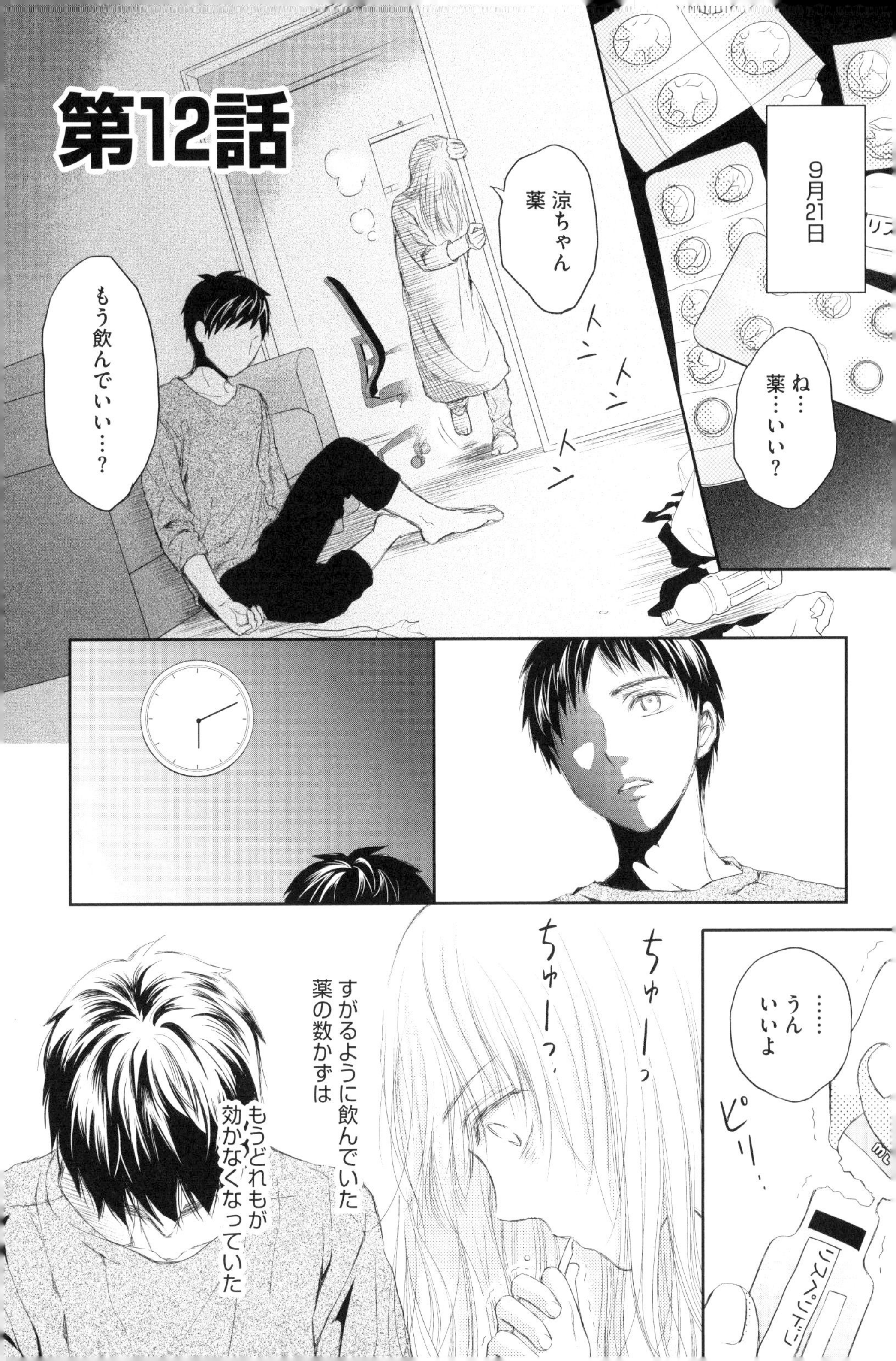
第12話
9月21日
ね…
薬…いい？
涼ちゃん
薬
トン
トン
トン
もう飲んでいい…？
……
うん
いいよ
ピリ…
ちゅーっ
ちゅーっ
すがるように飲んでいた
薬の数かずは
もうどれもが
効かなくなっていた

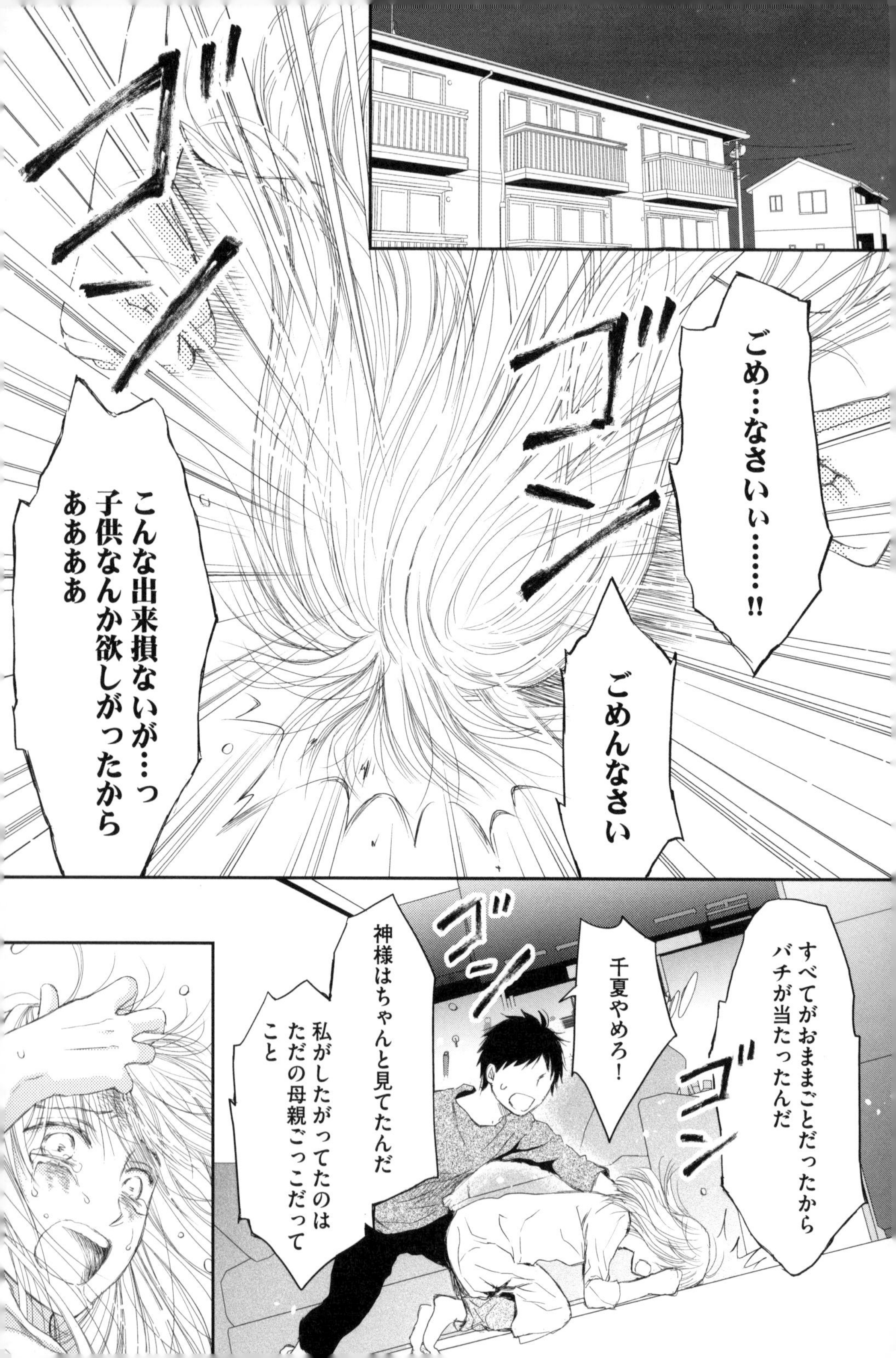
ゴ
ゴン
ごめ…なさいぃ……!!
ごめんなさい
こんな出来損ないが…っ子供なんか欲しがったから
あああああ
すべてがおままごとだったからバチが当たったんだ
ゴン
千夏やめろ!
ゴン
神様はちゃんと見てたんだ
私がしたがってたのはただの母親ごっこだってこと

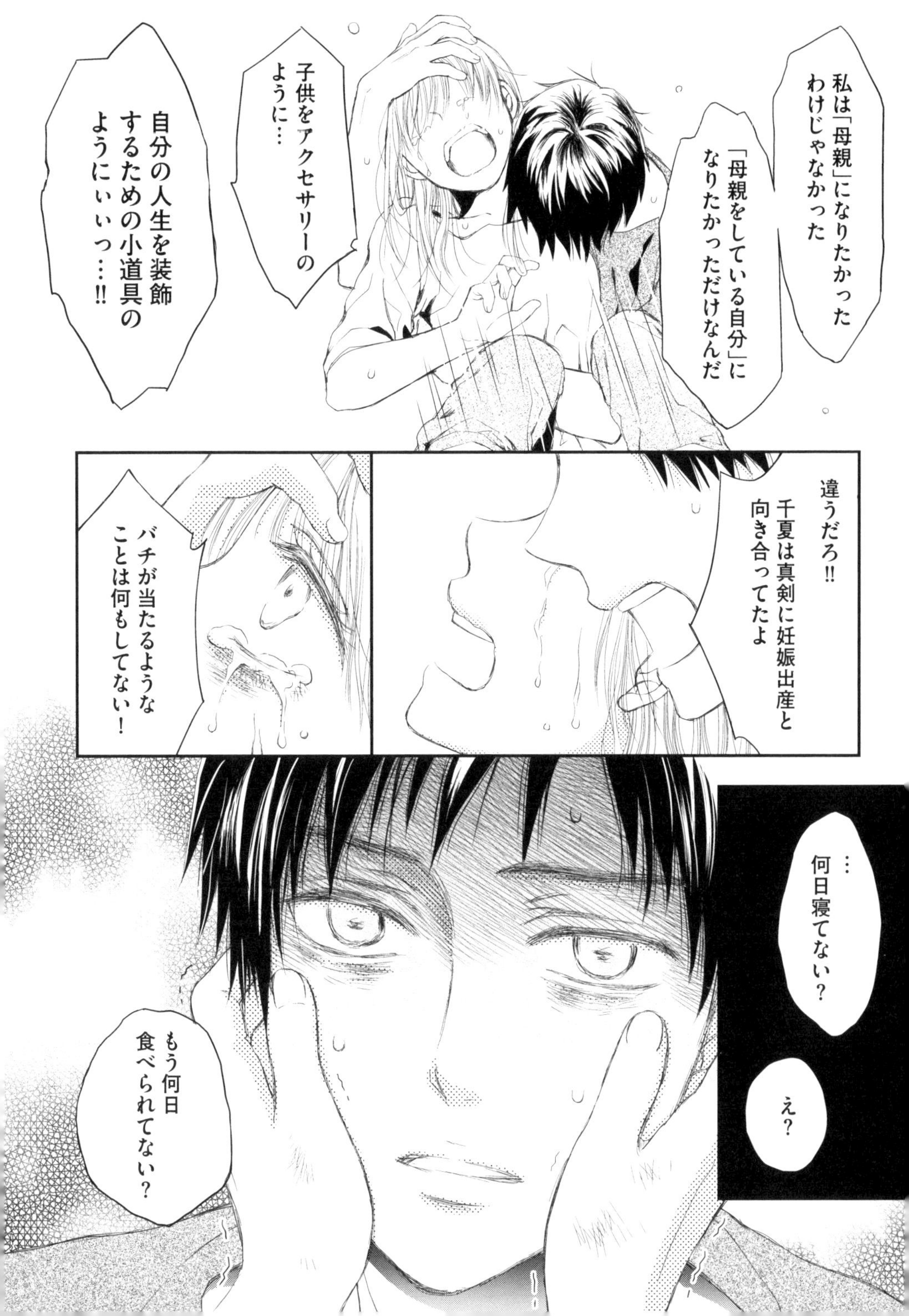
私は「母親」になりたかったわけじゃなかった
「母親をしている自分」になりたかっただけなんだ
子供をアクセサリーのように…
自分の人生を装飾するための小道具のようにぃぃっ…!!
違うだろ!!
千夏は真剣に妊娠出産と向き合ってたよ
バチが当たるようなことは何もしてない!
…何日寝てない?
え?
もう何日食べられてない?

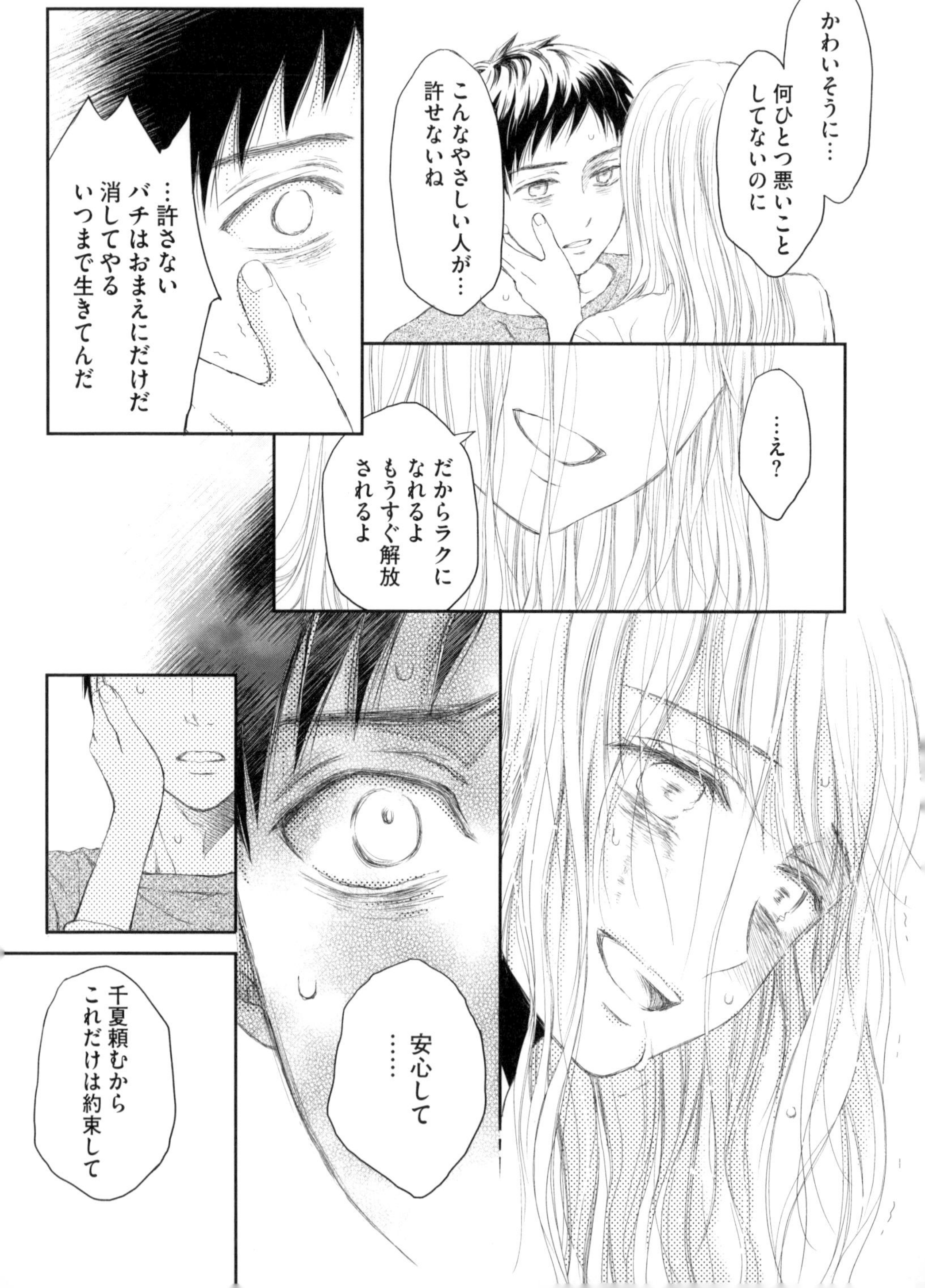
かわいそうに…
何ひとつ悪いことしてないのに
こんなやさしい人が…許せないね
…許さない
バチはおまえにだけだ
消してやる
いつまで生きてんだ
…え？
だからラクになれるよ
もうすぐ解放されるよ
……安心して
千夏頼むから
これだけは約束して

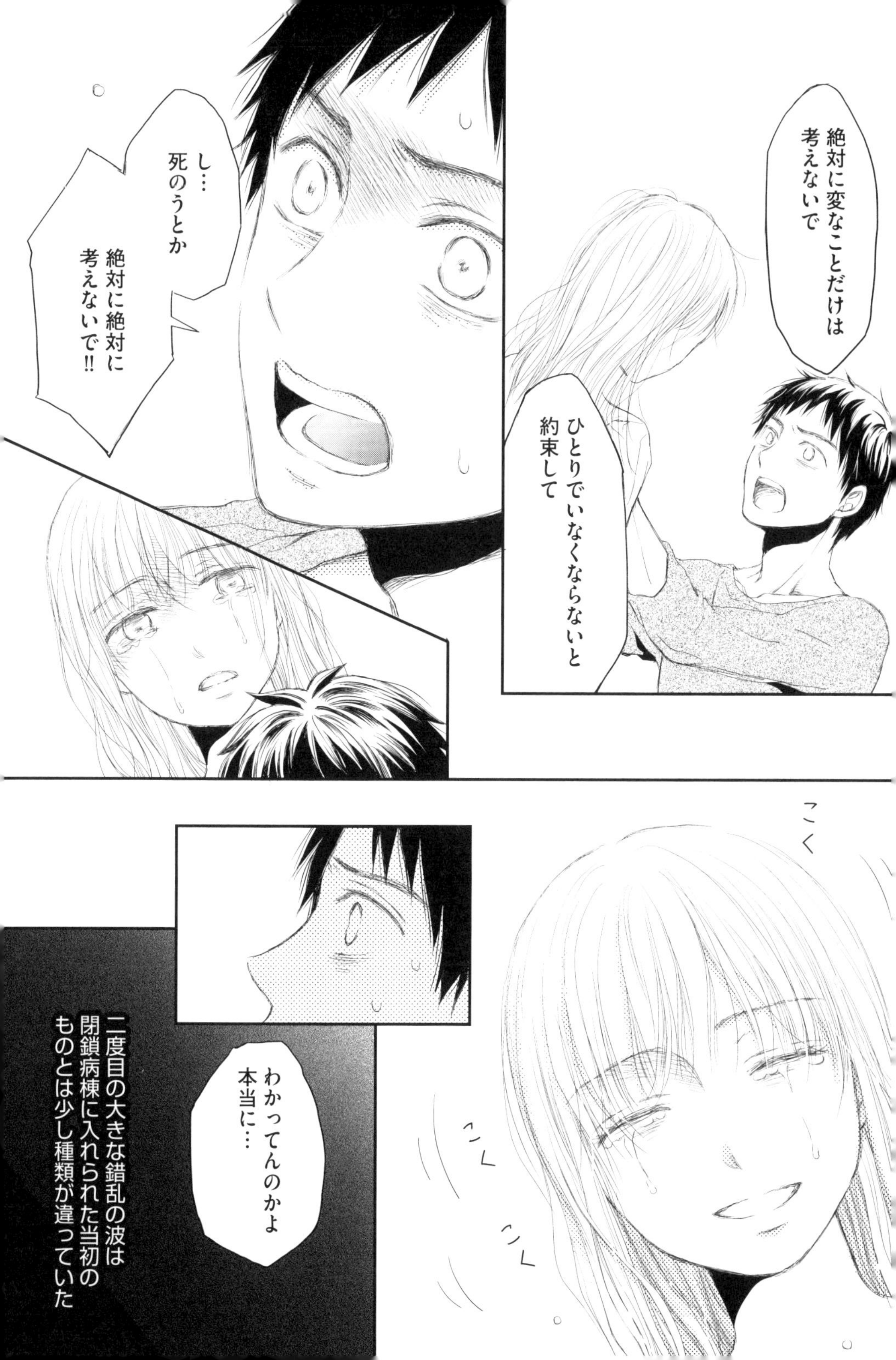
絶対に変なことだけは考えないで
ひとりでいなくならないと約束して
し…死のうとか絶対に絶対に考えないで!!
こく
こく
こく
わかってんのかよ本当に…
二度目の大きな錯乱の波は閉鎖病棟に入れられた当初のものとは少し種類が違っていた

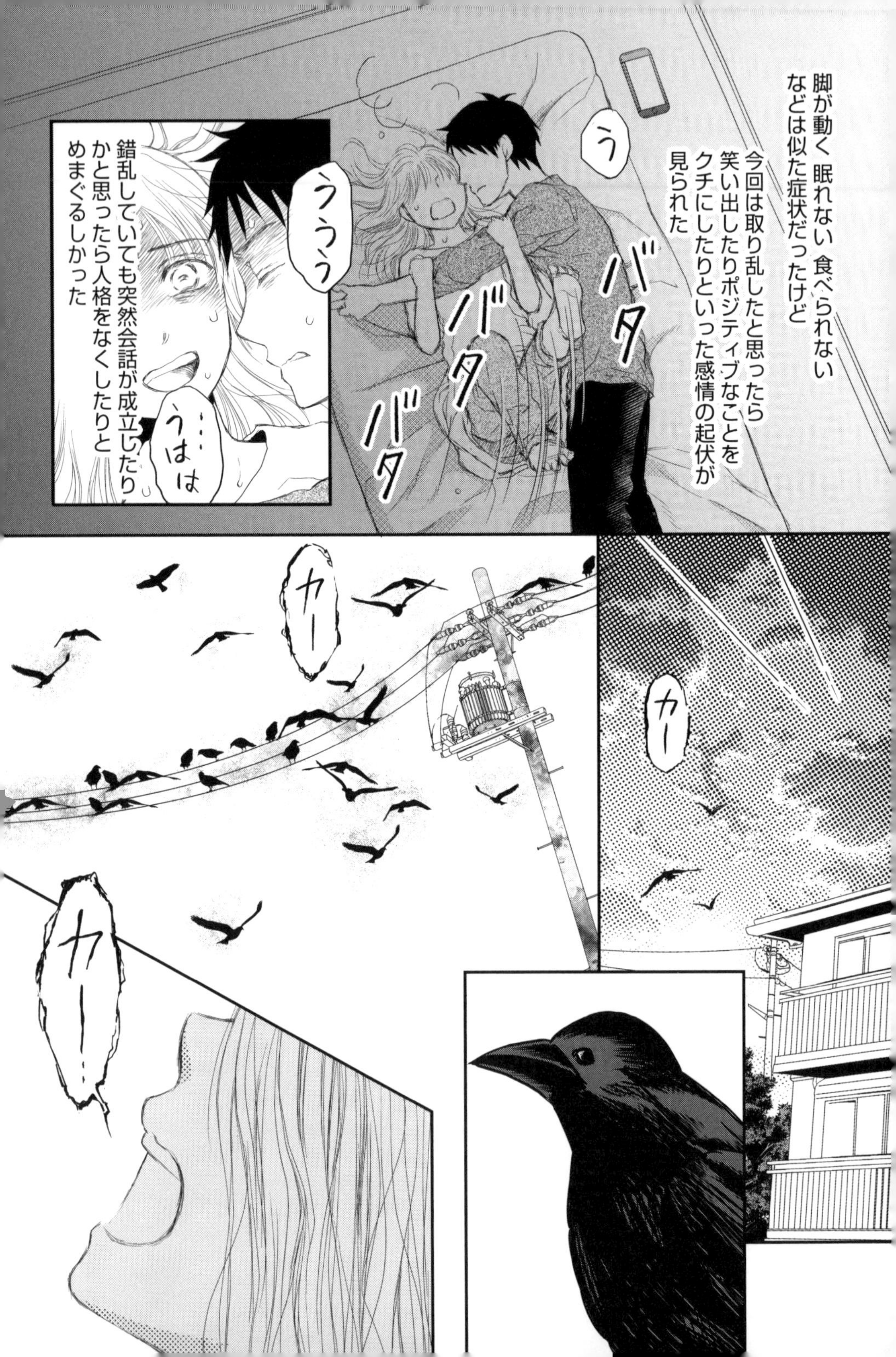
脚が動く 眠れない 食べられない
などは似た症状だったけど
今回は取り乱したと思ったら
笑い出したりポジティブなことを
クチにしたりといった感情の起伏が
見られた
う
バタ
バタ
バタ
ううう
錯乱していても突然会話が成立したり
かと思ったら人格をなくしたりと
めまぐるしかった
…うはは
カー
カー
カー…

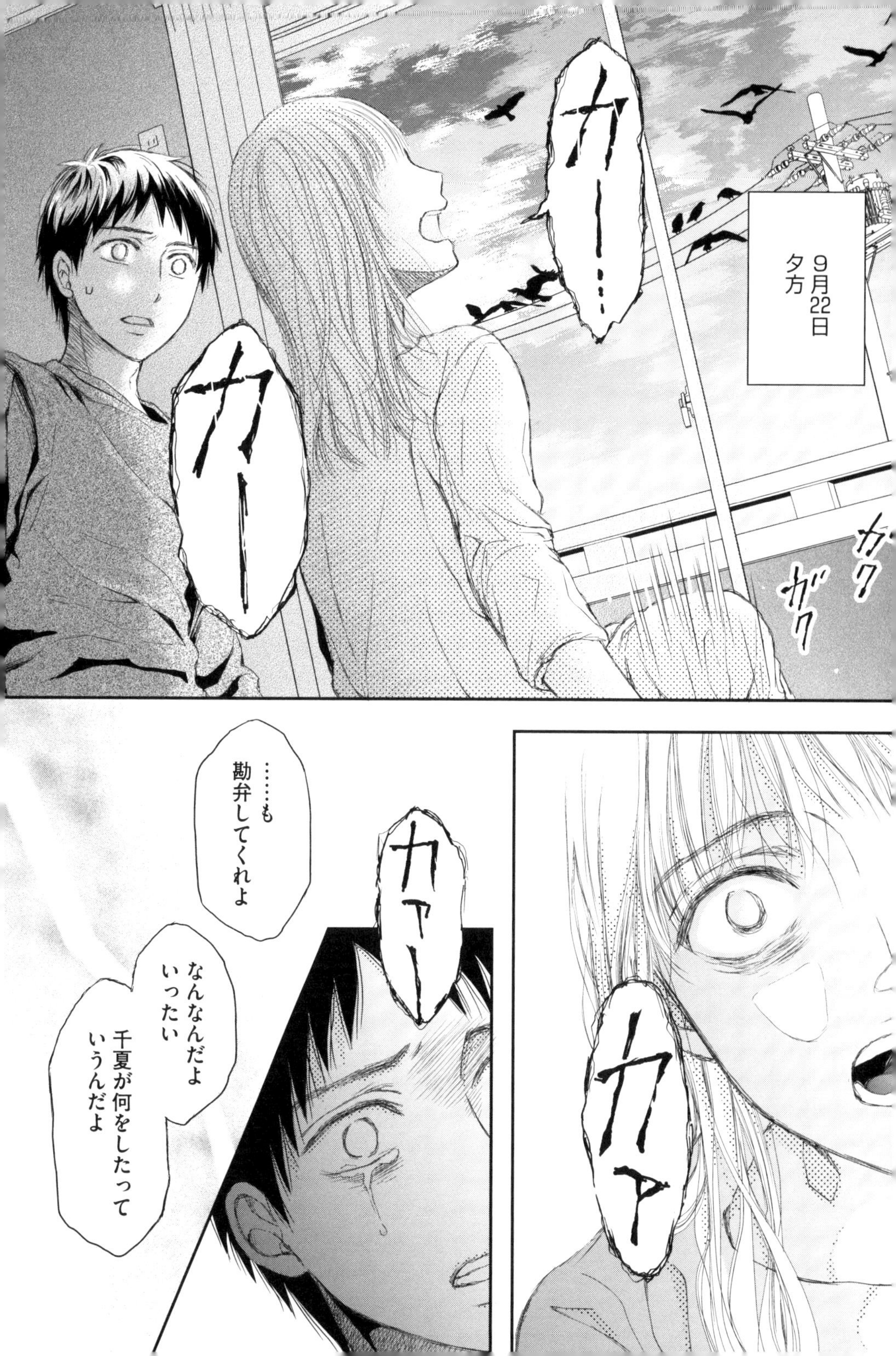
9月22日
夕方
カー……
カァー
ガクガク
カァー
……も
勘弁してくれよ
なんなんだよ
いったい
千夏が何をしたって
いうんだよ
カァア

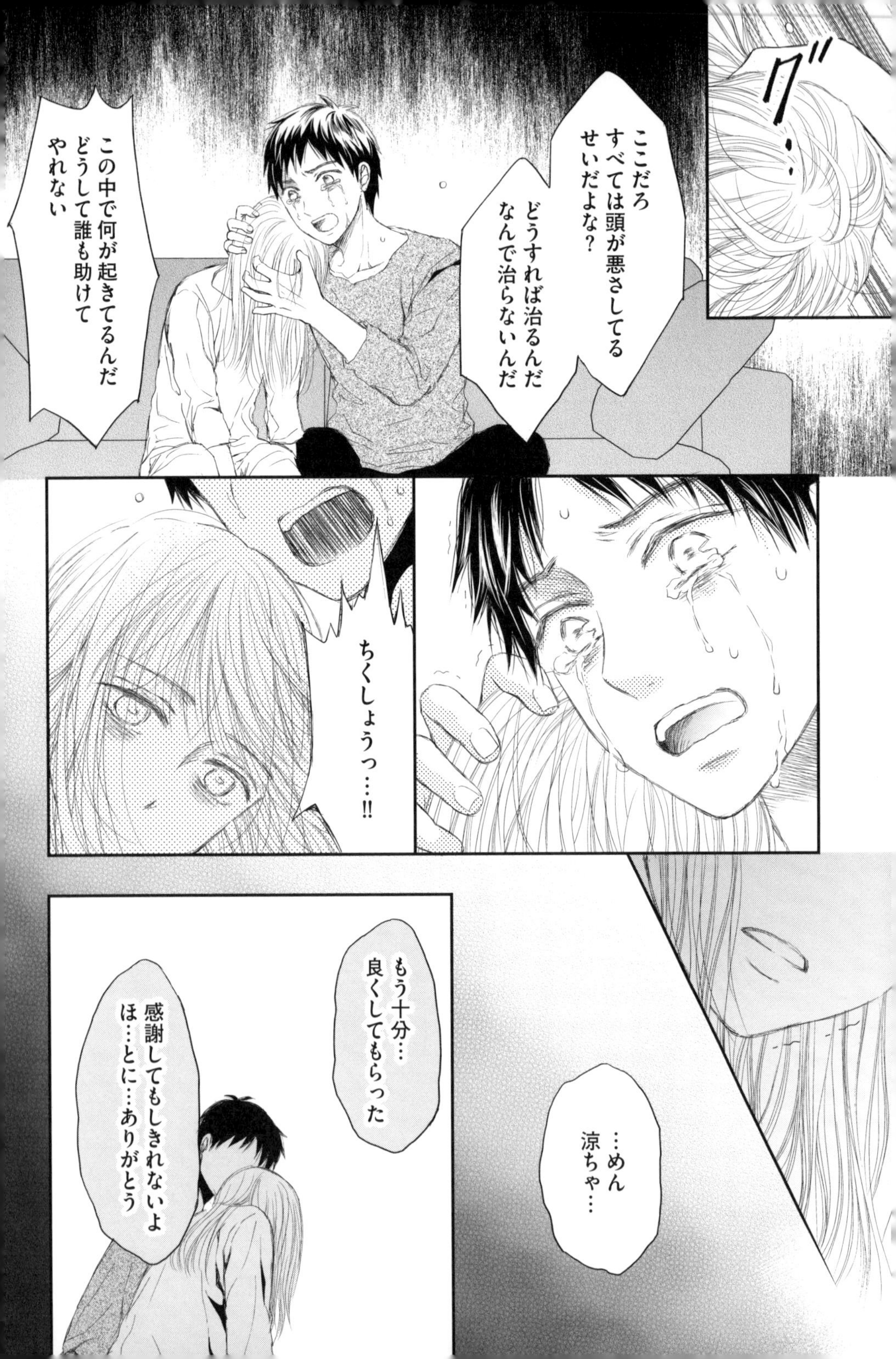
グ…
ここだろ すべては頭が悪さしてる せいだよな？
どうすれば治るんだ なんで治らないんだ
この中で何が起きてるんだ どうして誰も助けて やれない
ちくしょうっ…‼
…めん 涼ちゃ…
もう十分… 良くしてもらった
感謝してもしきれないよ ほ…とに…ありがとう

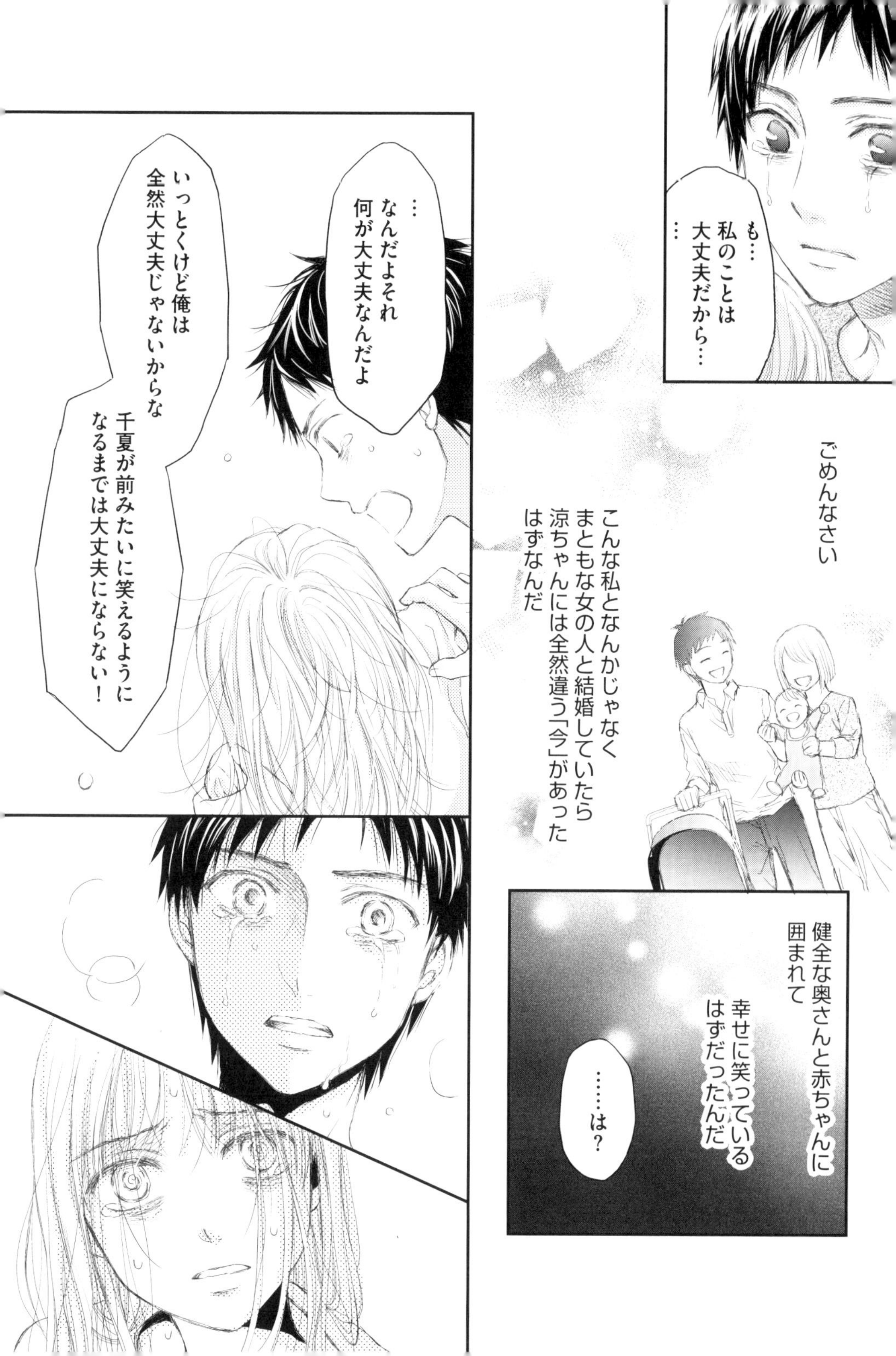

も…
私のことは
大丈夫だから…
…
ごめんなさい
こんな私となんかじゃなく
まともな女の人と結婚していたら
涼ちゃんには全然違う「今」があった
はずなんだ
健全な奥さんと赤ちゃんに
囲まれて
幸せに笑っている
はずだったんだ
……は？
…
なんだよそれ
何が大丈夫なんだよ
いっとくけど俺は
全然大丈夫じゃないからな
千夏が前みたいに笑えるように
なるまでは大丈夫にならない！

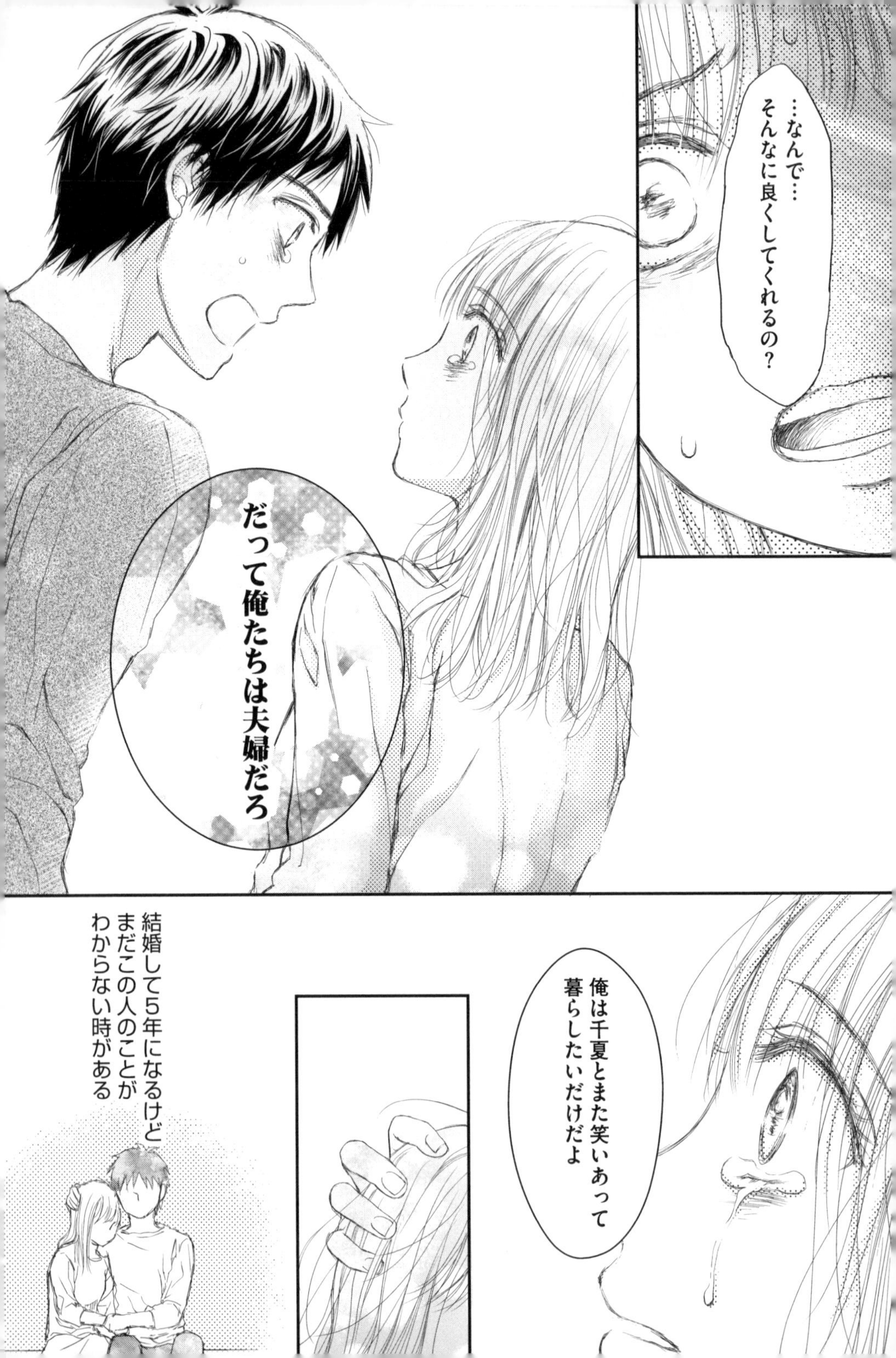
…なんで…
そんなに良くしてくれるの？
だって俺たちは夫婦だろ
俺は千夏とまた笑いあって
暮らしたいだけだよ
結婚して5年になるけど
まだこの人のことが
わからない時がある

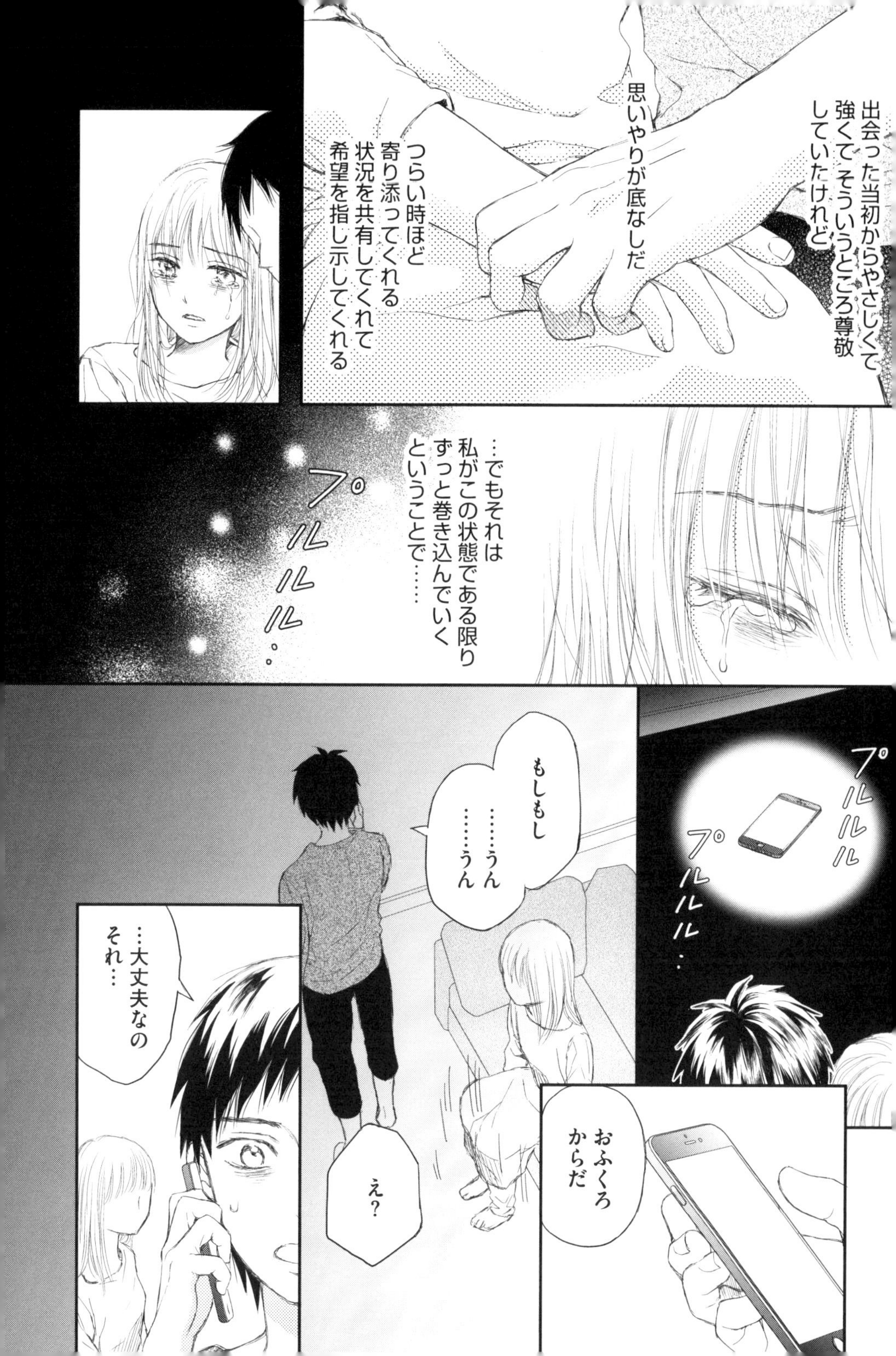
出会った当初からやさしくて強くて そういうところ尊敬していたけれど
思いやりが底なしだ
つらい時ほど寄り添ってくれる 状況を共有してくれて 希望を指し示してくれる
…でもそれは私がこの状態である限りずっと巻き込んでいくということで……
プルルル…
プルルル プルルル…
おふくろからだ
もしもし ……うん ……うん
え？
…大丈夫なの それ…

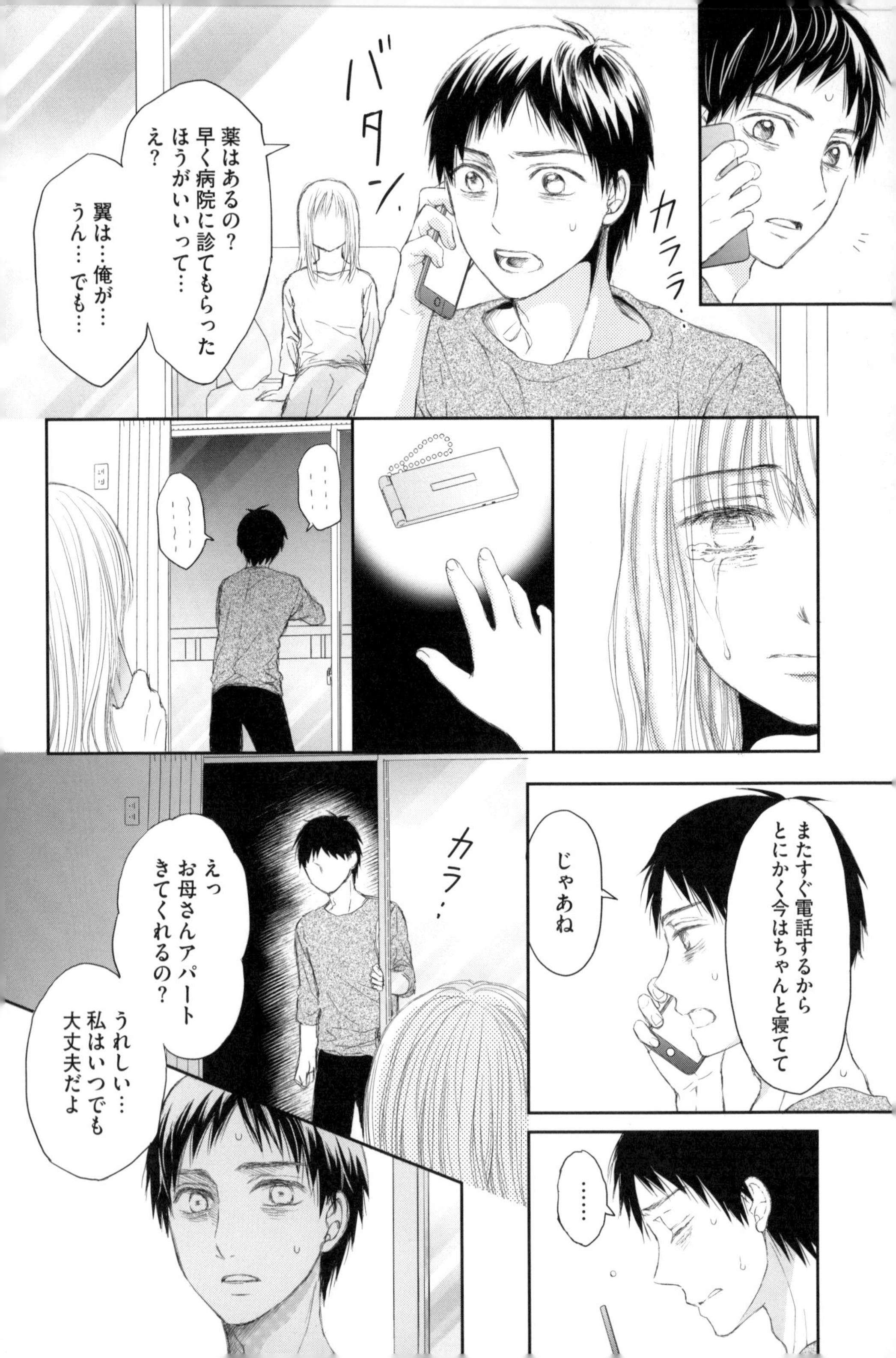
バタン
カララ…
薬はあるの？早く病院に診てもらったほうがいいって…え？
翼は…俺が…うん…でも…
…………
〜〜…
またすぐ電話するから とにかく今はちゃんと寝てて
じゃあね
カラ…
えっ お母さんアパートきてくれるの？
うれしい… 私はいつでも大丈夫だよ
……

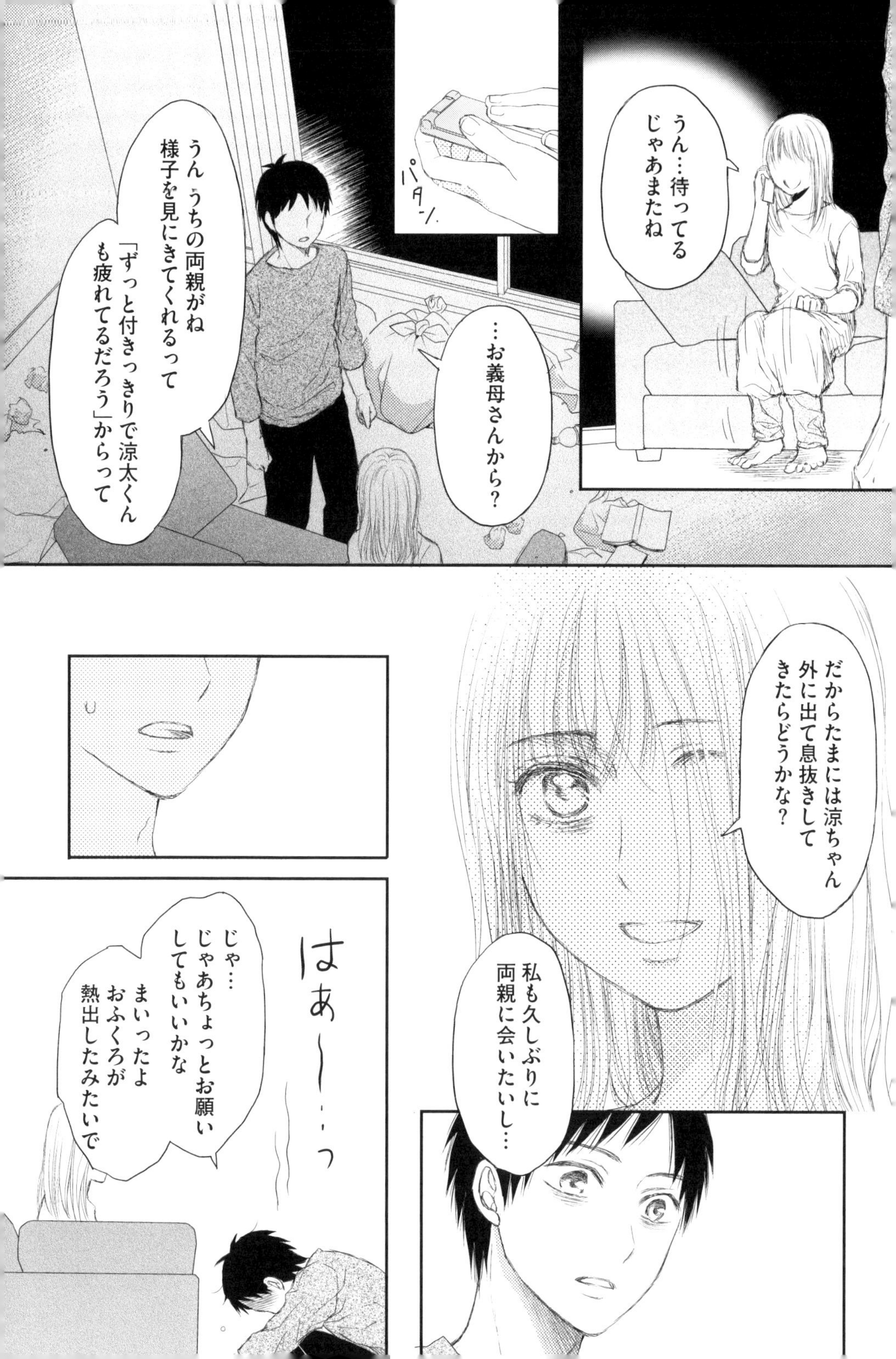

うん…待ってる じゃあまたね
パタン
…お義母さんから?
うん うちの両親がね 様子を見にきてくれるって 「ずっと付きっきりで涼太くんも疲れてるだろう」からって
だからたまには涼ちゃん 外に出て息抜きして きたらどうかな?
私も久しぶりに 両親に会いたいし…
はあ〜〜…っ
じゃ… じゃあちょっとお願い してもいいかな まいったよ おふくろが 熱出したみたいで

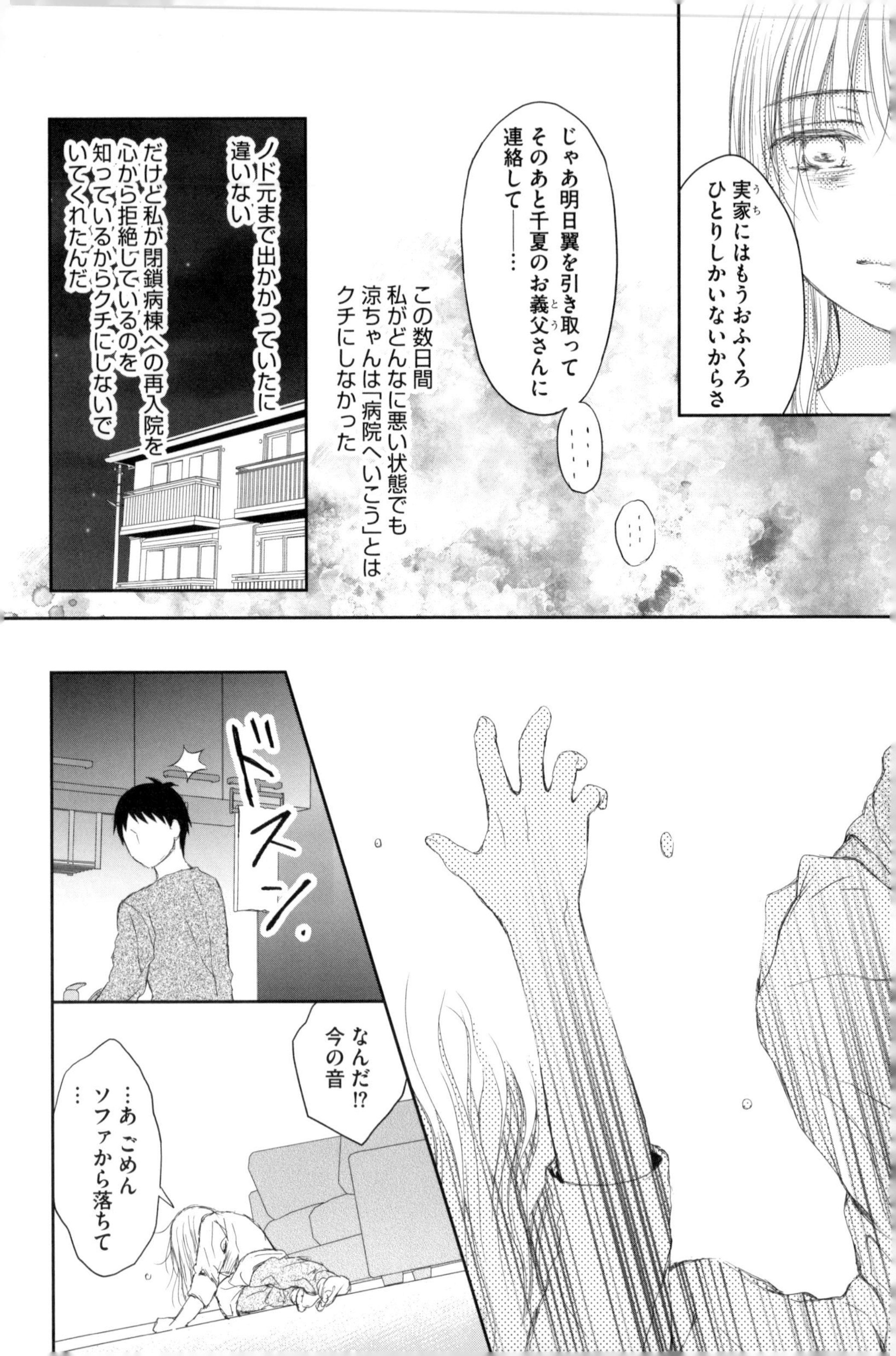
実家《うち》にはもうおふくろ ひとりしかいないからさ
じゃあ明日翼を引き取って そのあと千夏のお義父《とう》さんに 連絡して――……
……
…
この数日間 私がどんなに悪い状態でも 涼ちゃんは「病院へいこう」とは クチにしなかった
ノド元まで出かかっていたに 違いない
だけど私が閉鎖病棟への再入院を 心から拒絶しているのを 知っているからクチにしないで いてくれたんだ
ドスーン。
なんだ!? 今の音
…あ ごめん ソファから落ちて …

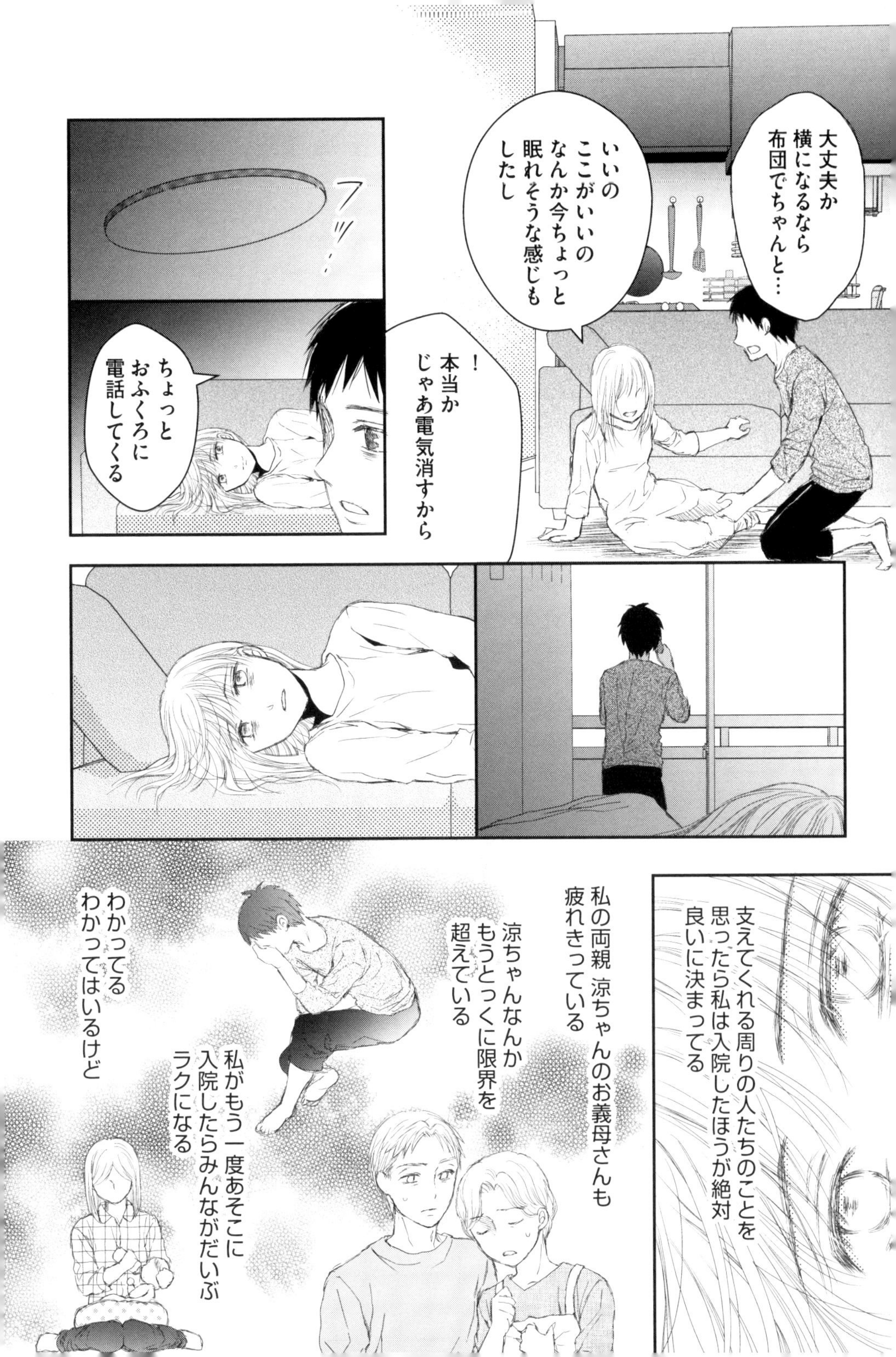

大丈夫か
横になるなら
布団でちゃんと…
いいの
ここがいいの
なんか今ちょっと
眠れそうな感じも
したし
！
本当か
じゃあ電気消すから
ちょっと
おふくろに
電話してくる
フッ…
支えてくれる周りの人たちのことを
思ったら私は入院したほうが絶対
良いに決まってる
私の両親 涼ちゃんのお義母さんも
疲れきっている
涼ちゃんなんか
もうとっくに限界を
超えている
私がもう一度あそこに
入院したらみんながだいぶ
ラクになる
わかってる
わかってはいるけど

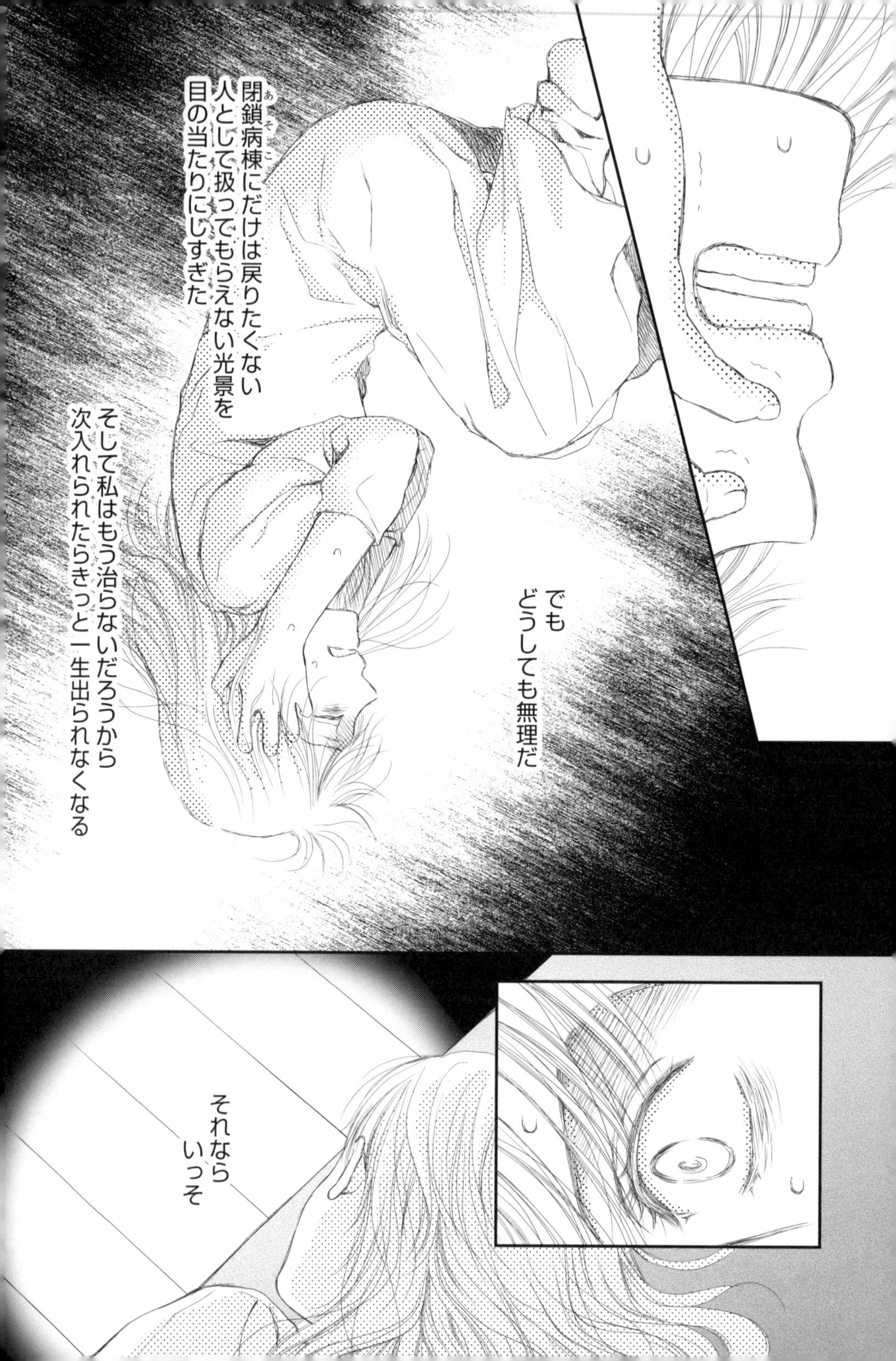
でも
どうしても無理だ
閉鎖病棟《あそこ》にだけは戻りたくない
人として扱ってもらえない光景を
目の当たりにしすぎた
そして私はもう治らないだろうから
次入れられたらきっと一生出られなくなる
それなら
いっそ

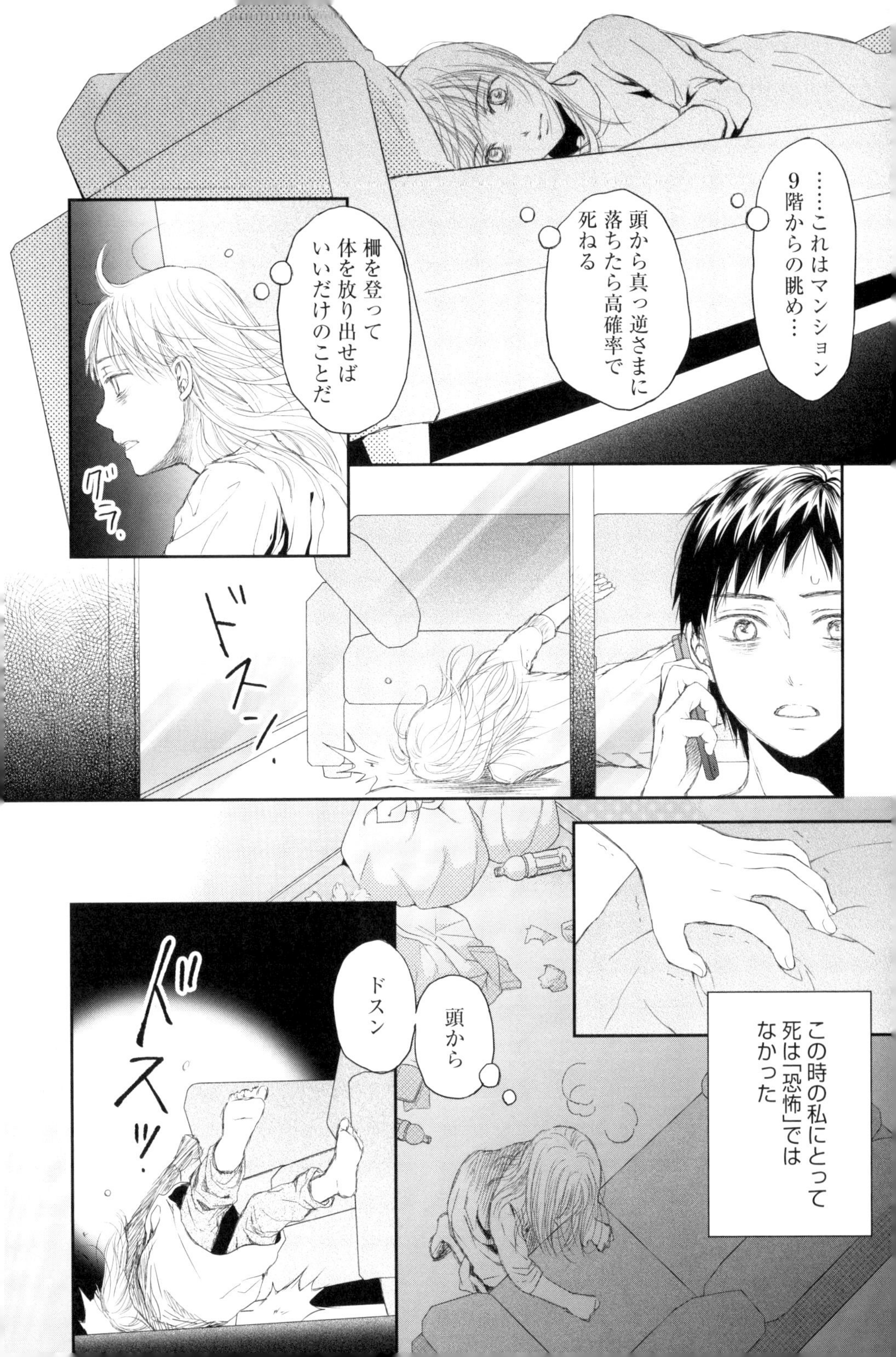
……これはマンション9階からの眺め…
頭から真っ逆さまに落ちたら高確率で死ねる
柵を登って体を放り出せばいいだけのことだ
グラ
ドスン!
この時の私にとって死は「恐怖」ではなかった
頭から
ドスン
ドスッ!

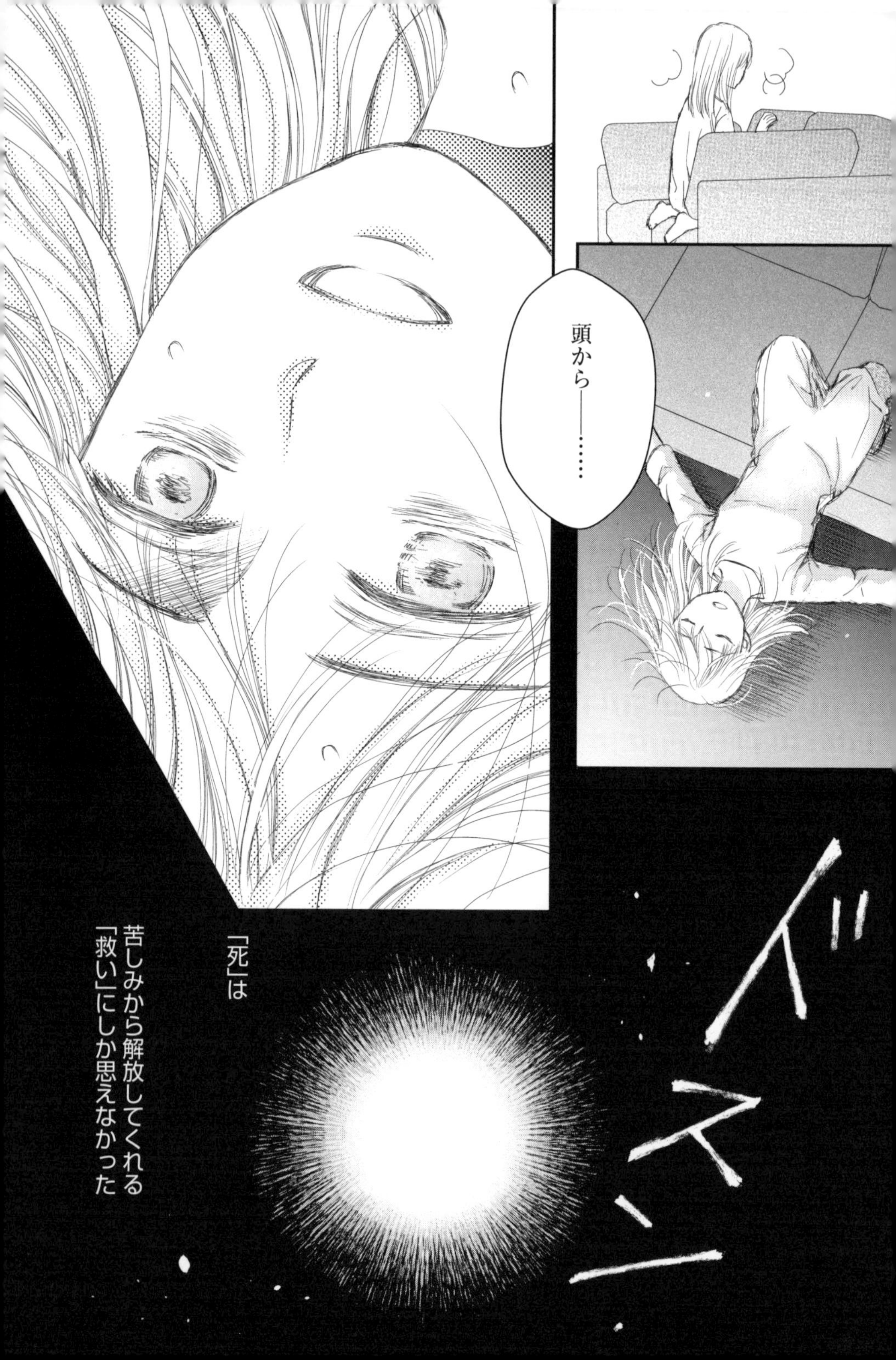
頭から――……
ドスン
「死」は
苦しみから解放してくれる
「救い」にしか思えなかった

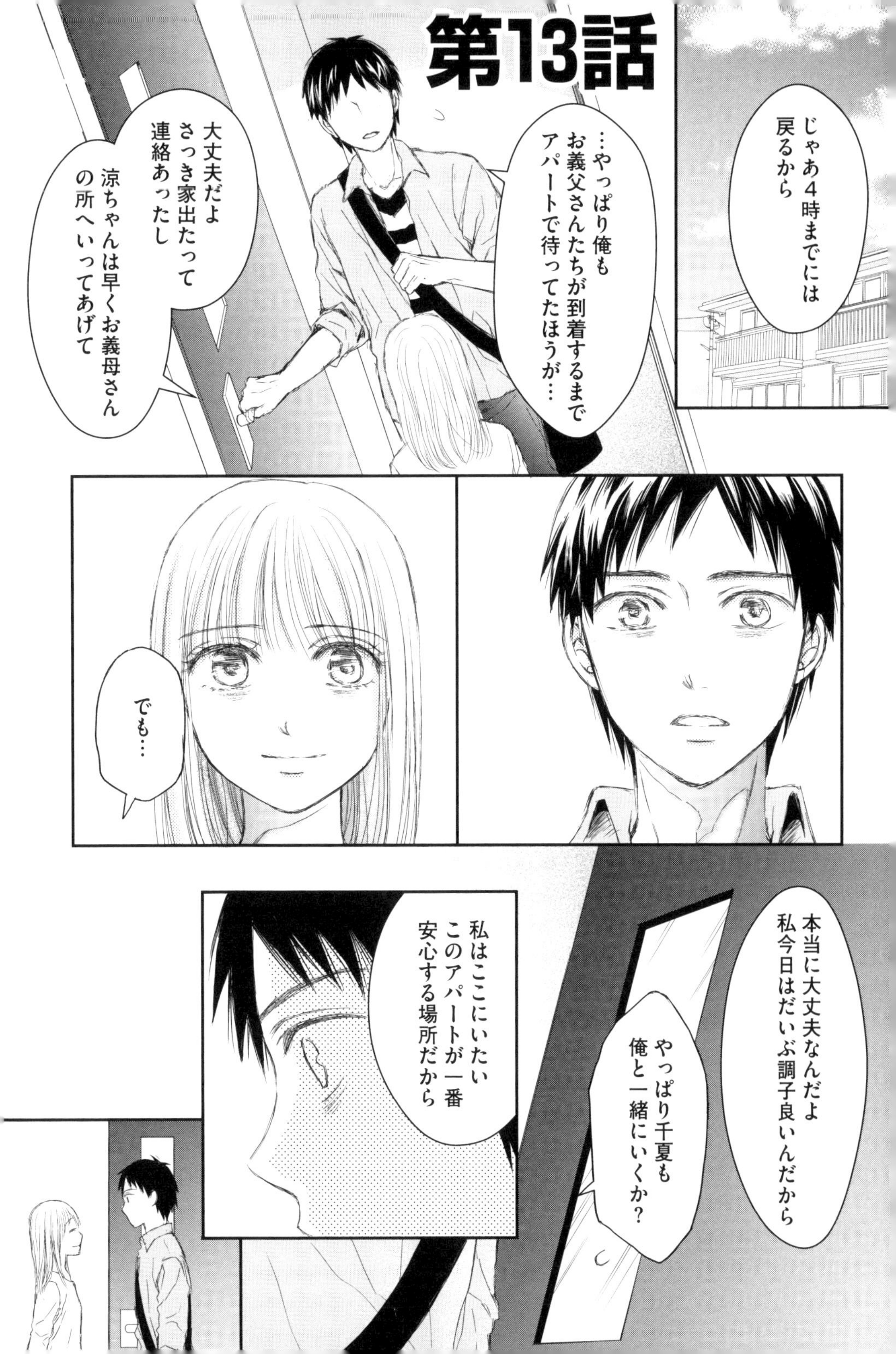
第13話
じゃあ4時までには戻るから
…やっぱり俺もお義父さんたちが到着するまでアパートで待ってたほうが…
大丈夫だよさっき家出たって連絡あったし
涼ちゃんは早くお義母さんの所へいってあげて
でも…
本当に大丈夫なんだよ私今日はだいぶ調子良いんだから
やっぱり千夏も俺と一緒にいくか?
私はここにいたいこのアパートが一番安心する場所だから

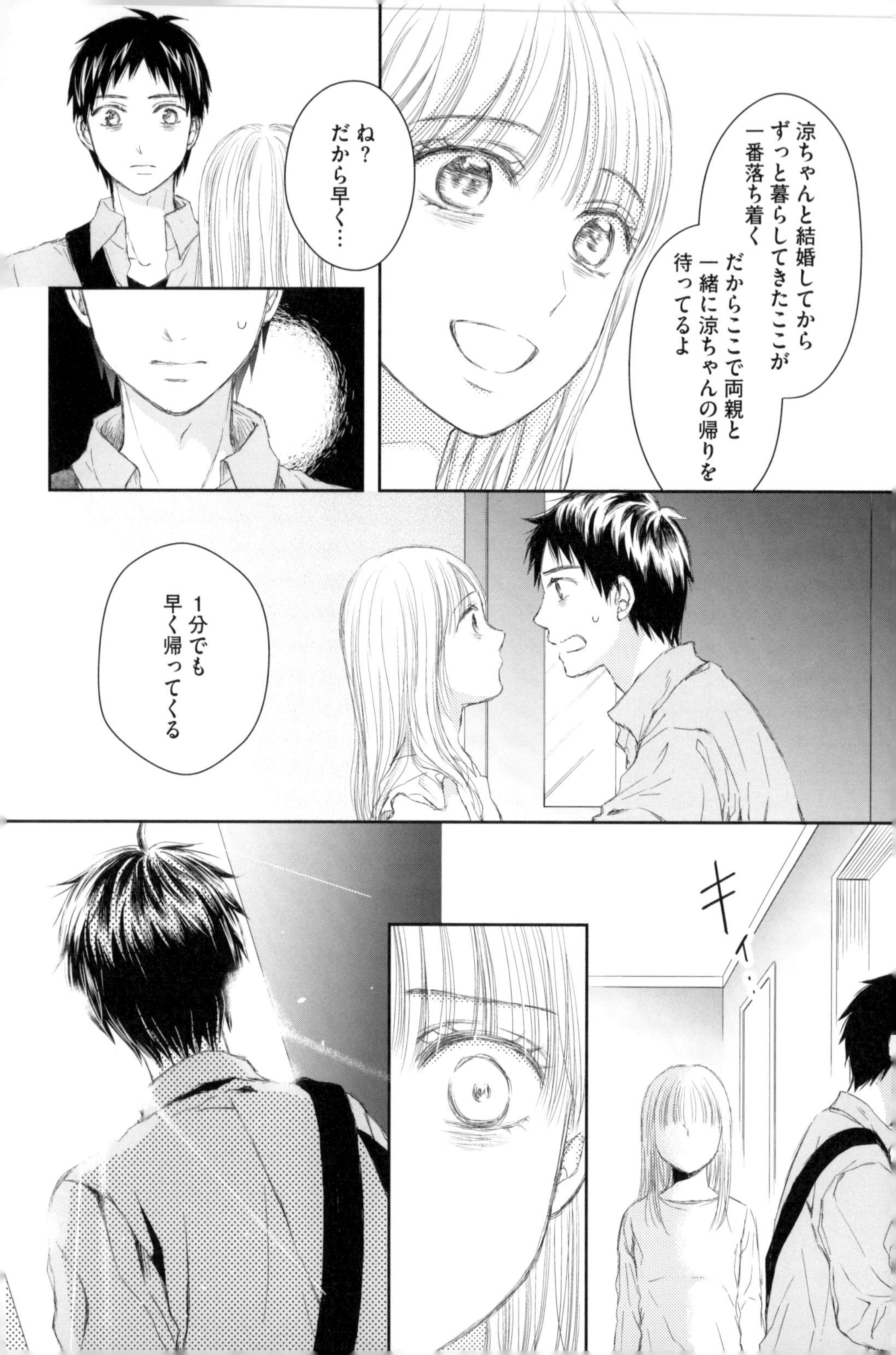
涼ちゃんと結婚してから ずっと暮らしてきたここが 一番落ち着く だからここで両親と 一緒に涼ちゃんの帰りを 待ってるよ
ね？ だから早く…
1分でも 早く帰ってくる
キイ…

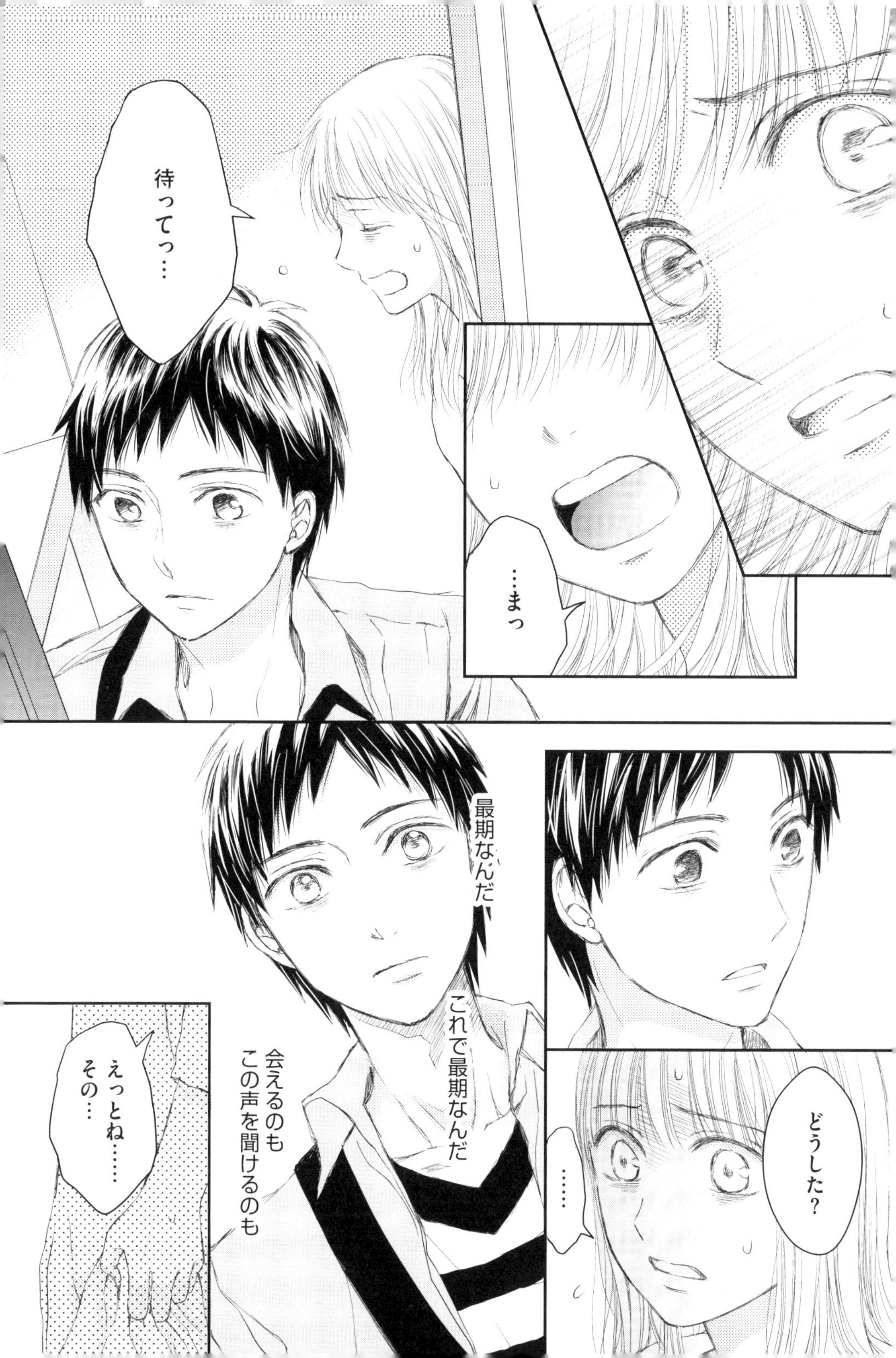
…まっ
待ってっ…
最期なんだ
どうした？
……
これで最期なんだ
会えるのも
この声を聞けるのも
えっとね……
その…

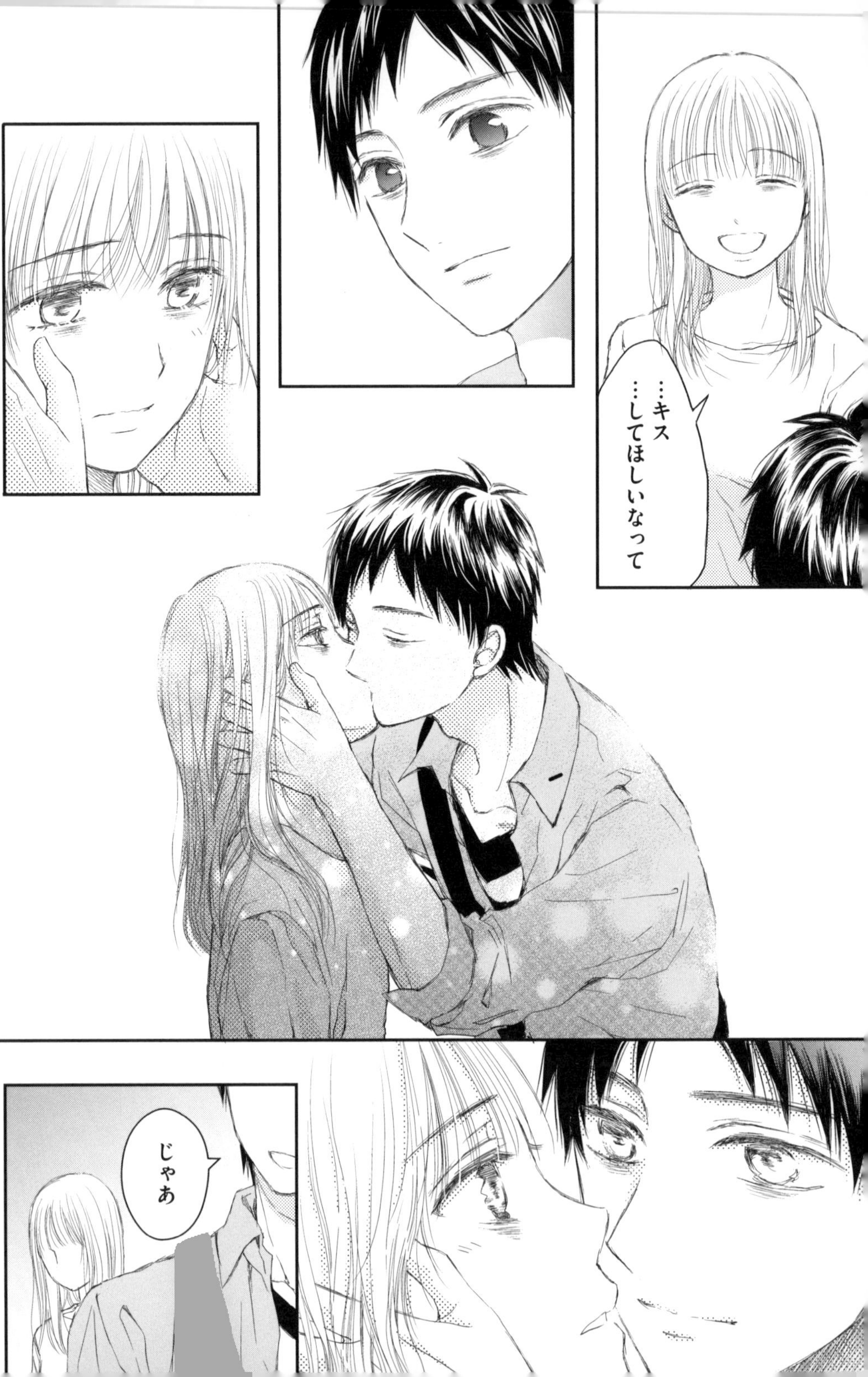
…キス
…してほしいなって
じゃあ

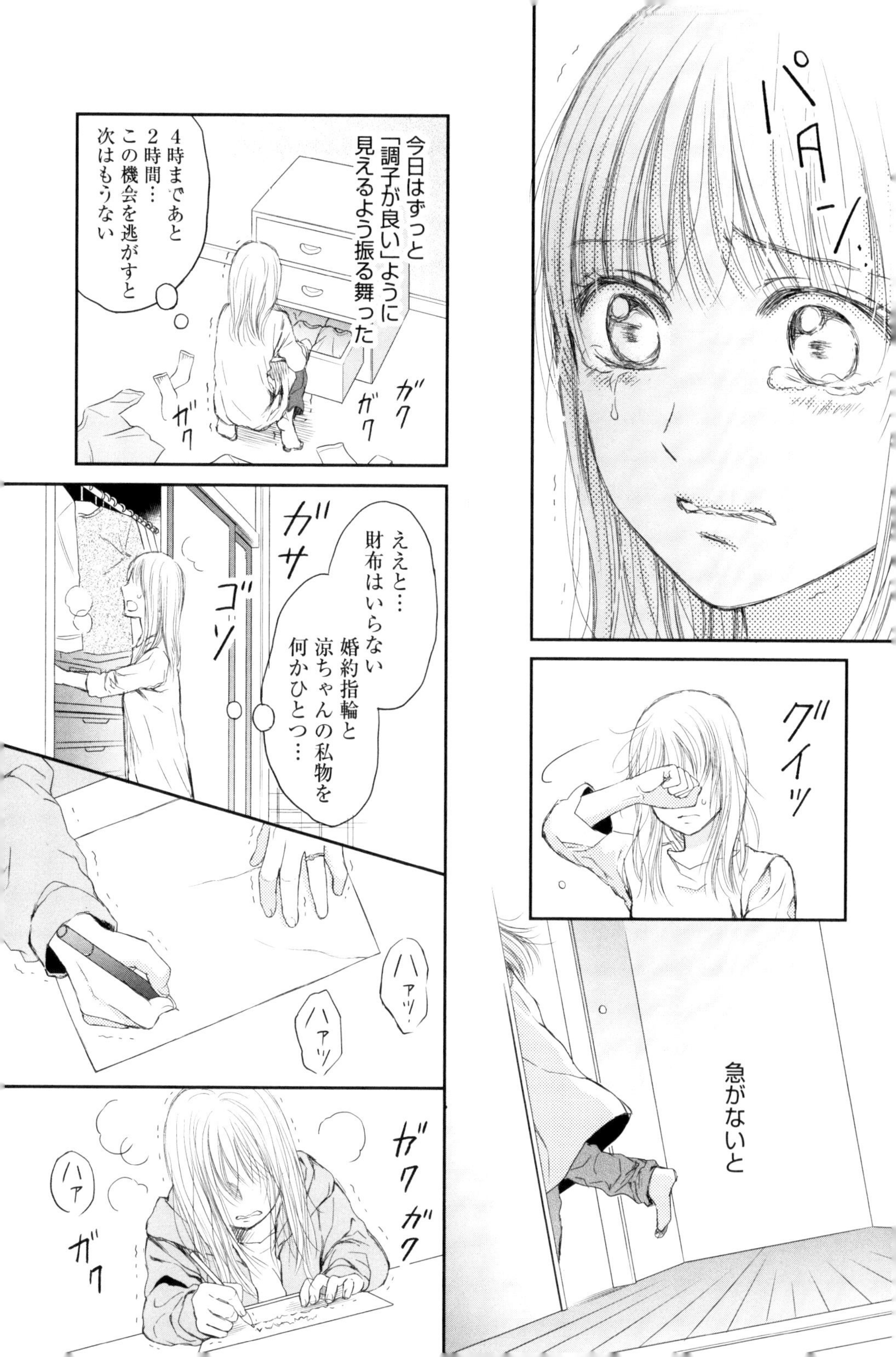
パターン…
グイッ
急がないと
今日はずっと「調子が良い」ように見えるよう振る舞った
4時まであと2時間…この機会を逃がすと次はもうない
ガク
ガク
ガク
ガサ
ゴソ
ええと…財布はいらない
婚約指輪と涼ちゃんの私物を何かひとつ…
ハァッ
ハァッ
ガクガク
ハァ
ガク

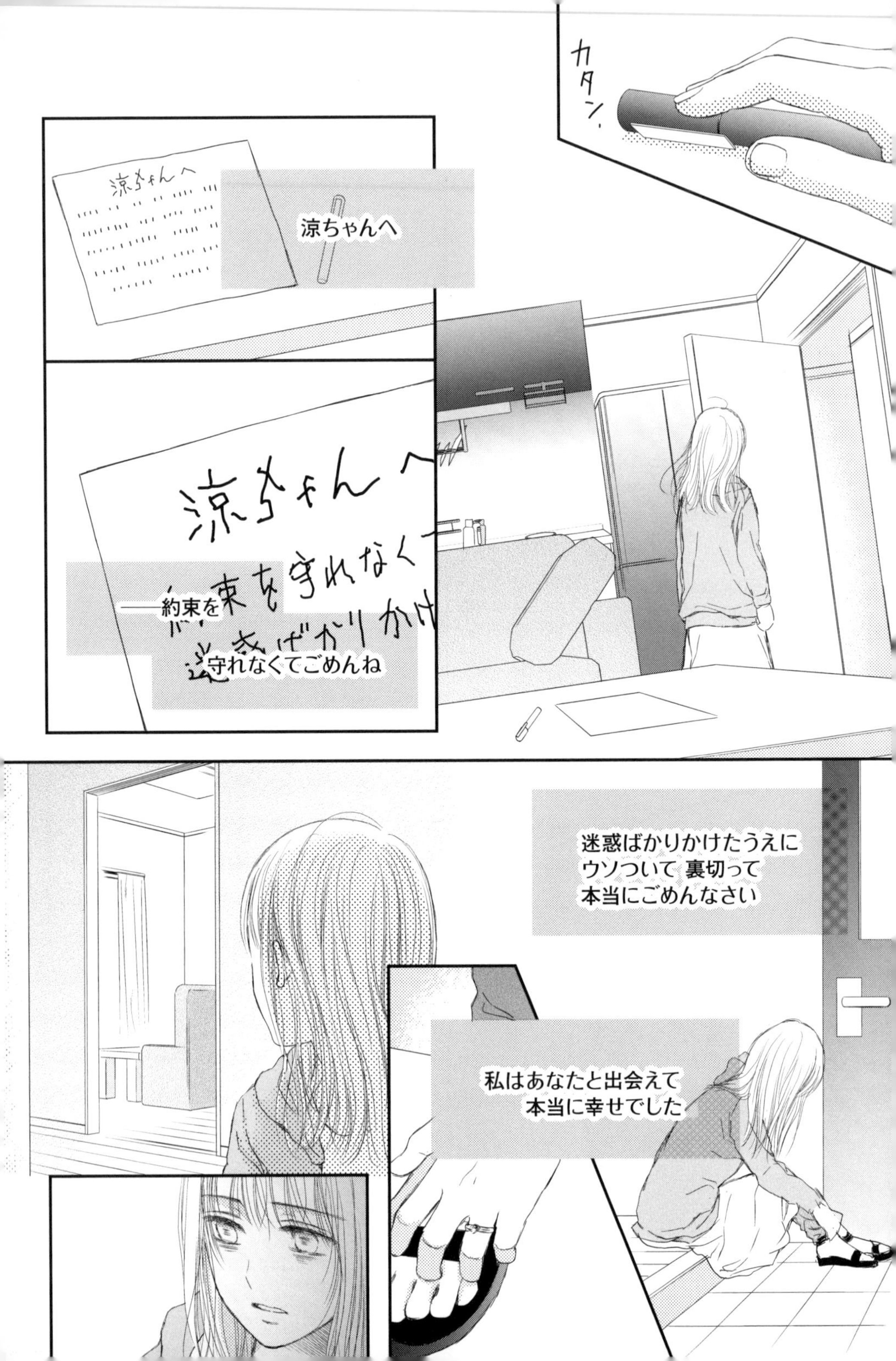
カタン、
涼ちゃんへ
──約束を
守れなくてごめんね
迷惑ばかりかけたうえに
ウソついて 裏切って
本当にごめんなさい
私はあなたと出会えて
本当に幸せでした

——…ありがとうございました
ガチャン.
カンカンカン
こんなこという資格は私にはもうないけれど
どうか幸せでいてください
翼のこと
どうぞよろしくお願いします
…涼ちゃんがよく着ていたパーカ勝手にもらってしまった…
かすかに…涼ちゃんの匂いがする

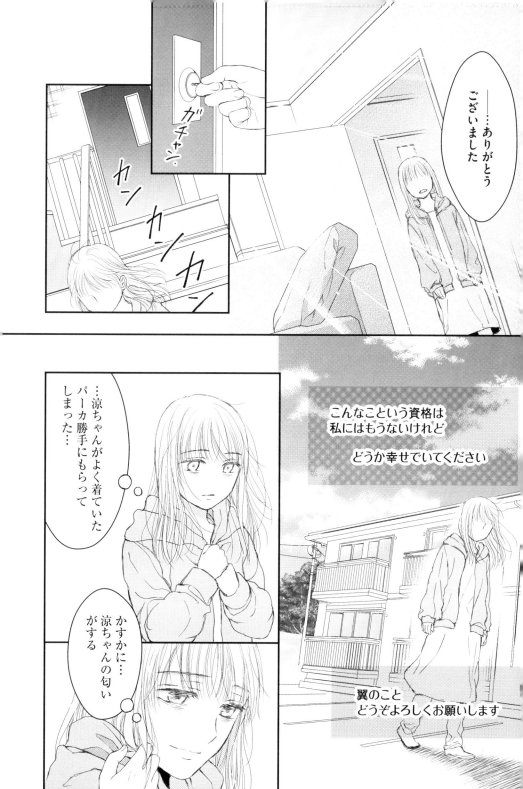

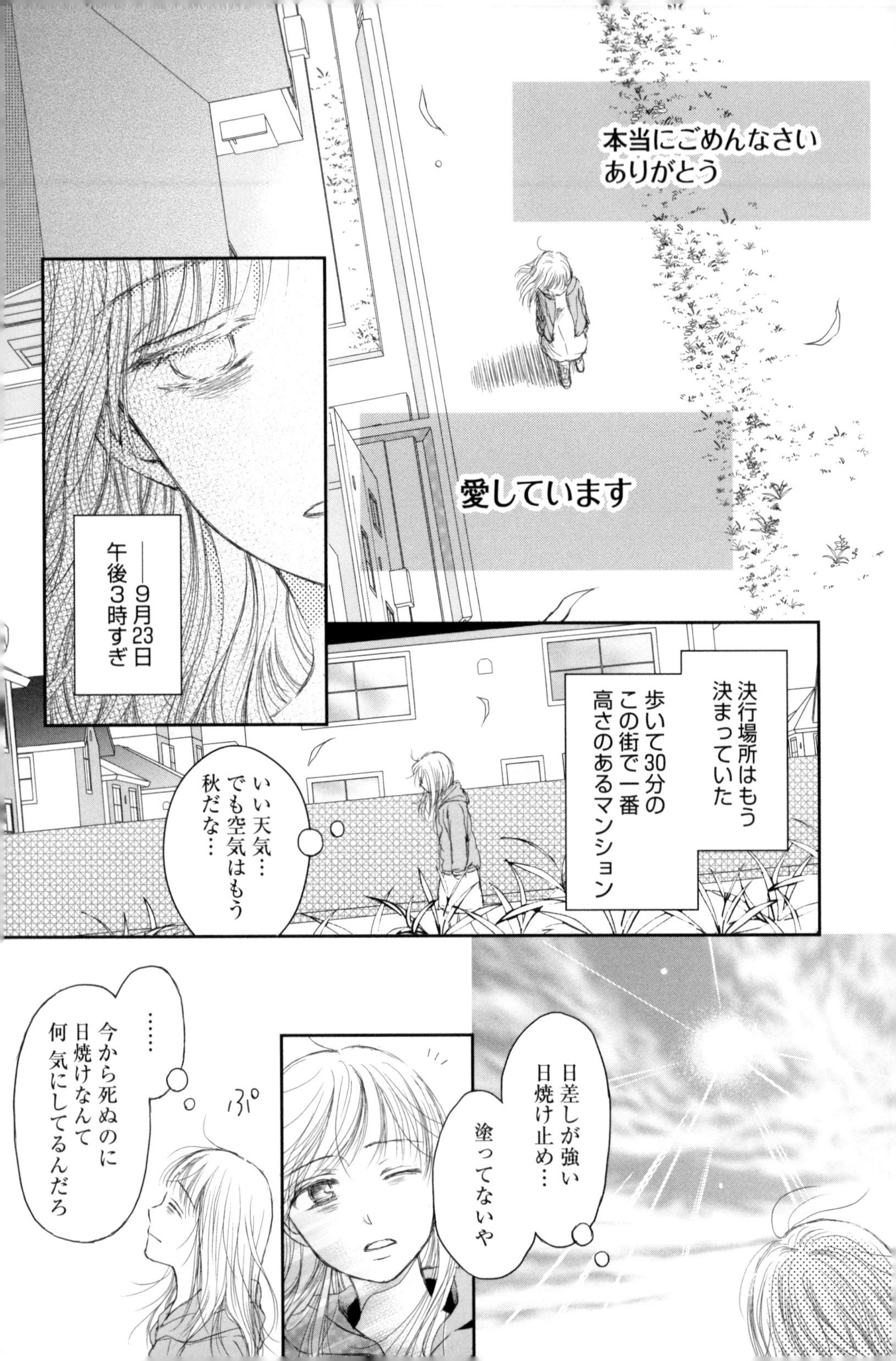
本当にごめんなさい
ありがとう
愛しています
――9月23日
午後3時すぎ
決行場所はもう
決まっていた
歩いて30分の
この街で一番
高さのあるマンション
いい天気…
でも空気はもう
秋だな…
日差しが強い
日焼け止め…
塗ってないや
ぷ
……
今から死ぬのに
日焼けなんて
何気にしてるんだろ

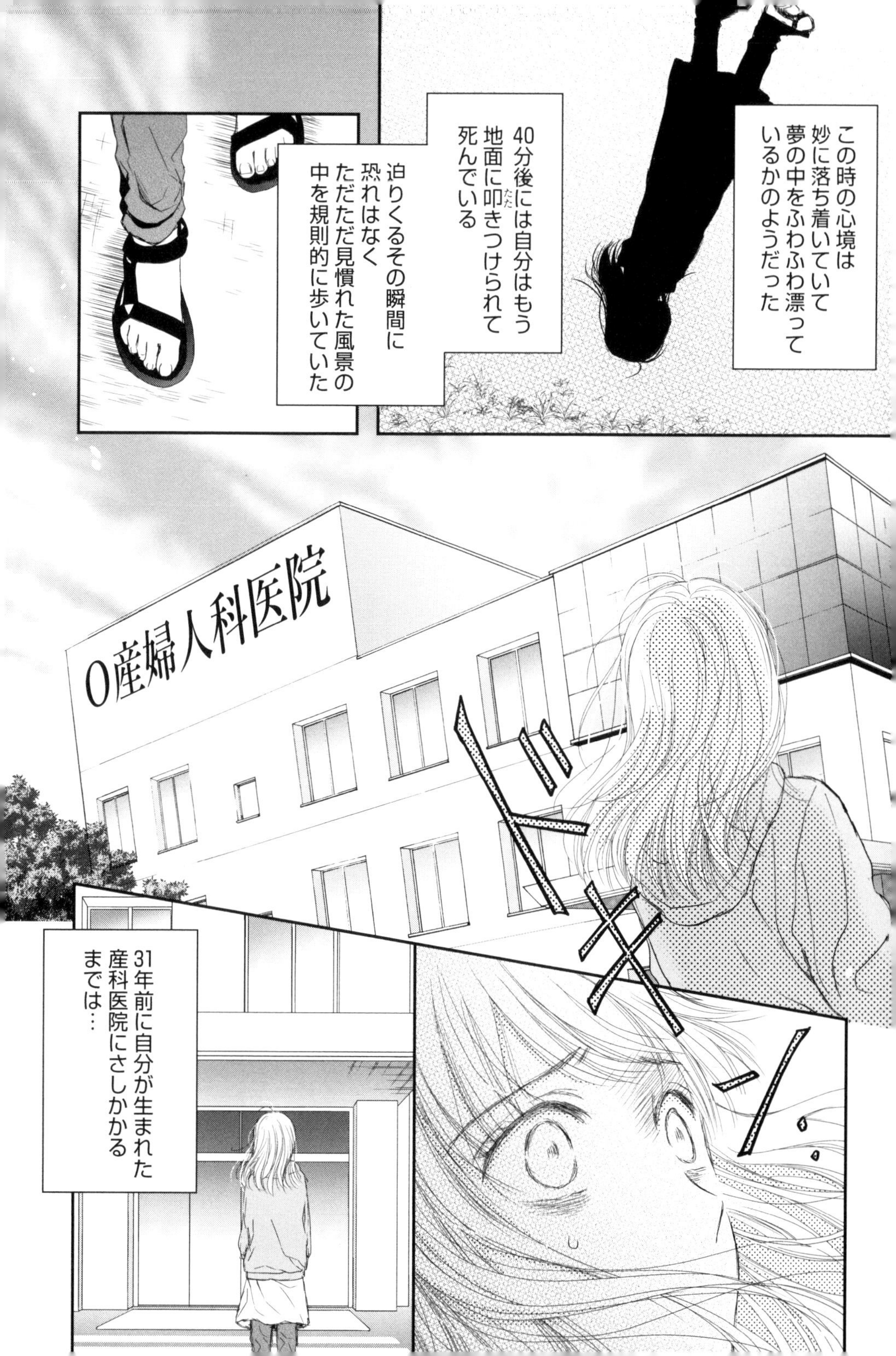
この時の心境は
妙に落ち着いていて
夢の中をふわふわ漂って
いるかのようだった
40分後には自分はもう
地面に叩《たた》きつけられて
死んでいる
迫りくるその瞬間に
恐れはなく
ただただ見慣れた風景の
中を規則的に歩いていた
O産婦人科医院
31年前に自分が生まれた
産科医院にさしかかる
までは…

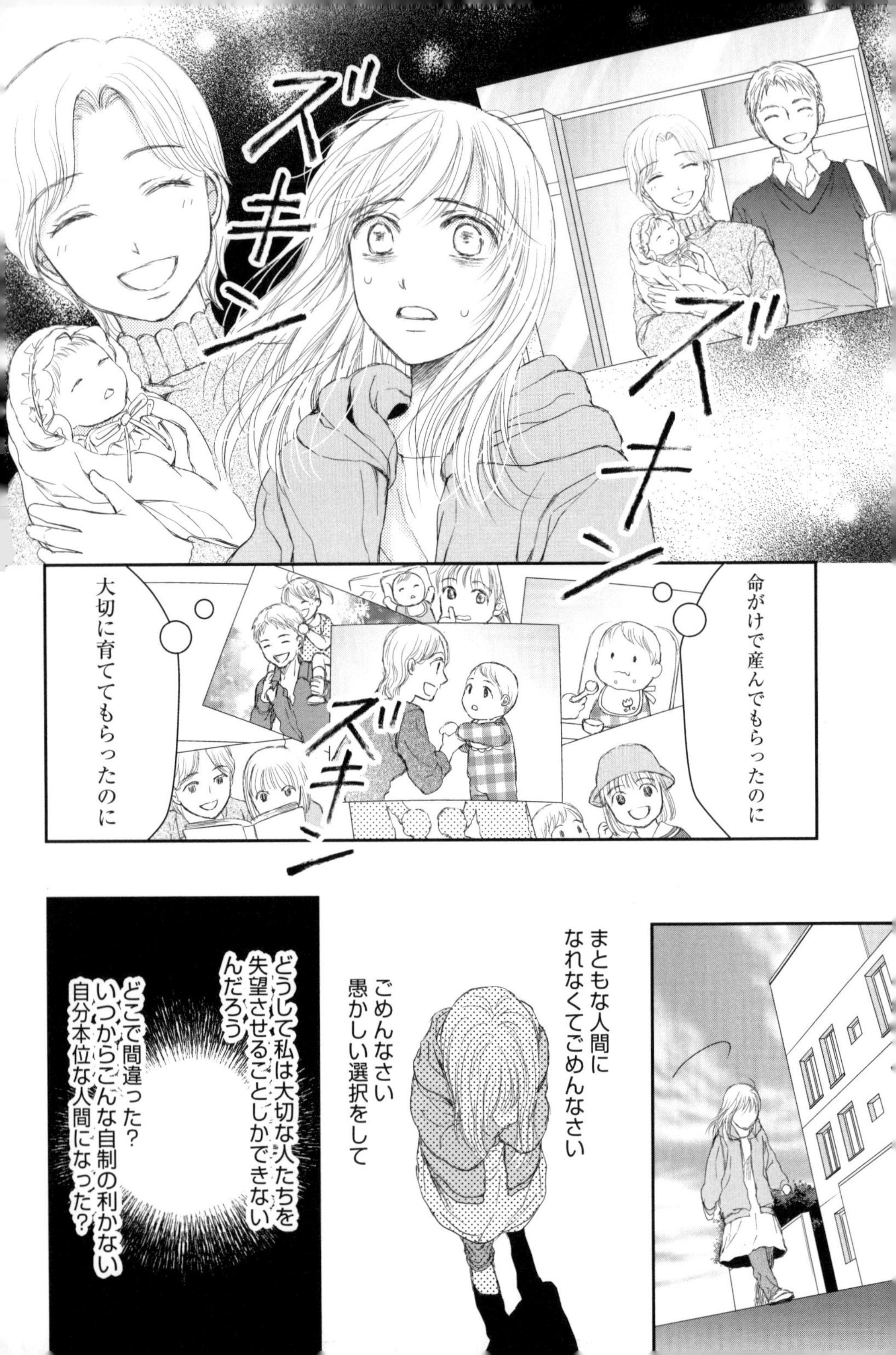
ズキン
ズキン
命がけで産んでもらったのに
大切に育ててもらったのに
ズキン
まともな人間になれなくてごめんなさい
ごめんなさい愚かしい選択をして
どうして私は大切な人たちを失望させることしかできないんだろう
どこで間違った？
いつからこんな自制の利かない自分本位な人間になった？

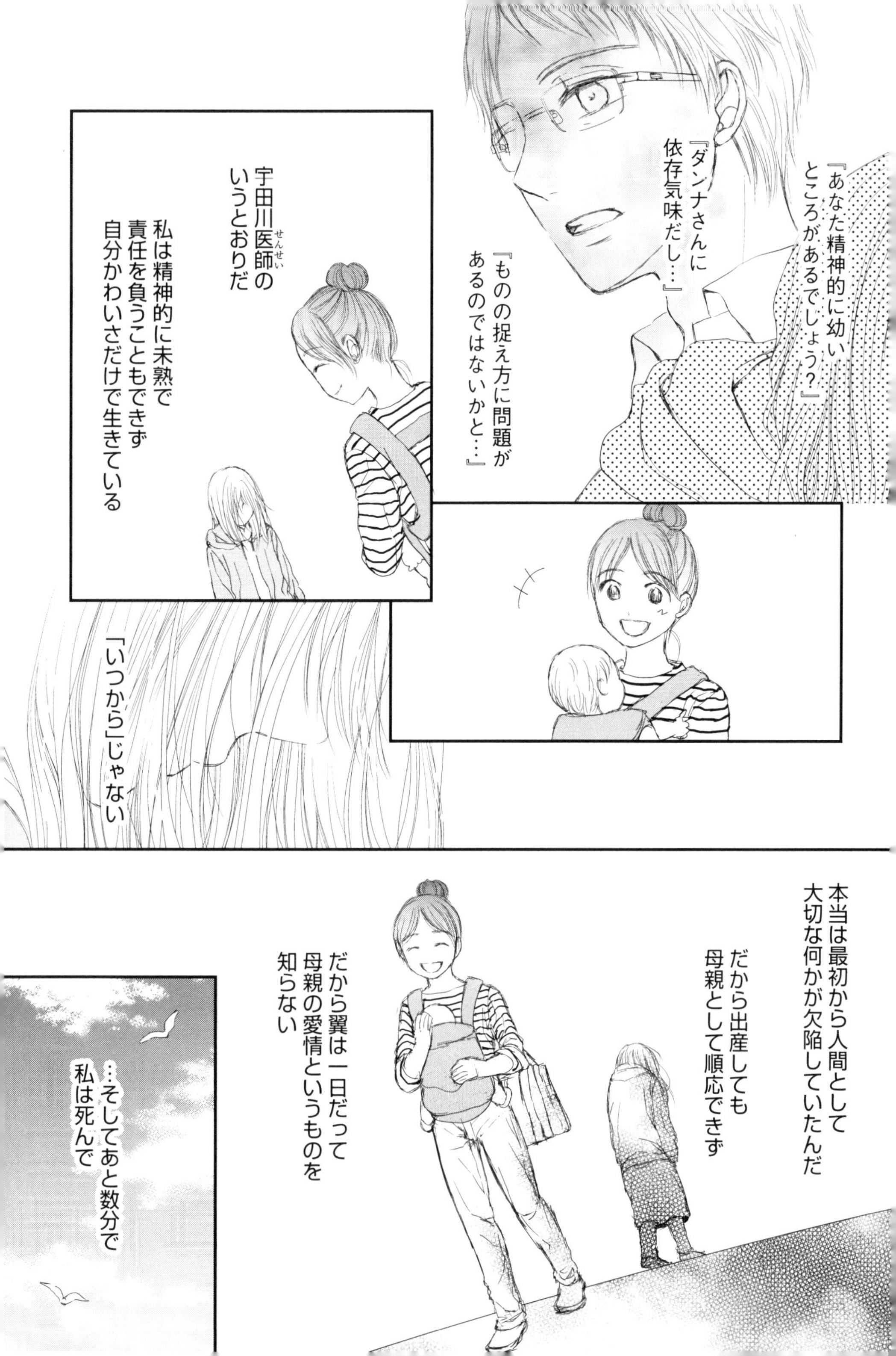

『あなた精神的に幼いところがあるでしょう?』
『ダンナさんに依存気味だし…』
『ものの捉え方に問題があるのではないかと…』
宇田川医師《せんせい》のいうとおりだ
私は精神的に未熟で責任を負うこともできず自分かわいさだけで生きている
「いつから」じゃない
本当は最初から人間として大切な何かが欠陥していたんだ
だから出産しても母親として順応できず
だから翼は一日だって母親の愛情というものを知らない
…そしてあと数分で私は死んで

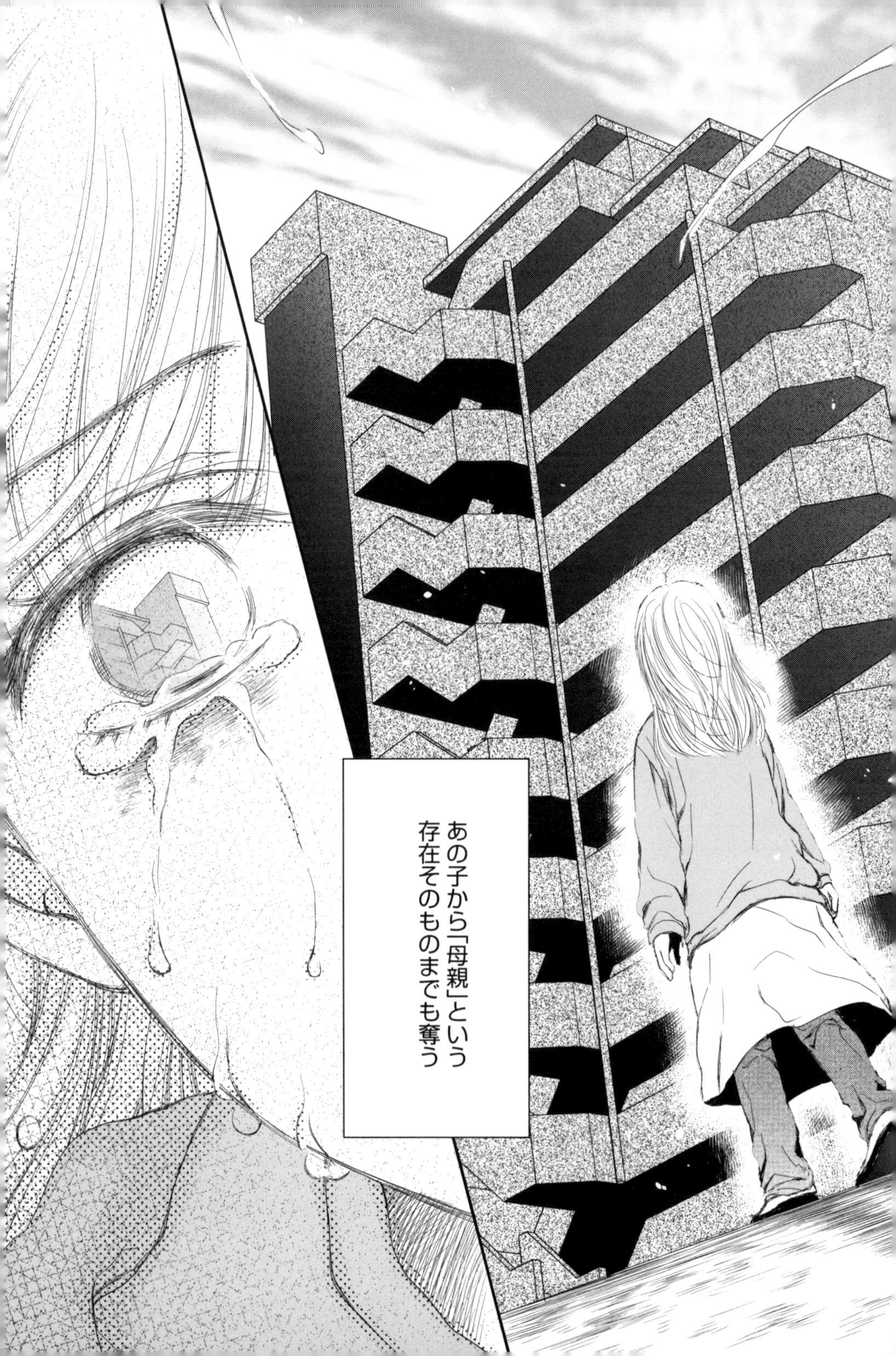
あの子から「母親」という
存在そのものまでも奪う

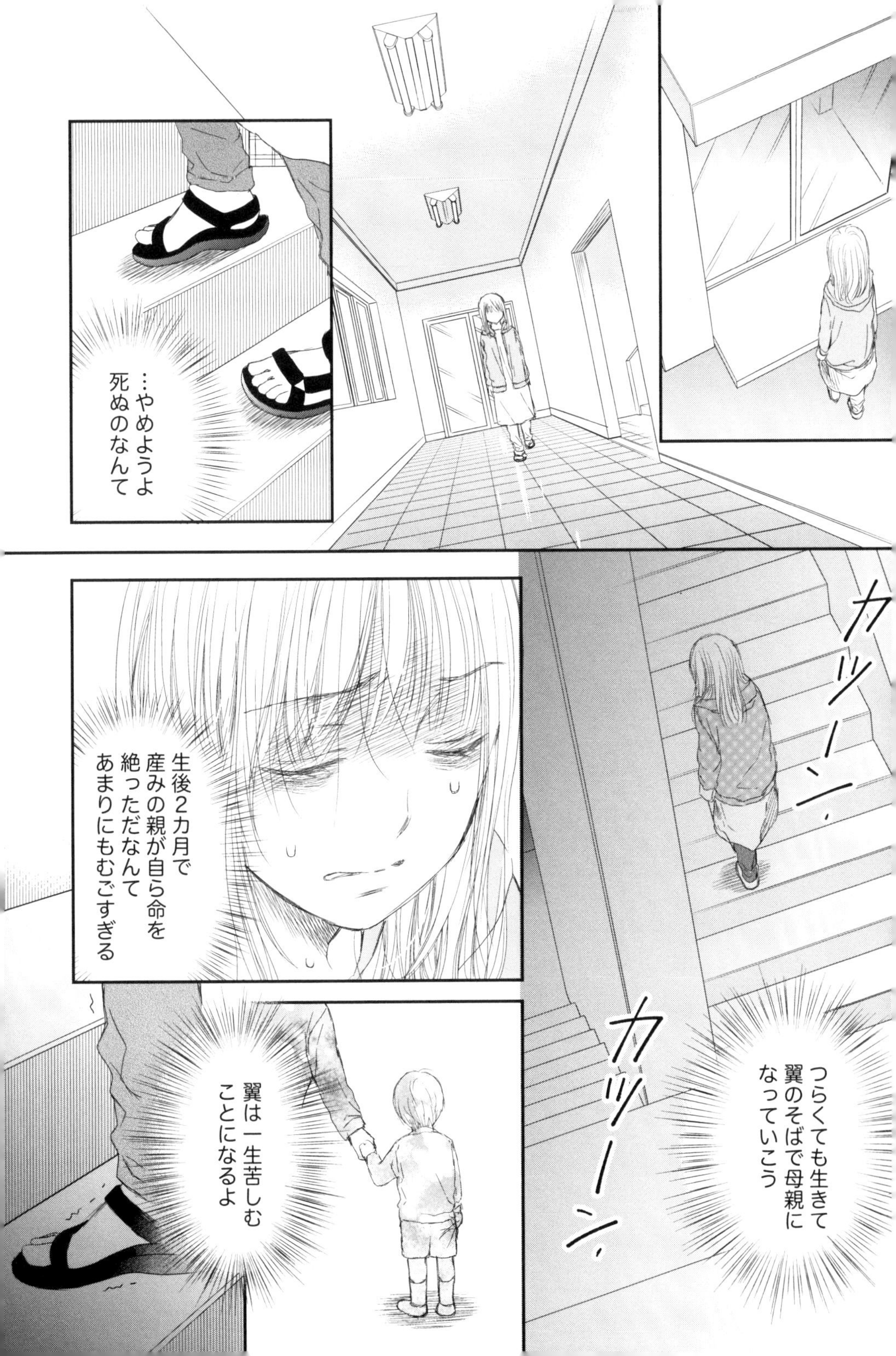
…やめようよ
死ぬのなんて
カツーン
カツーン
つらくても生きて
翼のそばで母親に
なっていこう
生後2カ月で
産みの親が自ら命を
絶っただなんて
あまりにもむごすぎる
翼は一生苦しむ
ことになるよ

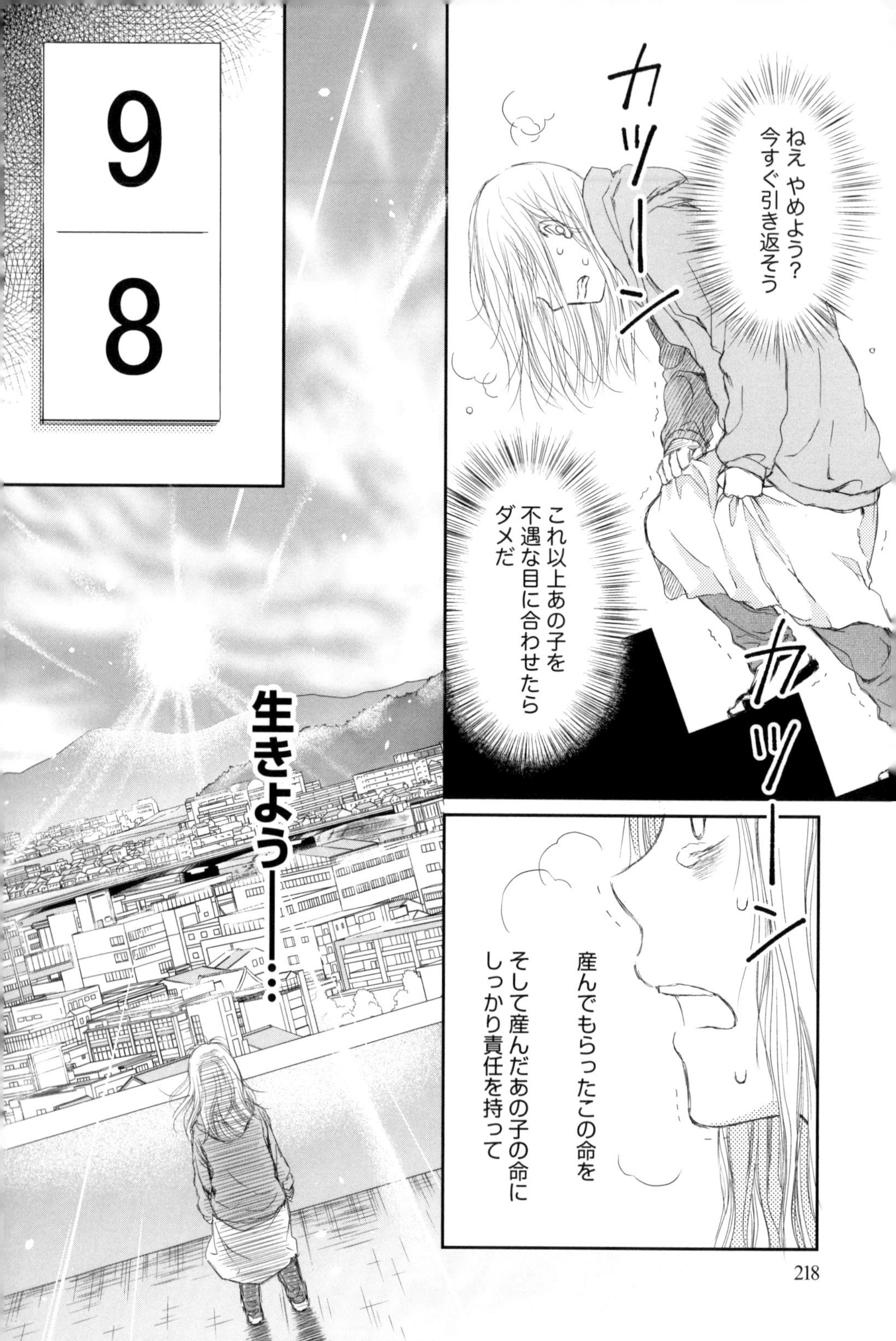
カッツーーン
ねえ やめよう？
今すぐ引き返そう
これ以上あの子を
不遇な目に合わせたら
ダメだ
カッツーーン
産んでもらったこの命を
そして産んだあの子の命に
しっかり責任を持って
9
8
生きよう――…

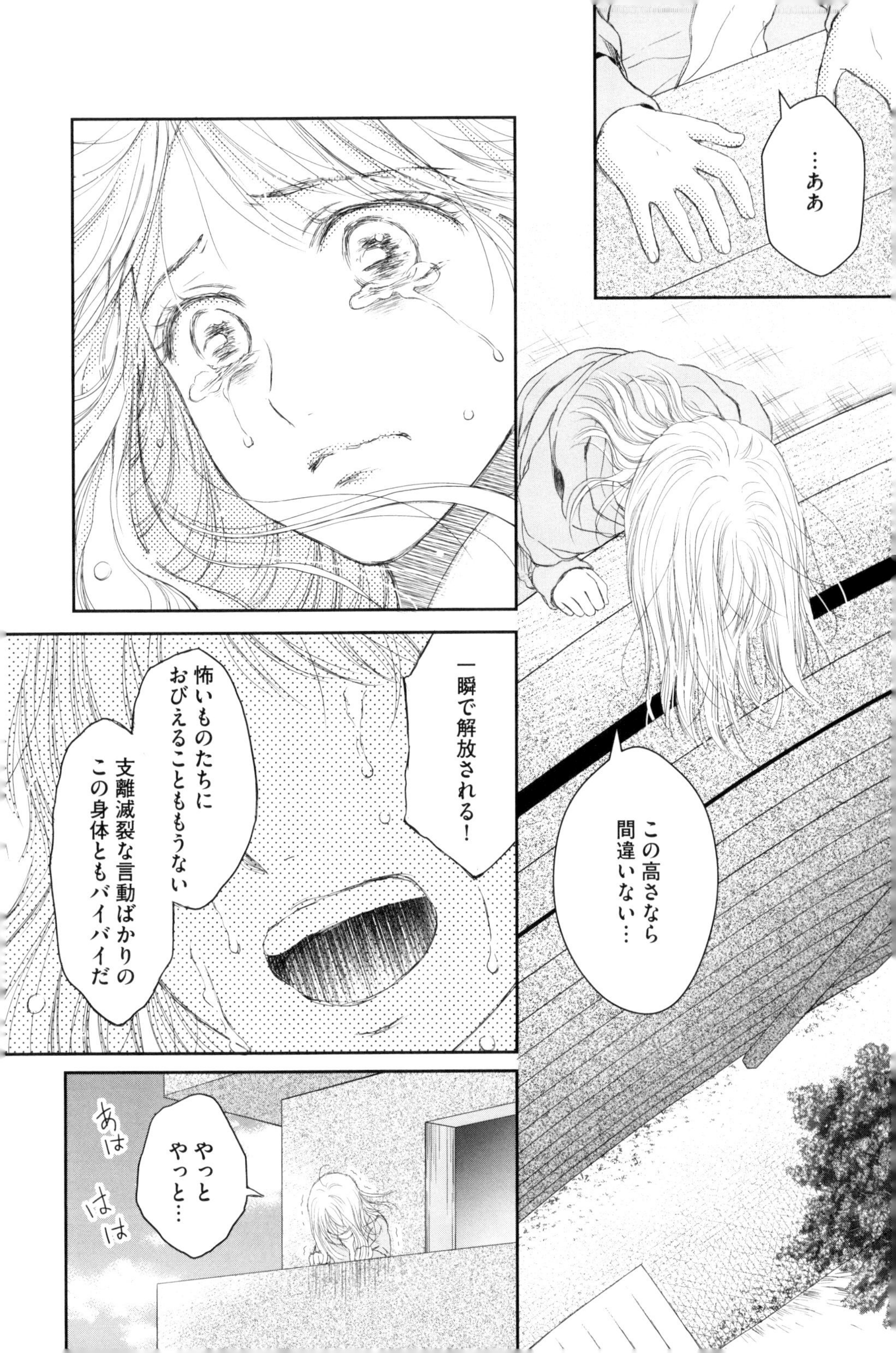
…ああ
この高さなら間違いない…
一瞬で解放される！
怖いものたちにおびえることももうない
支離滅裂な言動ばかりのこの身体ともバイバイだ
やっとやっと…
あは
はは

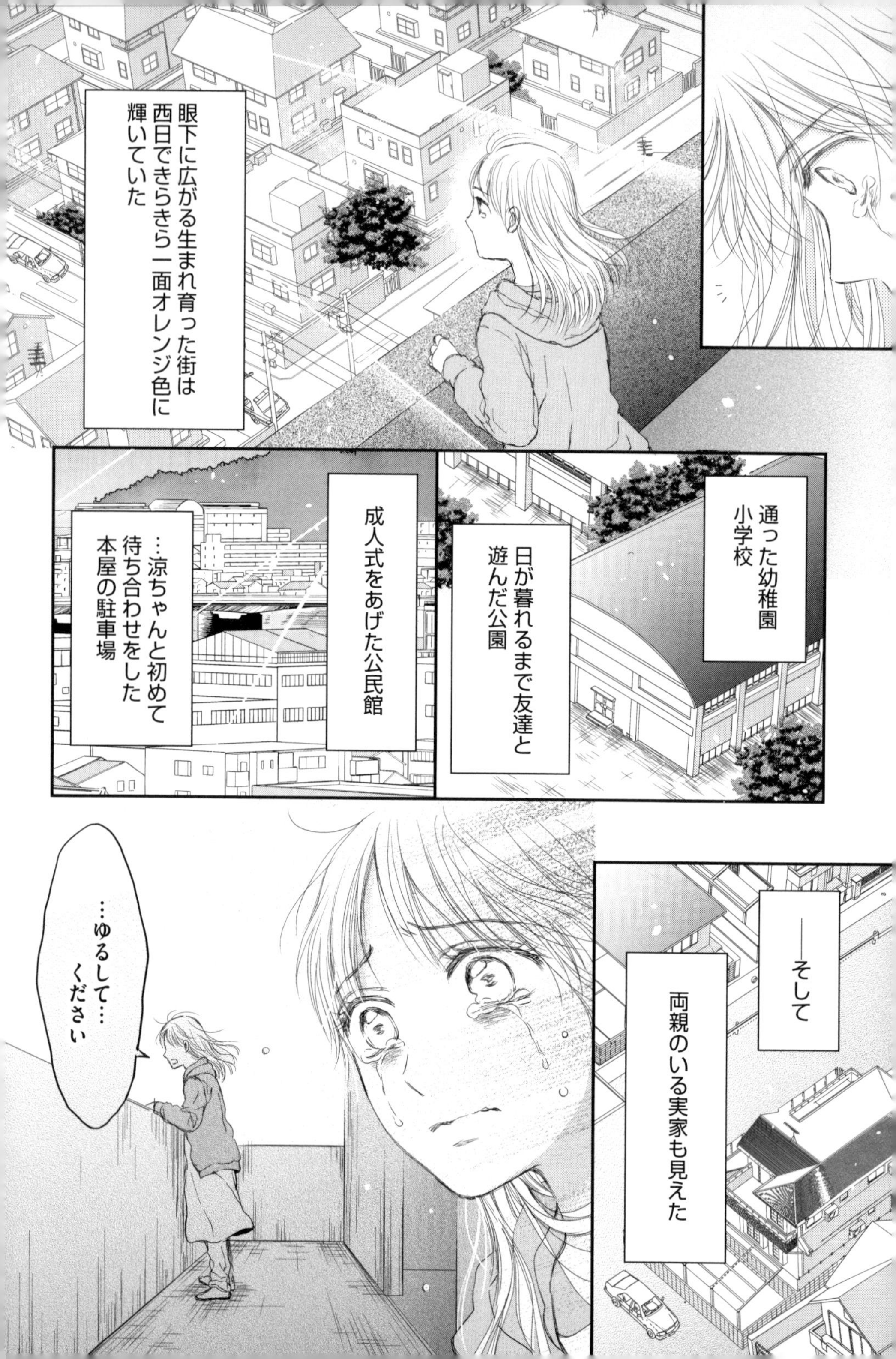
眼下に広がる生まれ育った街は
西日できらきら一面オレンジ色に
輝いていた
通った幼稚園
小学校
日が暮れるまで友達と
遊んだ公園
成人式をあげた公民館
…涼ちゃんと初めて
待ち合わせをした
本屋の駐車場
──そして
両親のいる実家も見えた
…ゆるして…
ください

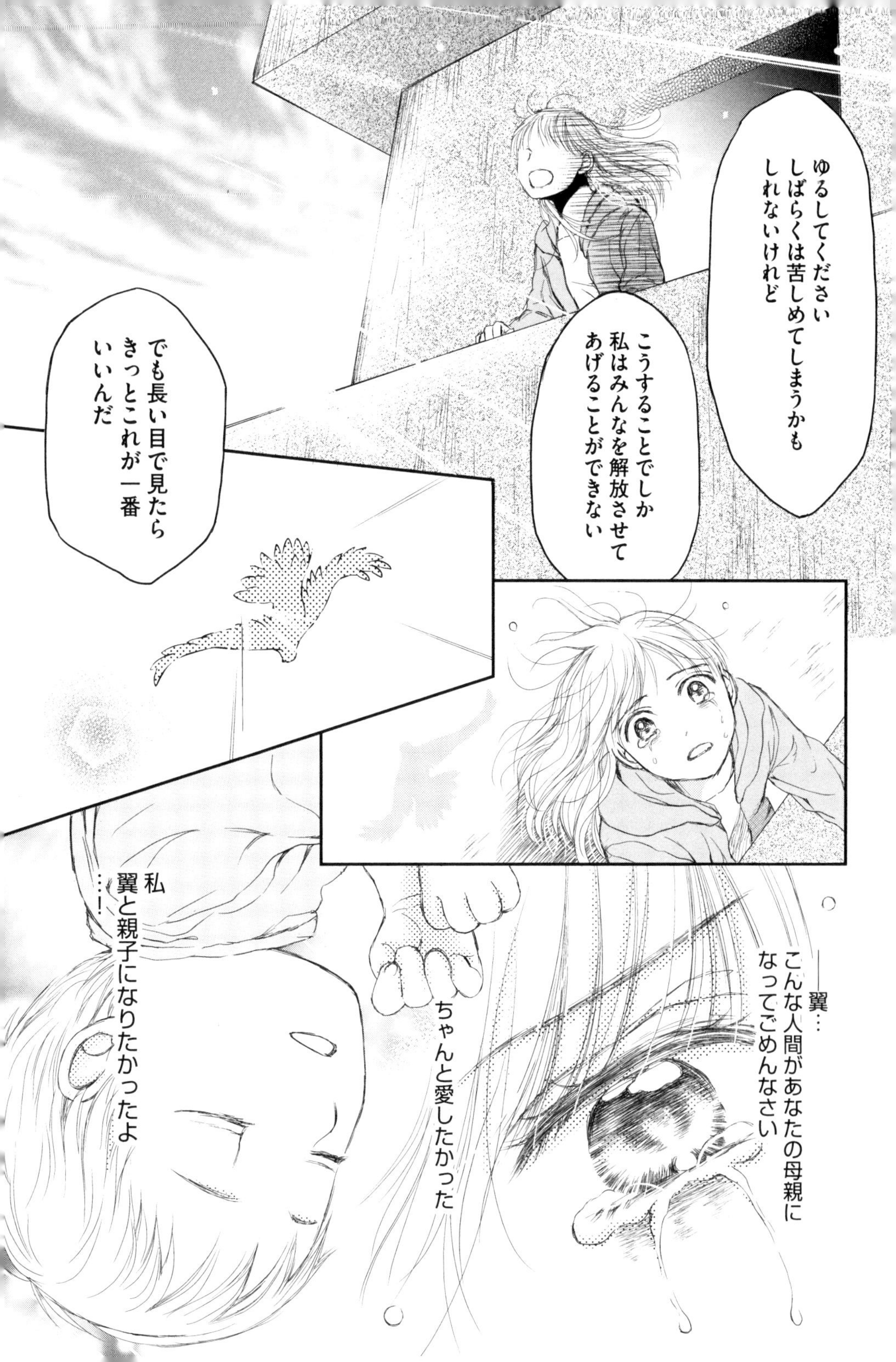
ゆるしてください しばらくは苦しめてしまうかも しれないいけれど
こうすることでしか 私はみんなを解放させて あげることができない
でも長い目で見たら きっとこれが一番 いいんだ
——翼… こんな人間があなたの母親に なってごめんなさい
ちゃんと愛したかった
私 翼と親子になりたかったよ …!

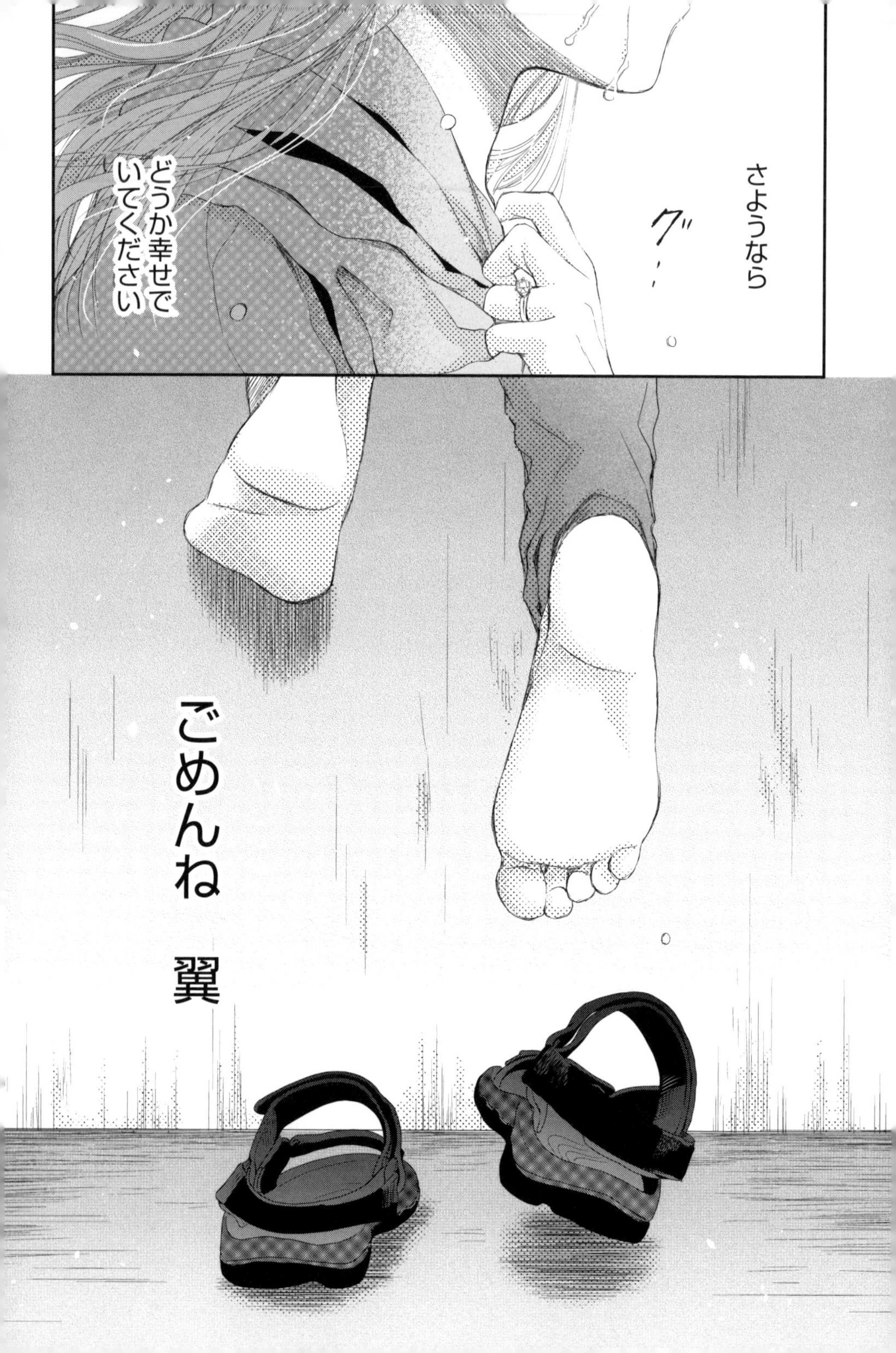
さようなら
グ…
どうか幸せでいてください
ごめんね　翼

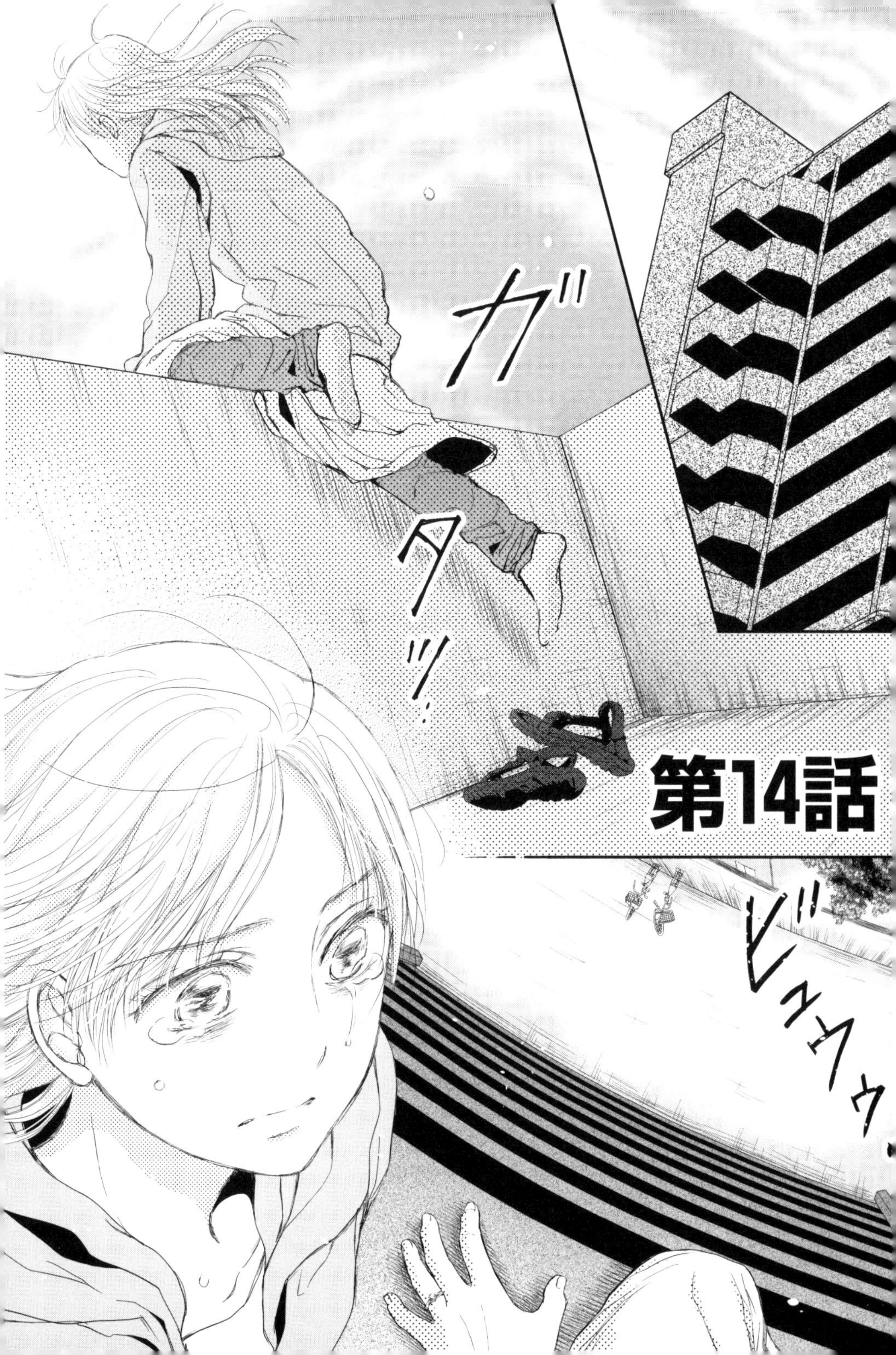
ガ
タッ
第14話
ビュウウゥ

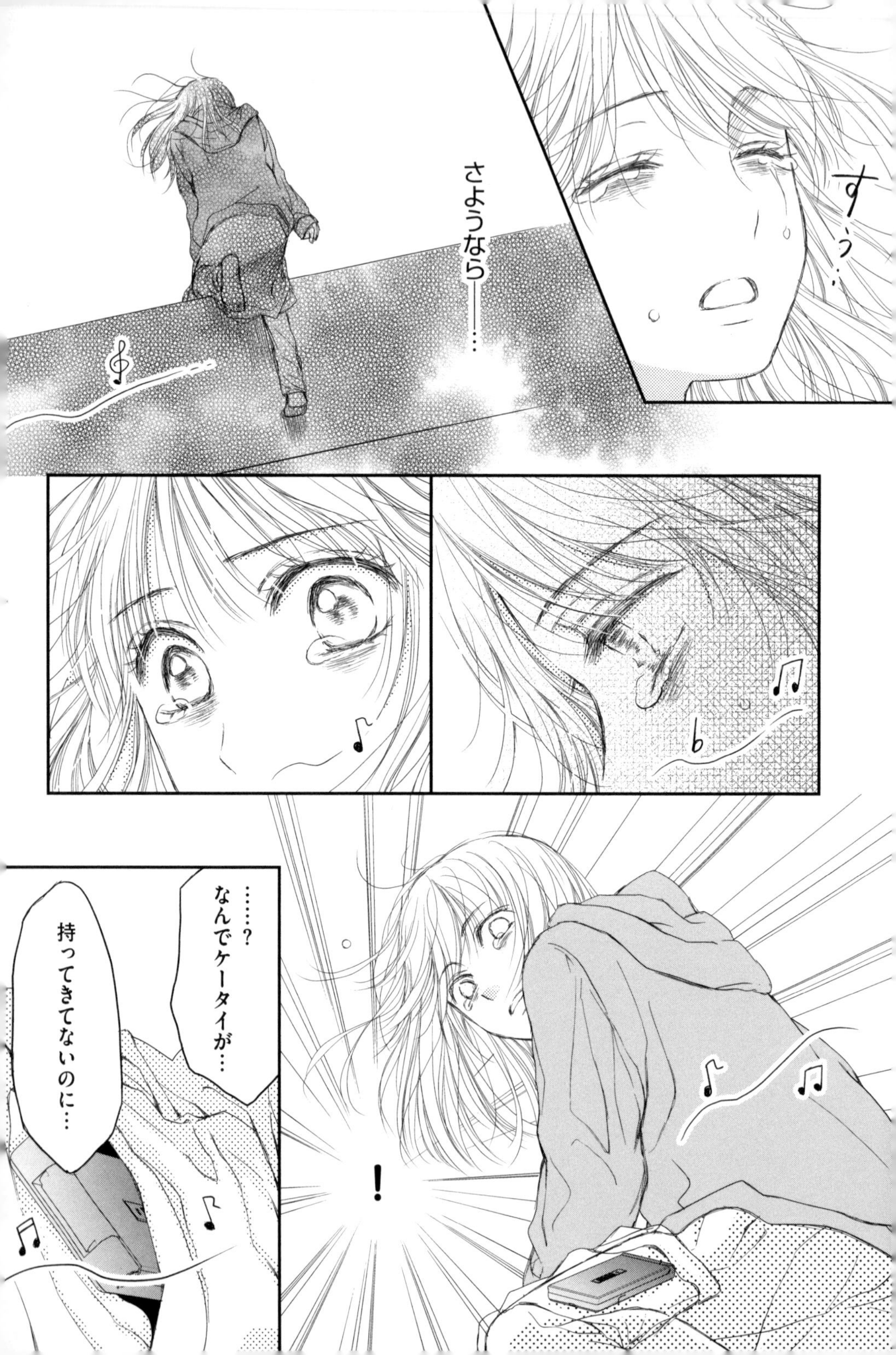
すぅ…
さようなら――…
……?
なんでケータイが…
持ってきてないのに…
!

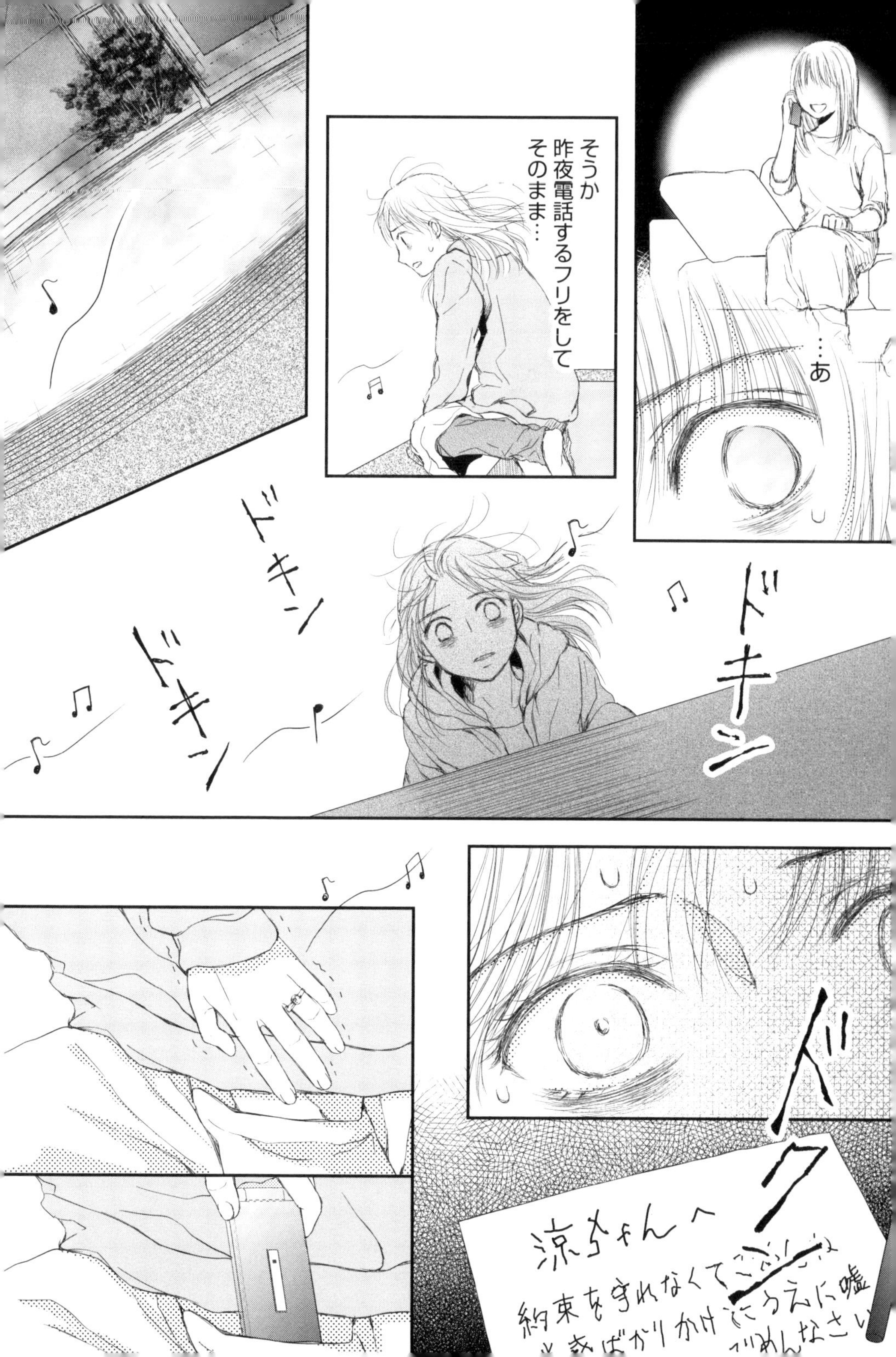

…あ
そうか
昨夜電話するフリをして
そのまま…
ドキン
ドキン
ドキン
ドクン
涼子ちゃんへ
約束を守れなくて
たうえに嘘
ばかりかけ
ごめんなさい

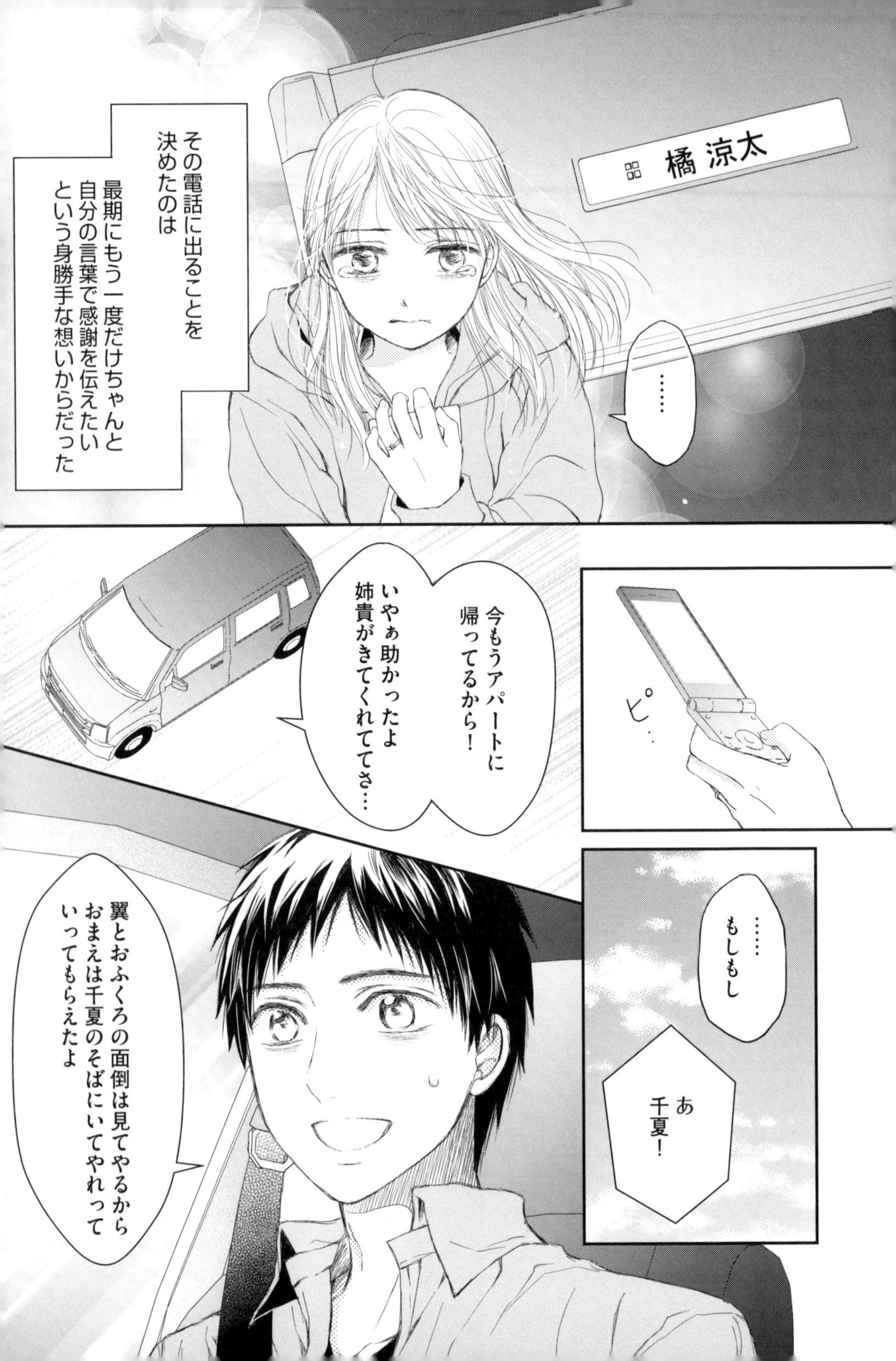
橘 涼太
……
その電話に出ることを決めたのは
最期にもう一度だけちゃんと自分の言葉で感謝を伝えたいという身勝手な想いからだった
ピ…
今もうアパートに帰ってるから！
いやぁ助かったよ姉貴がきてくれててさ…
……もしもし
ぁ千夏！
翼とおふくろの面倒は見てやるからおまえは千夏のそばにいてやれっていってもらえたよ

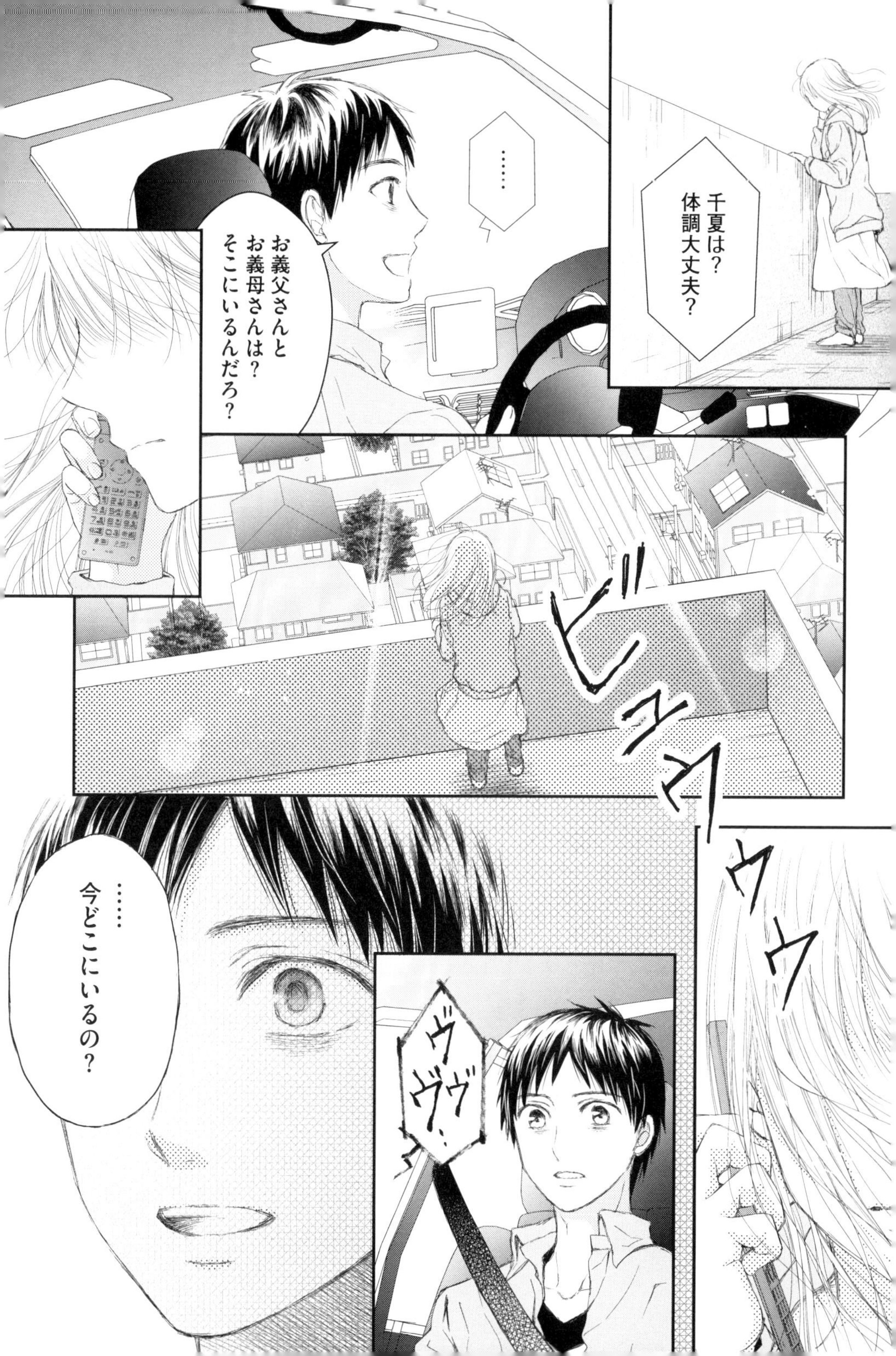

千夏は？
体調大丈夫？
……
お義父さんと
お義母さんは？
そこにいるんだろ？
ビュョウウウ
……
今どこにいるの？
ヴヴヴ…

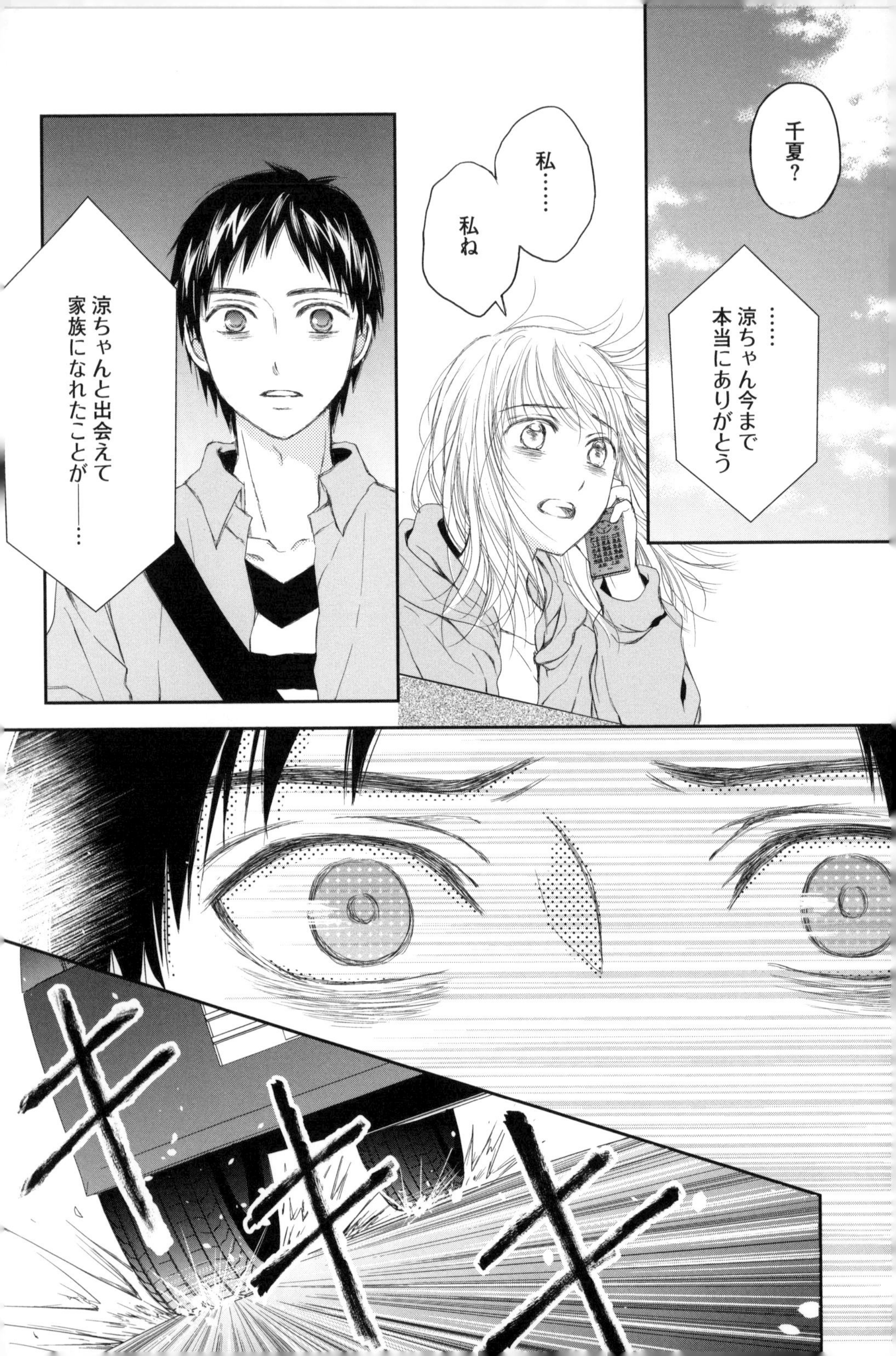
千夏？
私……
私ね
……
涼ちゃん今まで
本当にありがとう
涼ちゃんと出会えて
家族になれたことが――……
キキキ

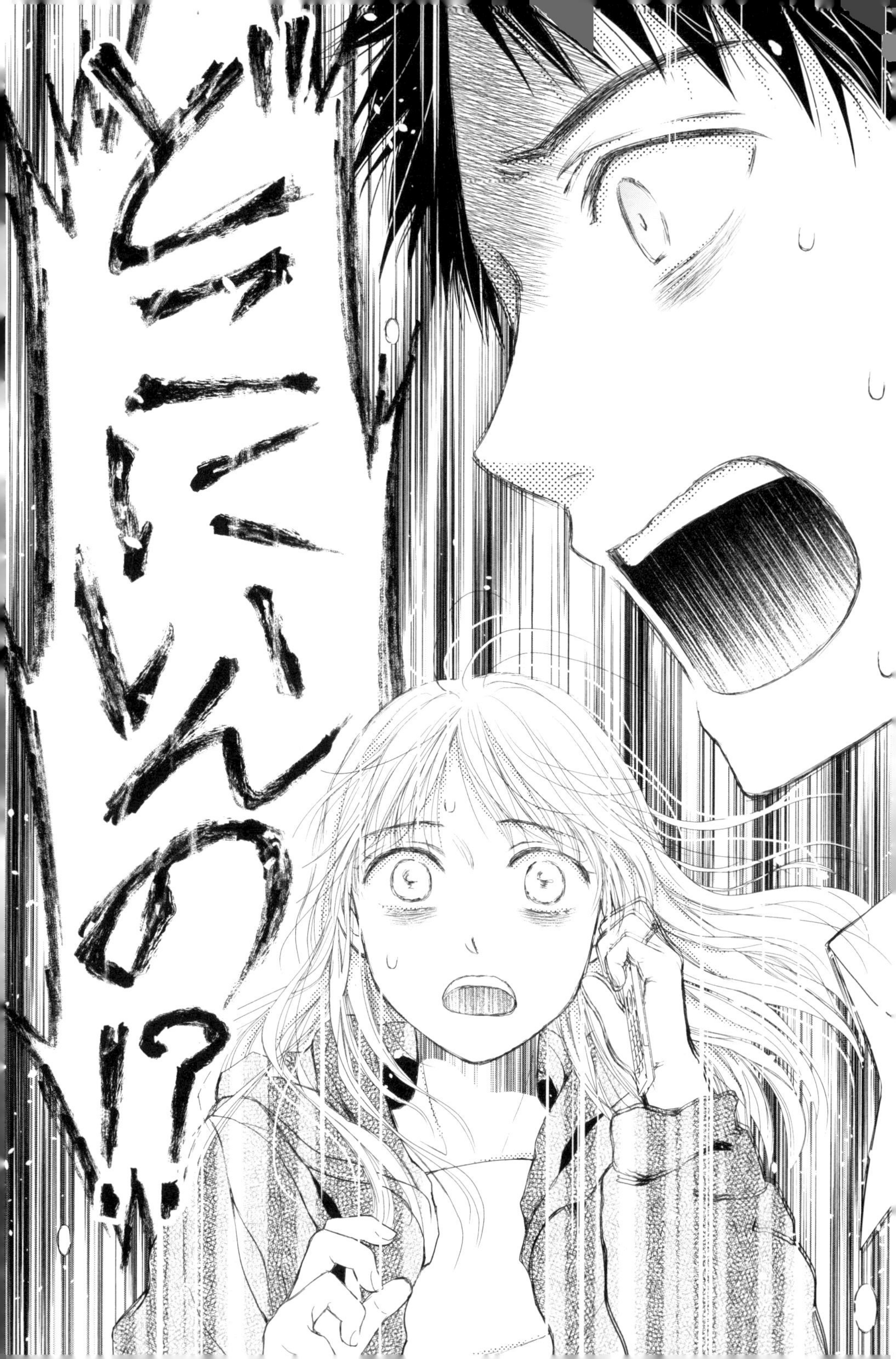
どぅーにすんの!?

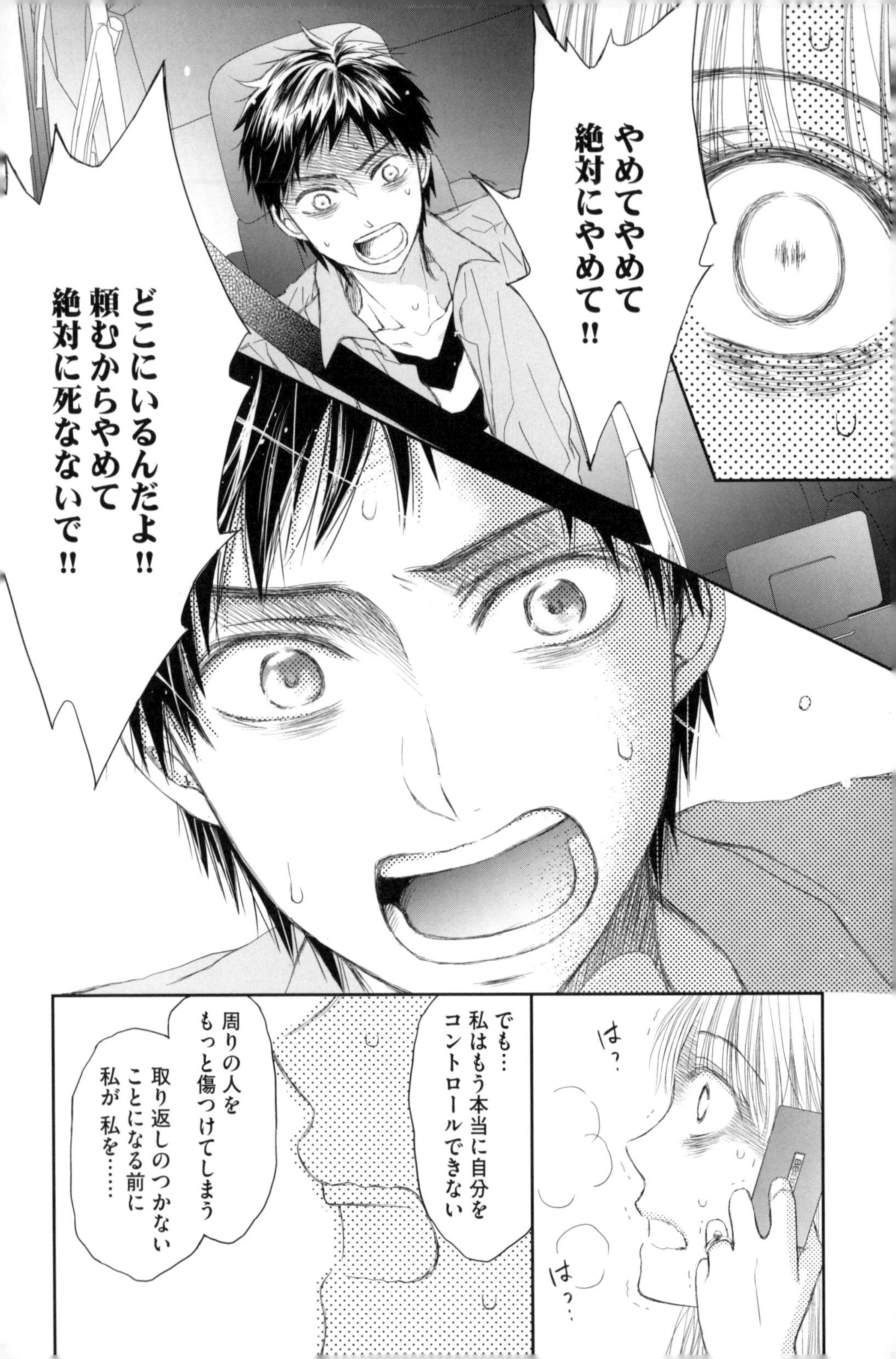

やめてやめて
絶対にやめて!!
どこにいるんだよ!!
頼むからやめて
絶対に死なないで!!
はっ
はっ…
でも…
私はもう本当に自分を
コントロールできない
周りの人を
もっと傷つけてしまう
取り返しのつかない
ことになる前に
私が 私を……

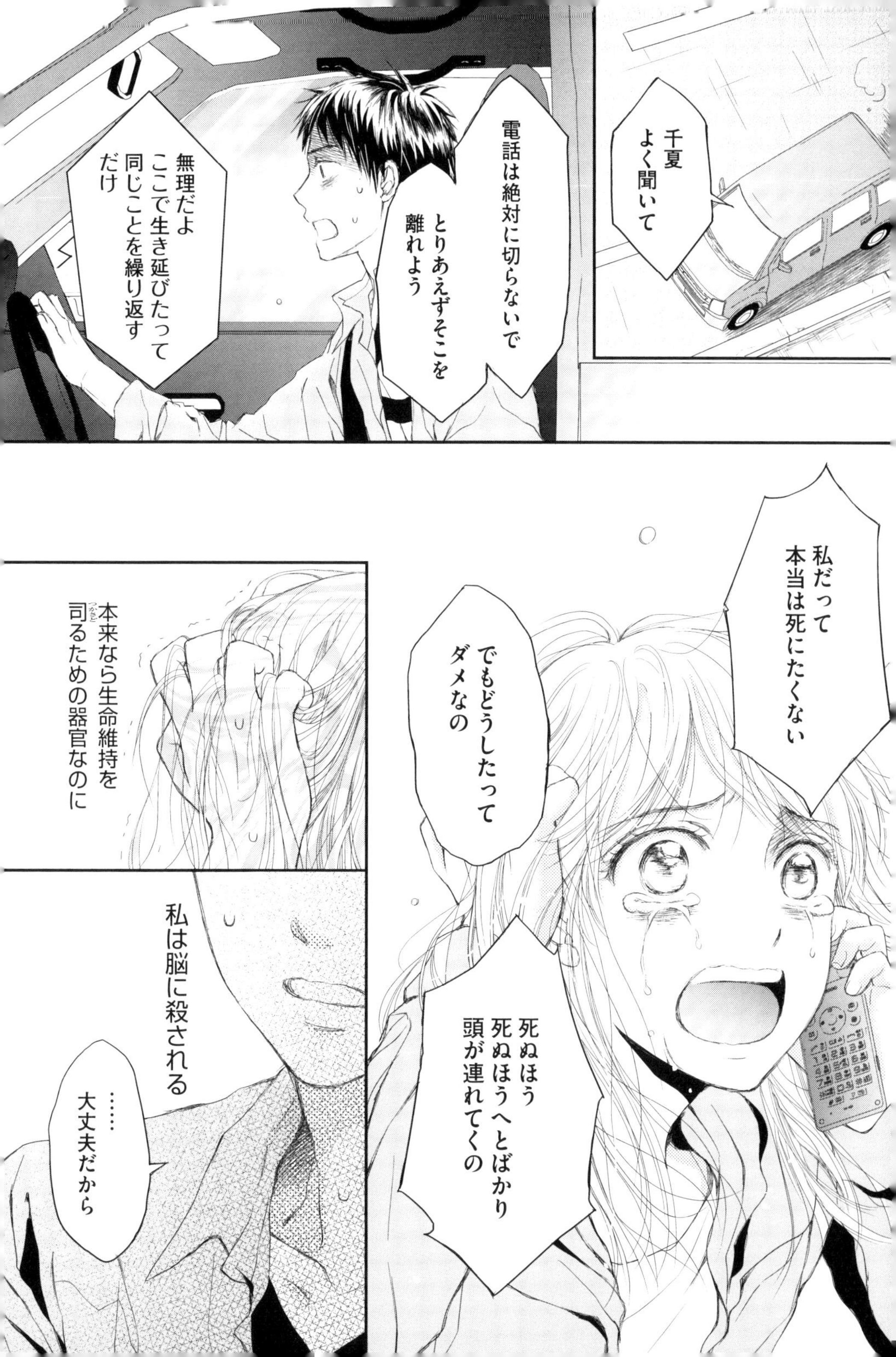
千夏
よく聞いて
電話は絶対に切らないで
とりあえずそこを離れよう
無理だよ
ここで生き延びたって
同じことを繰り返す
だけ
私だって
本当は死にたくない
でもどうしたって
ダメなの
死ぬほう
死ぬほうへとばかり
頭が連れてくの
本来なら生命維持を
司《つかさど》るための器官なのに
私は脳に殺される
……
大丈夫だから

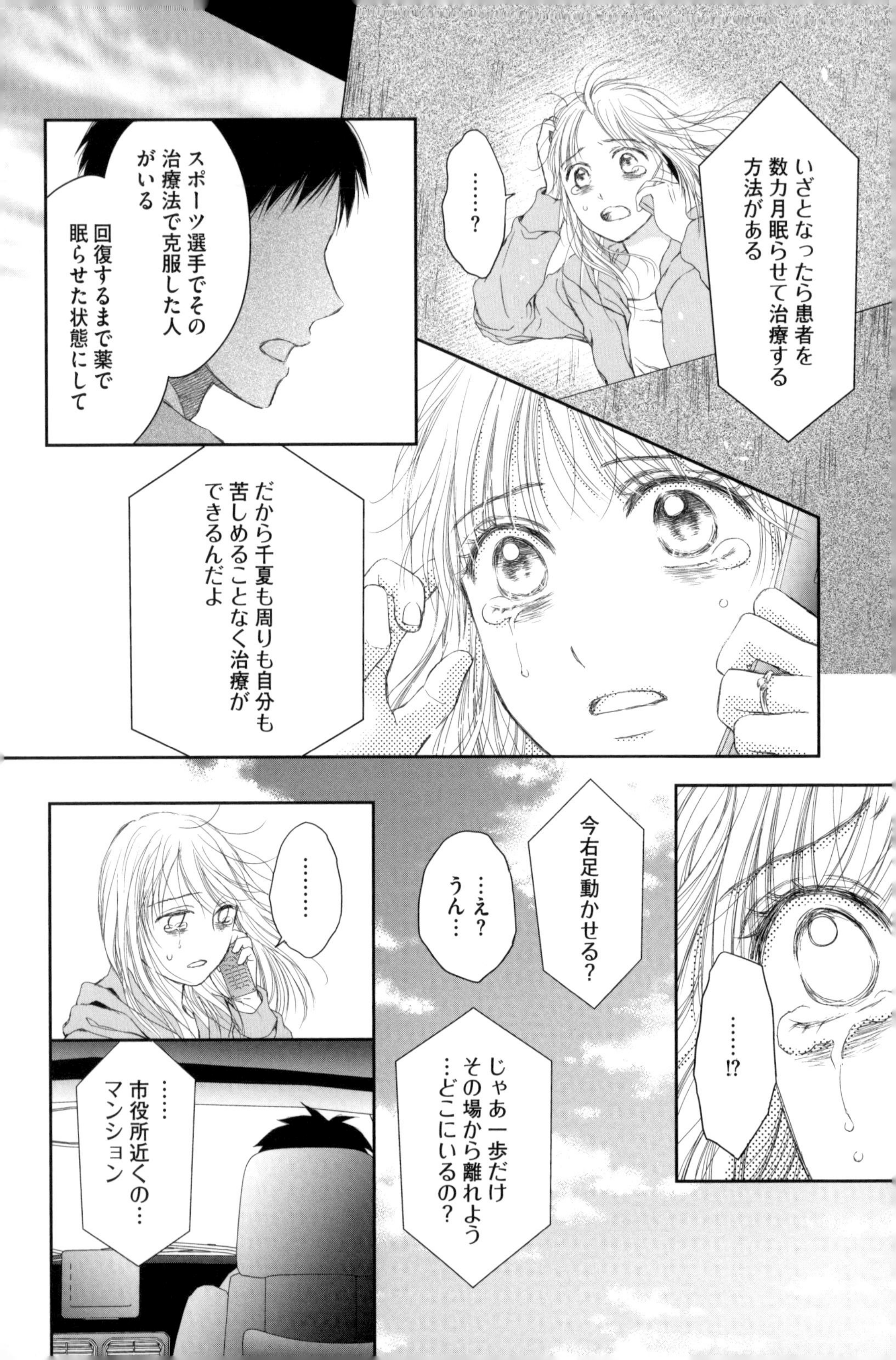

いざとなったら患者を数カ月眠らせて治療する方法がある
……？
スポーツ選手でその治療法で克服した人がいる
回復するまで薬で眠らせた状態にして
だから千夏も周りも自分も苦しめることなく治療ができるんだよ
……!?
今右足動かせる？
…え？うん…
………
じゃあ一歩だけその場から離れよう
…どこにいるの？
……市役所近くのマンション…

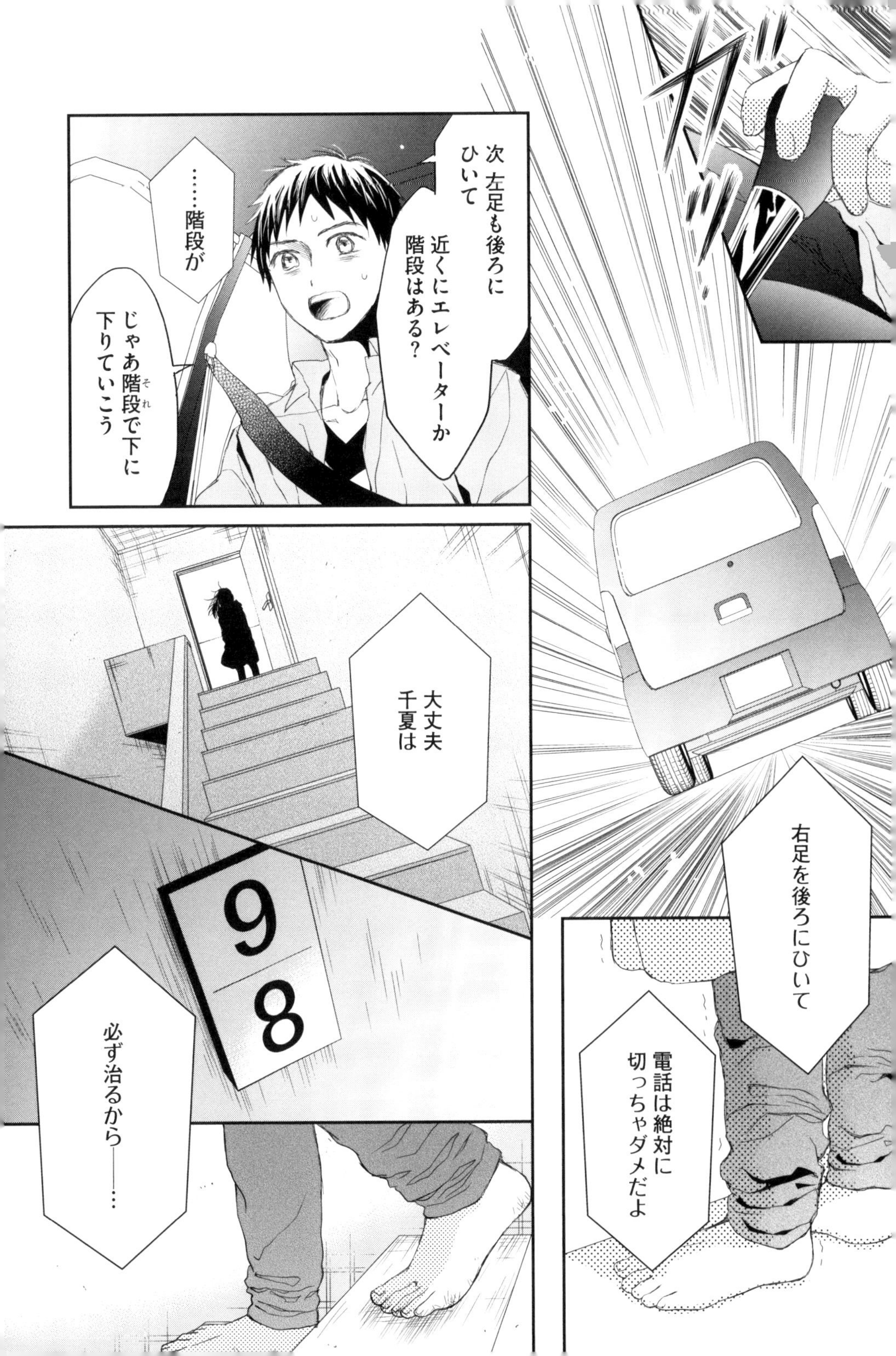
右足を後ろにひいて
電話は絶対に切っちゃダメだよ
次 左足も後ろにひいて
近くにエレベーターか階段はある?
……階段が
じゃあ階段《それ》で下に下りていこう
大丈夫 千夏は
9
8
必ず治るから――…

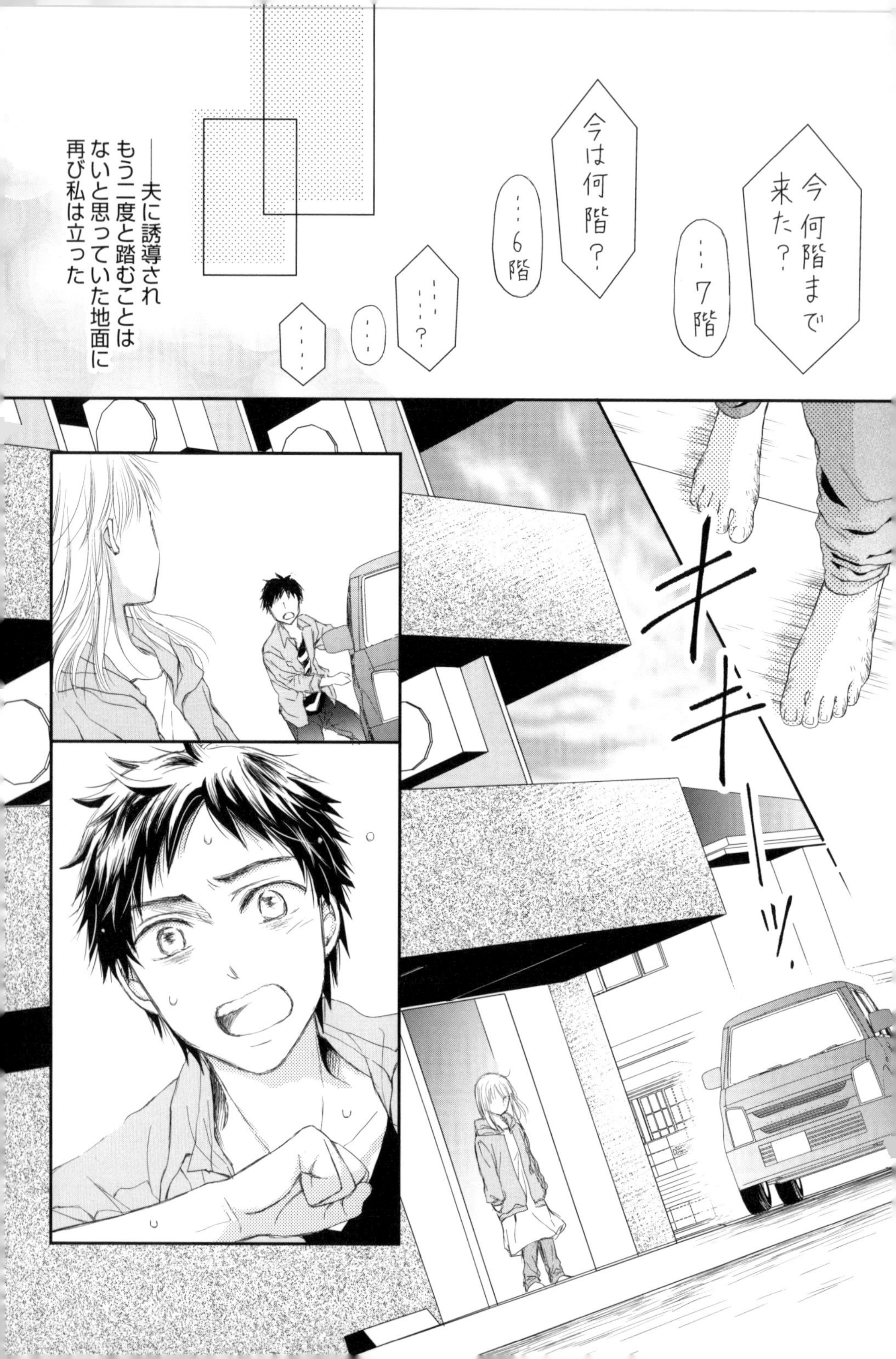
今何階まで来た？
…7階
今は何階？
…6階
……？
…
…
——夫に誘導され
もう二度と踏むことは
ないと思っていた地面に
再び私は立った
キキーッ！

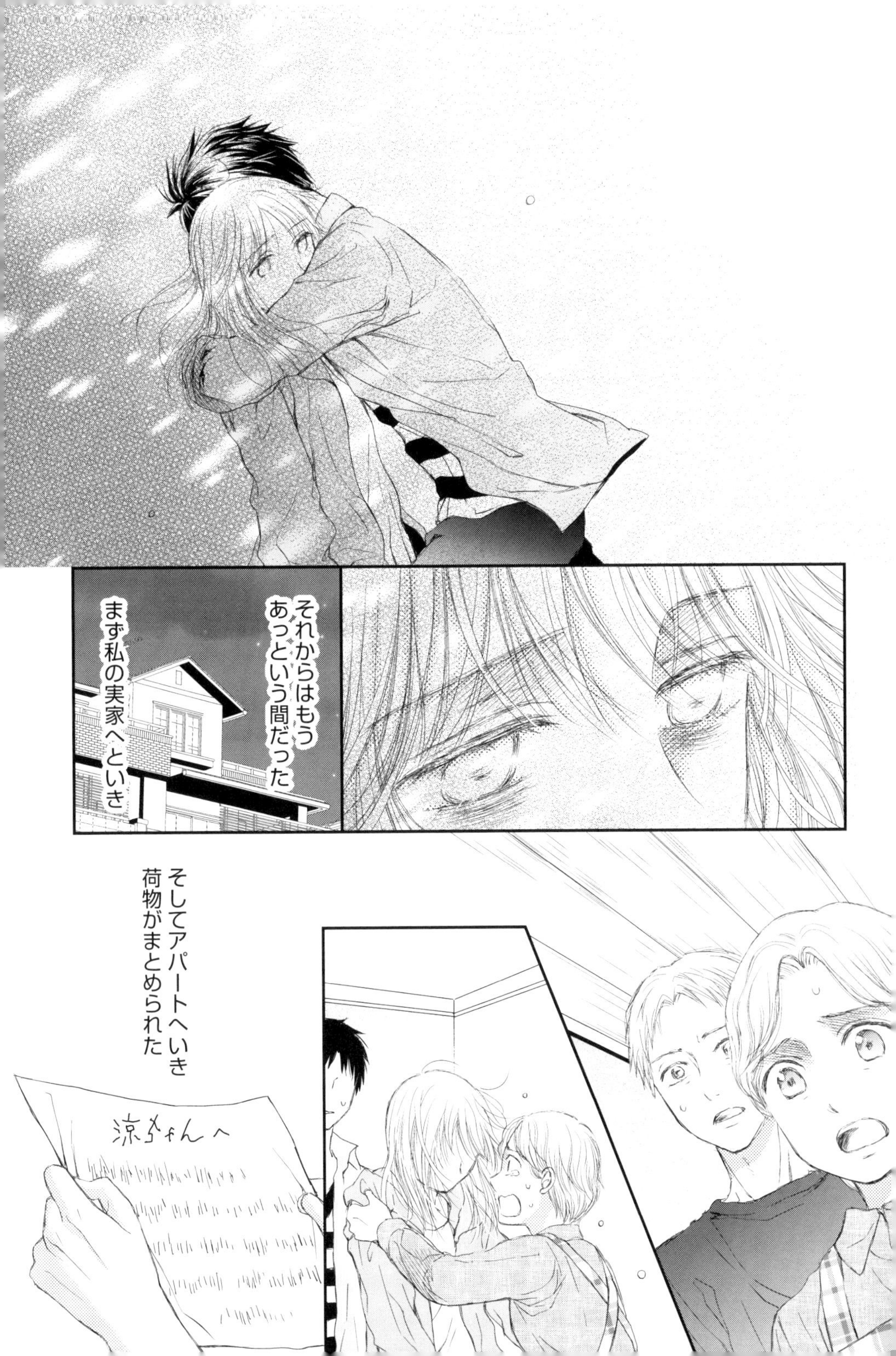
それからはもう
あっという間だった
まず私の実家へといき
そしてアパートへいき
荷物がまとめられた
涼ちゃんへ

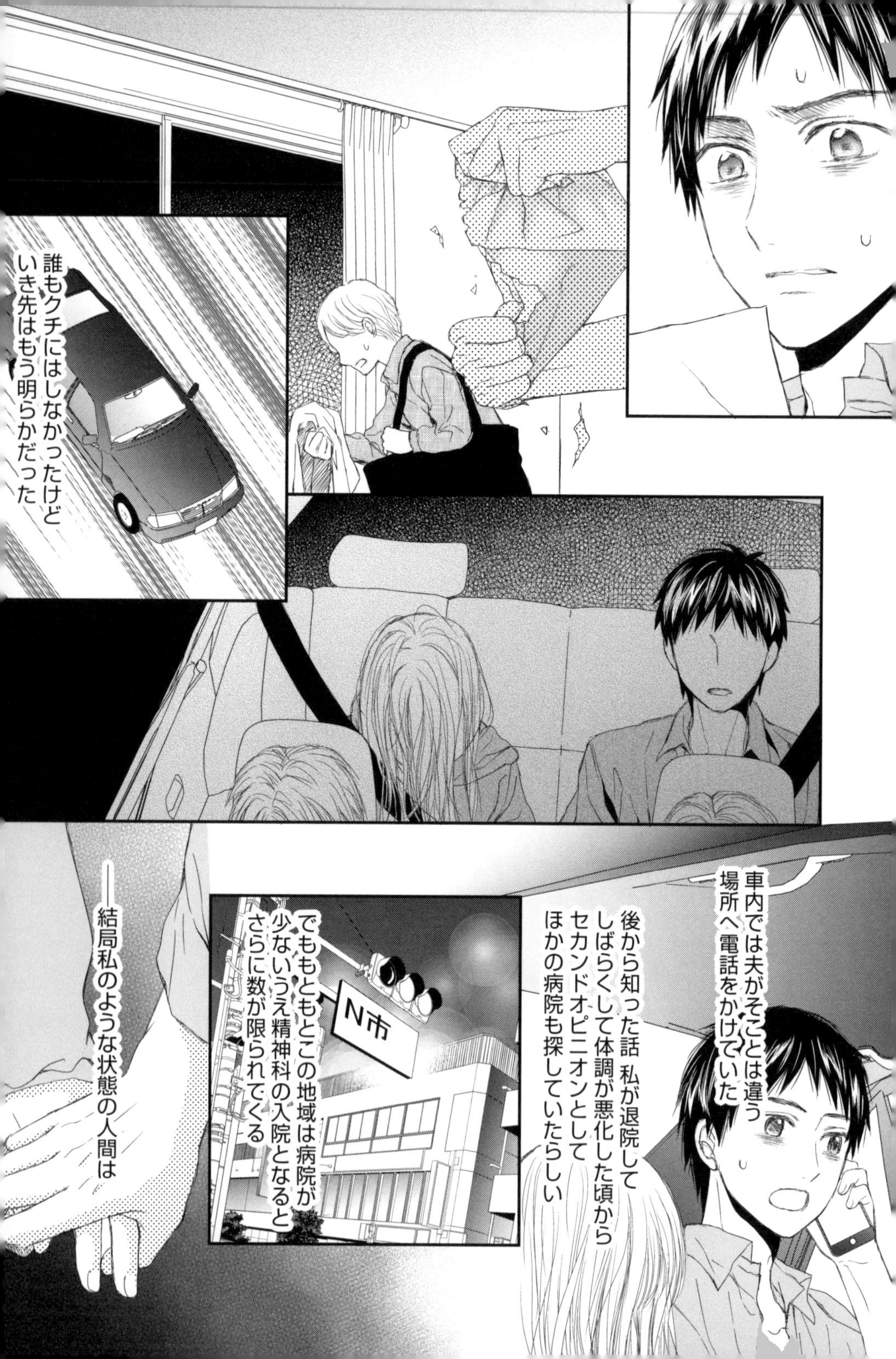
誰もクチにはしなかったけど
いき先はもう明らかだった
車内では夫がそことは違う
場所へ電話をかけていた
後から知った話 私が退院して
しばらくして体調が悪化した頃から
セカンドオピニオンとして
ほかの病院も探していたらしい
でももともとこの地域は病院が
少ないうえ精神科の入院となると
さらに数が限られてくる
N市
――結局私のような状態の人間は

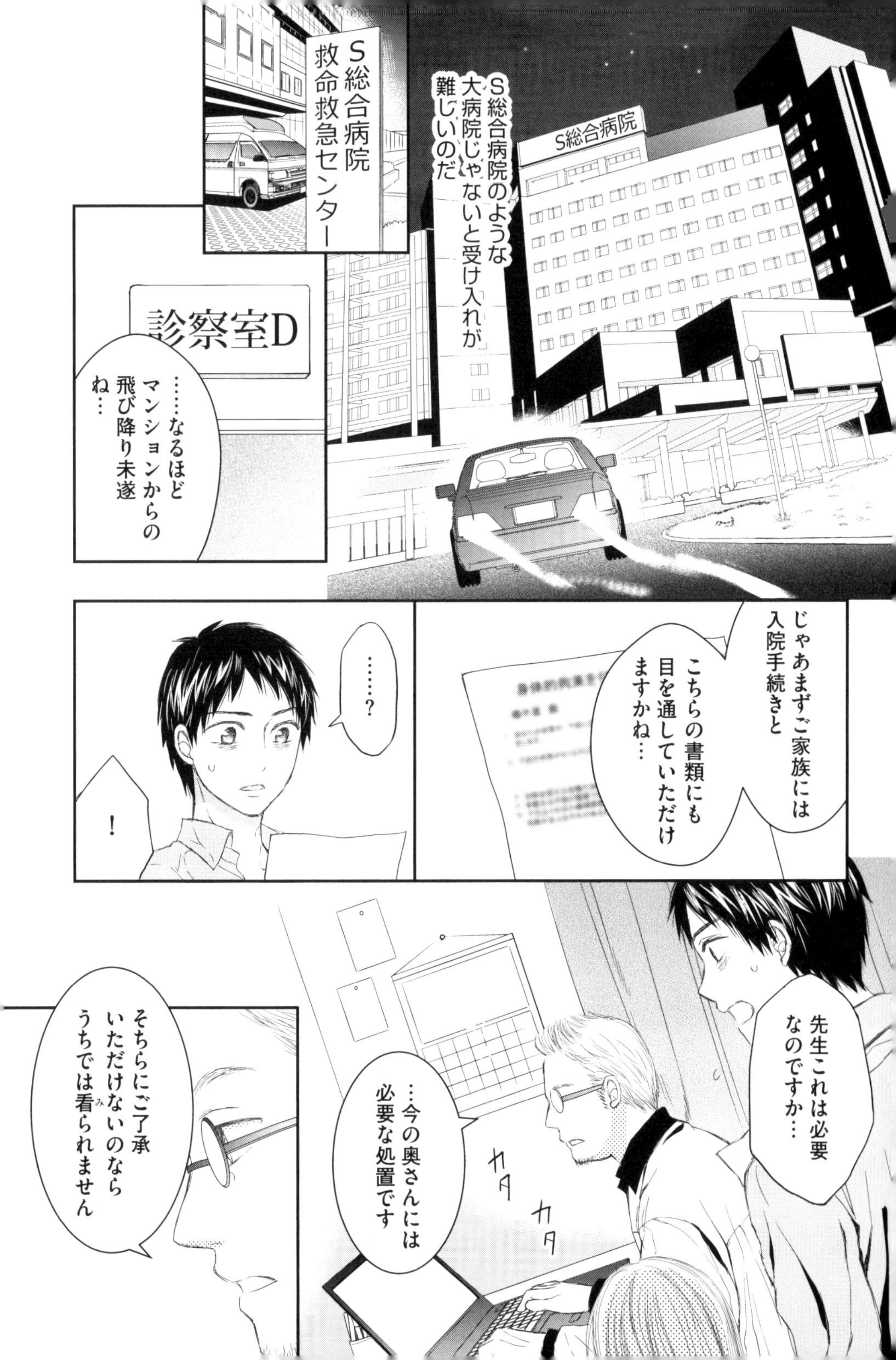
S総合病院
救命救急センター
S総合病院のような
大病院じゃないと受け入れが
難しいのだ
S総合病院
診察室D
……なるほど
マンションからの
飛び降り未遂
ね…
じゃあまずご家族には
入院手続きと
こちらの書類にも
目を通していただけ
ますかね…
……?
!
先生これは必要
なのですか…
…今の奥さんには
必要な処置です
カタ
カタ
そちらにご了承
いただけないのなら
うちでは看《み》られません

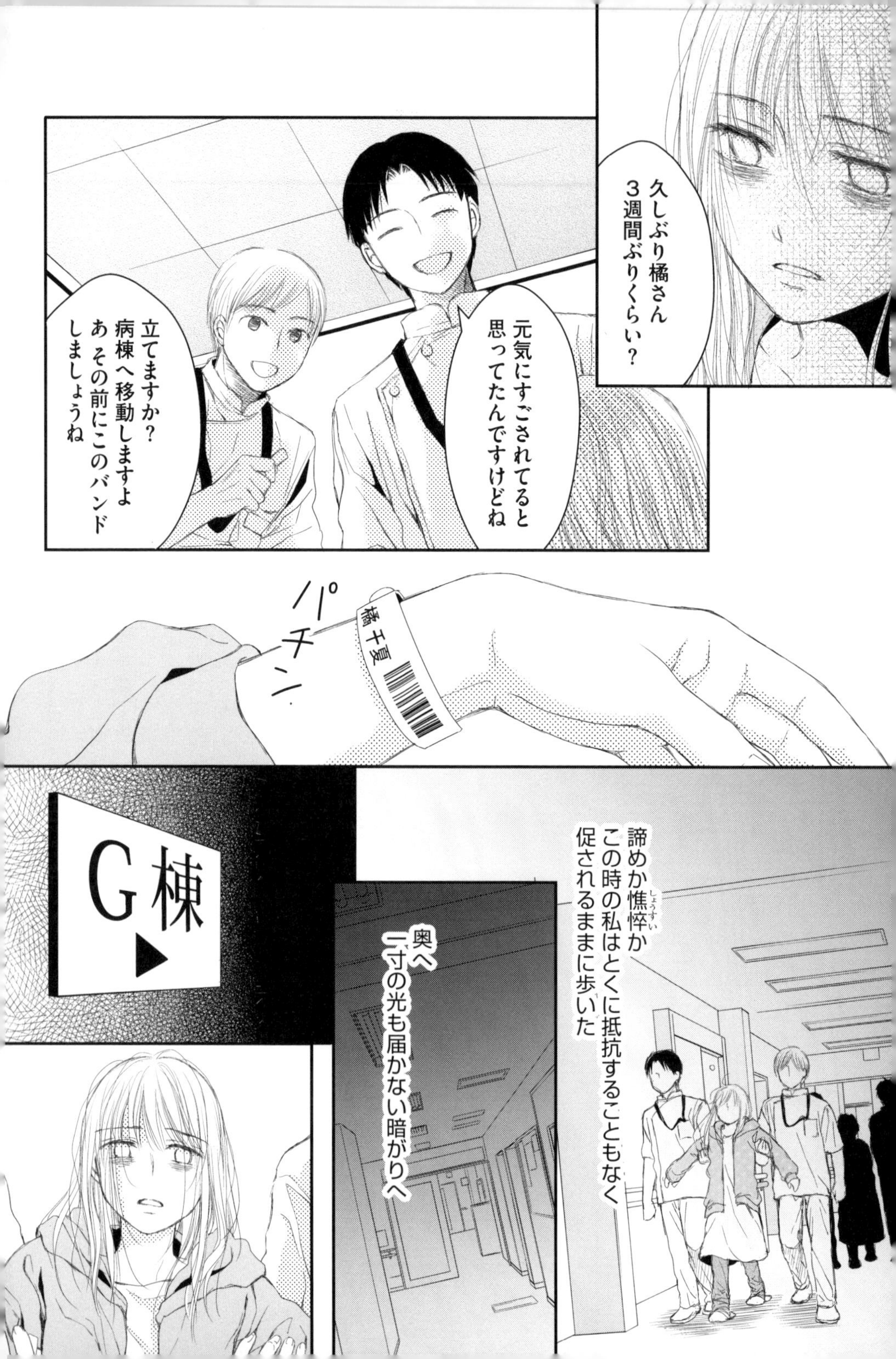
久しぶり橘さん
3週間ぶりくらい？
元気にすごされてると
思ってたんですけどね
立てますか？
病棟へ移動しますよ
あ その前にこのバンド
しましょうね
パチン
橘千夏
G棟
諦めか憔悴《しょうすい》か
この時の私はとくに抵抗することもなく
促されるままに歩いた
奥へ
一寸の光も届かない暗がりへ

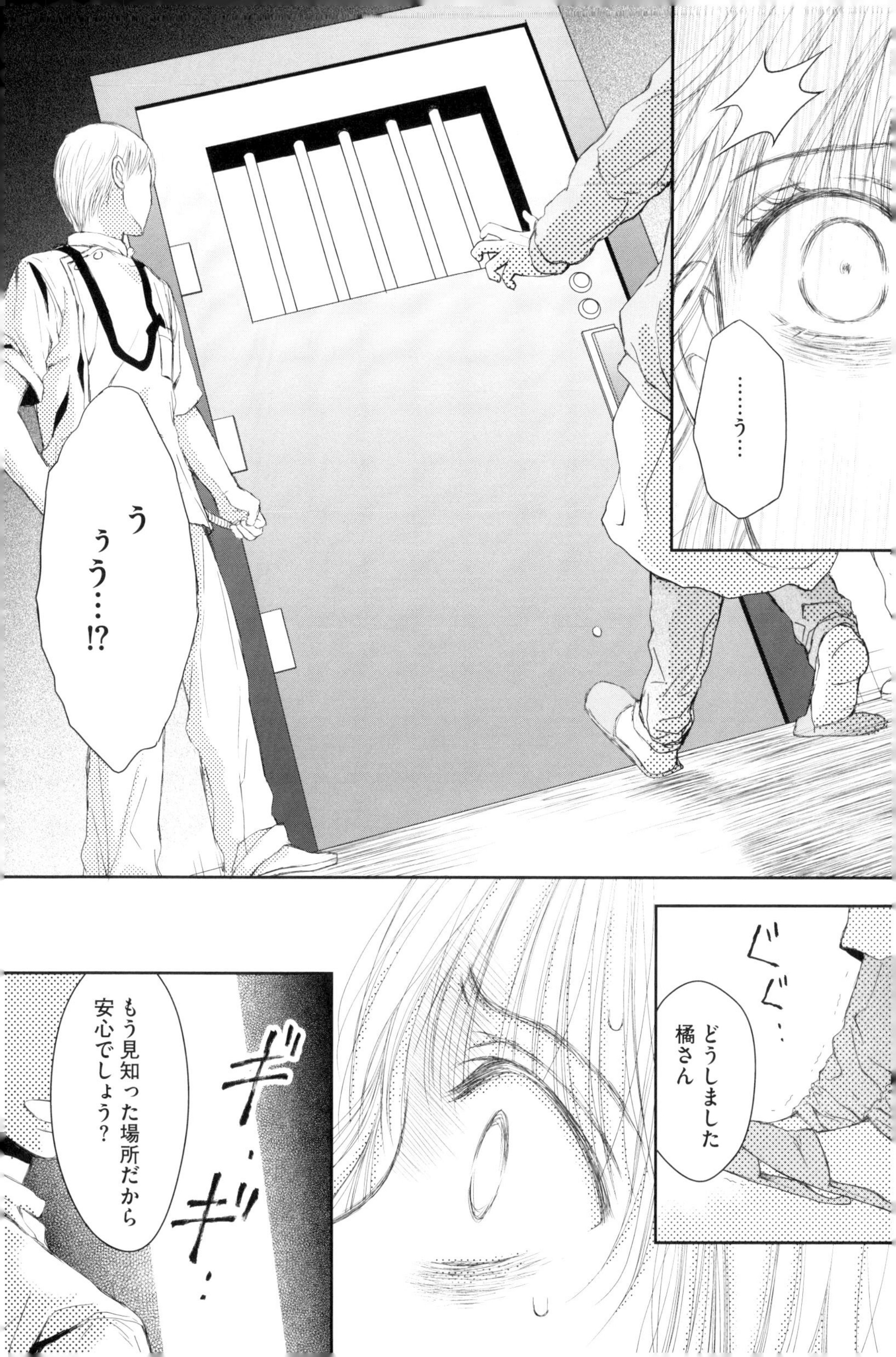
……う……
う ぅう…!?
ぐぐ…
どうしました 橘さん
ギ…ギ…
もう見知った場所だから 安心でしょう?

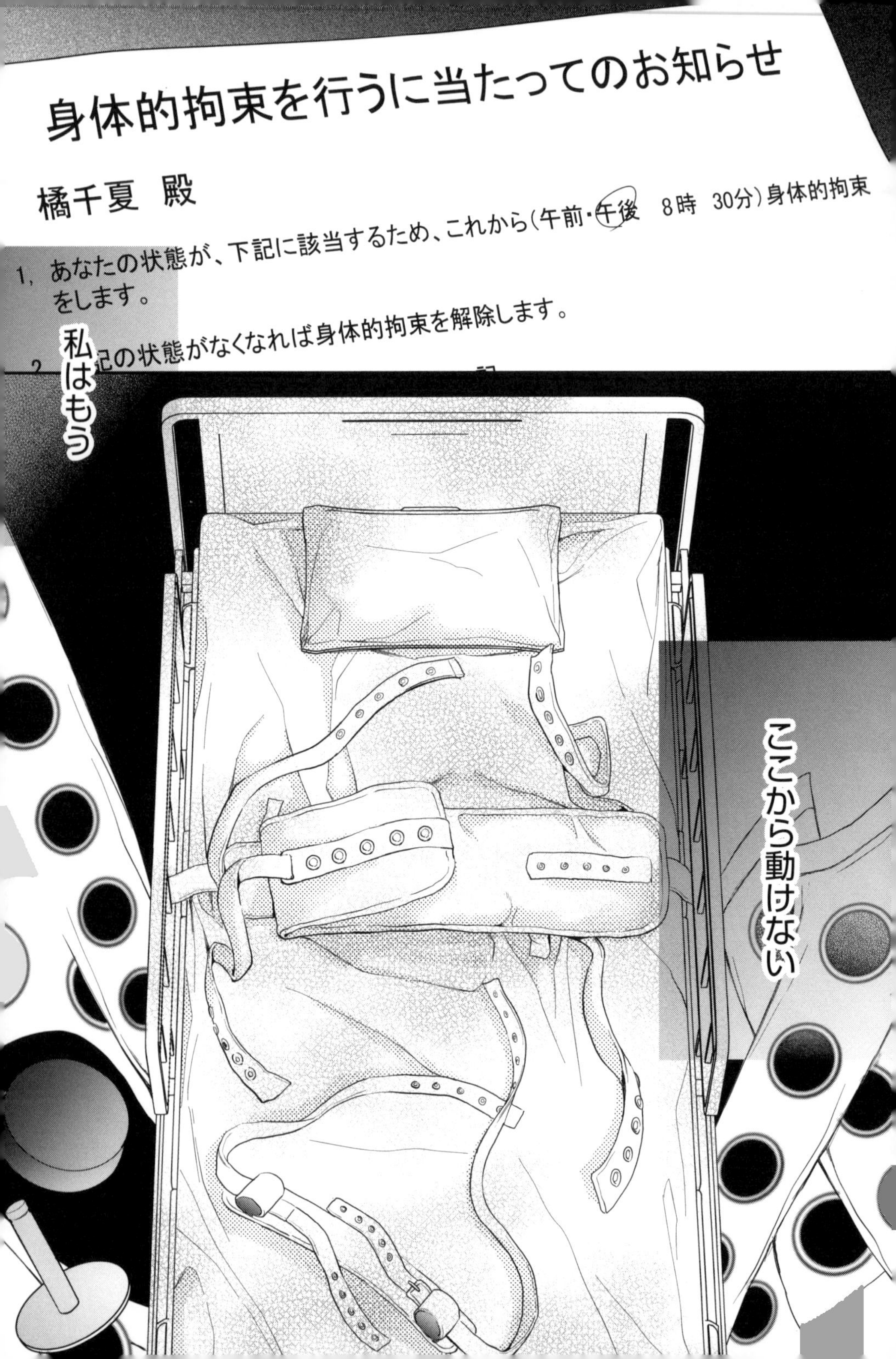
身体的拘束を行うに当たってのお知らせ
橘千夏 殿
1, あなたの状態が、下記に該当するため、これから(午前・午後 8時 30分)身体的拘束
をします。
記の状態がなくなれば身体的拘束を解除します。
私はもう
ここから動けない

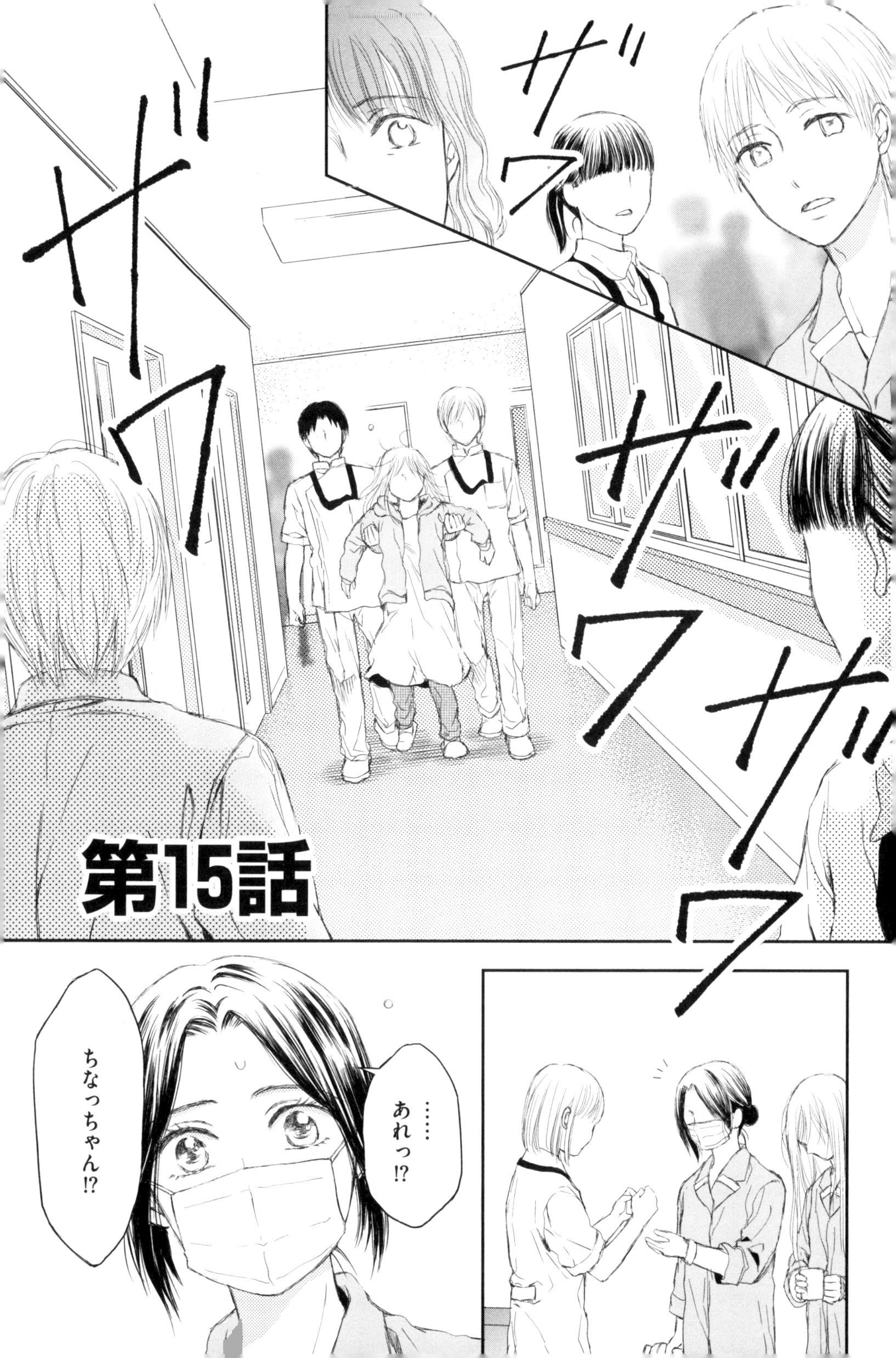
ザワ
ザワ
ザワ
ザワ
第15話
……あれっ!?
ちなっちゃん!?

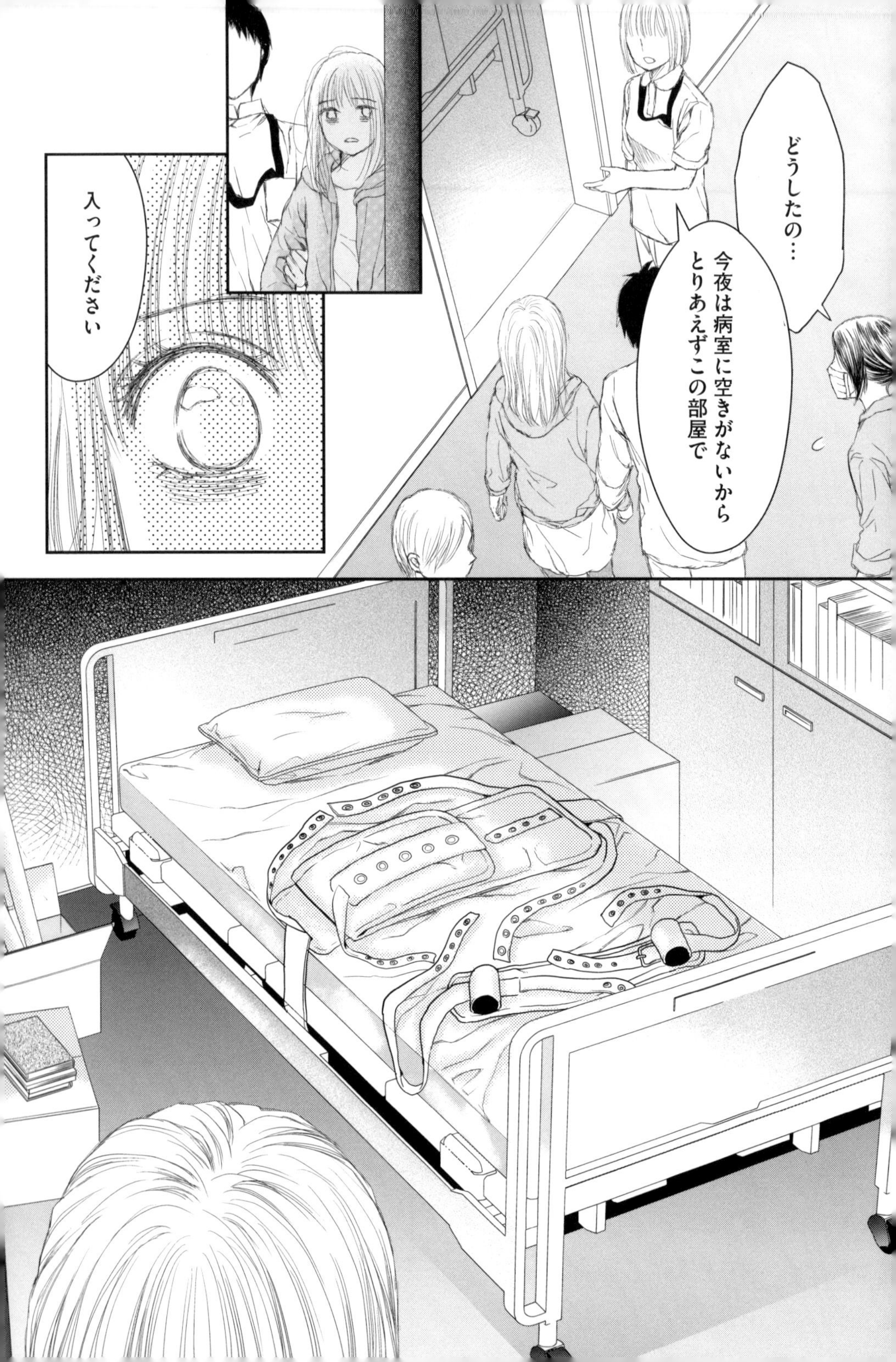
どうしたの…
今夜は病室に空きがないから
とりあえずこの部屋で
入ってください

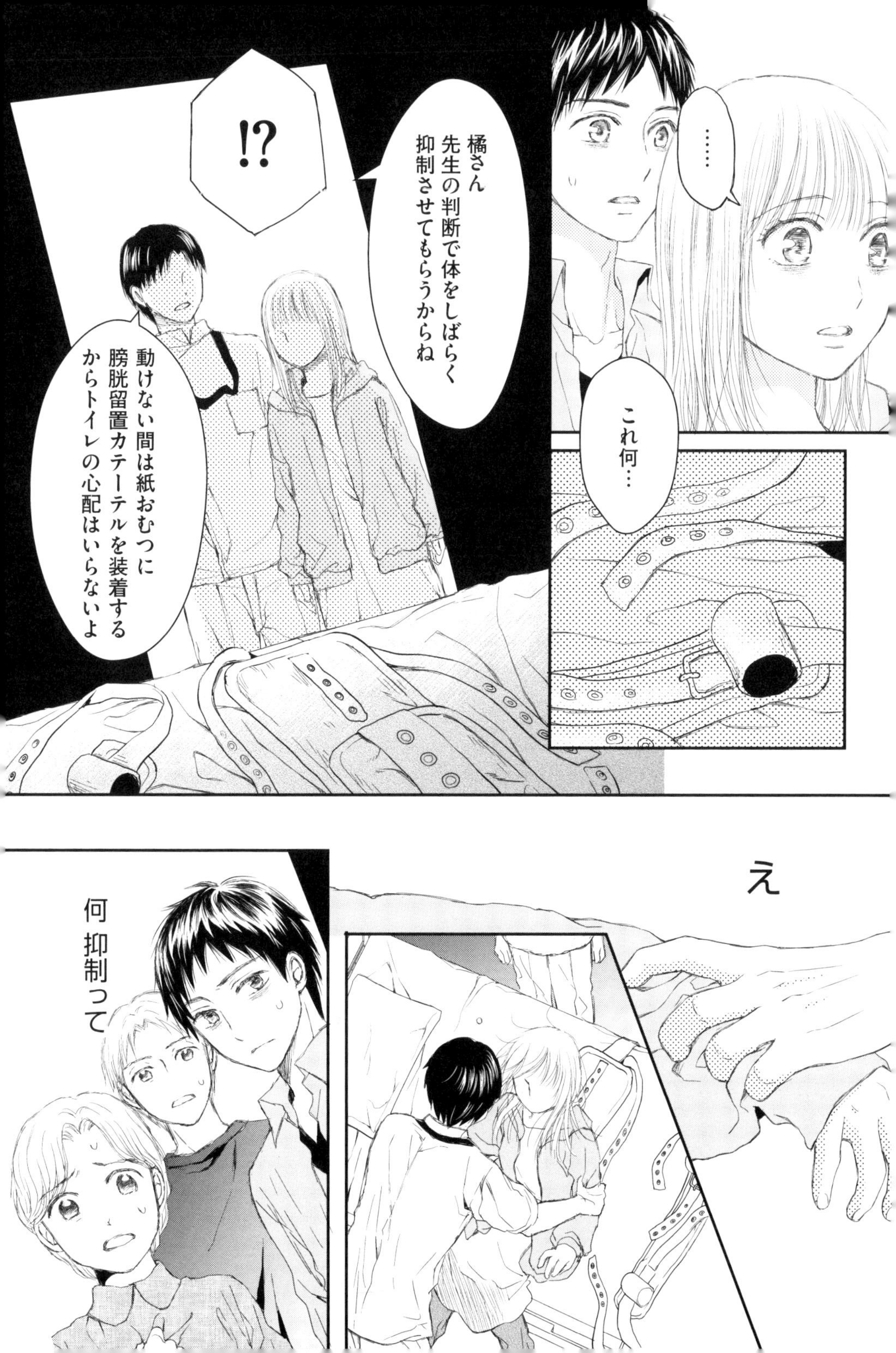
……
これ何…
!?
橘さん 先生の判断で体をしばらく抑制させてもらうからね
動けない間は紙おむつに膀胱留置カテーテルを装着するからトイレの心配はいらないよ
え
何抑制って

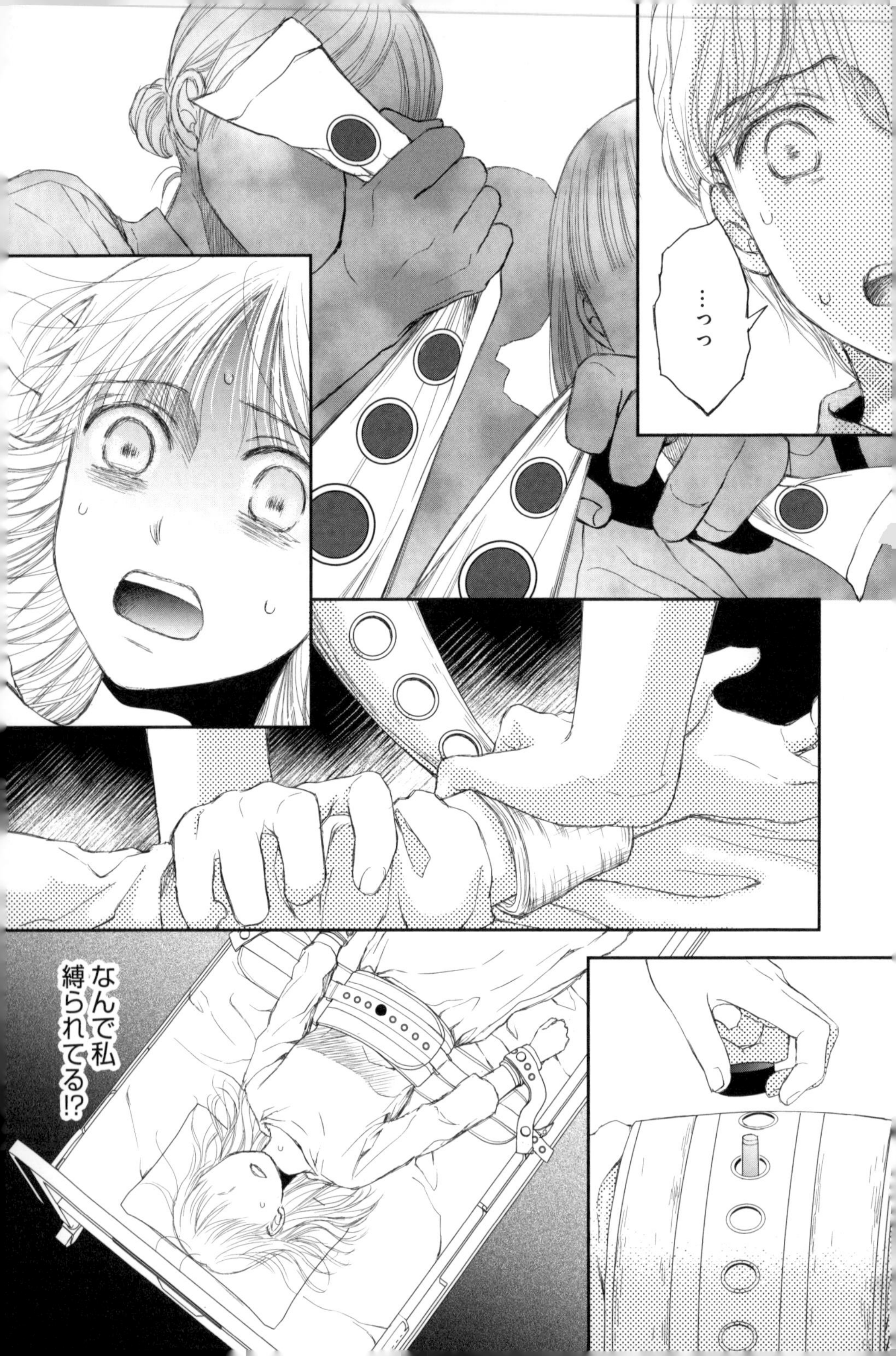
…っっ
なんで私
縛られてる!?

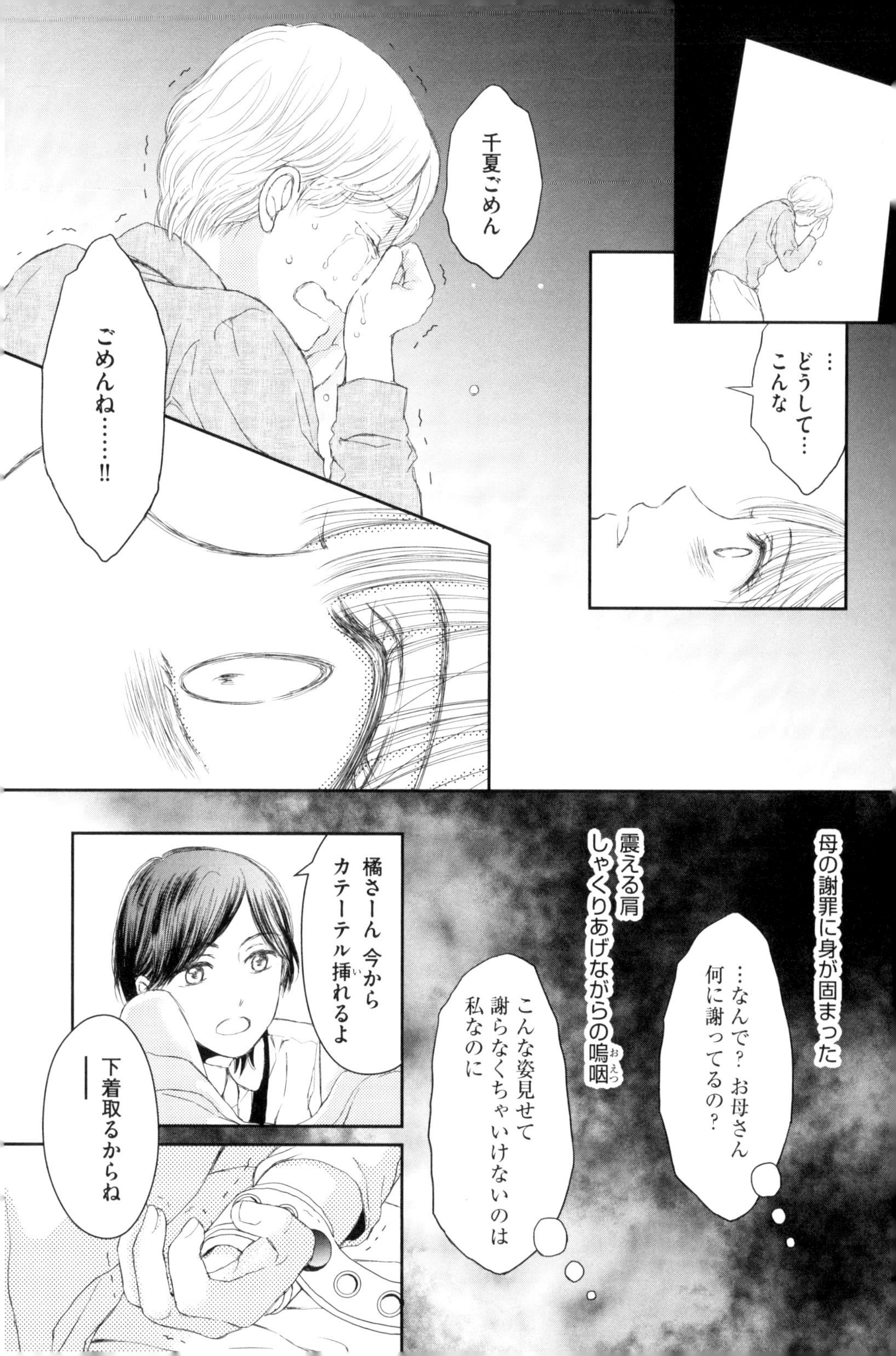

…どうして…こんな
千夏ごめん
ごめんね……‼
母の謝罪に身が固まった
…なんで？ お母さん 何に謝ってるの？
震える肩 しゃくりあげながらの嗚咽《おえつ》
こんな姿見せて 謝らなくちゃいけないのは 私なのに
橘さーん 今から カテーテル挿《い》れるよ
下着取るからね ー

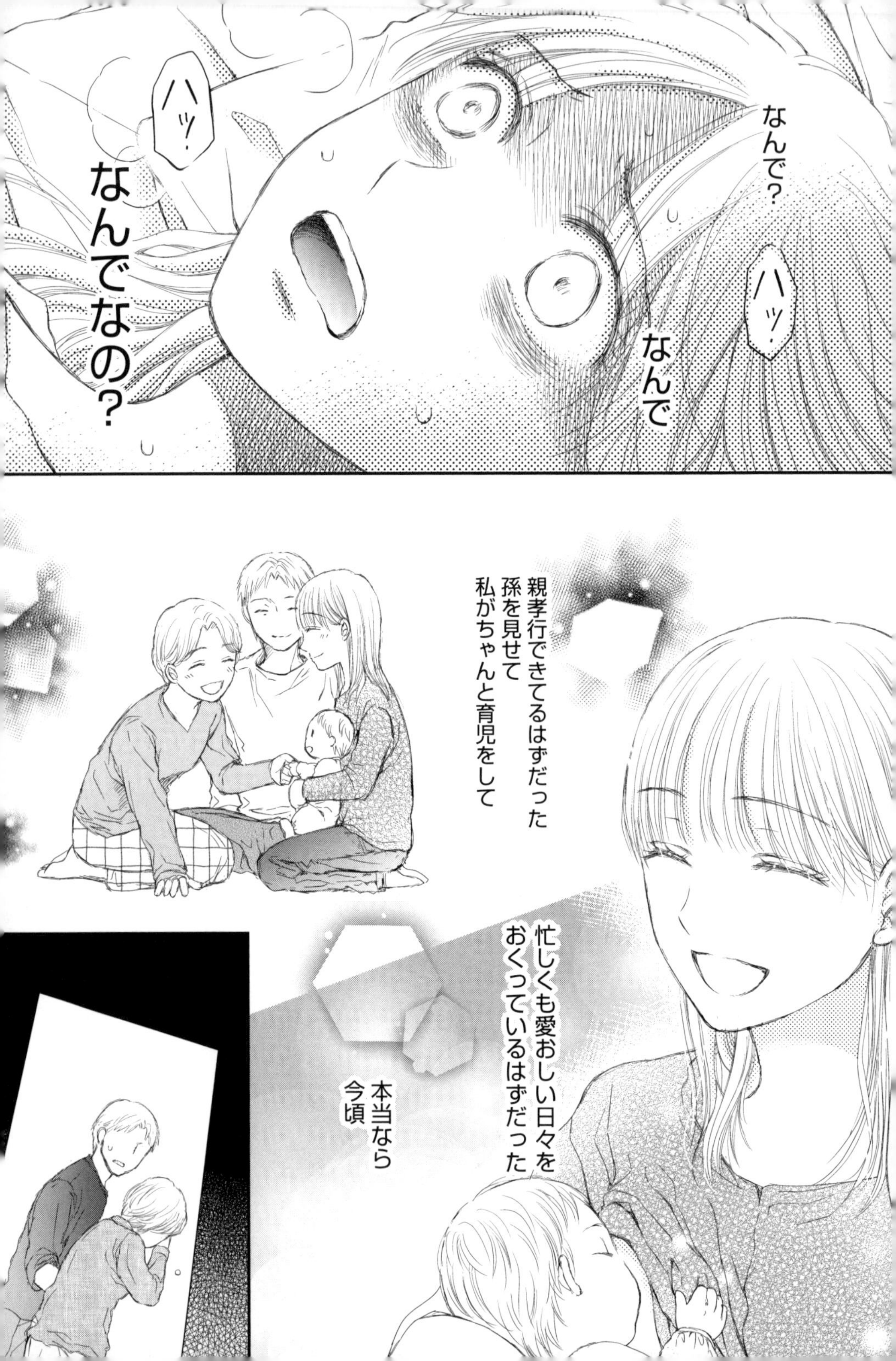
なんで?
ハッ!
なんで
ハッ!
なんでなの?
親孝行できてるはずだった
孫を見せて
私がちゃんと育児をして
忙しくも愛おしい日々を
おくっているはずだった
本当なら
今頃

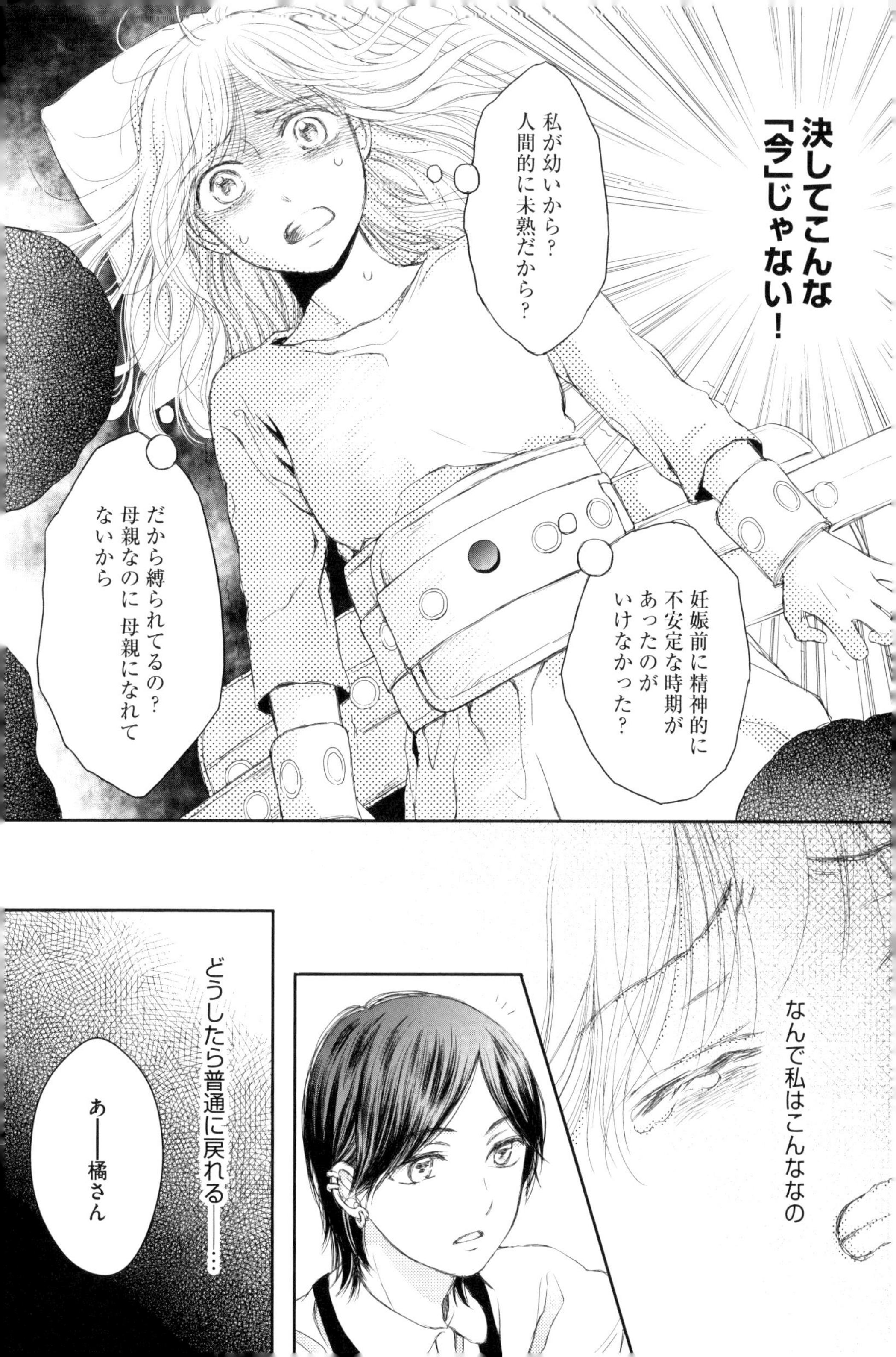
決してこんな「今」じゃない！
私が幼いから？人間的に未熟だから？
妊娠前に精神的に不安定な時期があったのがいけなかった？
だから縛られてるの？母親なのに 母親になれてないから
なんで私はこんななの
どうしたら普通に戻れる――…
あ――橘さん

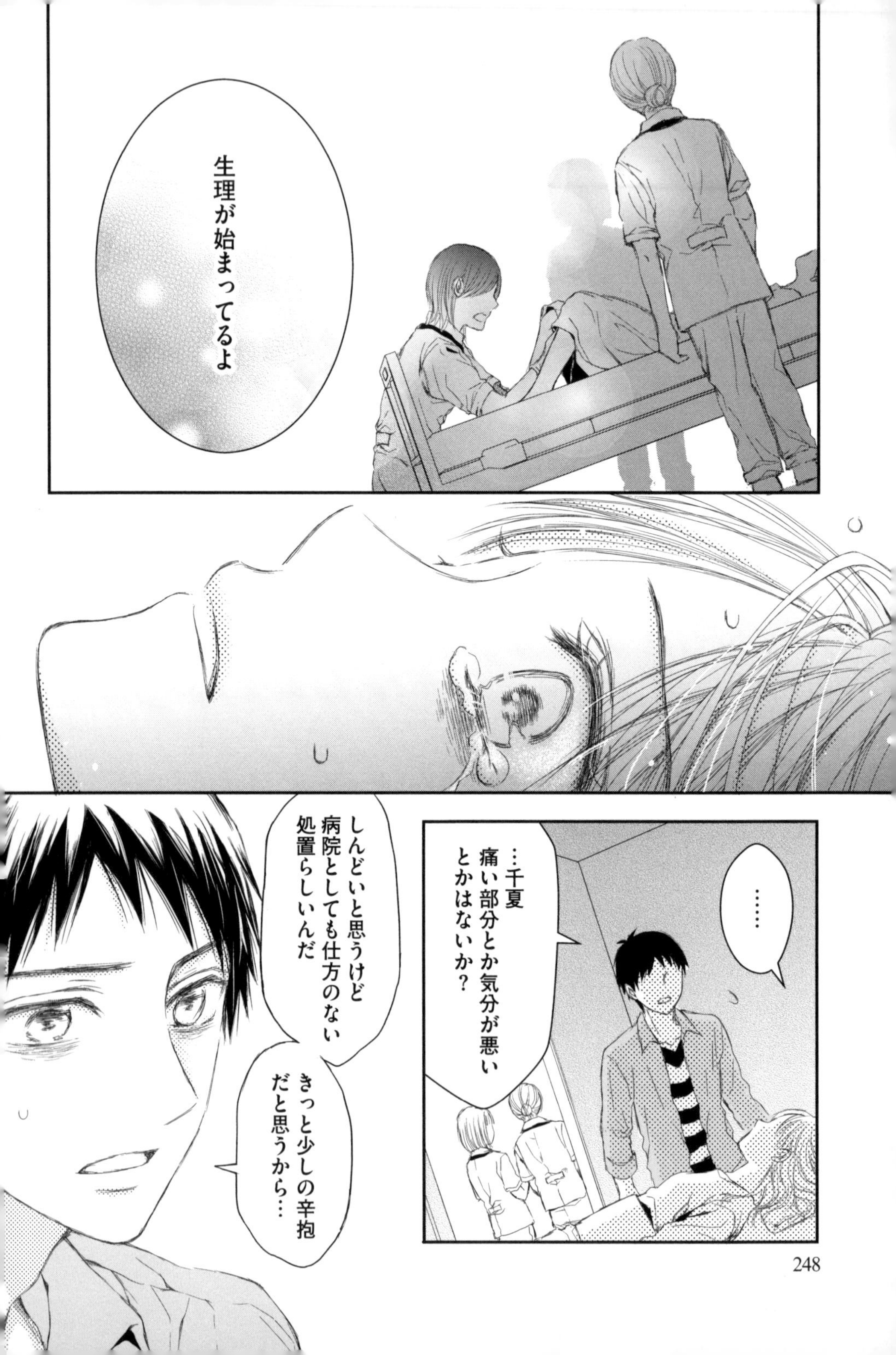
生理が始まってるよ
……
…千夏
痛い部分とか気分が悪いとかはないか?
しんどいと思うけど
病院としても仕方のない
処置らしいんだ
きっと少しの辛抱
だと思うから…

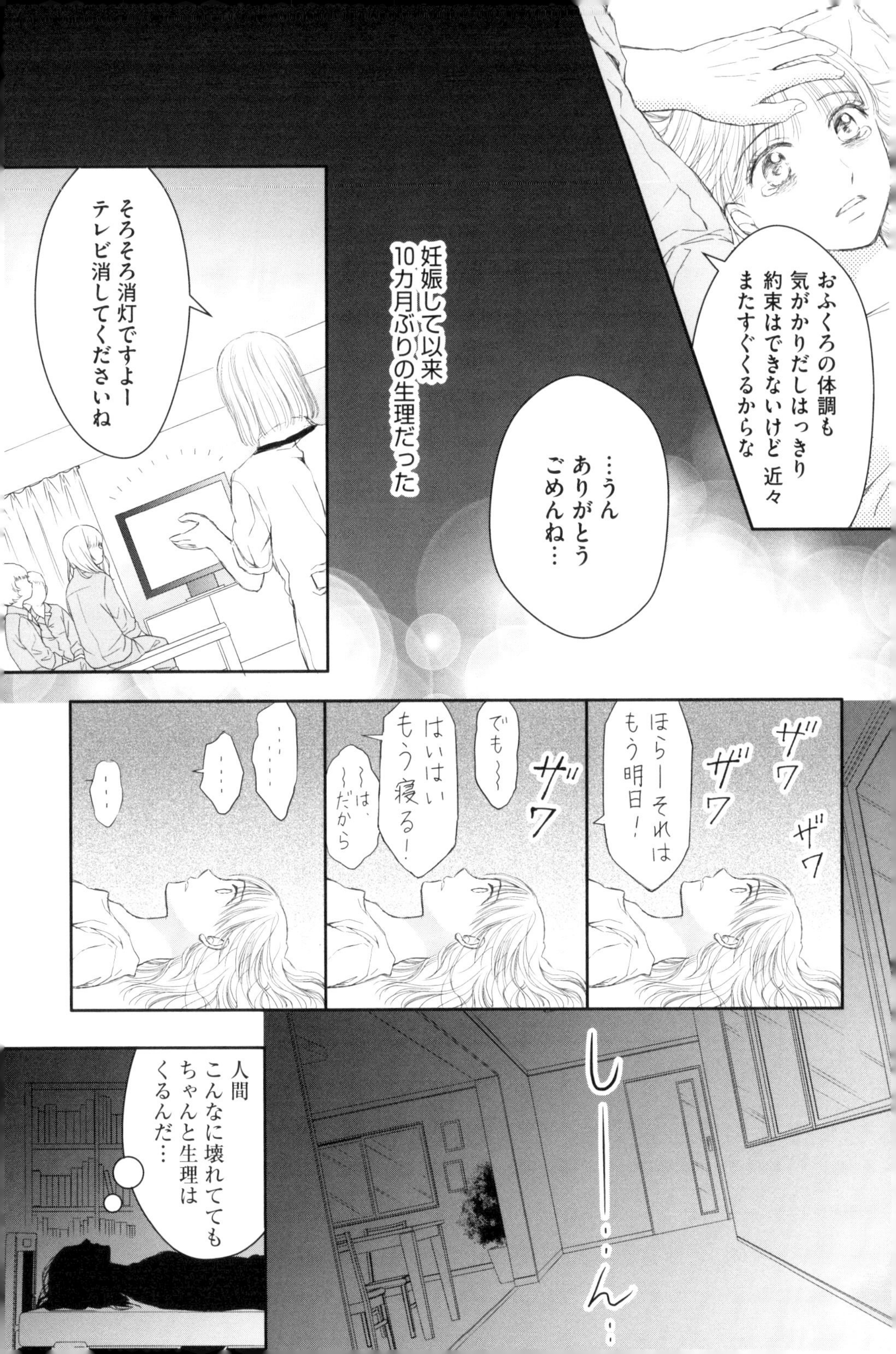
おふくろの体調も
気がかりだしはっきり
約束はできないけど 近々
またすぐくるからな
…うん
ありがとう
ごめんね…
妊娠して以来
10カ月ぶりの生理だった
そろそろ消灯ですよー
テレビ消してくださいね
ザワ ザワ
ザワ ザワ
ほらーそれは
もう明日!
ザワ
でも〜
はいはい
もう寝る!
〜は、
〜だから
…
…
…
しーーー…ん…
人間
こんなに壊れてても
ちゃんと生理は
くるんだ…

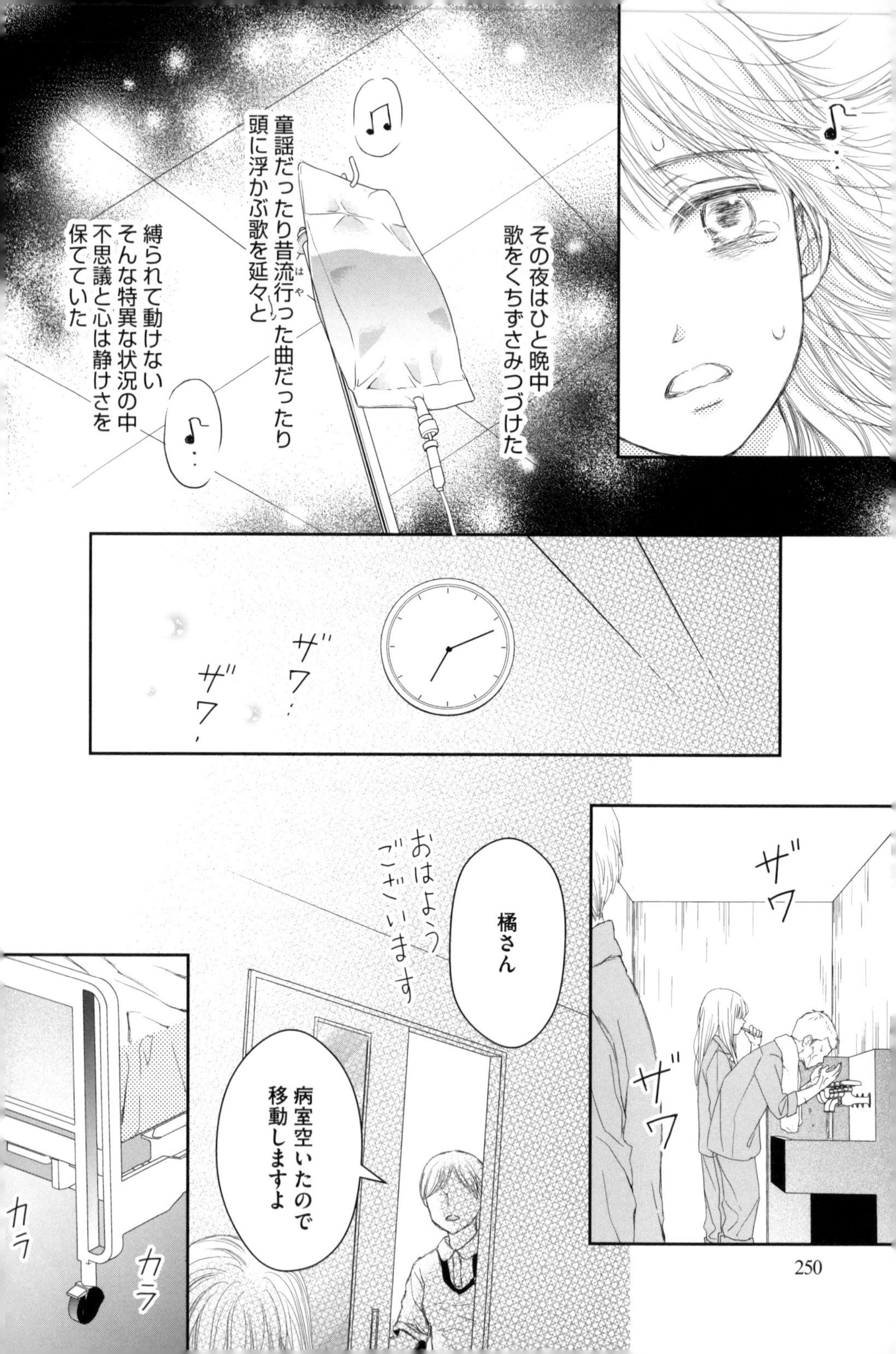
その夜はひと晩中
歌をくちずさみつづけた
童謡だったり昔流行《はや》った曲だったり
頭に浮かぶ歌を延々と
縛られて動けない
そんな特異な状況の中
不思議と心は静けさを
保てていた
ザワ
ザワ
ザワ
ザワ
橘さん
おはようございます
病室空いたので移動しますよ
カラ
カラ

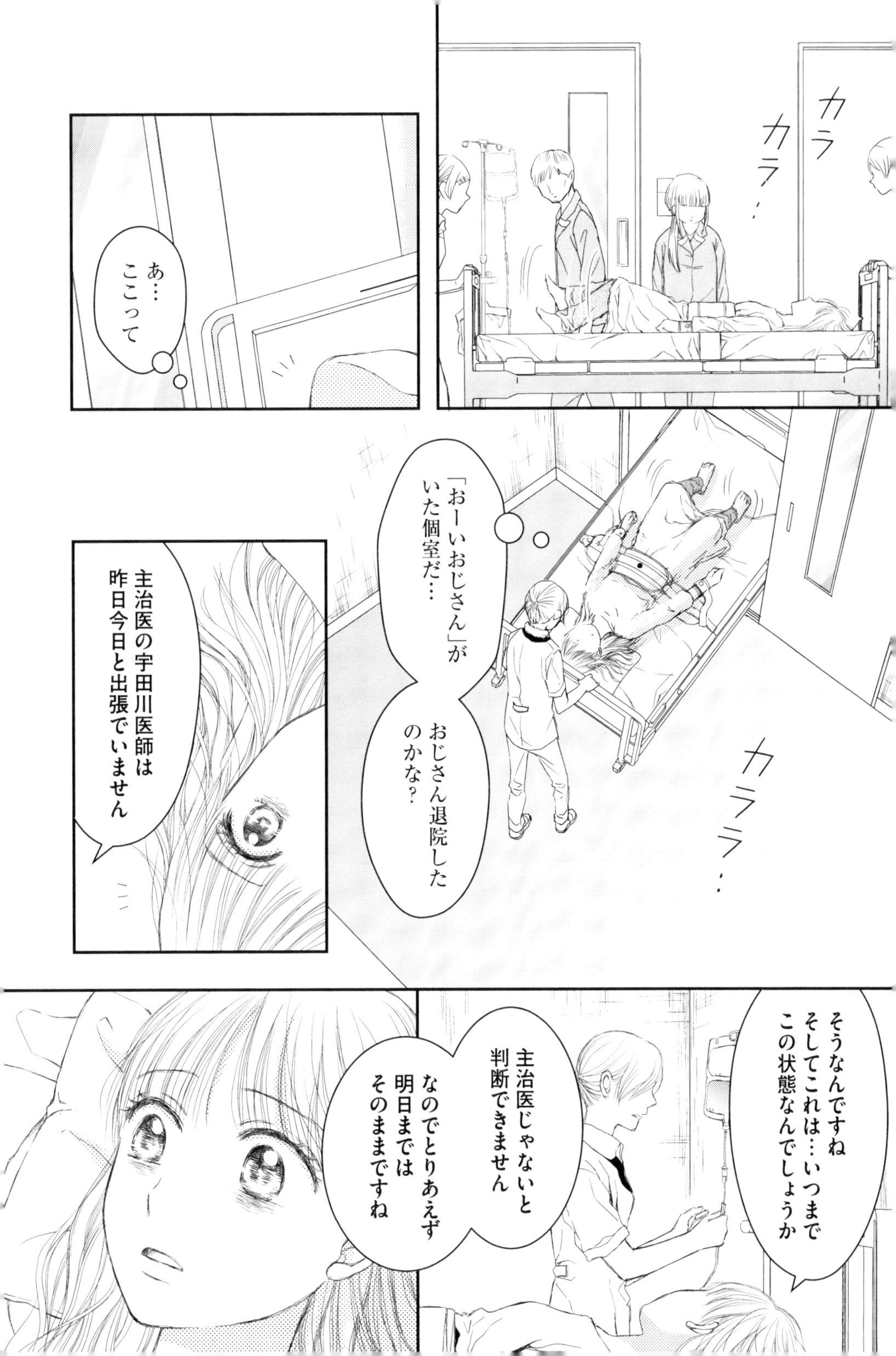
カラ
カラ・・
あ…
ここって
カララ・・
「おーいおじさん」がいた個室だ…
おじさん退院したのかな?
主治医の宇田川医師は昨日今日と出張でいません
そうなんですね
そしてこれは…いつまでこの状態なんでしょうか
主治医じゃないと判断できません
なのでとりあえず明日まではそのままですね

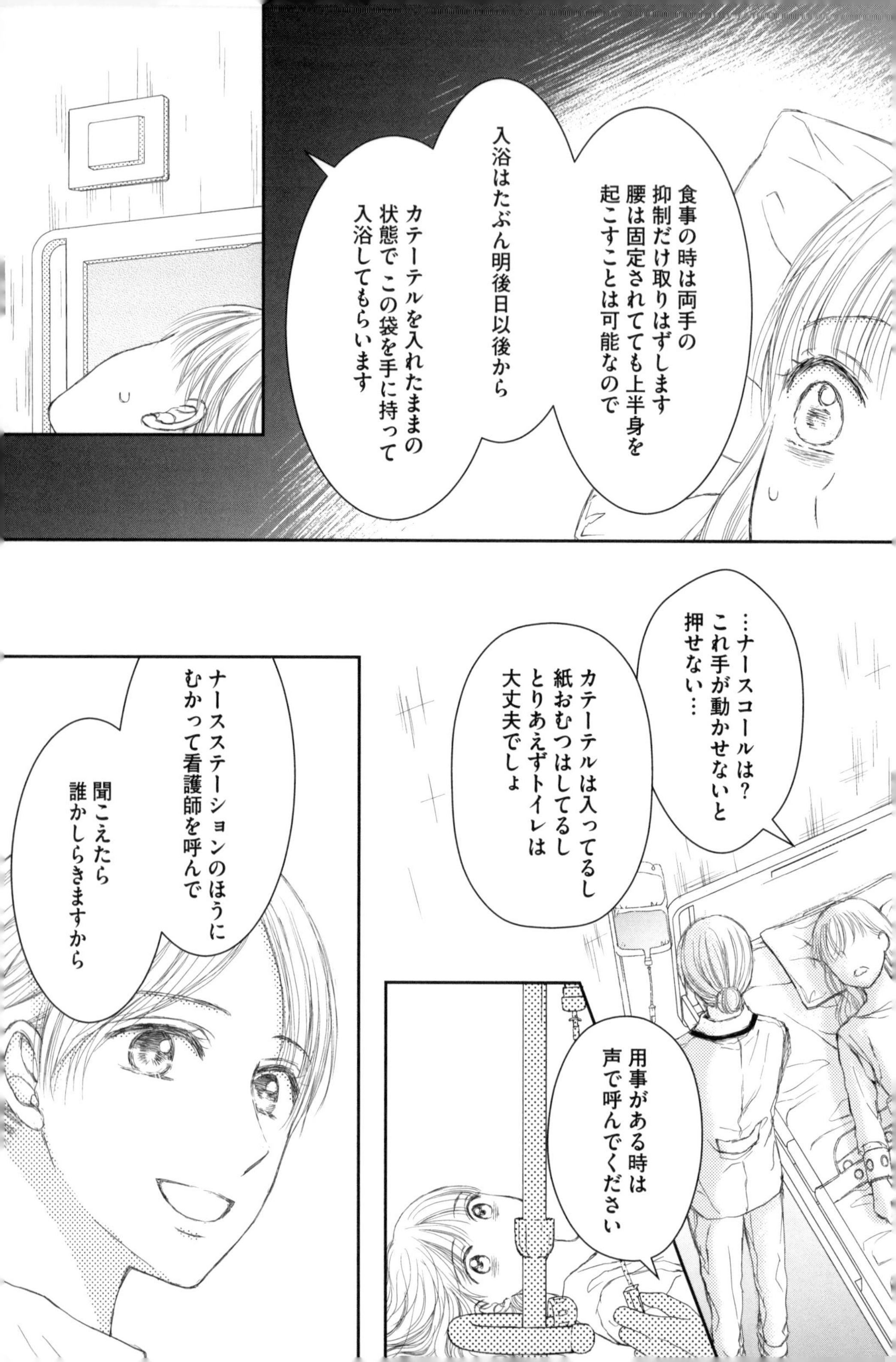
食事の時は両手の抑制だけ取りはずします腰は固定されてても上半身を起こすことは可能なので
入浴はたぶん明後日以後からカテーテルを入れたままの状態で この袋を手に持って入浴してもらいます
…ナースコールは？これ手が動かせないと押せない…
カテーテルは入ってるし紙おむつはしてるしとりあえずトイレは大丈夫でしょ
用事がある時は声で呼んでください
ナースステーションのほうにむかって看護師を呼んで聞こえたら誰かしらきますから

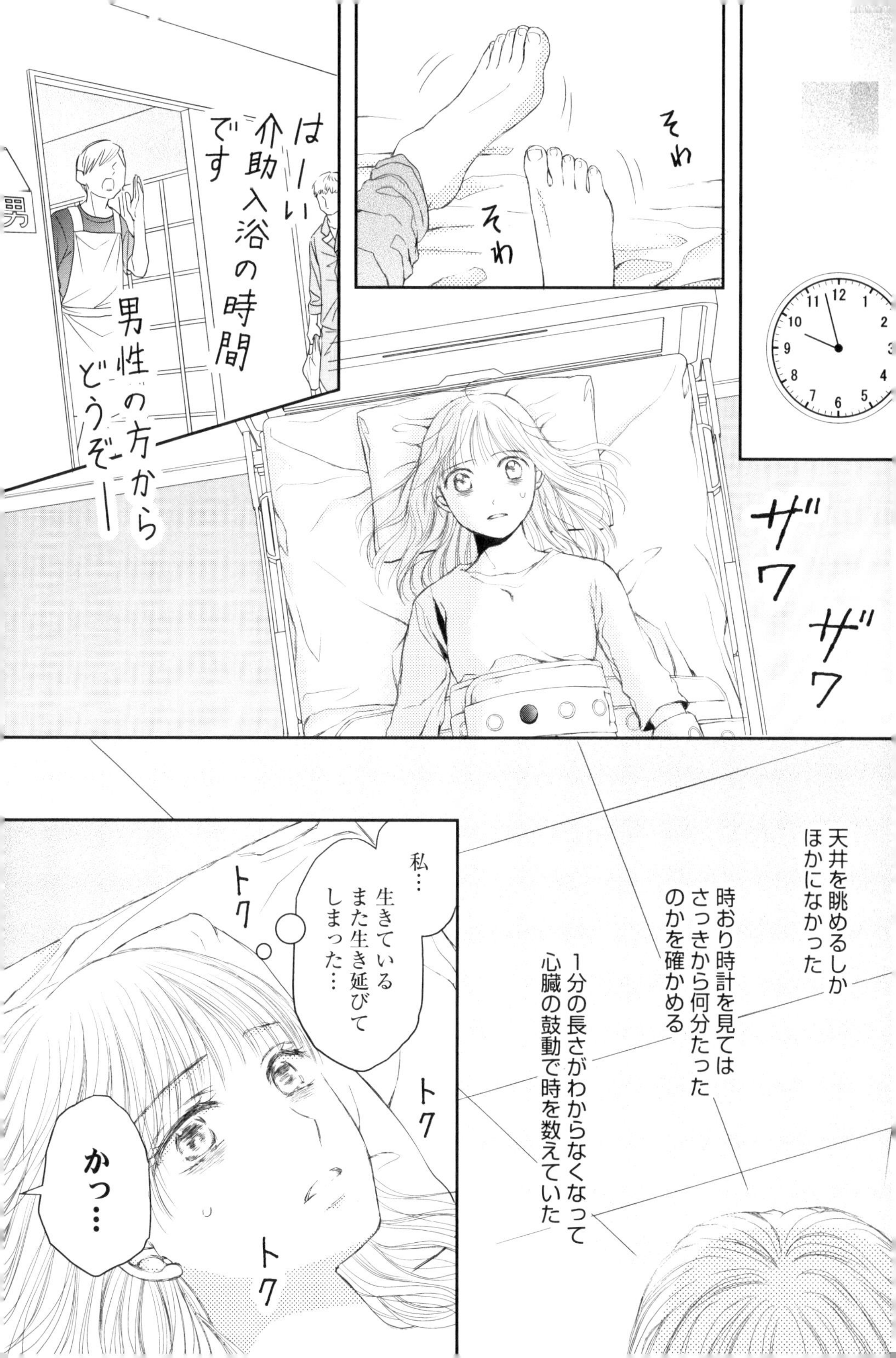
そわ
そわ
はーい 介助入浴の時間です
男性の方からどうぞーー
ザワ
ザワ
天井を眺めるしかほかになかった
時おり時計を見てはさっきから何分たったのかを確かめる
1分の長さがわからなくなって心臓の鼓動で時を数えていた
私…生きている また生き延びてしまった…
トク
トク
トク
トク
かっ…

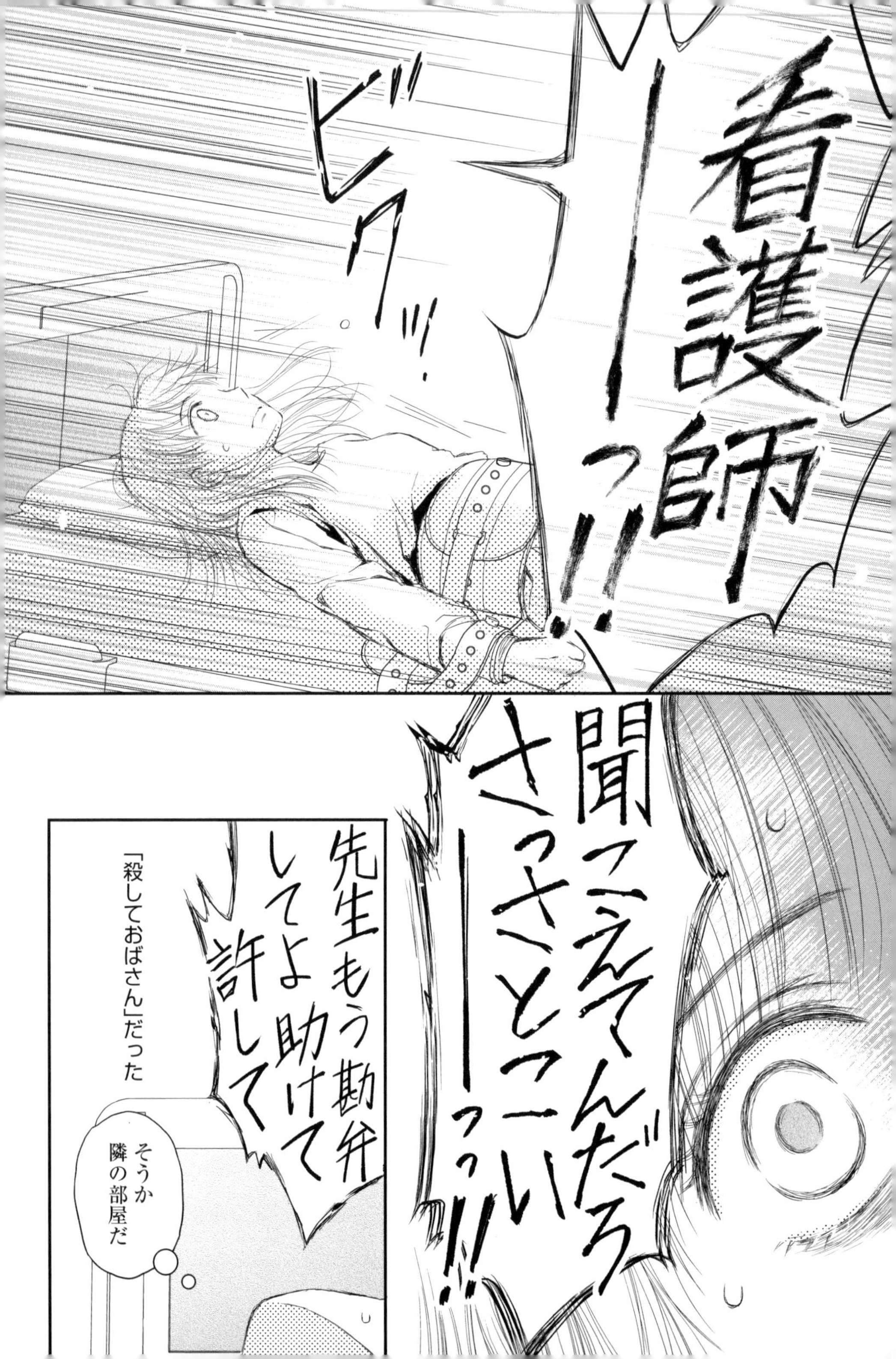
看護師ーーっ!!
ビクッ!
聞こえてんだろさっさとこいーーっっ!!
先生もう勘弁してよ助けて許して
「殺しておばさん」だった
そうか
隣の部屋だ

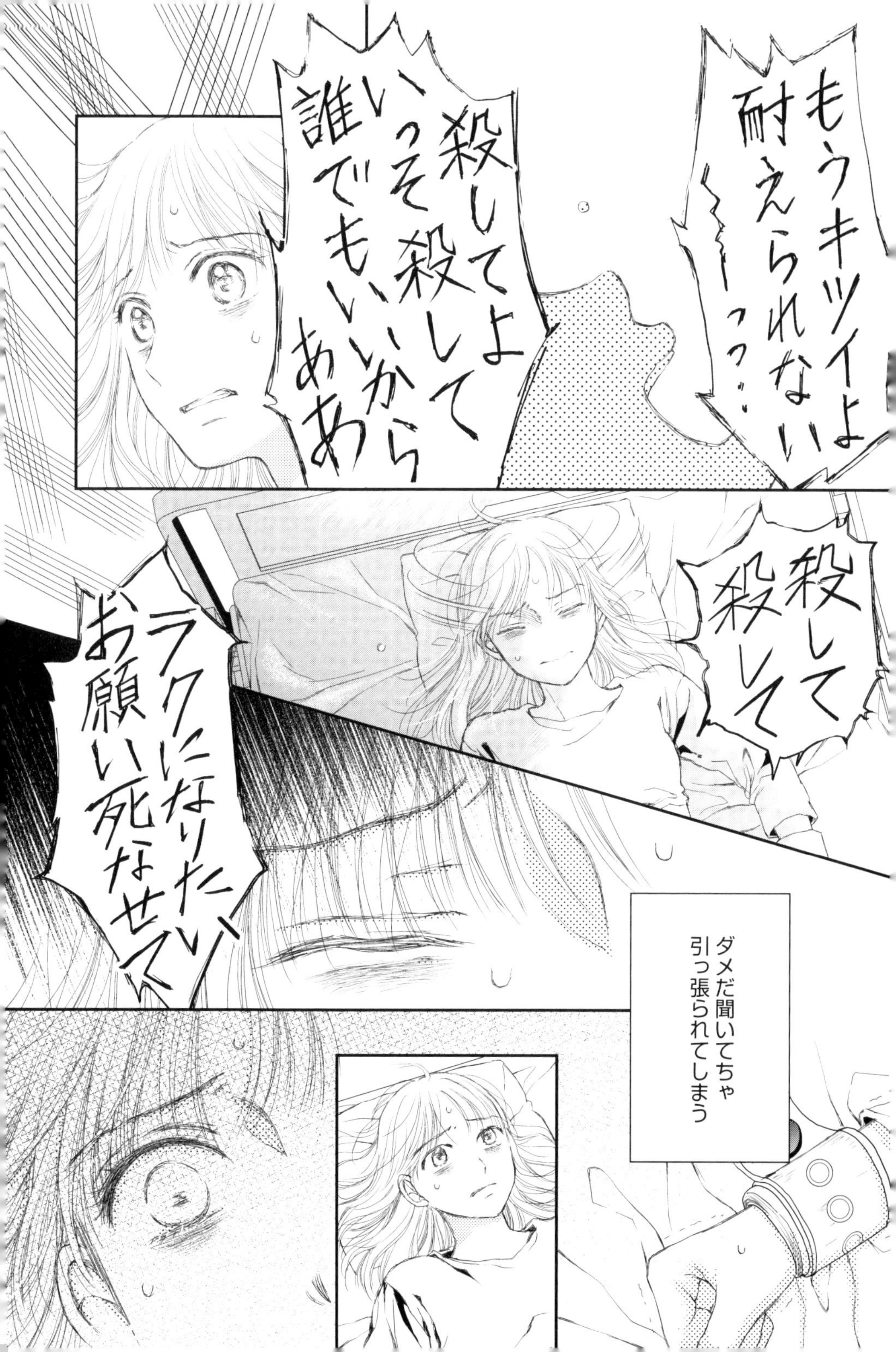
もうキツイよ
耐えられない
殺してよ
いっそ殺して
誰でもいいから
ああ
殺して
殺して
ラクになりたい
お願い死なせて
ダメだ聞いてちゃ
引っ張られてしまう

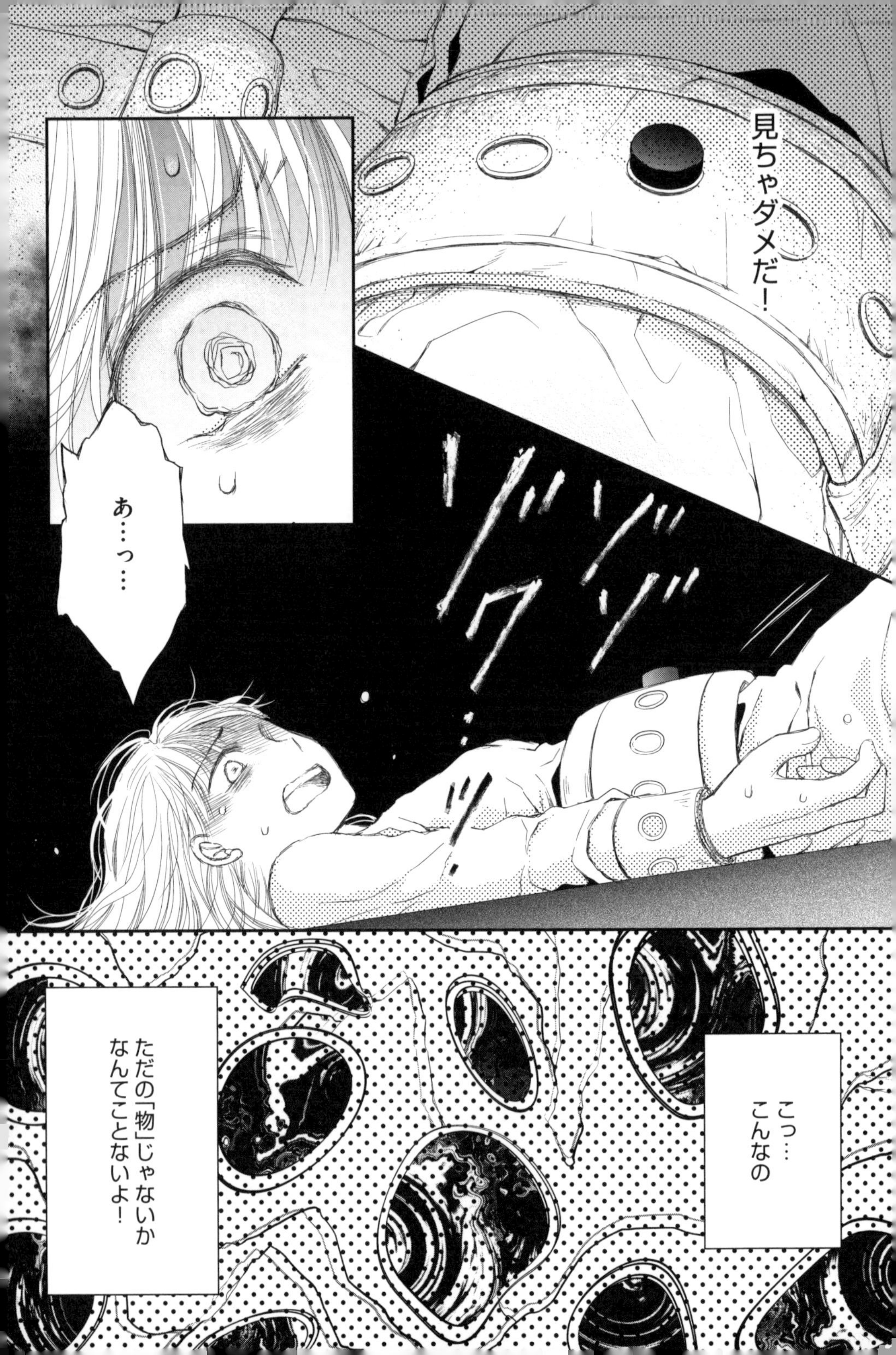
見ちゃダメだ!
あ…っ…
ゾゾゾゾクッ…
こっ…
こんなの
ただの「物」じゃないか
なんてことないよ!

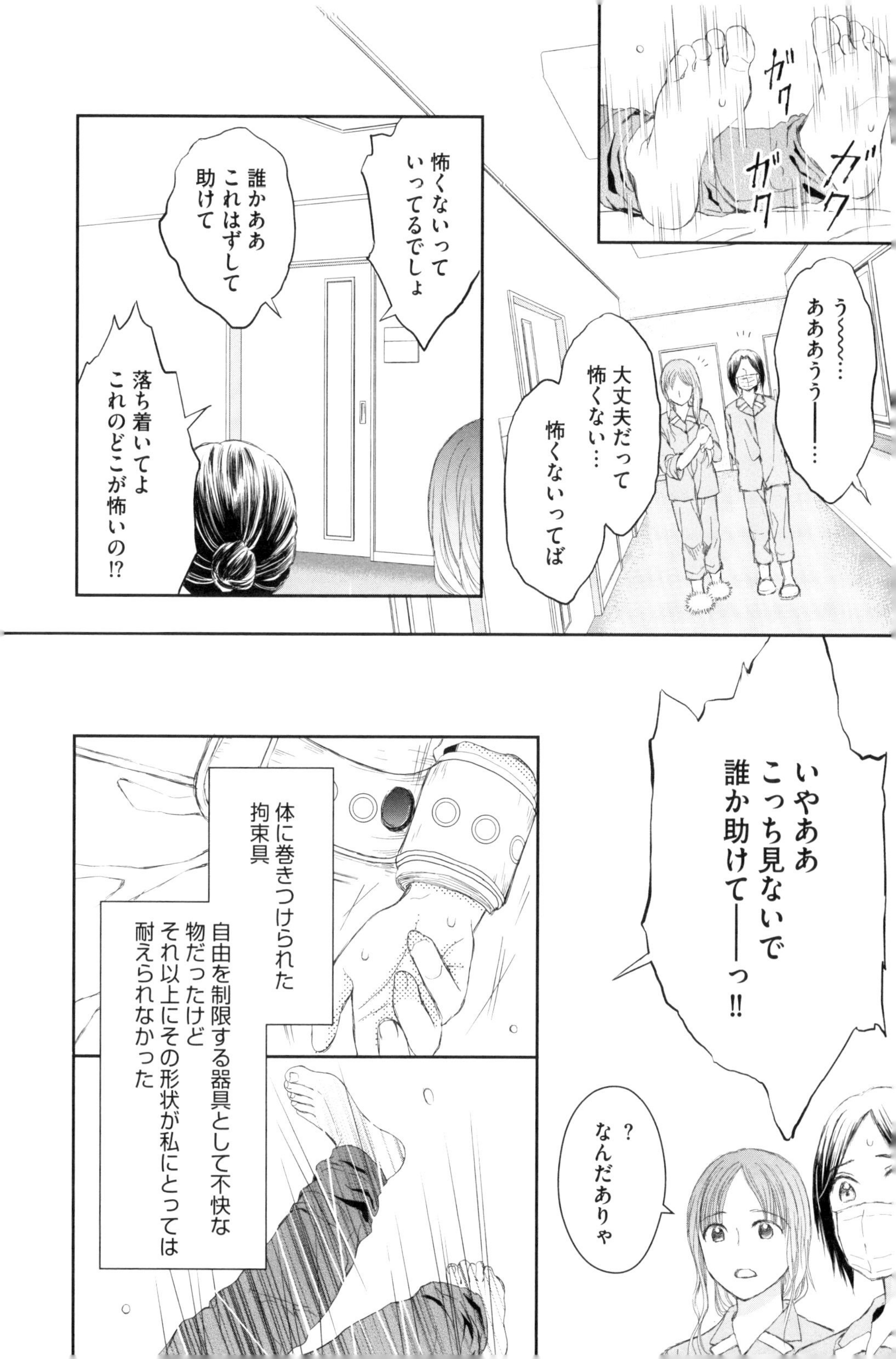
ガク
ガク
ガク
ガク
う〜〜〜…
ああうう——…
大丈夫だって
怖くない…
怖くないってば
怖くないって
いってるでしょ
誰かぁぁ
これはずして
助けて
落ち着いてよ
これのどこが怖いの!?
いやぁぁ
こっち見ないで
誰か助けて——っ!!
？
なんだありゃ
体に巻きつけられた
拘束具
自由を制限する器具として不快な
物だったけど
それ以上にその形状が私にとっては
耐えられなかった

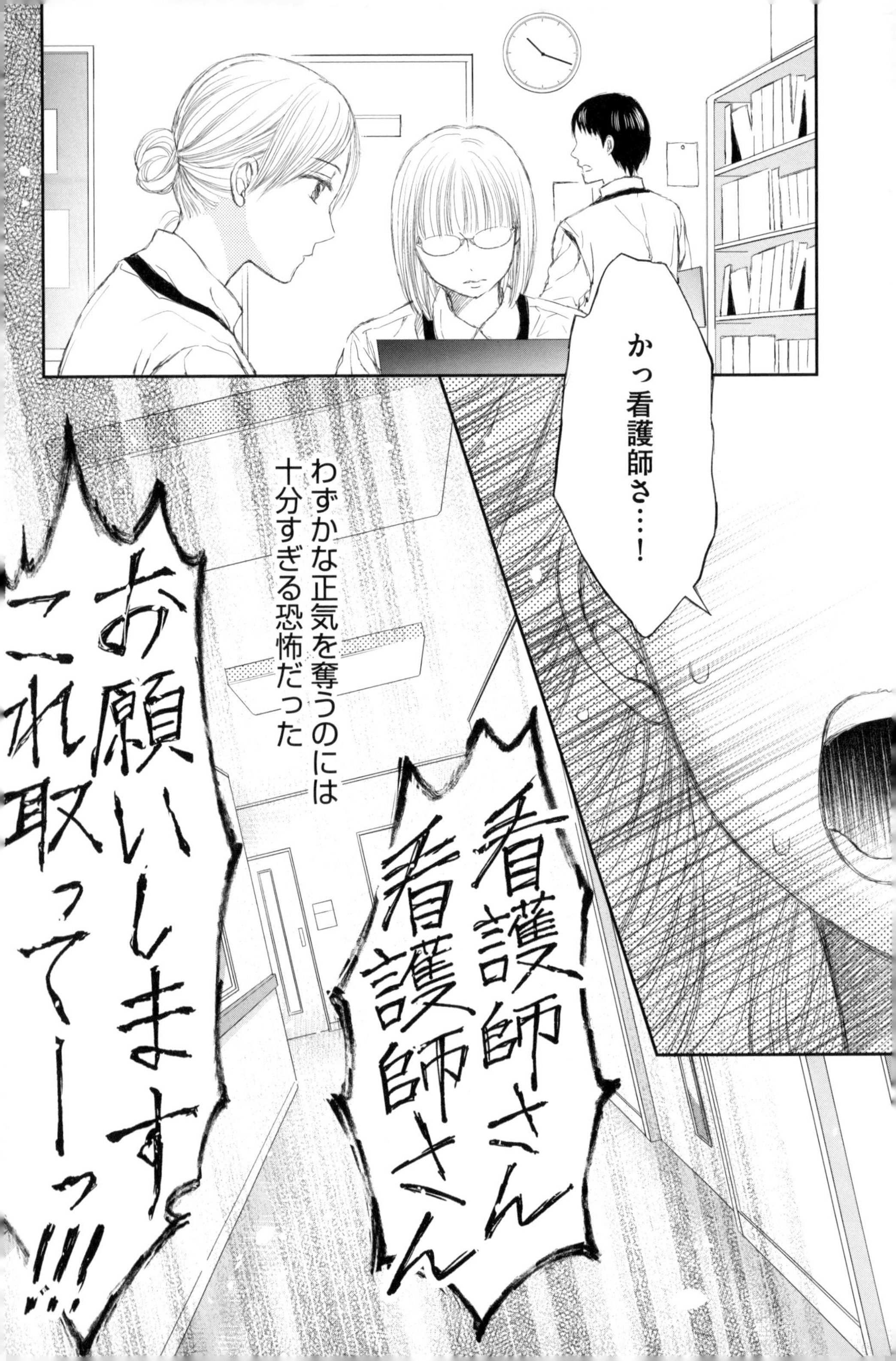
かっ看護師さ…！
わずかな正気を奪うのには十分すぎる恐怖だった
看護師さん看護師さん
お願いしますこれ取ってーーっ!!!

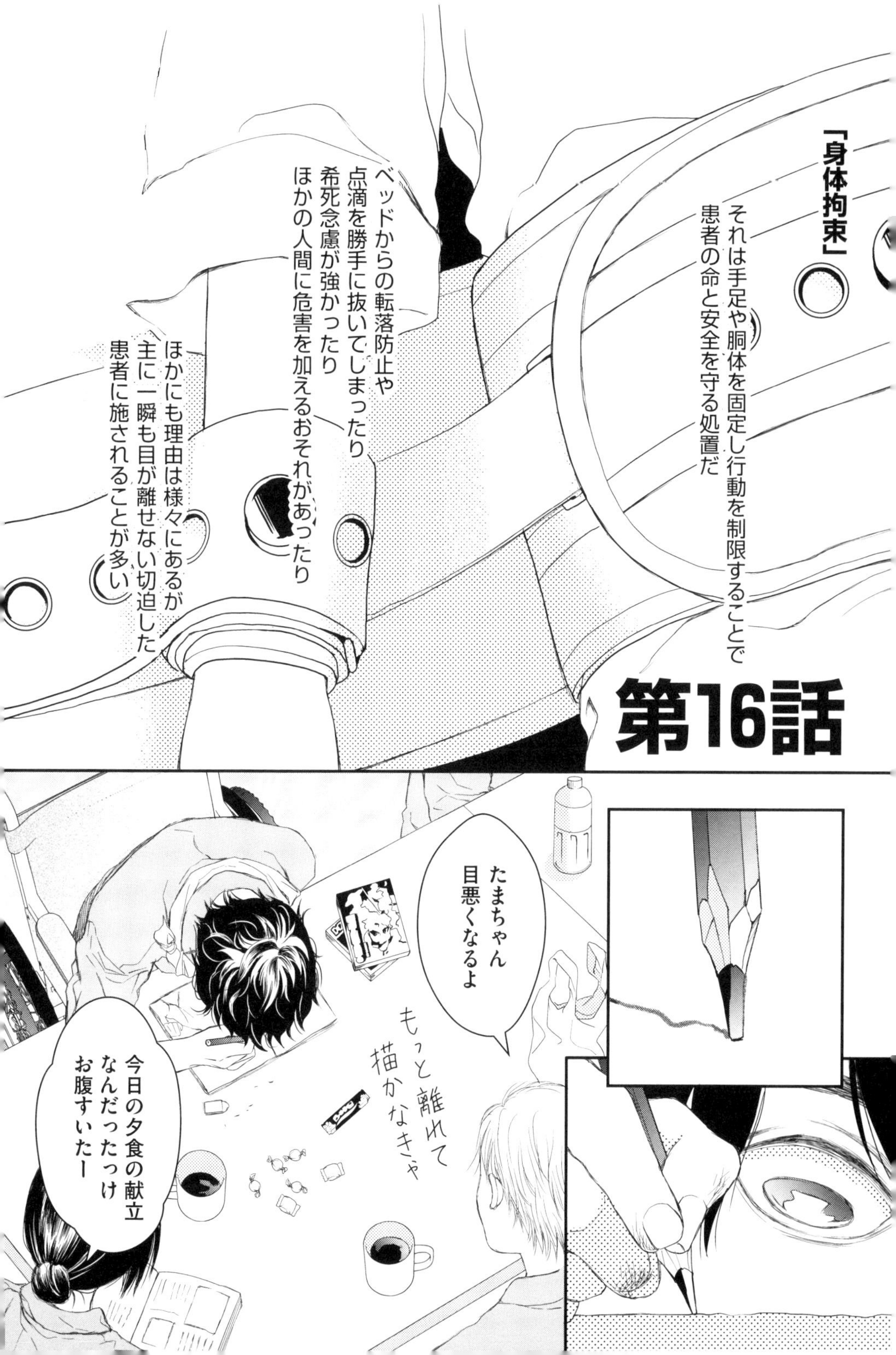
「身体拘束」
それは手足や胴体を固定し行動を制限することで
患者の命と安全を守る処置だ
ベッドからの転落防止や
点滴を勝手に抜いてしまったり
希死念慮が強かったり
ほかの人間に危害を加えるおそれがあったり
ほかにも理由は様々にあるが
主に一瞬も目が離せない切迫した
患者に施されることが多い
第16話
たまちゃん 目悪くなるよ
もっと離れて描かなきゃ
今日の夕食の献立 なんだったっけ お腹すいたー

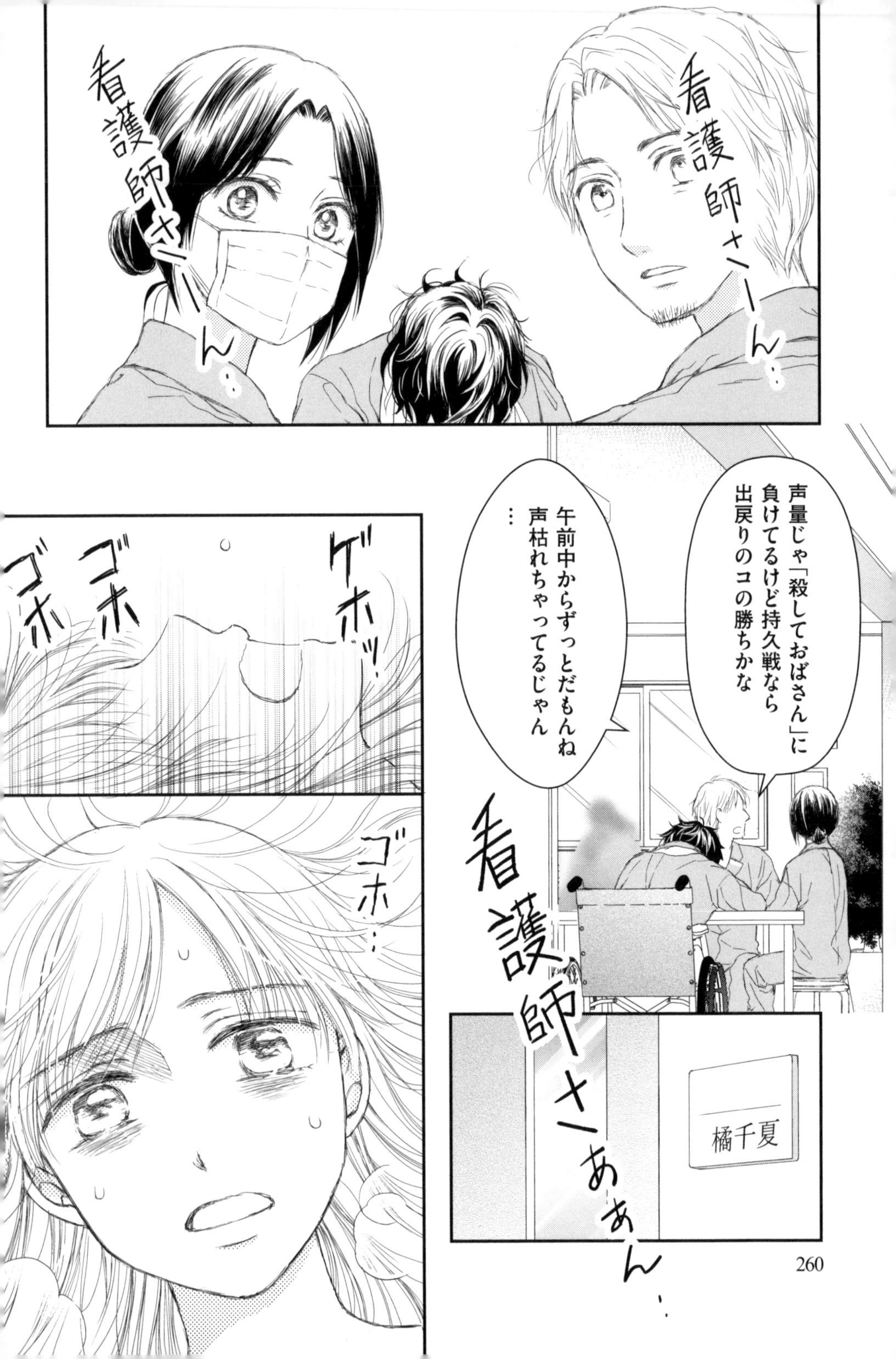
看護師さーーん…
看護師さーーん…
声量じゃ「殺しておばさん」に負けてるけど持久戦なら出戻りのコの勝ちかな
午前中からずっとだもんね声枯れちゃってるじゃん…
看護師さーあぁあん…
橘千夏
ゲホッ!!
ゴホ
ゴホ
ゴホ…

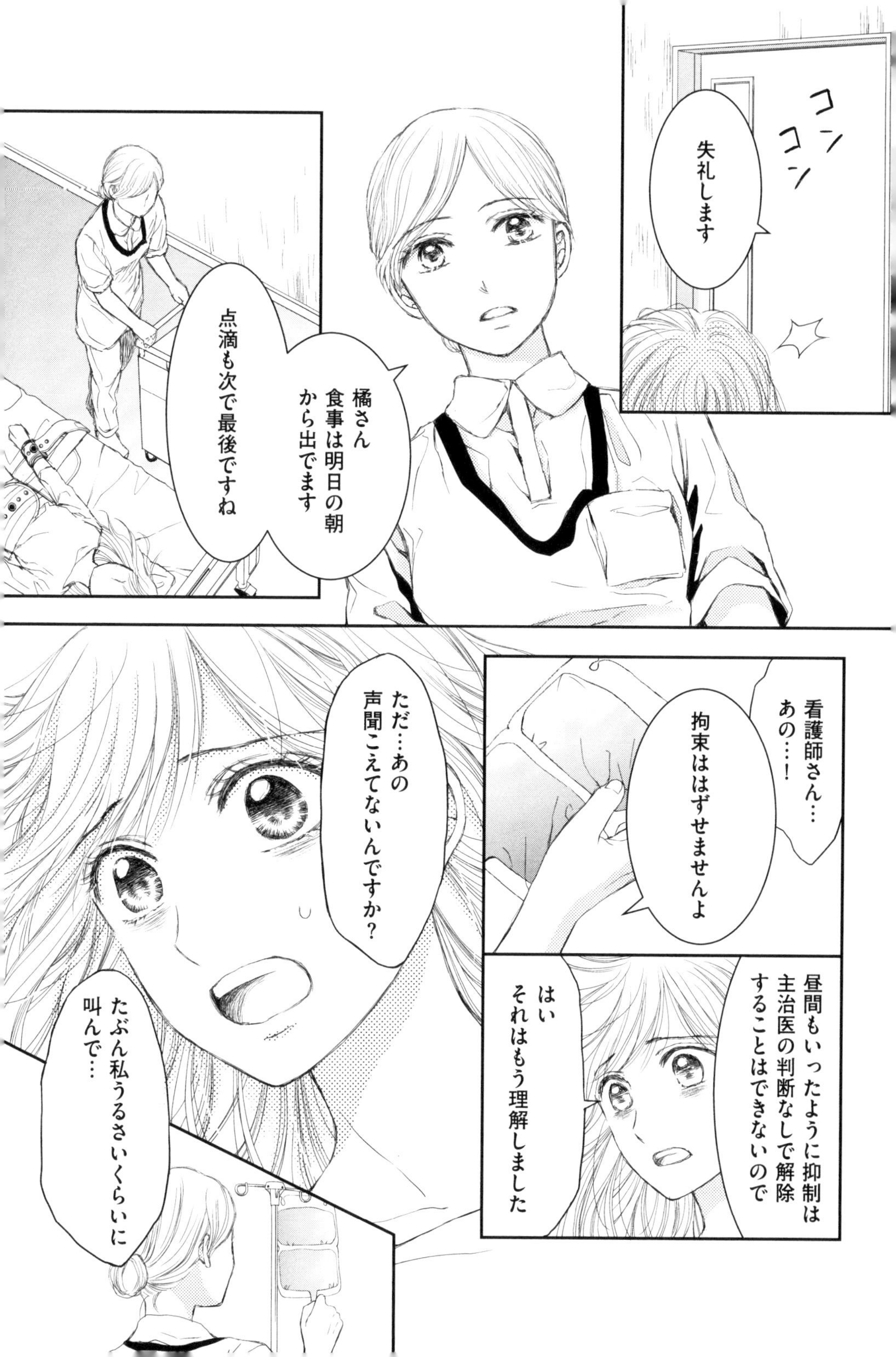

コンコン
失礼します
橘さん
食事は明日の朝
から出てます
点滴も次で最後ですね
看護師さん…
あの…！
拘束ははずせませんよ
昼間もいったように抑制は
主治医の判断なしで解除
することはできないので
はい
それはもう理解しました
ただ…あの
声聞こえてないんですか？
たぶん私うるさいくらいに
叫んで…

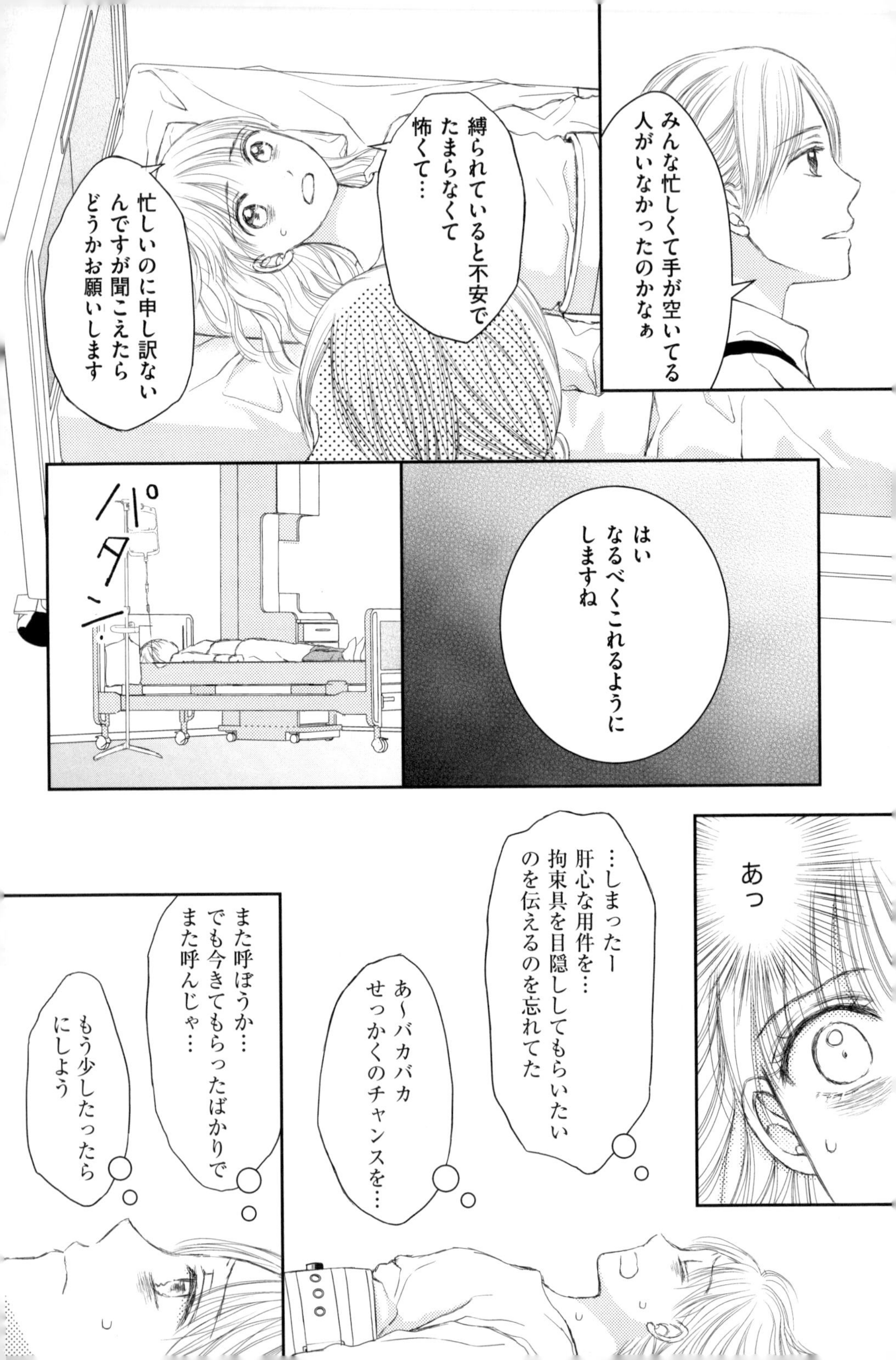

みんな忙しくて手が空いてる人がいなかったのかなぁ
縛られていると不安でたまらなくて怖くて…
忙しいのに申し訳ないんですが聞こえたらどうかお願いします
はいなるべくこれるようにしますね
パタン
あっ
…しまったー肝心な用件を…拘束具を目隠ししてもらいたいのを伝えるのを忘れてた
あ～バカバカせっかくのチャンスを…
また呼ぼうか…でも今きてもらったばかりでまた呼んじゃ…
もう少ししたったらにしよう

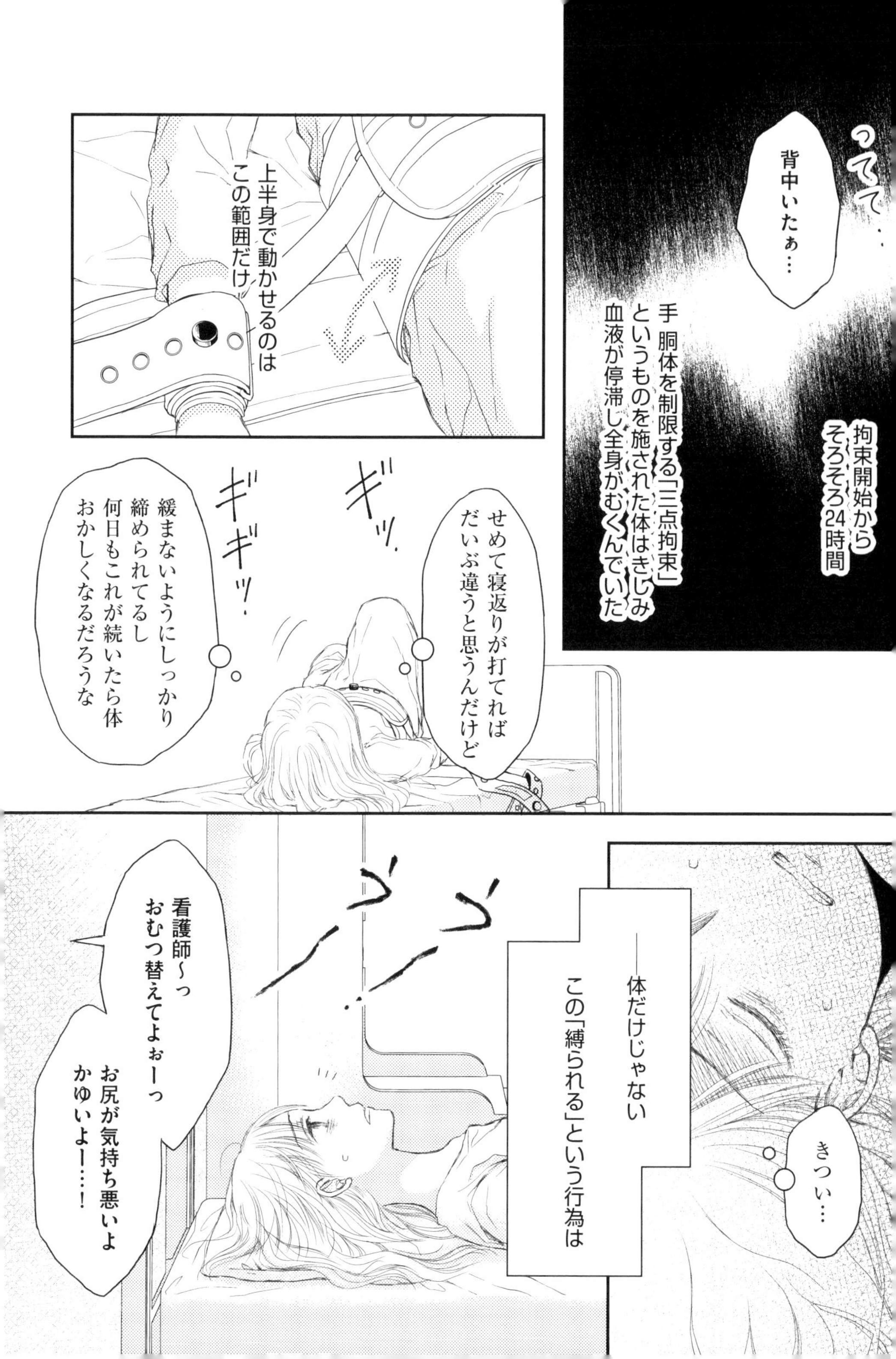
ってて…
背中いたぁ…
拘束開始から
そろそろ24時間
手 胴体を制限する「三点拘束」
というものを施された体はきしみ
血液が停滞し全身がむくんでいた
上半身で動かせるのは
この範囲だけ
ギッ
せめて寝返りが打てれば
だいぶ違うと思うんだけど
ギギッ!
緩まないようにしっかり
締められてるし
何日もこれが続いたら体
おかしくなるだろうな
きつい…
―体だけじゃない
この「縛られる」という行為は
ゾゾ
看護師～っ
おむつ替えてよぉーっ
お尻が気持ち悪いよ
かゆいよー…!

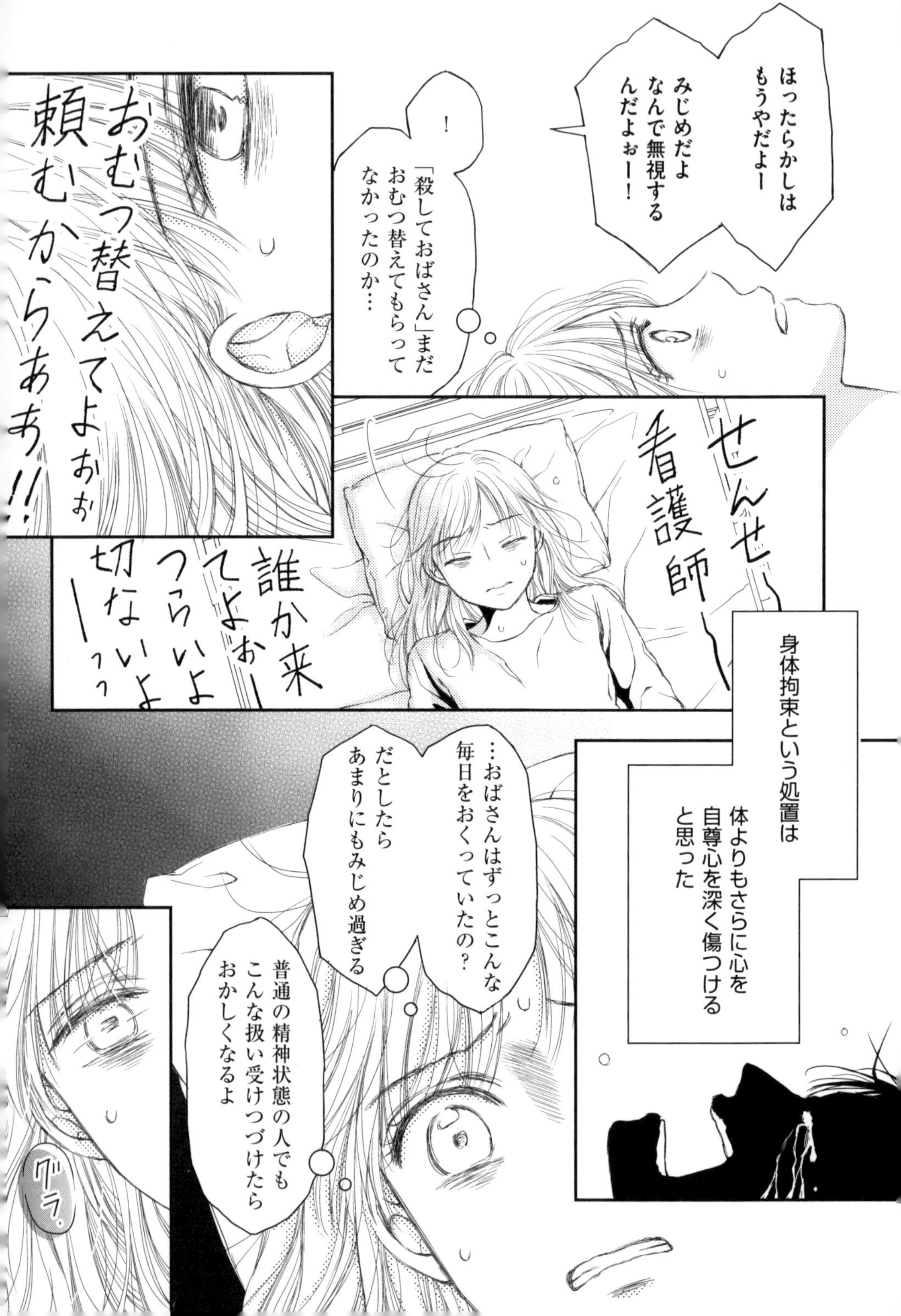
ほったらかしは もうやだよー みじめだよ なんで無視するんだよぉー！
！
「殺しておばさん」まだ おむつ替えてもらってなかったのか…
おむつ替えてよおぉ
頼むからああ!!
せんせー 看護師ー
誰か来てよおー つらいよ つらいよ 切ないよーっっ
身体拘束という処置は 体よりもさらに心を 自尊心を深く傷つける と思った
…おばさんはずっとこんな毎日をおくっていたの？ だとしたら あまりにもみじめ過ぎる
普通の精神状態の人でも こんな扱い受けつづけたら おかしくなるよ
グラ。

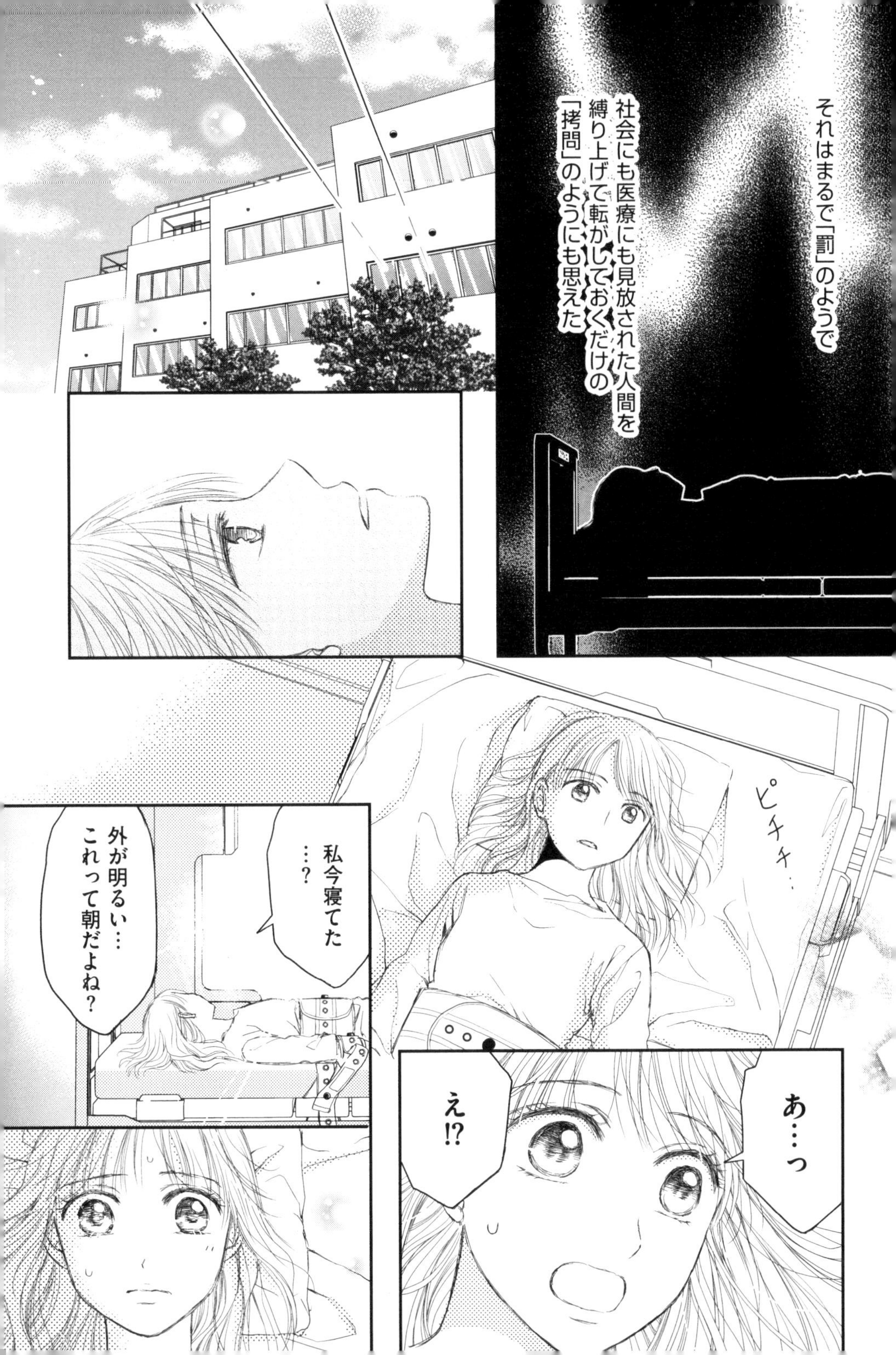
それはまるで「罰」のようで
社会にも医療にも見放された人間を縛り上げて転がしておくだけの「拷問」のようにも思えた
ピチチ・・
私今寝てた…？
外が明るい…これって朝だよね？
あ…っ
え!?

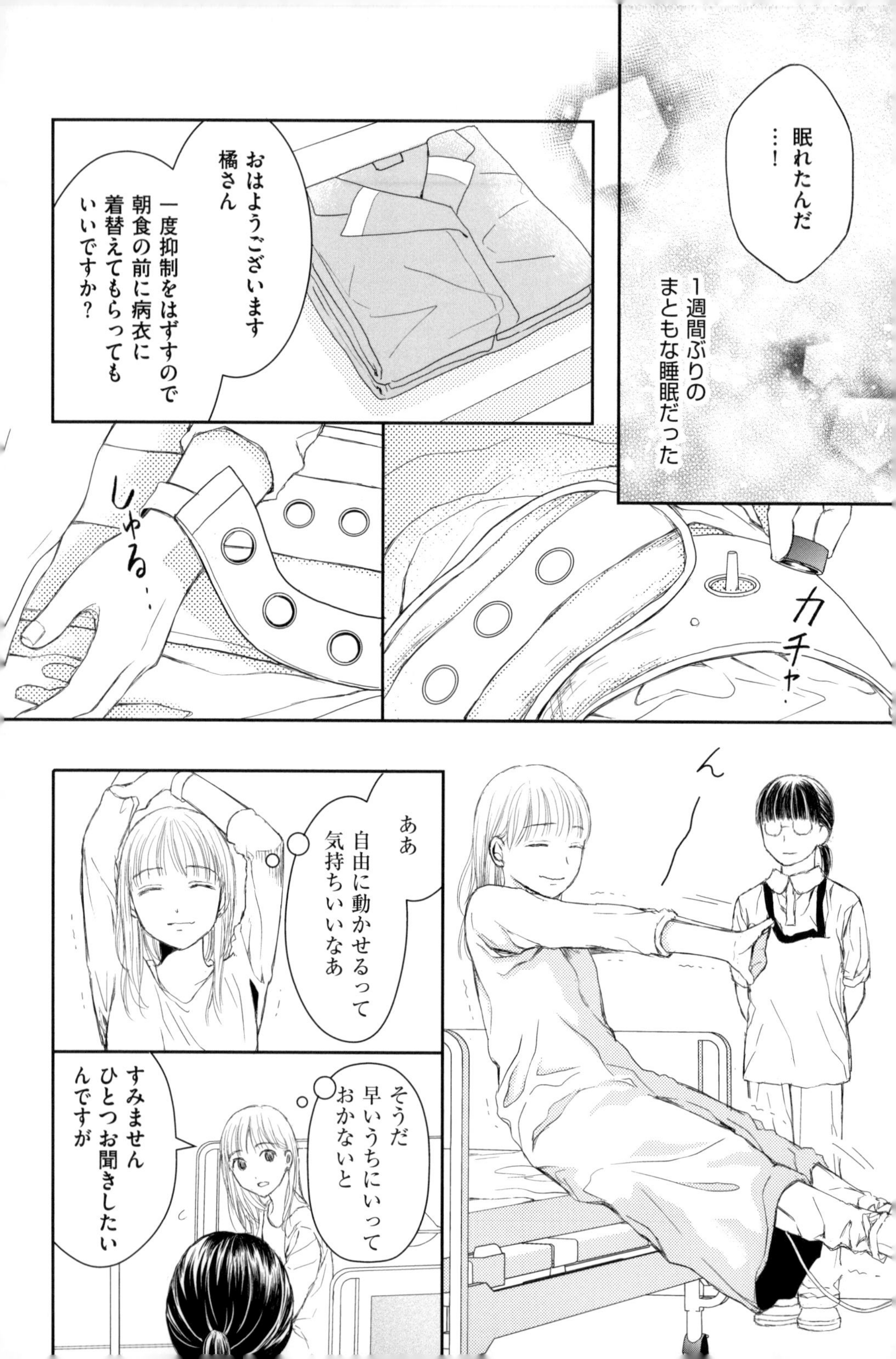

眠れたんだ…！
1週間ぶりのまともな睡眠だった
おはようございます橘さん
一度抑制をはずすので朝食の前に病衣に着替えてもらってもいいですか？
カチャ！
しゅる…
ん――
ああ
自由に動かせるって気持ちいいなあ
そうだ早いうちにいっておかないと
すみませんひとつお聞きしたいんですが

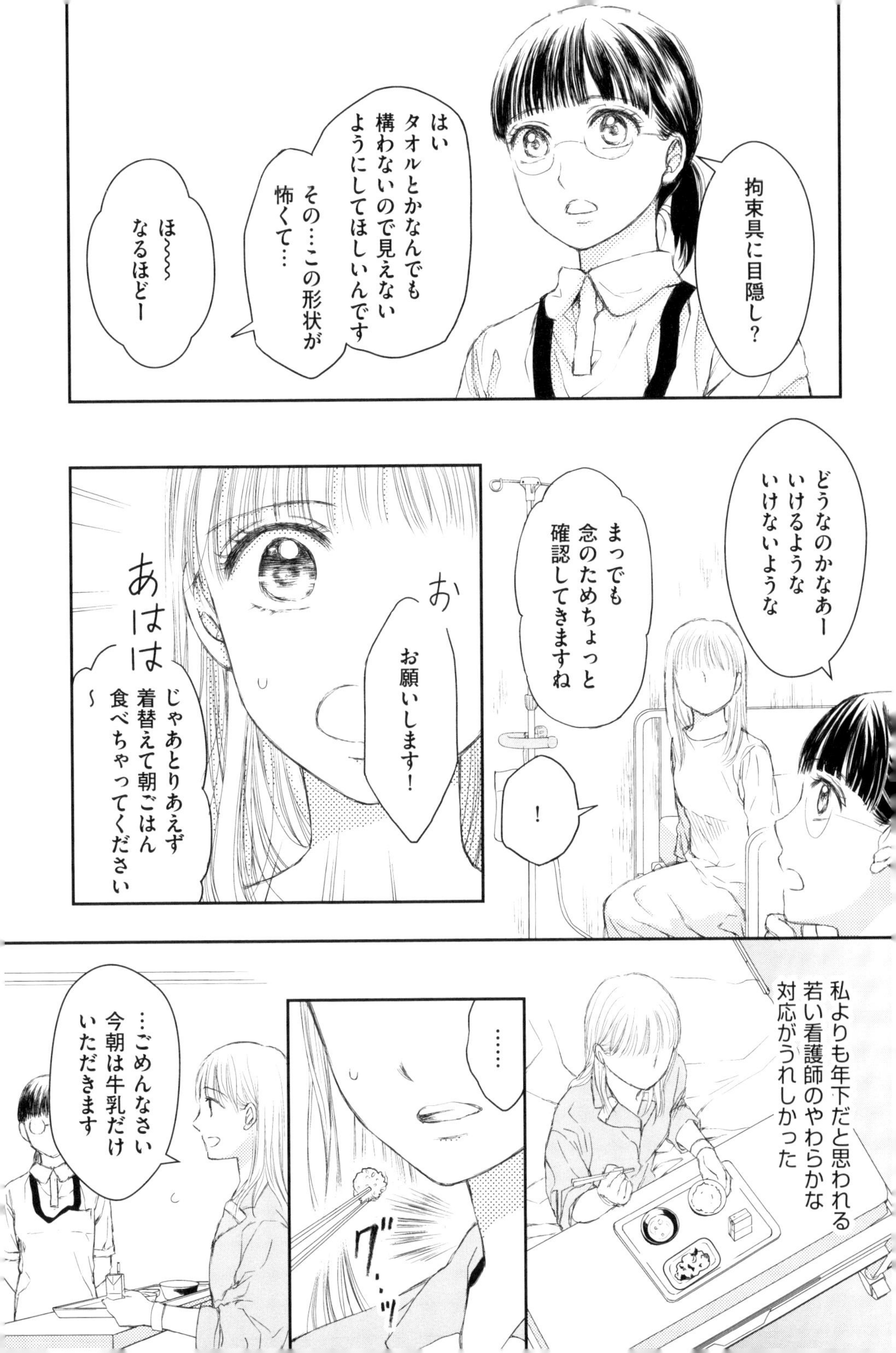

拘束具に目隠し？
はい タオルとかなんでも構わないので見えないようにしてほしいんです
その…この形状が怖くて…
ほ〜〜〜 なるほどー
どうなのかなぁー いけるような いけないような
まっでも念のためちょっと確認してきますね
！
お
お願いします！
あはは
じゃあとりあえず着替えて朝ごはん食べちゃってください〜
私よりも年下だと思われる若い看護師のやわらかな対応がうれしかった
……
グ〜…ッ
…ごめんなさい 今朝は牛乳だけいただきます

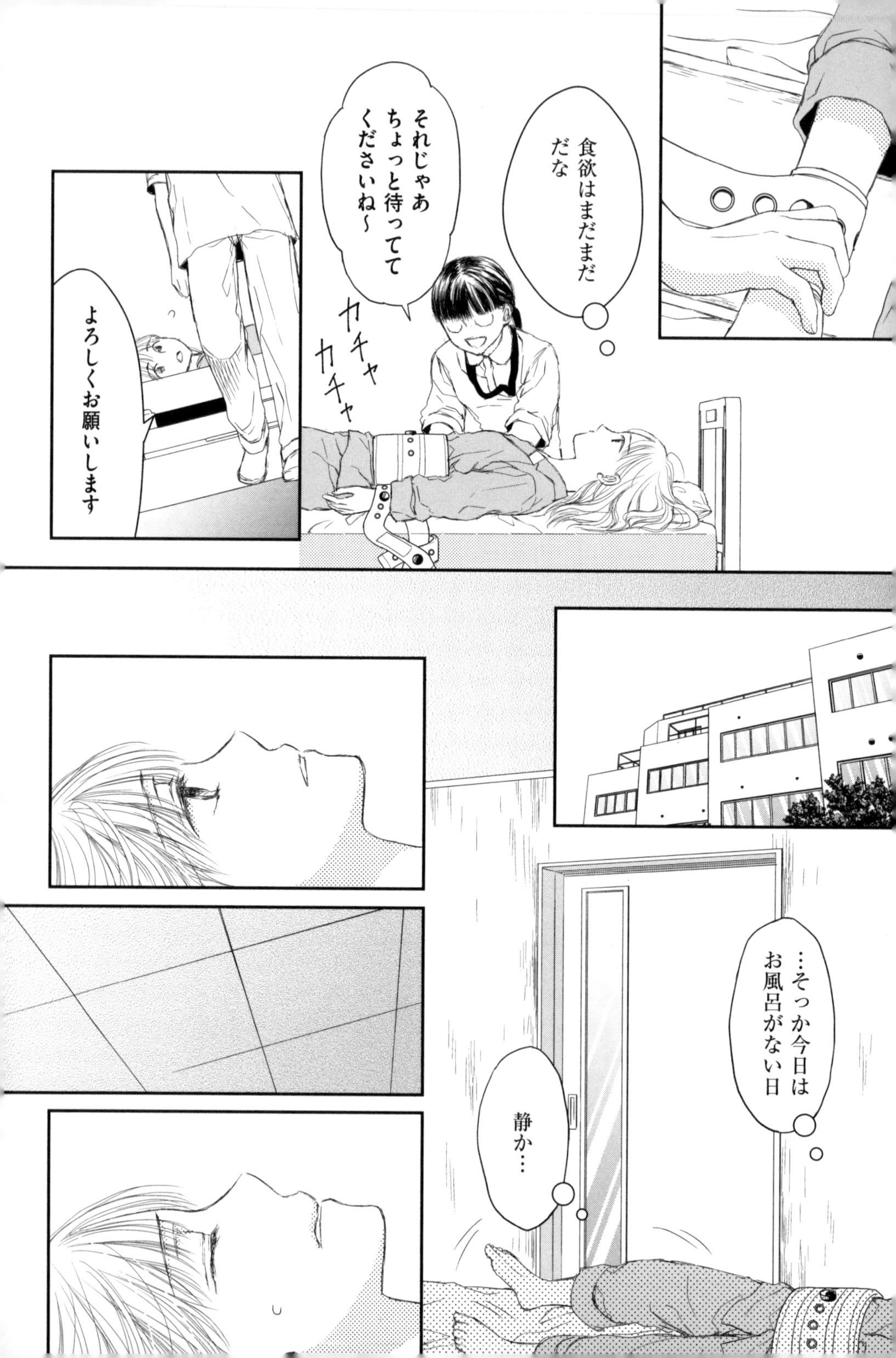
食欲はまだまだだな
それじゃあちょっと待っててくださいね～
カチャ
カチャ
よろしくお願いします
…そっか今日はお風呂がない日
静か…

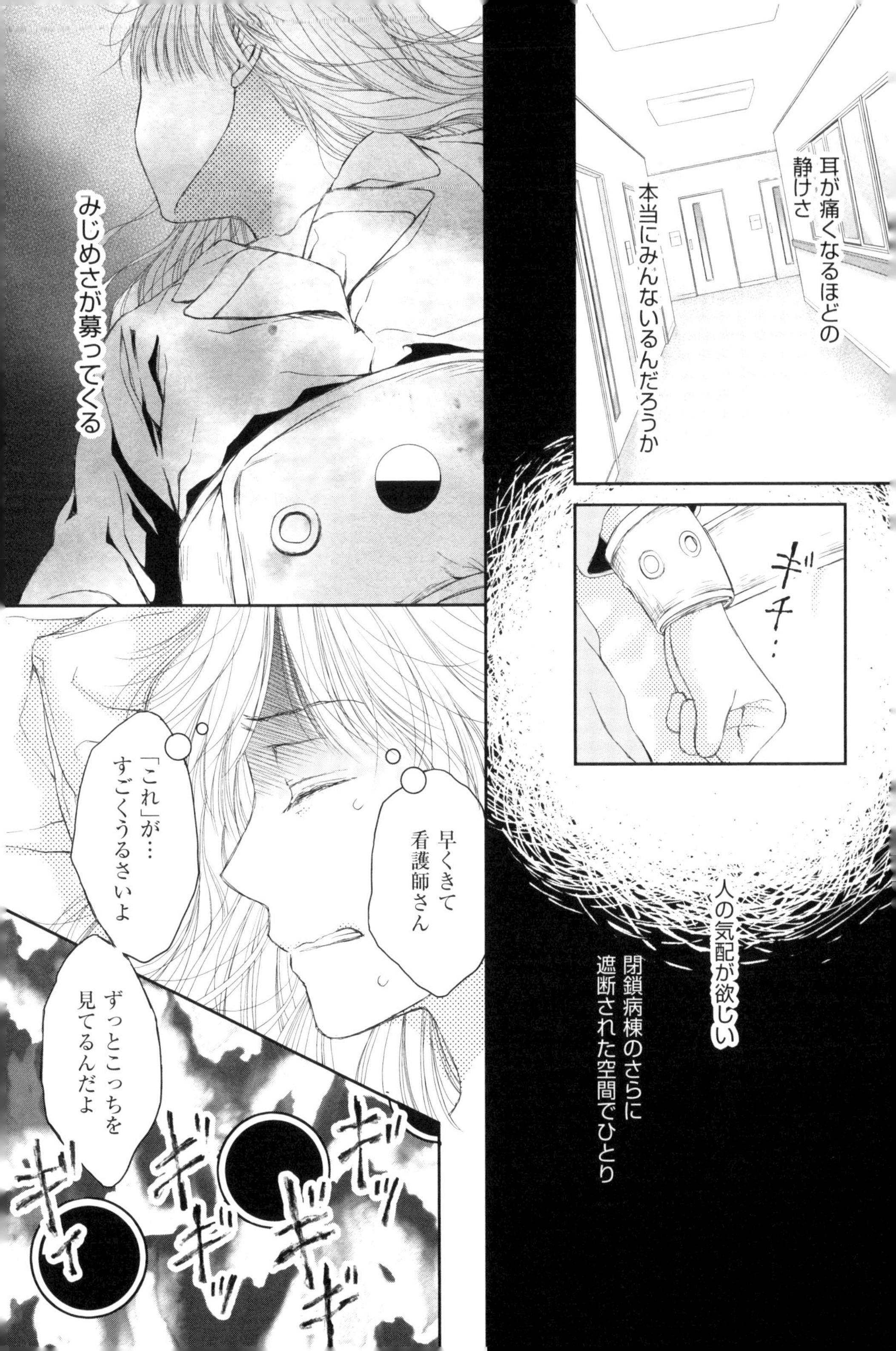
耳が痛くなるほどの静けさ
本当にみんないるんだろうか
ギチ…
人の気配が欲しい
閉鎖病棟のさらに遮断された空間でひとり
みじめさが募ってくる
早くきて看護師さん
「これ」が…すごくうるさいよ
ずっとこっちを見てるんだよ

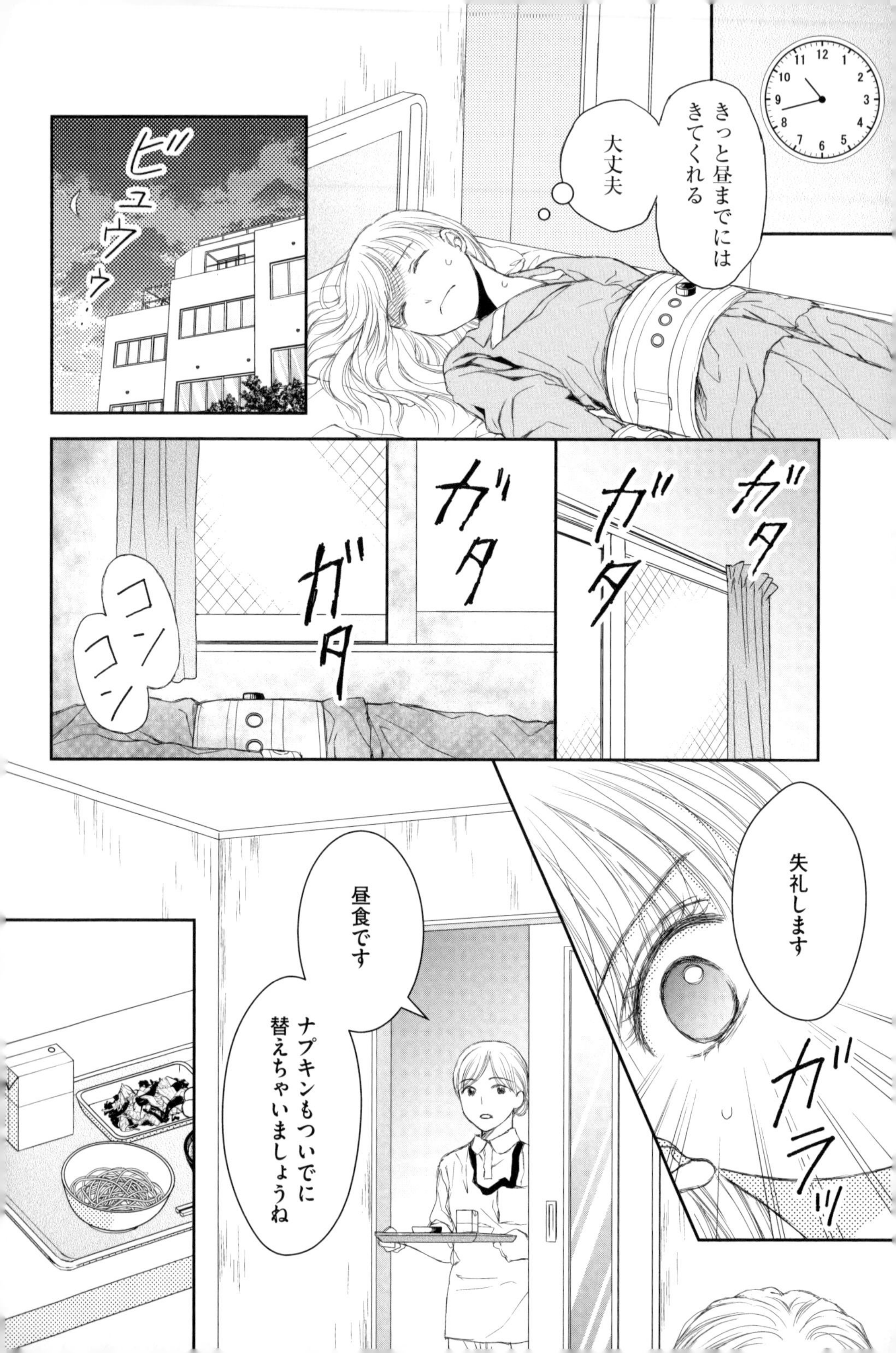
きっと昼までには
きてくれる
大丈夫
ビュウウウ…
ガタ
ガタ
ガタ
ガタ
コンコン
失礼します
ガラッ
昼食です
ナプキンもついでに
替えちゃいましょうね

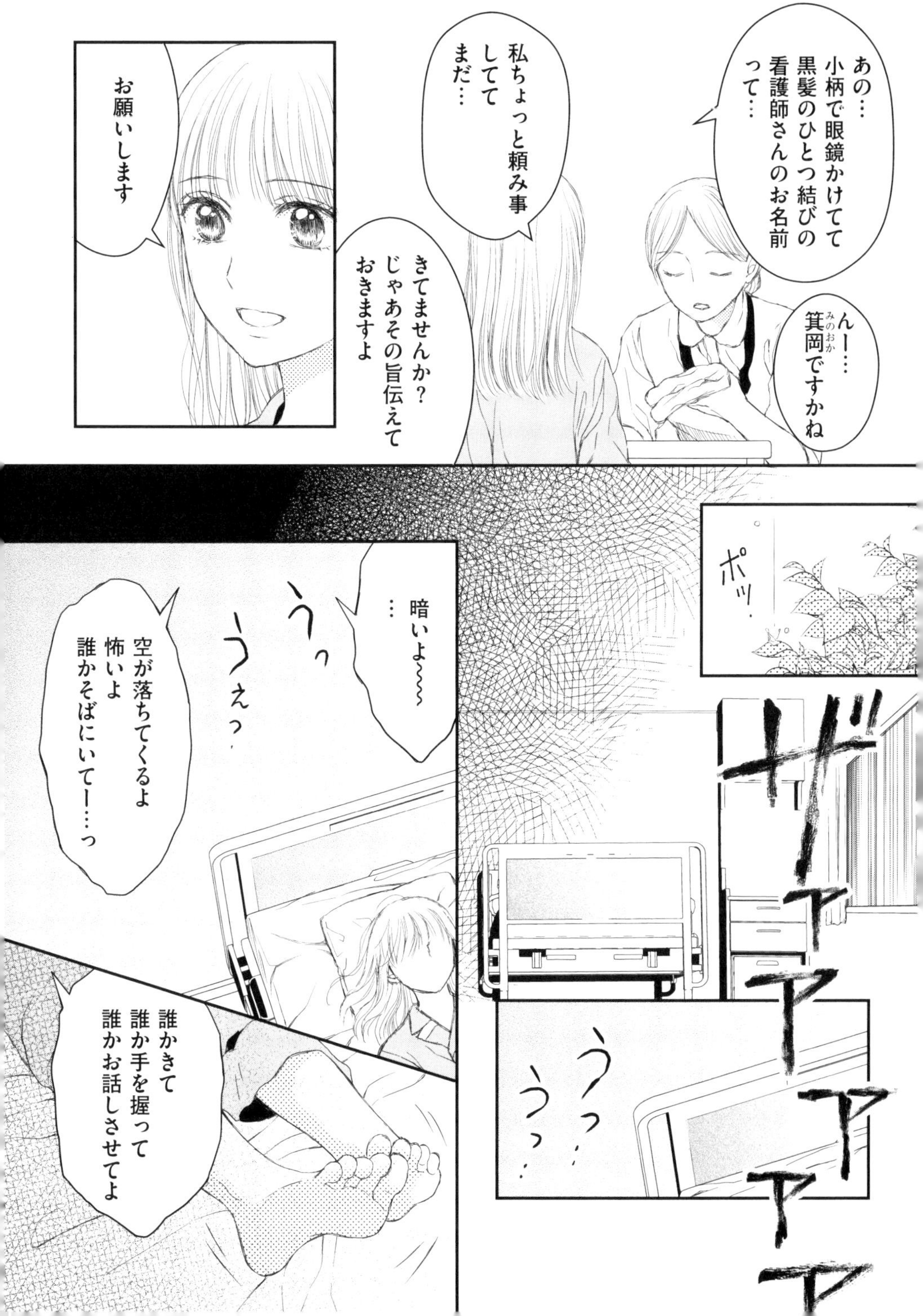
あの…
小柄で眼鏡かけてて
黒髪のひとつ結びの
看護師さんのお名前
って…
んー…
箕岡《みのおか》ですかね
私ちょっと頼み事
してて
まだ…
きてませんか？
じゃあその旨伝えて
おきますよ
お願いします
ポッ！
ザァァァァァ
暗いよ〜〜〜
…
うっ
うぇっ
空が落ちてくるよ
怖いよ
誰かそばにいてー…っ
うっ
うっ…
誰かきて
誰か手を握って
誰かお話しさせてよ

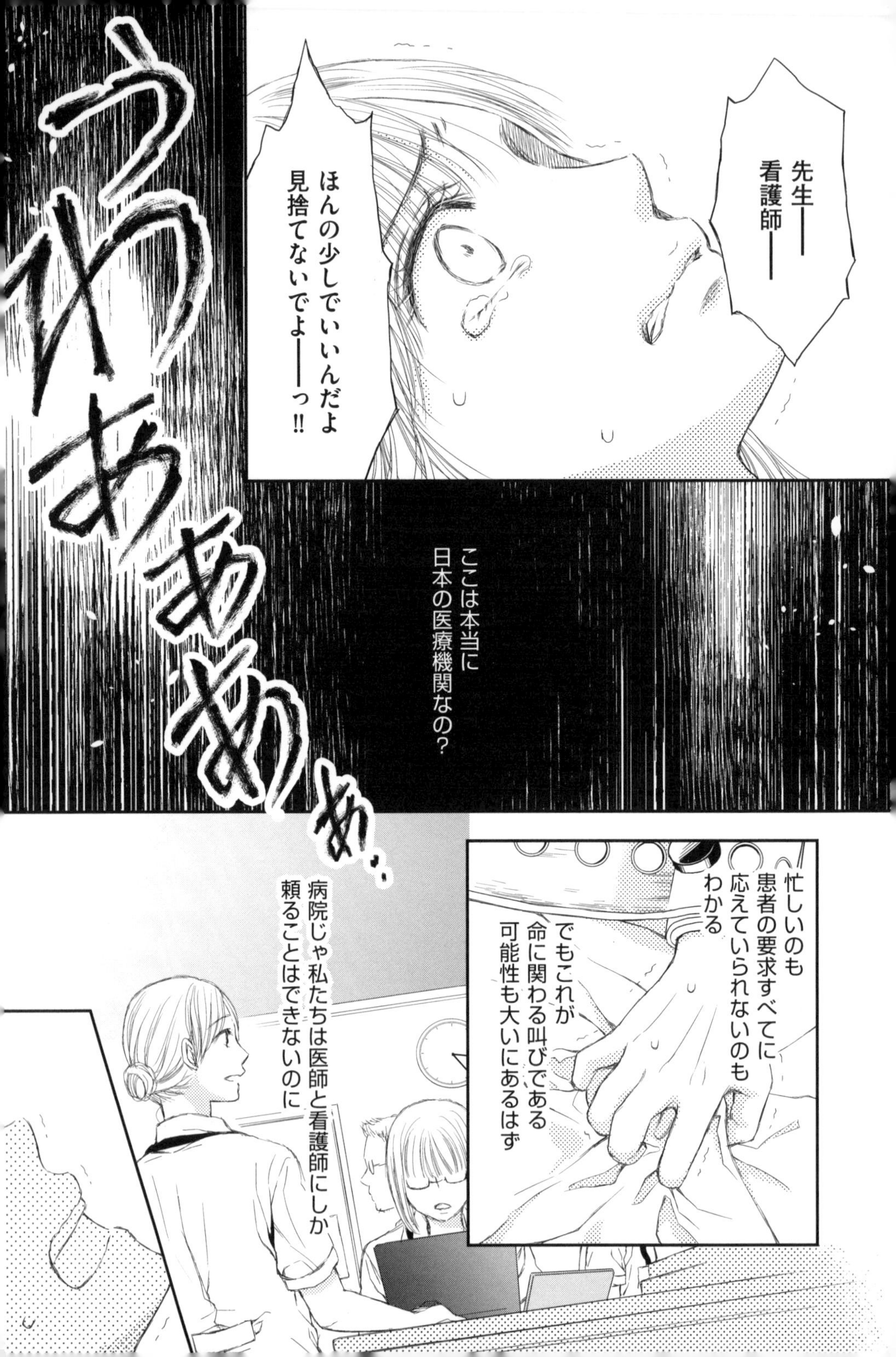

先生――
看護師――
ほんの少しでいいんだよ
見捨てないでよ――っ!!
うわあああぁ‥
ここは本当に
日本の医療機関なの?
忙しいのも
患者の要求すべてに
応えていられないのも
わかる
でもこれが
命に関わる叫びである
可能性も大いにあるはず
病院じゃ私たちは医師と看護師にしか
頼ることはできないのに

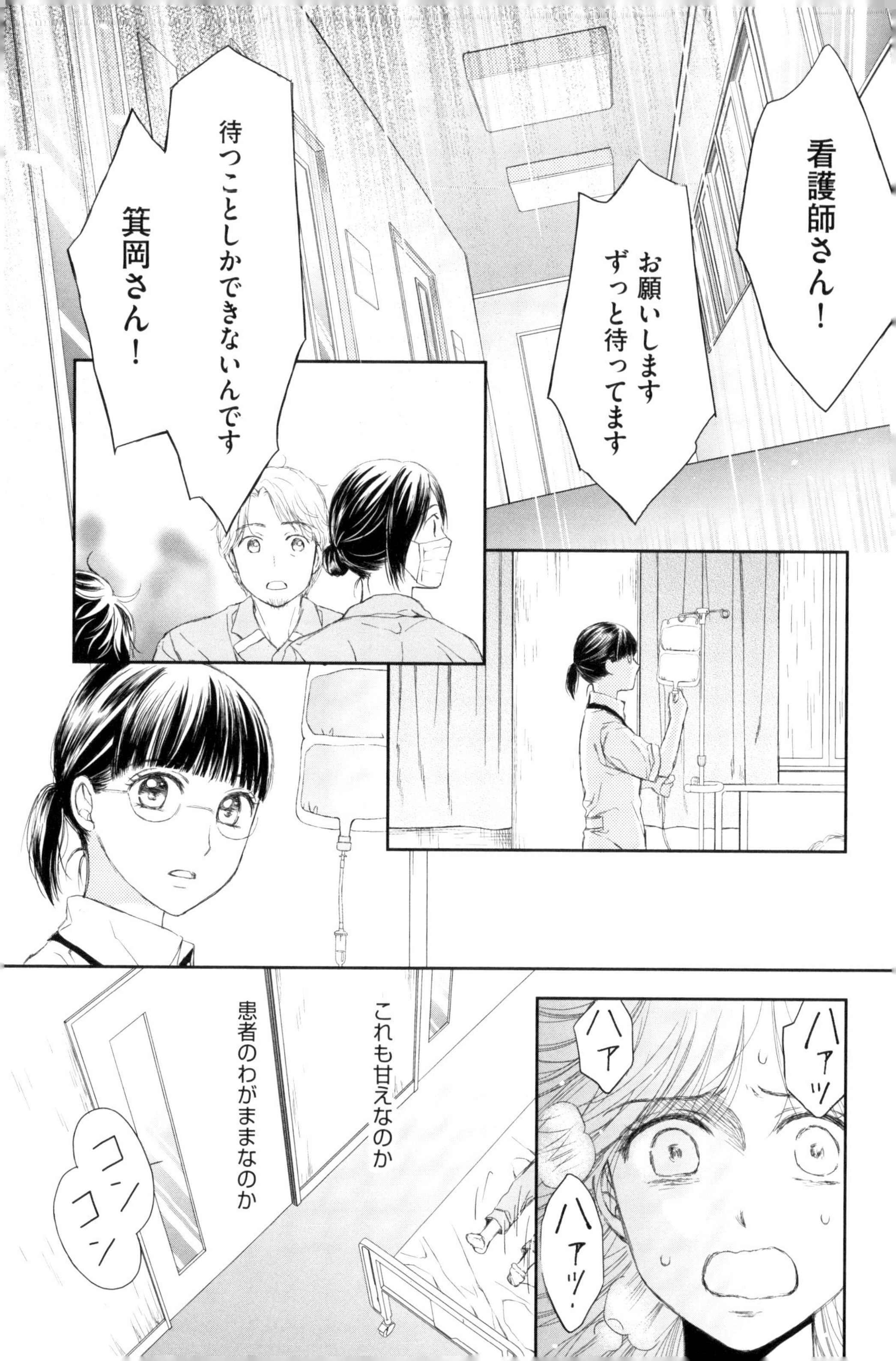
看護師さん！
お願いします
ずっと待ってます
待つことしかできないんです
箕岡さん！
これも甘えなのか
患者のわがままなのか
コンコン
ハアッ
ハア
ハアッ！

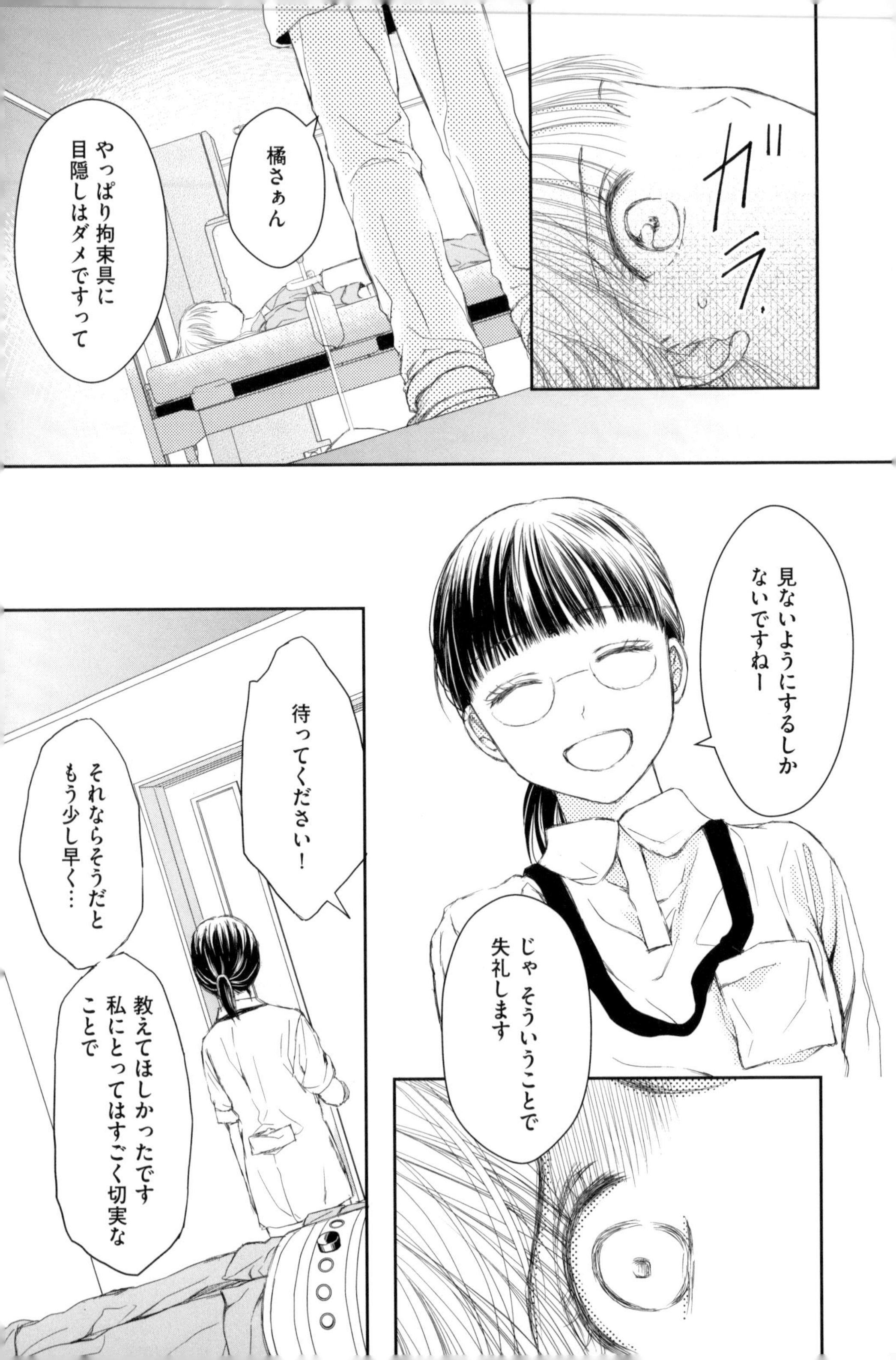
ガラ
橘さぁん
やっぱり拘束具に目隠しはダメですって
見ないようにするしかないですねー
じゃ そういうことで失礼します
待ってください!
それならそうだともう少し早く…
教えてほしかったです私にとってはすごく切実なことで

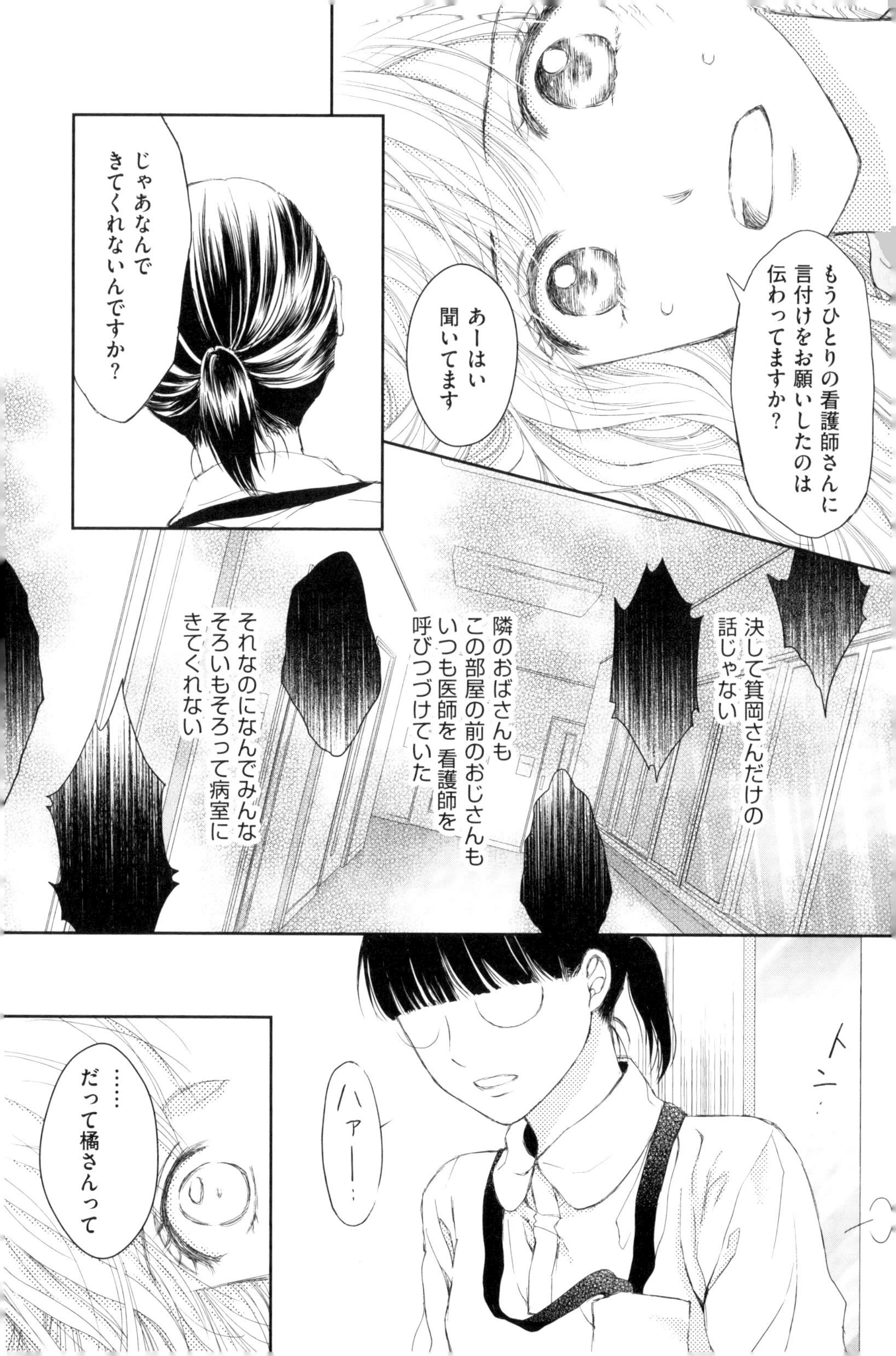
もうひとりの看護師さんに言付けをお願いしたのは伝わってますか？
あーはい聞いてます
じゃあなんできてくれないんですか？
決して箕岡さんだけの話じゃない
隣のおばさんもこの部屋の前のおじさんもいつも医師を 看護師を呼びつづけていた
それなのになんでみんなそろいもそろって病室にきてくれない
トン
ハァー…
……だって橘さんって

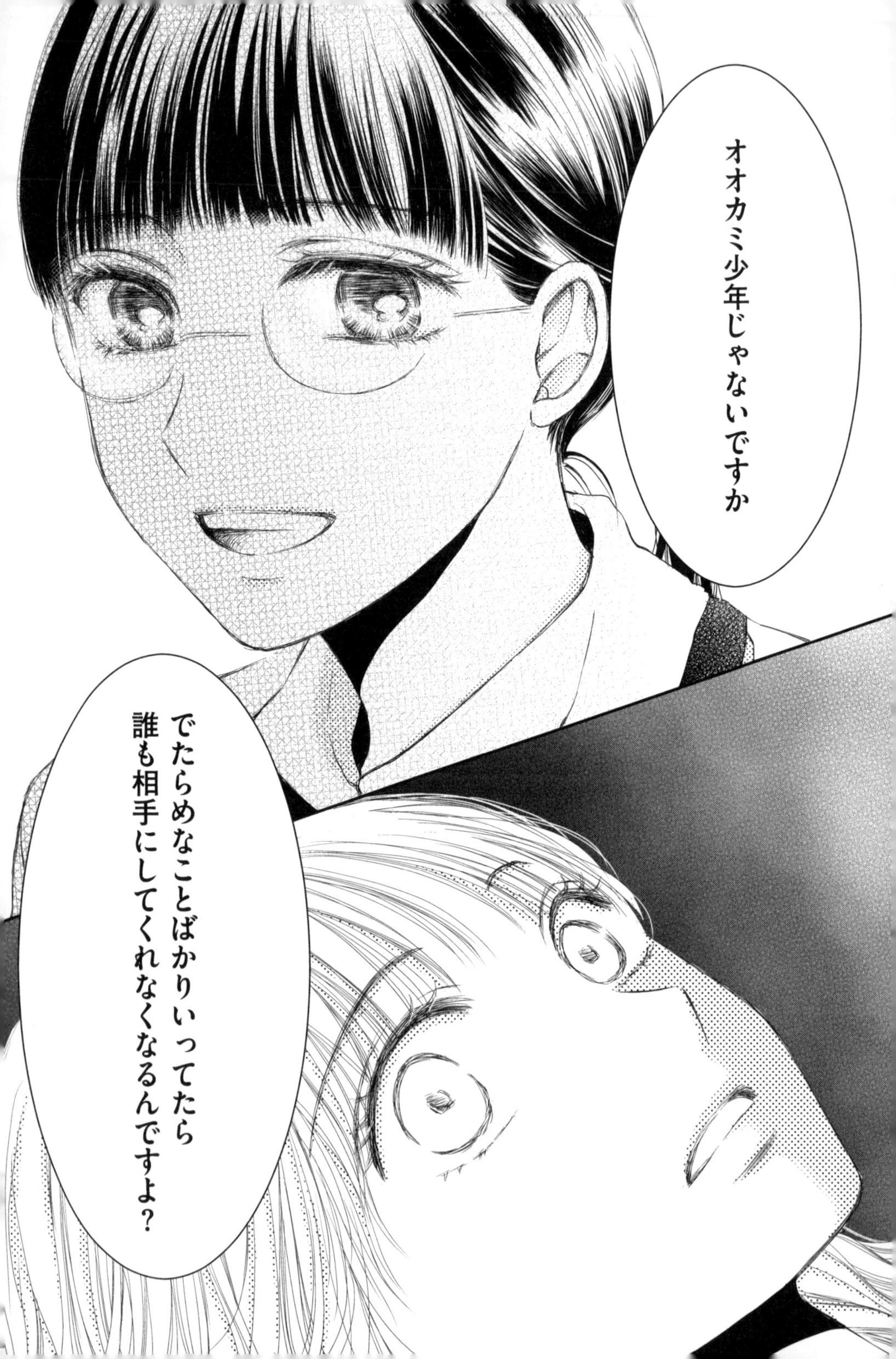
オオカミ少年じゃないですか
でたらめなことばかりいってたら誰も相手にしてくれなくなるんですよ？

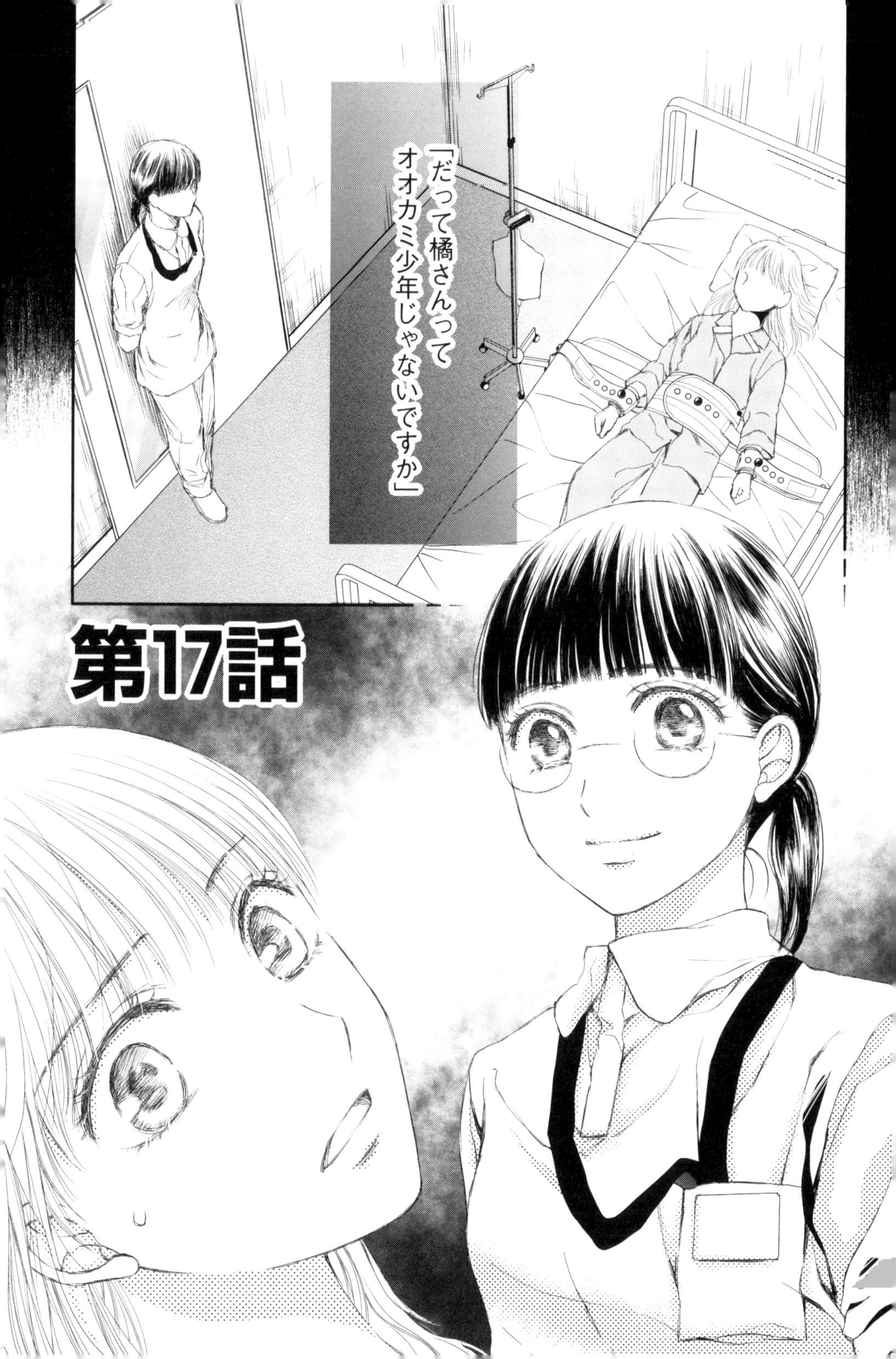
「だって橘さんって
オオカミ少年じゃないですか」
第17話

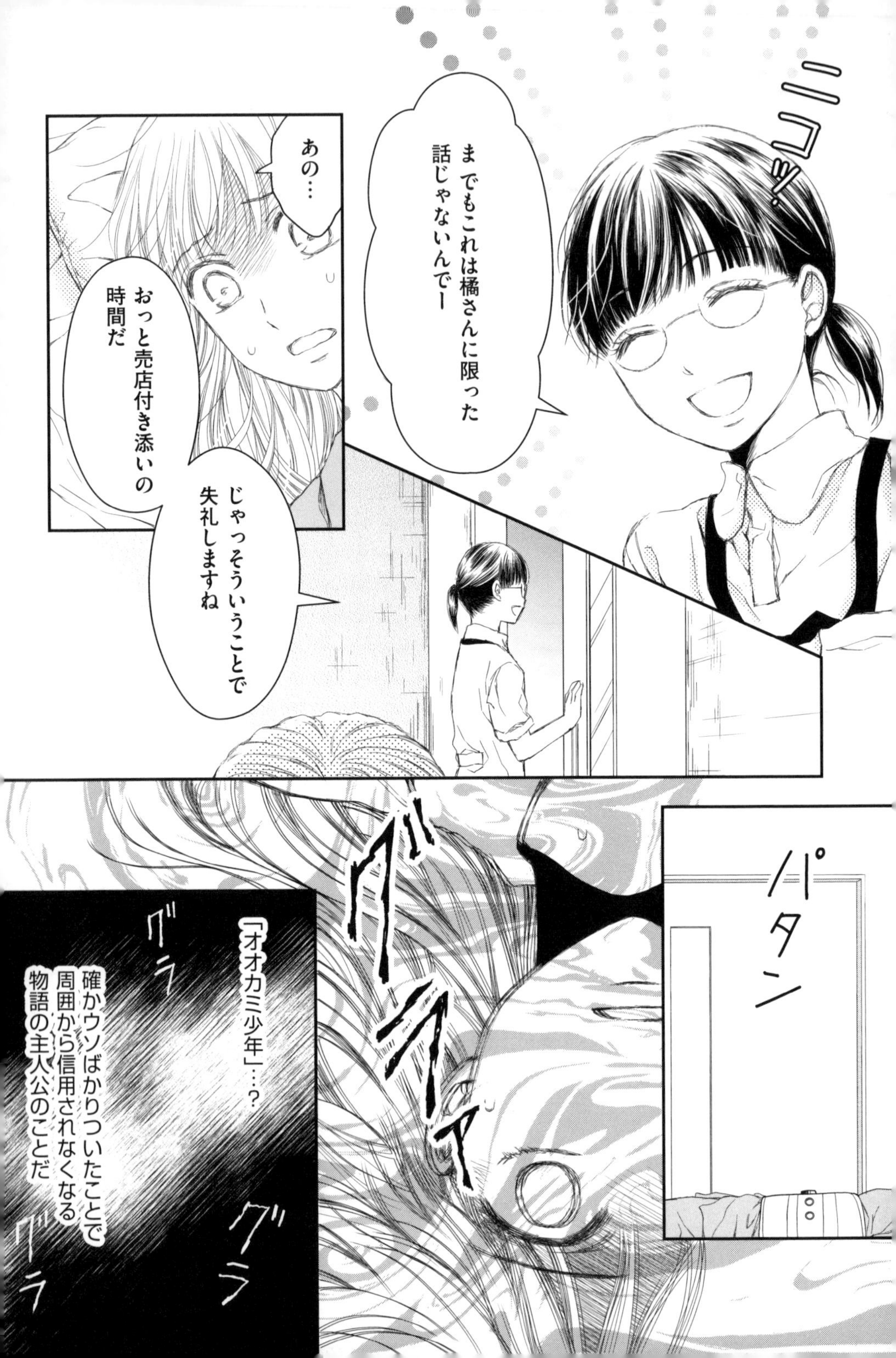
ニコッ!
までもこれは橘さんに限った話じゃないんでー
あの…
おっと売店付き添いの時間だ
じゃっそういうことで失礼しますね
パタン
「オオカミ少年」…?
確かウソばかりついたことで周囲から信用されなくなる物語の主人公のことだ
グラ
グラ

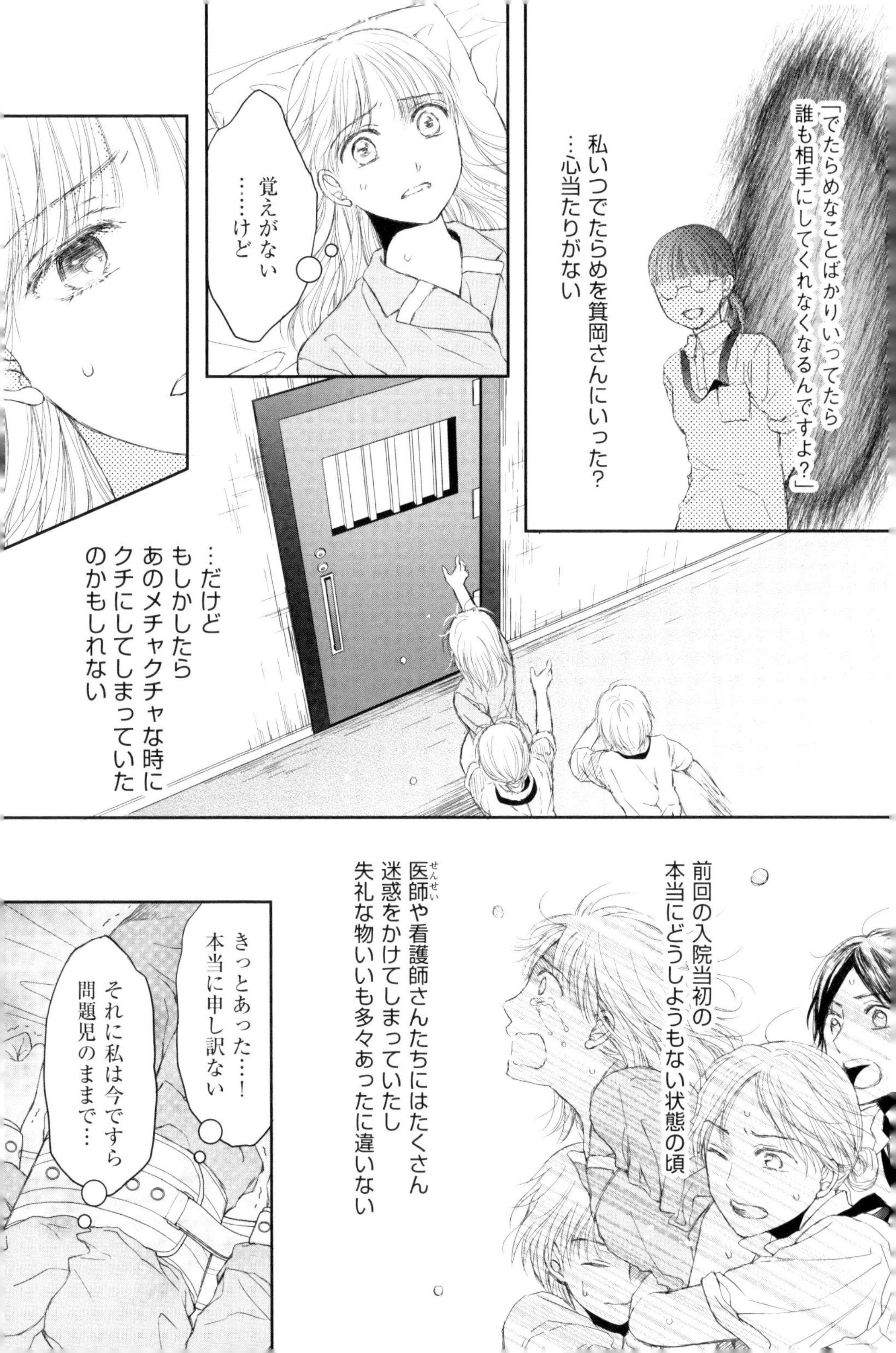
「でたらめなことばかりいってたら
誰も相手にしてくれなくなるんですよ?」
私いつでたらめを箕岡さんにいった?
…心当たりがない
覚えがない
……けど
…だけど
もしかしたら
あのメチャクチャな時に
クチにしてしまっていた
のかもしれない
前回の入院当初の
本当にどうしようもない状態の頃
医師《せんせい》や看護師さんたちにはたくさん
迷惑をかけてしまっていたし
失礼な物いいも多々あったに違いない
きっとあった…!
本当に申し訳ない
それに私は今ですら
問題児のままで…

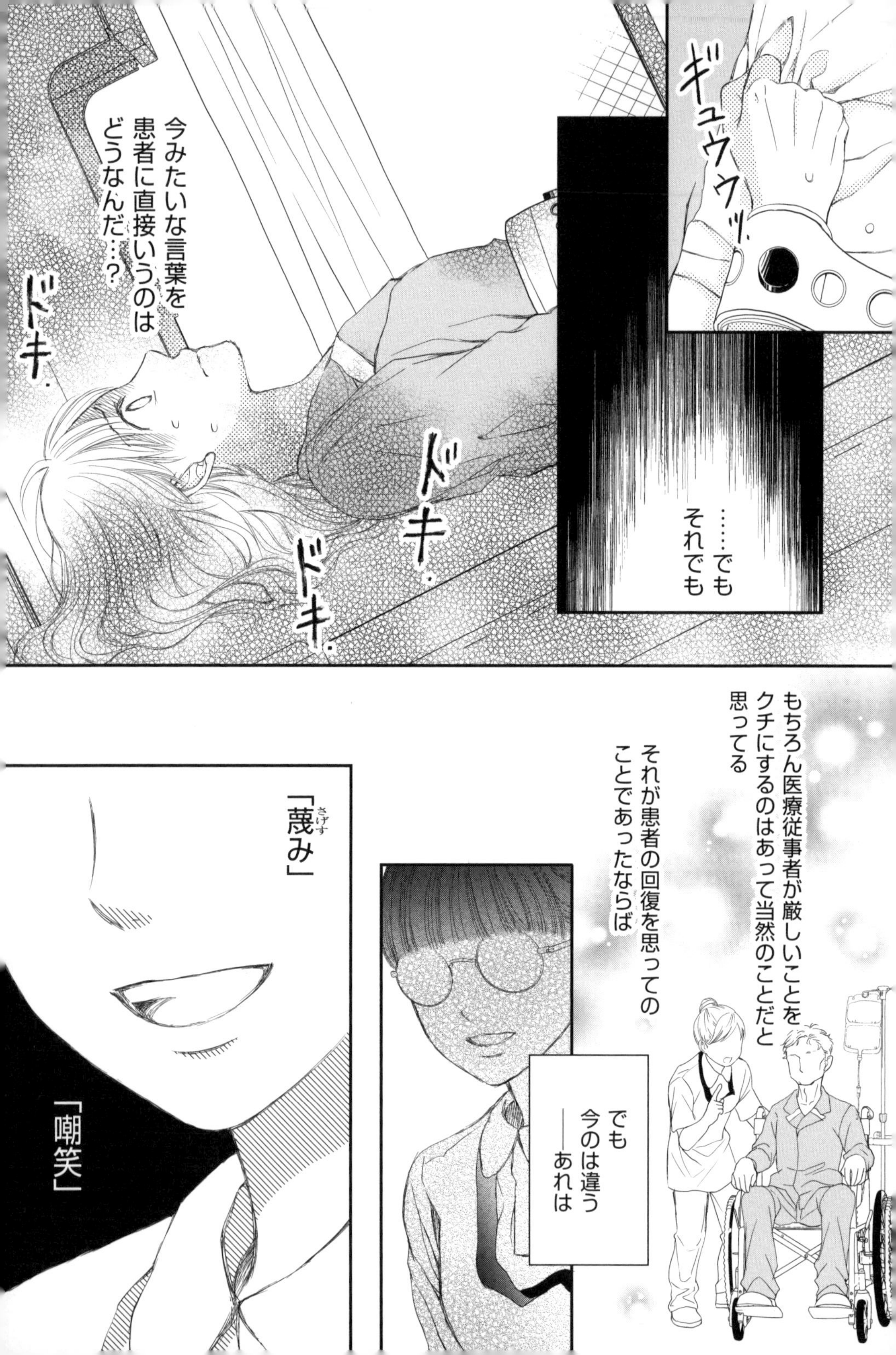

ギュウウウッ
……でも
それでも
ドキ
ドキ
ドキ
今みたいな言葉を
患者に直接いうのは
どうなんだ…？
もちろん医療従事者が厳しいことを
クチにするのはあって当然のことだと
思ってる
それが患者の回復を思っての
ことであったならば
でも
今のは違う
——あれは
「蔑《さげす》み」
「嘲笑」

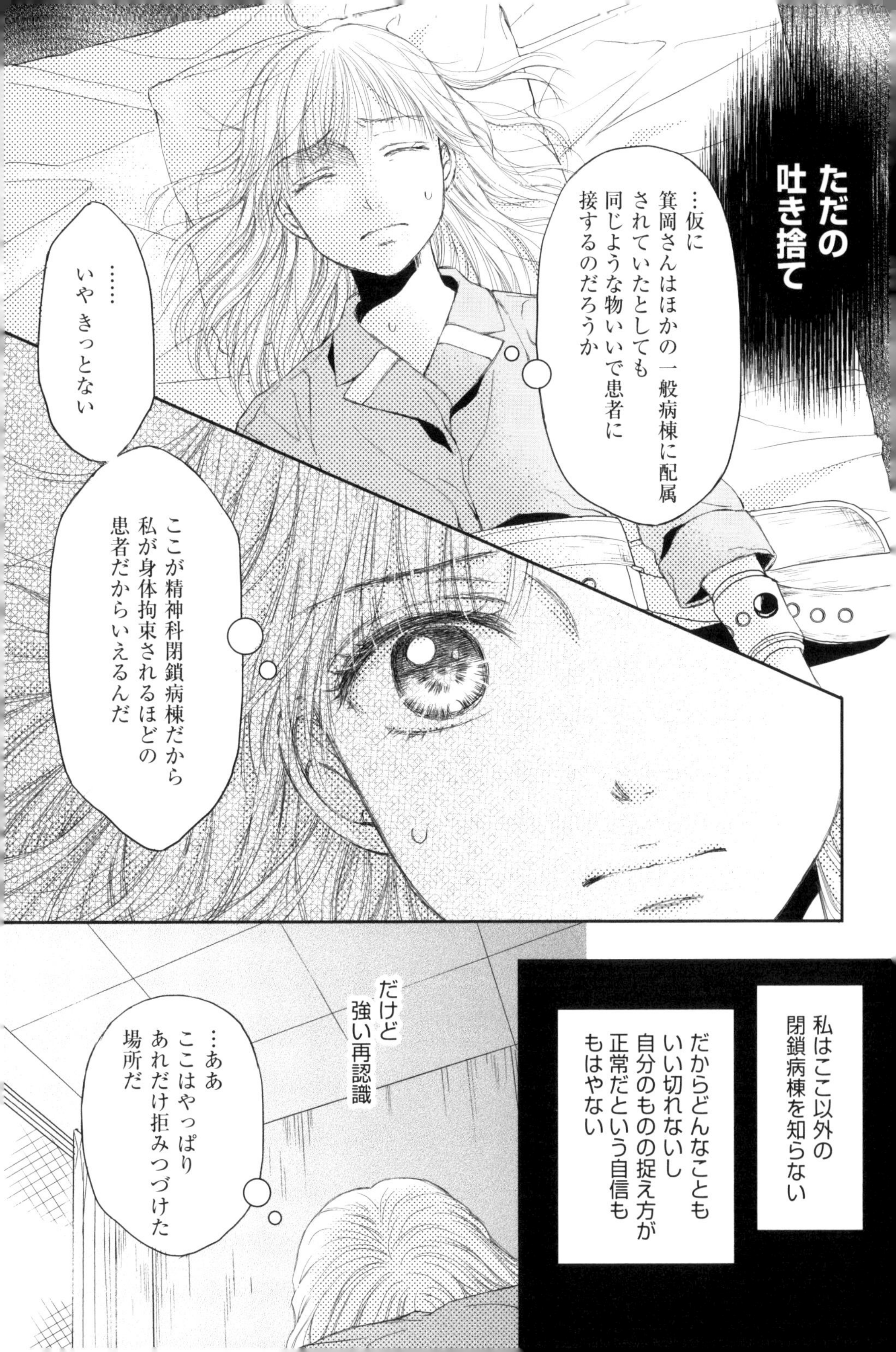
ただの吐き捨て
…仮に箕岡さんはほかの一般病棟に配属されていたとしても同じような物いいで患者に接するのだろうか
……いや きっとない
ここが精神科閉鎖病棟だから私が身体拘束されるほどの患者だからいえるんだ
私はここ以外の閉鎖病棟を知らない
だからどんなこともいい切れないし自分のものの捉え方が正常だという自信ももはやない
だけど強い再認識
…ああ ここはやっぱりあれだけ拒みつづけた場所だ

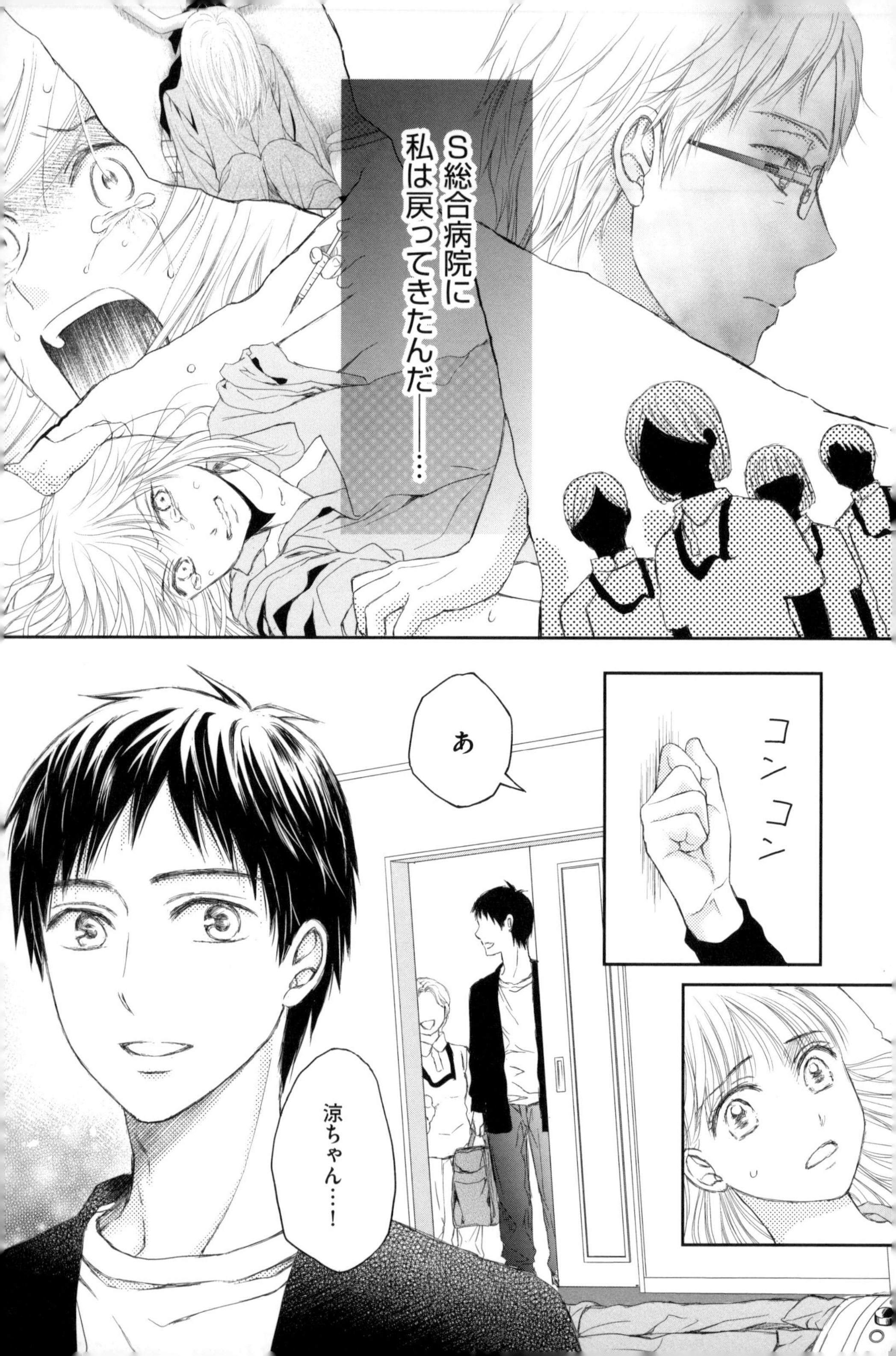
S総合病院に
私は戻ってきたんだ――…
コンコン
あ
涼ちゃん…!

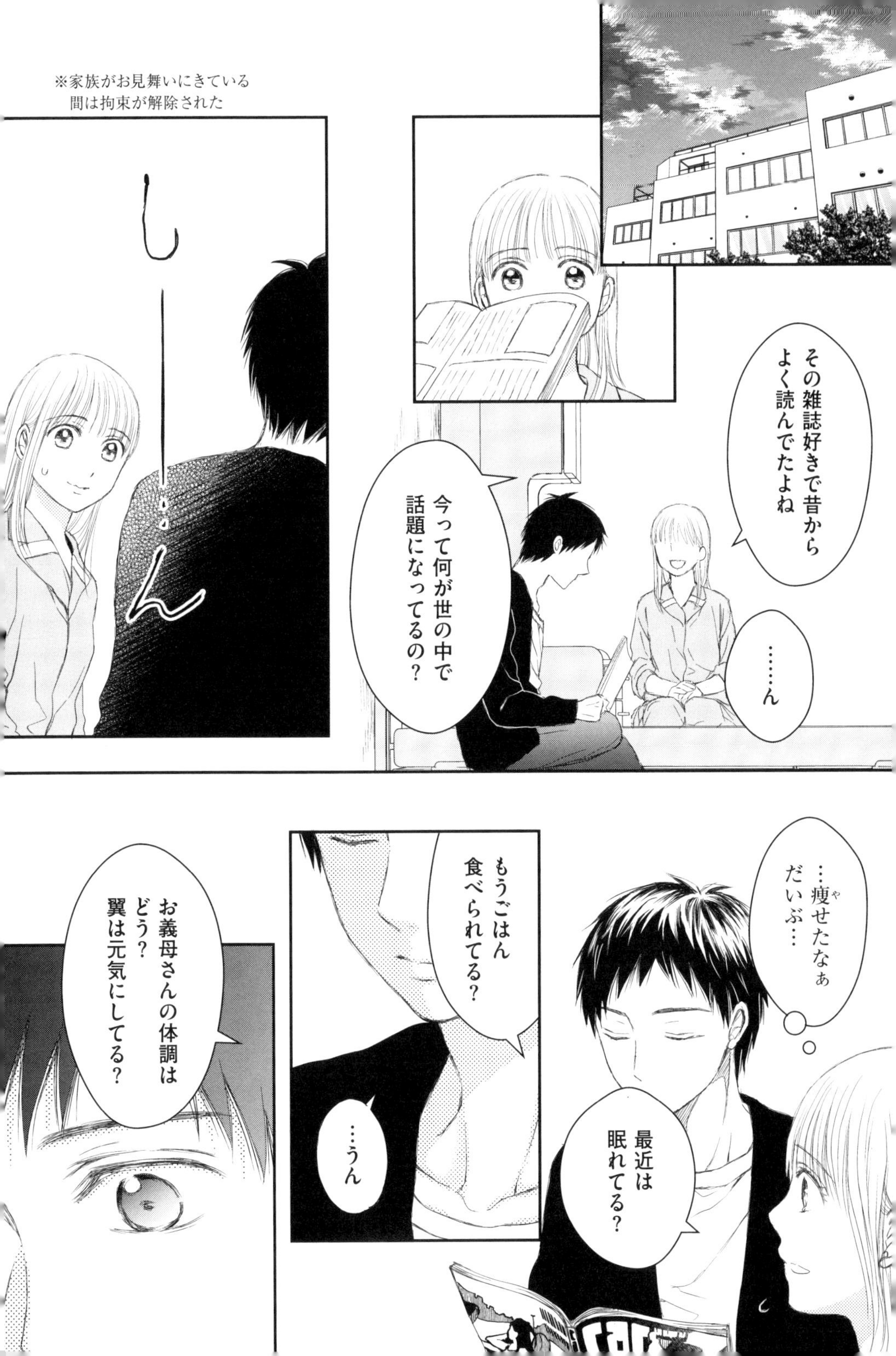
※家族がお見舞いにきている
間は拘束が解除された
その雑誌好きで昔からよく読んでたよね
……ん
今って何が世の中で話題になってるの？
し————ん
…痩《や》せたなぁだいぶ…
最近は眠れてる？
もうごはん食べられてる？
…うん
お義母さんの体調はどう？翼は元気にしてる？

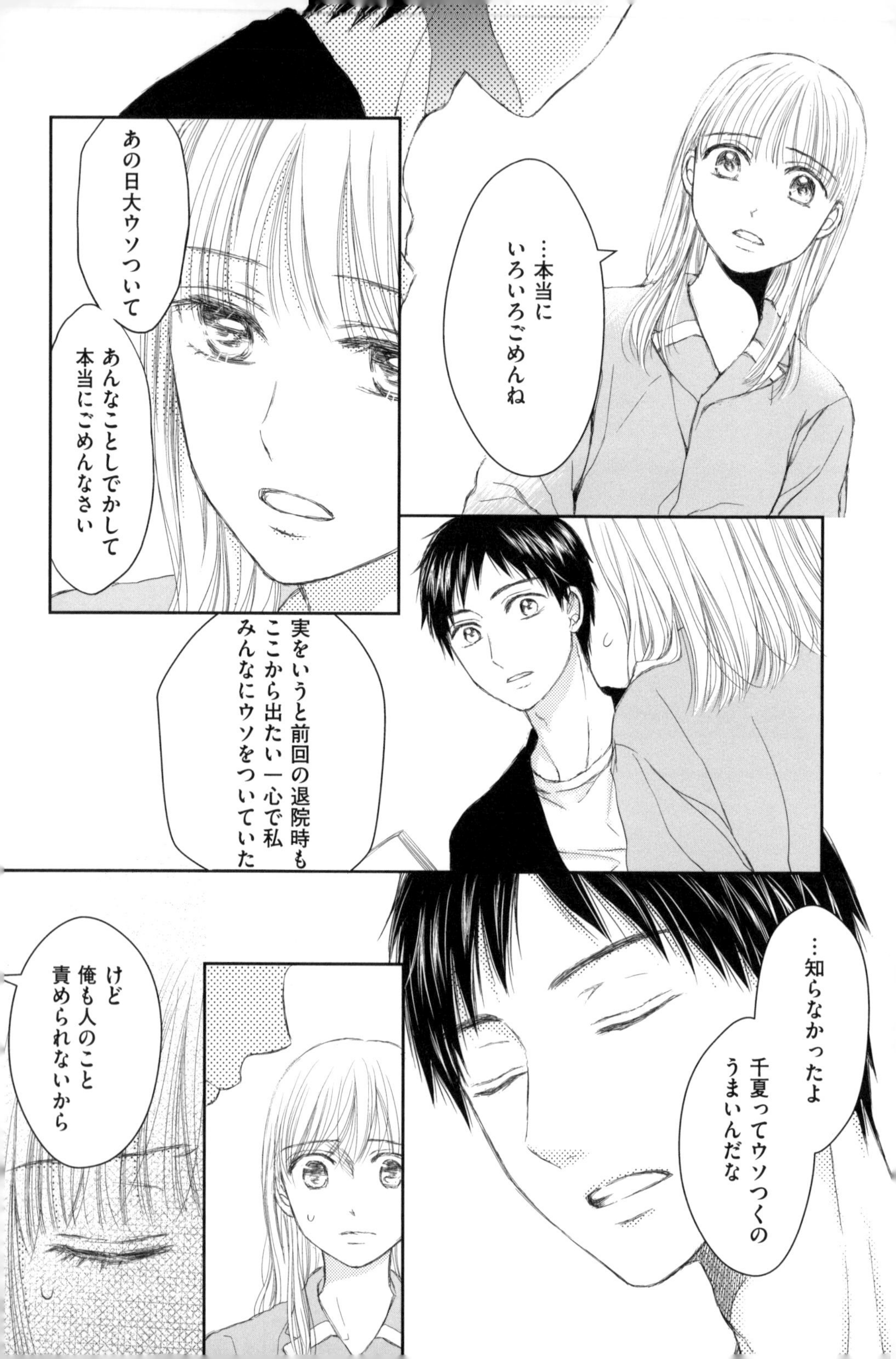
…本当に
いろいろごめんね
あの日大ウソついて
あんなことしでかして
本当にごめんなさい
実をいうと前回の退院時も
ここから出たい一心で私
みんなにウソをついていた
…知らなかったよ
千夏ってウソつくの
うまいんだな
けど
俺も人のこと
責められないから

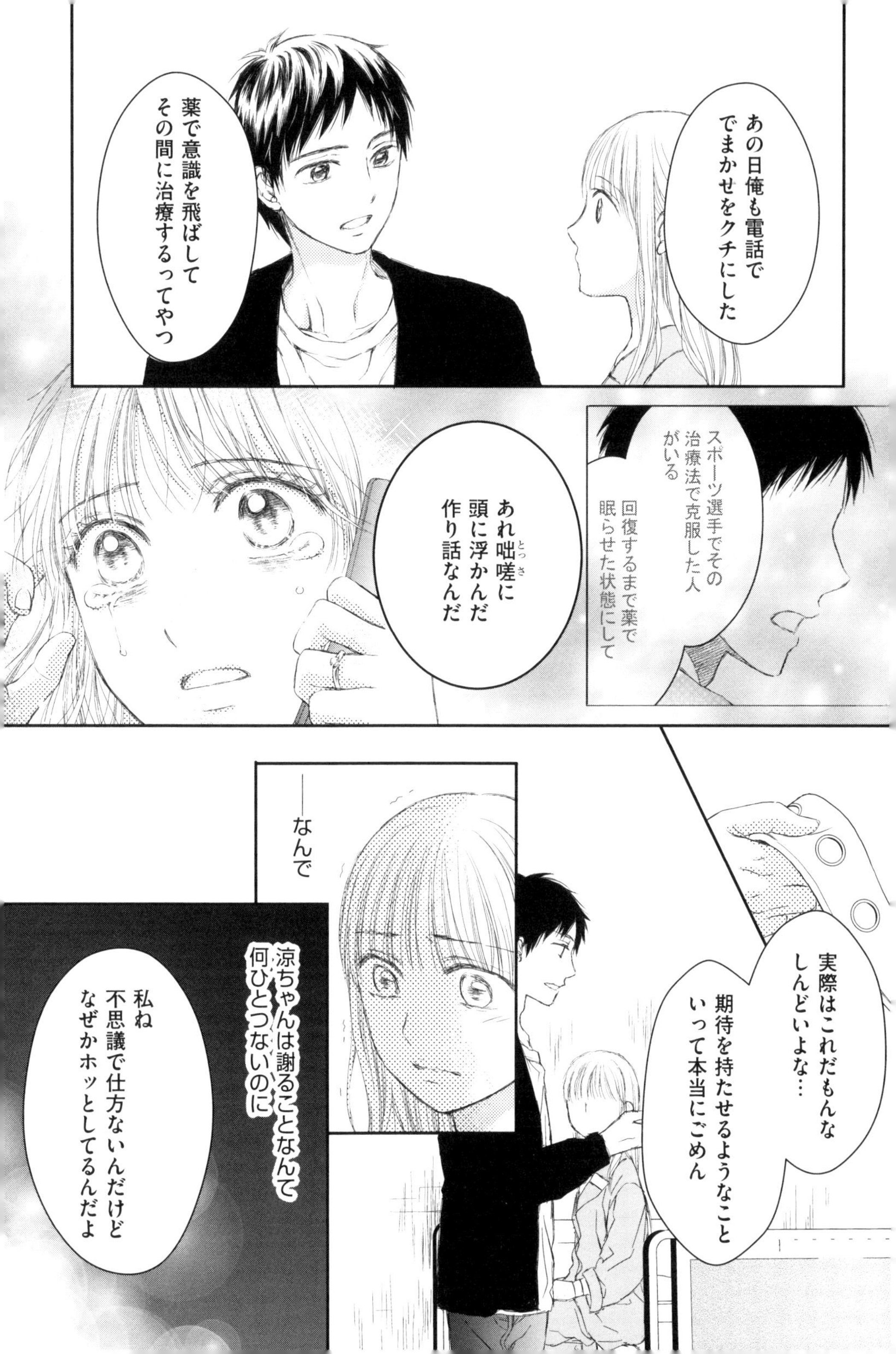
あの日俺も電話で
でまかせをクチにした
薬で意識を飛ばして
その間に治療するってやつ
スポーツ選手でその治療法で克服した人がいる
回復するまで薬で眠らせた状態にして
あれ咄嗟《とっさ》に頭に浮かんだ作り話なんだ
実際はこれだもんな しんどいよな…
期待を持たせるようなこと いって本当にごめん
——なんで
涼ちゃんは謝ることなんて何ひとつないのに
私ね 不思議で仕方ないんだけど なぜかホッとしてるんだよ

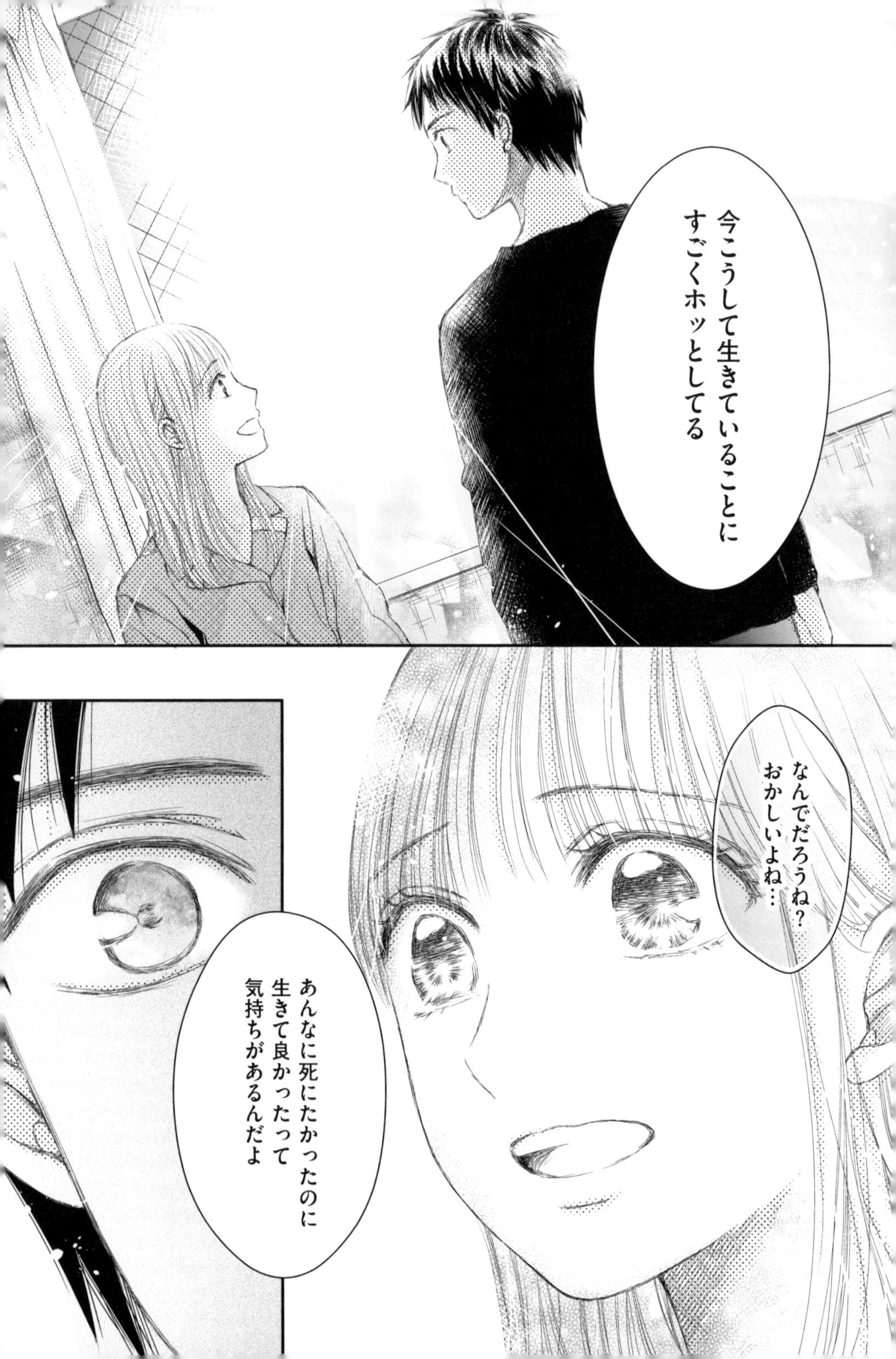
今こうして生きていることに
すごくホッとしてる
なんでだろうね？
おかしいよね…
あんなに死にたかったのに
生きて良かったたって
気持ちがあるんだよ

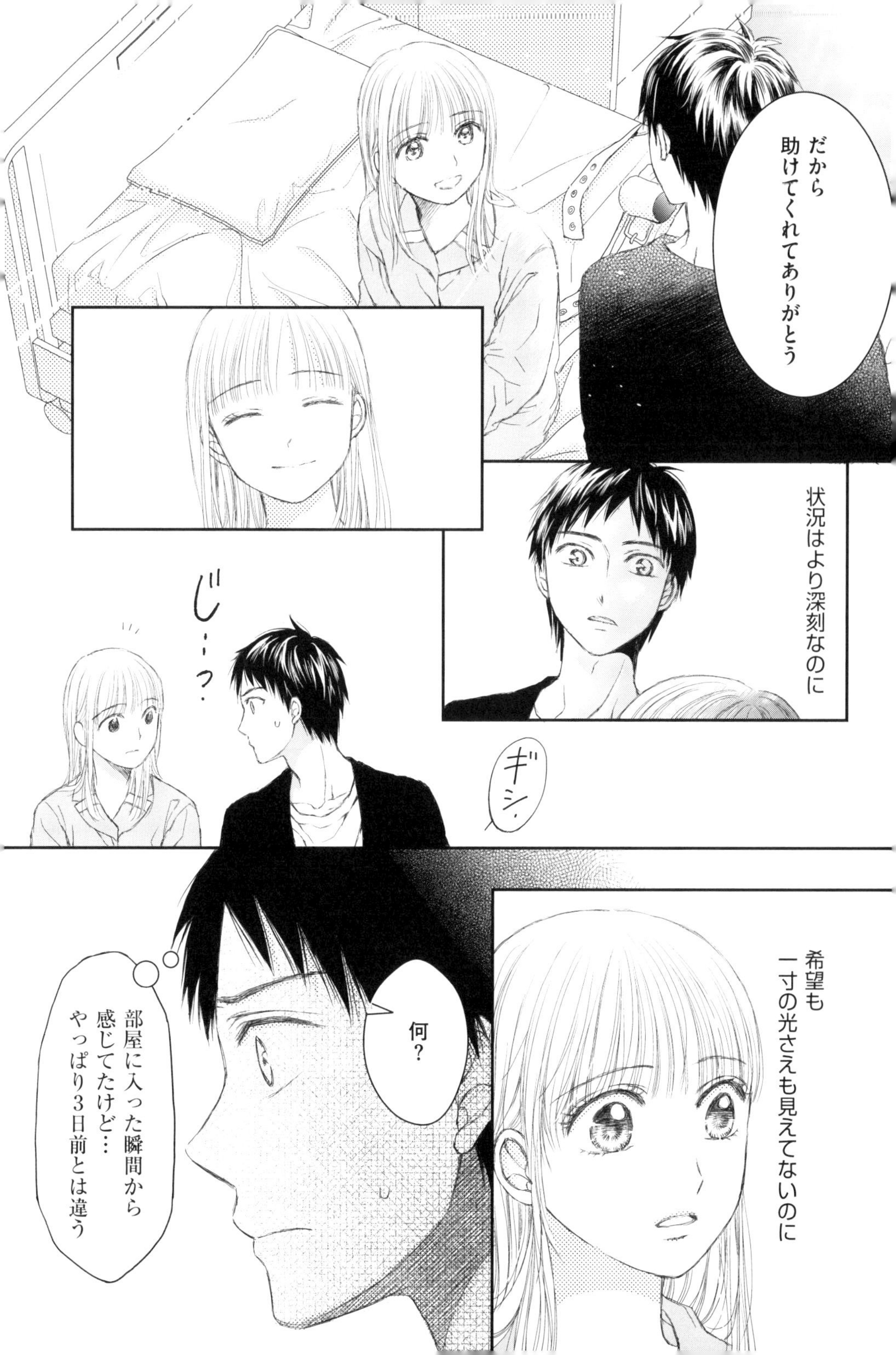
だから
助けてくれてありがとう
状況はより深刻なのに
じーっ
ギシ
希望も
一寸の光さえも見えてないのに
何？
部屋に入った瞬間から
感じてたけど…
やっぱり3日前とは違う

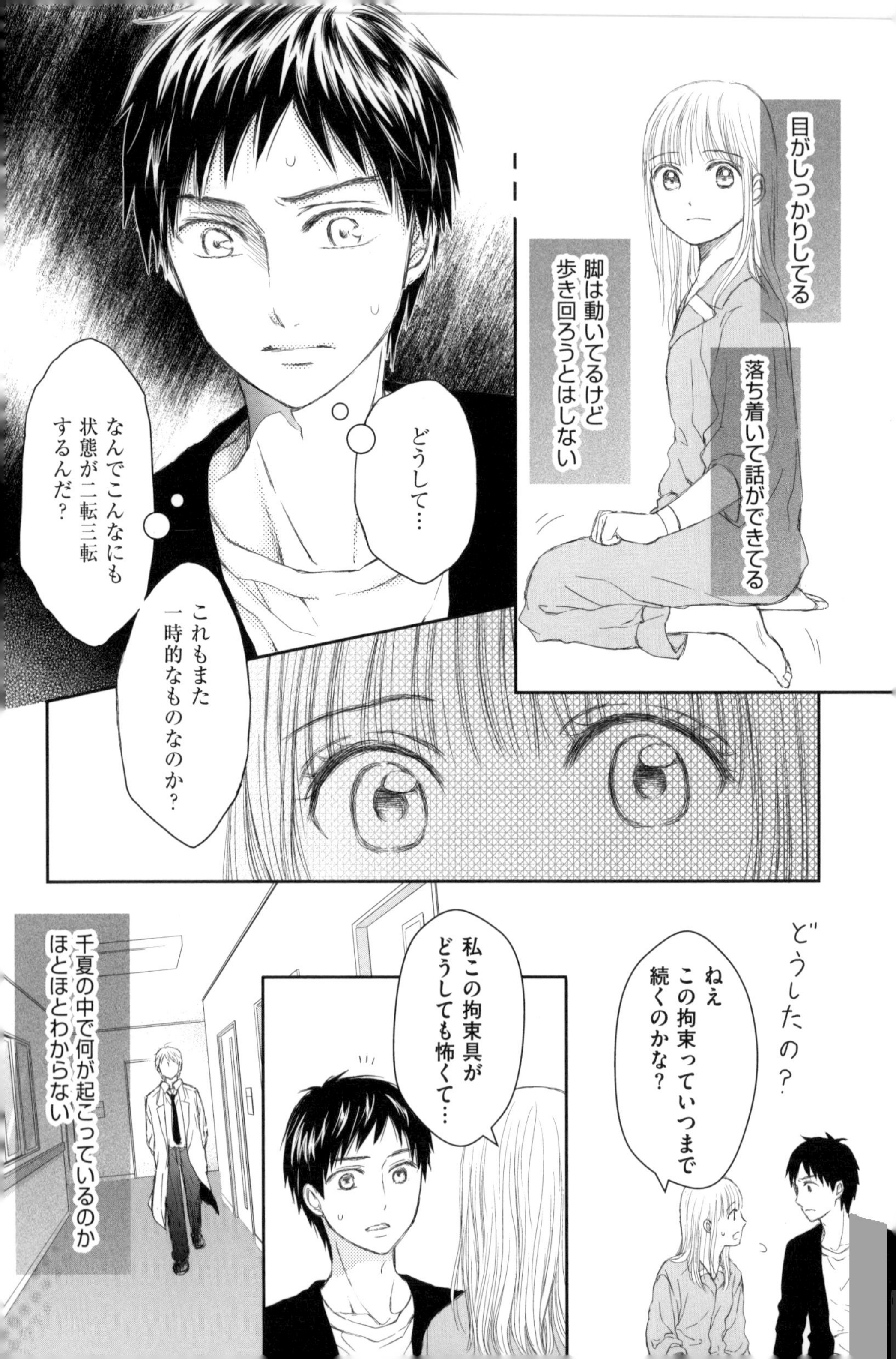

目がしっかりしてる
脚は動いてるけど歩き回ろうとはしない
落ち着いて話ができてる
どうして…
なんでこんなにも状態が二転三転するんだ？
これもまた一時的なものなのか？
どうしたの？
ねぇ この拘束っていつまで続くのかな？
私この拘束具がどうしても怖くて…
千夏の中で何が起こっているのかほとほとわからない

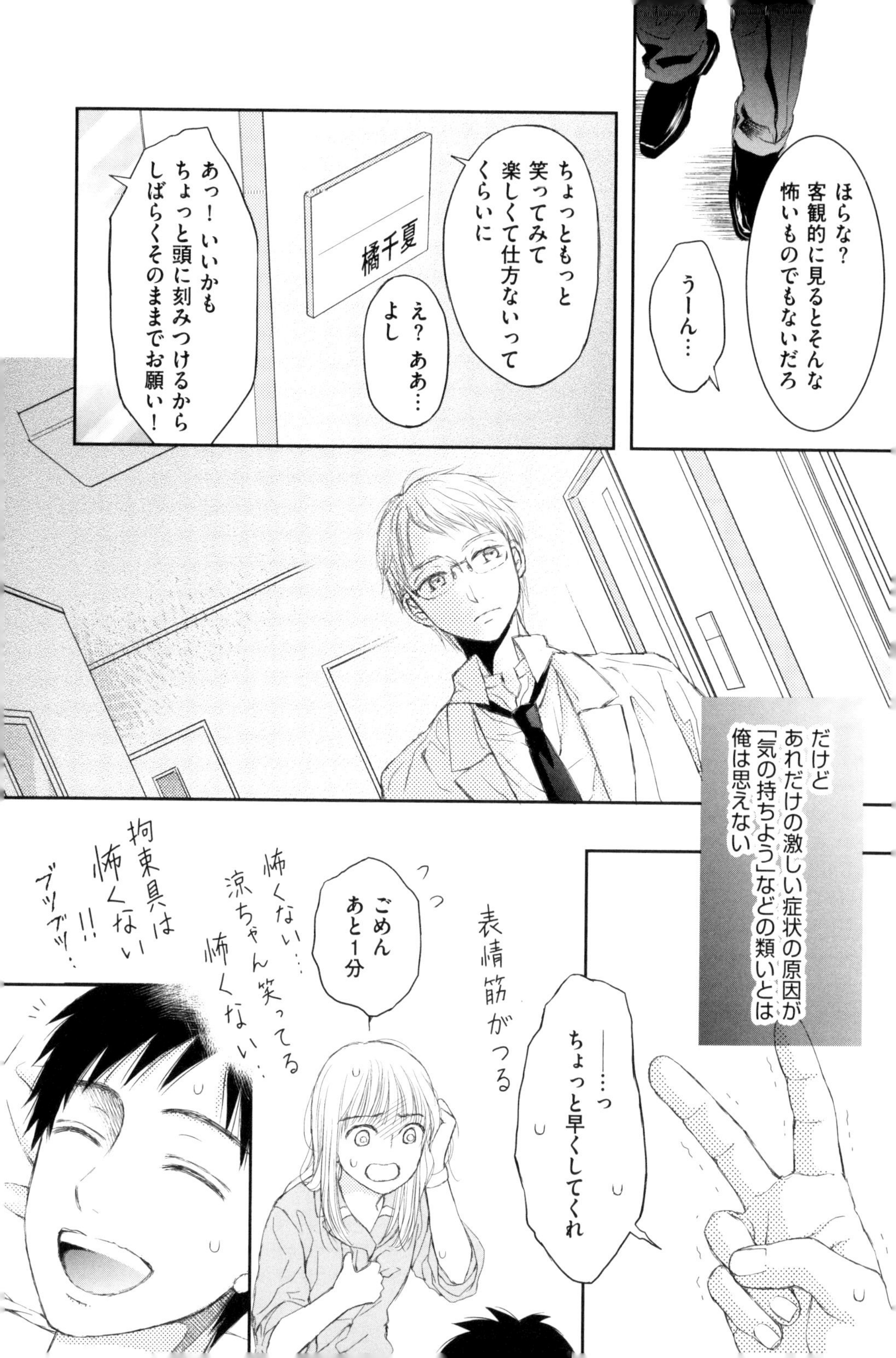

ほらな？客観的に見るとそんな怖いものでもないだろ
うーん…
ちょっともっと笑ってみて楽しくて仕方ないってくらいに
橘千夏
え？ああ…よし
あっ！いいかもちょっと頭に刻みつけるからしばらくそのままでお願い！
だけどあれだけの激しい症状の原因が「気の持ちよう」などの類いとは俺は思えない
……っちょっと早くしてくれ
表情筋がつる
ごめんあと1分
怖くない…涼ちゃん笑ってる怖くない…
拘束具は怖くない!!
ブツブツ…

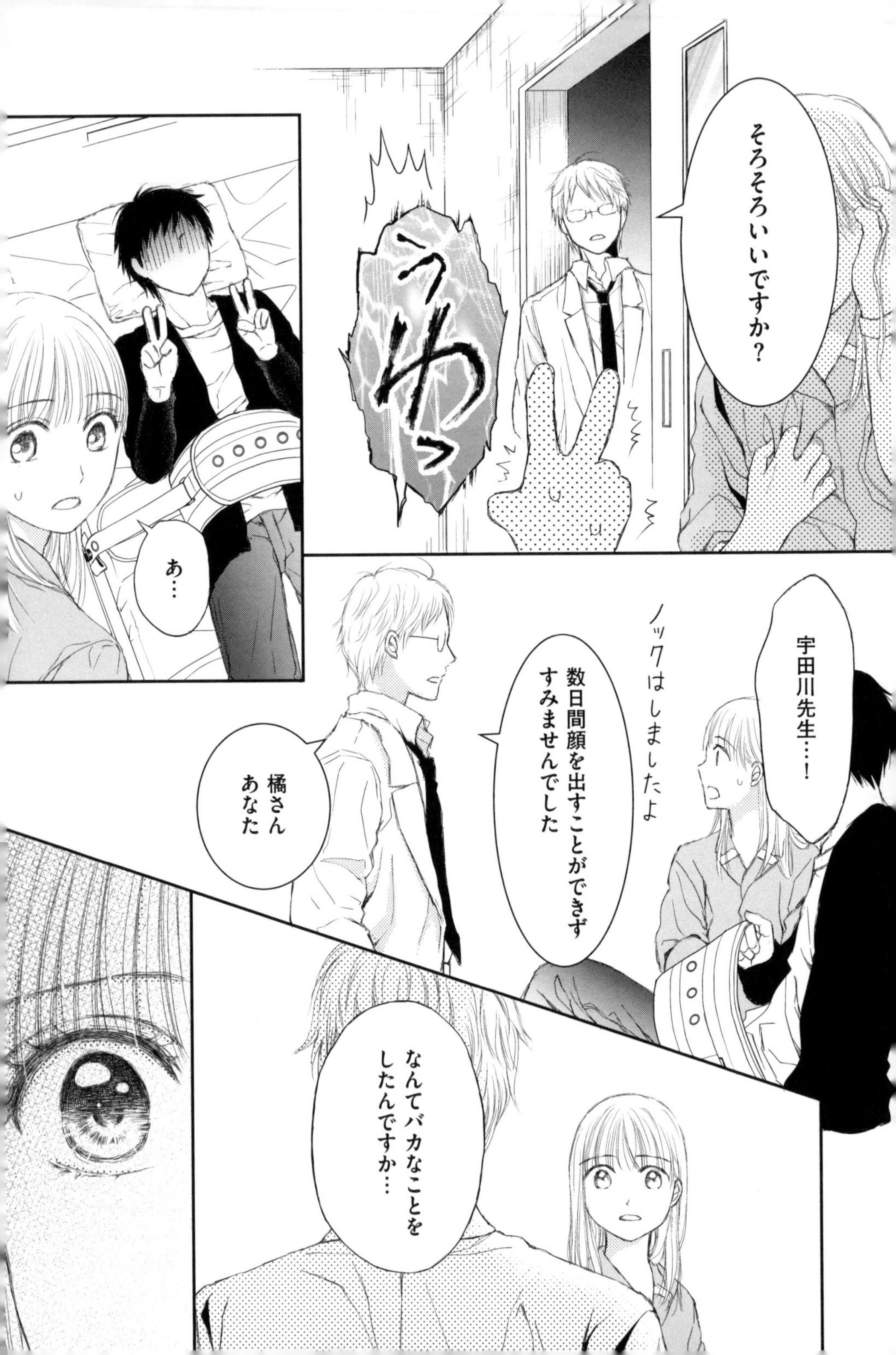
そろそろいいですか？
うわっ
あ…
宇田川先生…！
ノックはしましたよ
数日間顔を出すことができず
すみませんでした
橘さん
あなた
なんてバカなことを
したんですか…

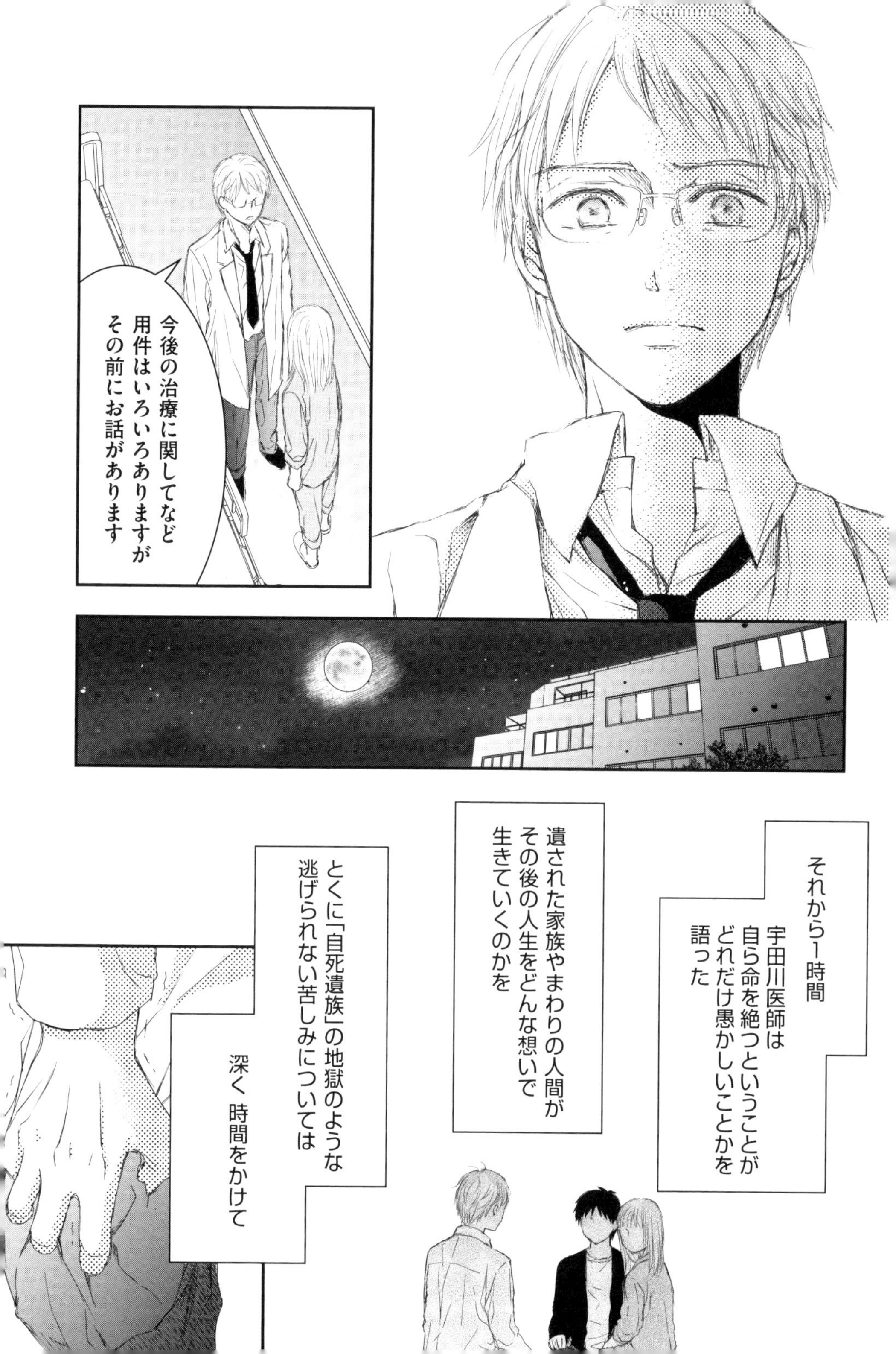
今後の治療に関してなど
用件はいろいろありますが
その前にお話があります
それから1時間
宇田川医師は
自ら命を絶つということが
どれだけ愚かしいことかを
語った
遺された家族やまわりの人間が
その後の人生をどんな想いで
生きていくのかを
とくに「自死遺族」の地獄のような
逃げられない苦しみについては
深く 時間をかけて

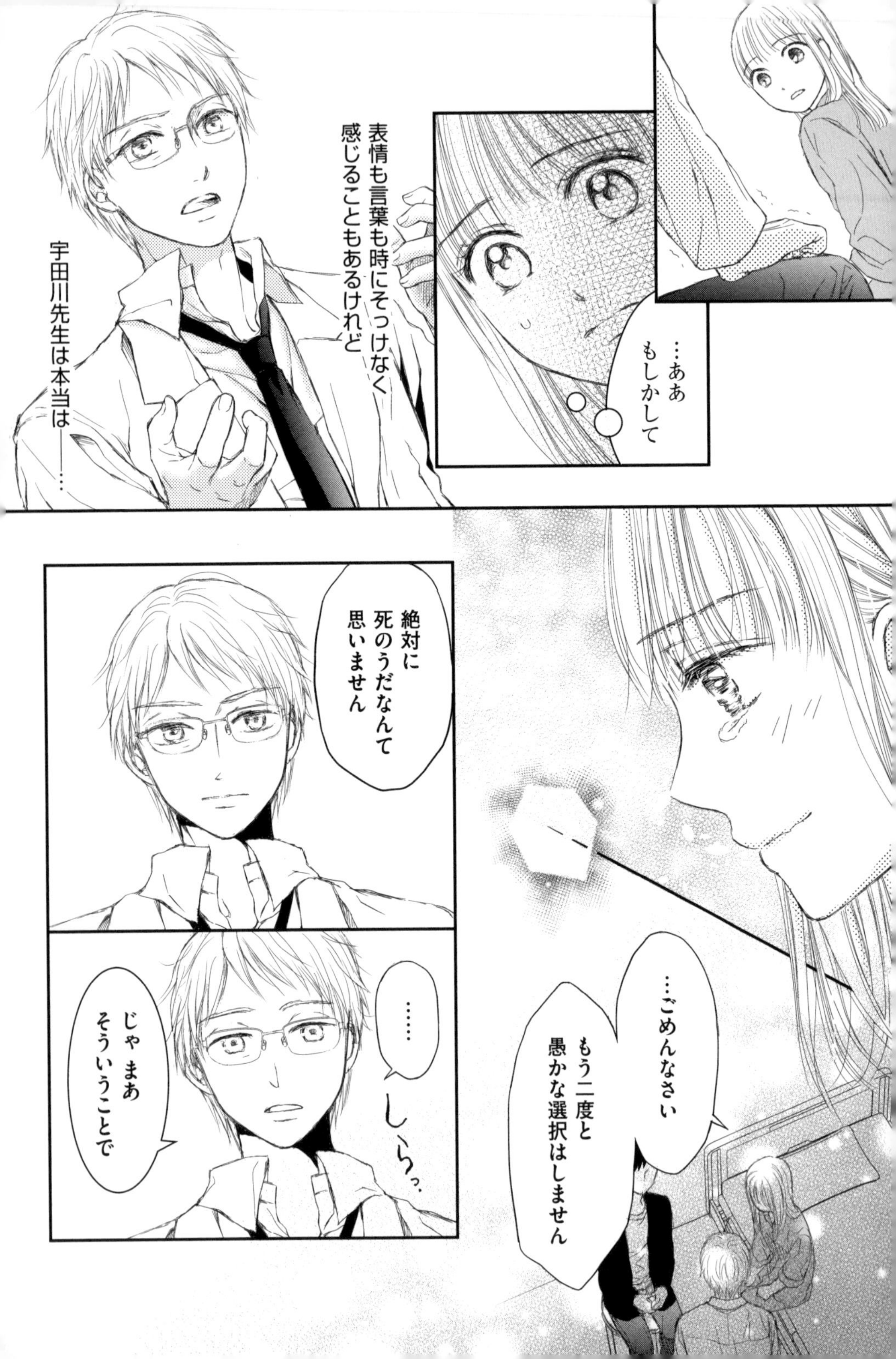

…ああ
もしかして
表情も言葉も時にそっけなく
感じることもあるけれど
宇田川先生は本当は──…
…ごめんなさい
もう二度と
愚かな選択はしません
絶対に
死のうだなんて
思いません
……
しらっ
じゃ まあ
そういうことで

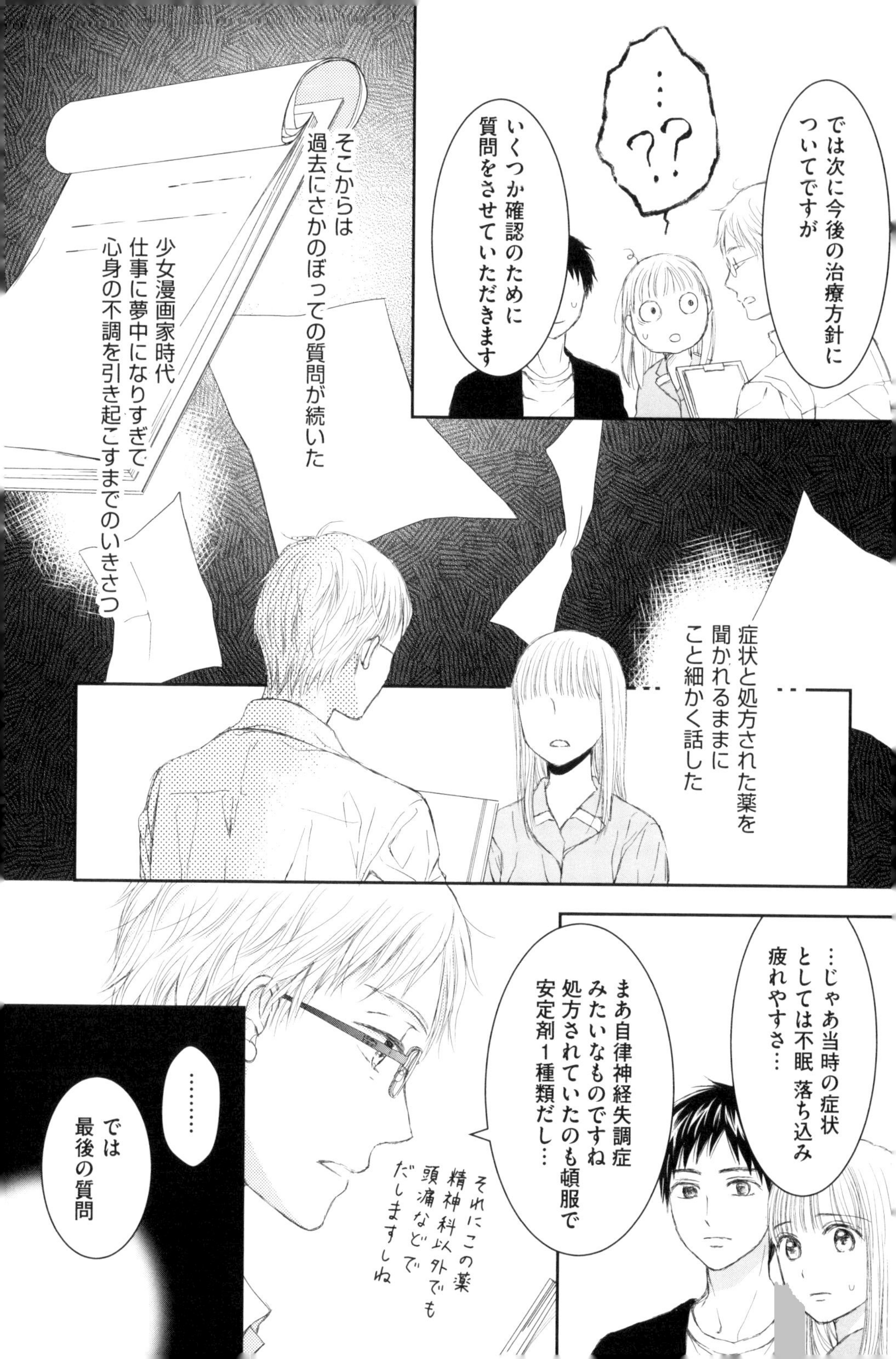

では次に今後の治療方針についてですが
…??
いくつか確認のために質問をさせていただきます
そこからは過去にさかのぼっての質問が続いた
少女漫画家時代 仕事に夢中になりすぎて 心身の不調を引き起こすまでのいきさつ
症状と処方された薬を聞かれるままにこと細かく話した
…じゃあ当時の症状としては不眠 落ち込み 疲れやすさ…
まあ自律神経失調症みたいなものですね 処方されていたのも頓服で安定剤1種類だし…
それにこの薬 精神科以外でも 頭痛などで だしますしね
………
では 最後の質問

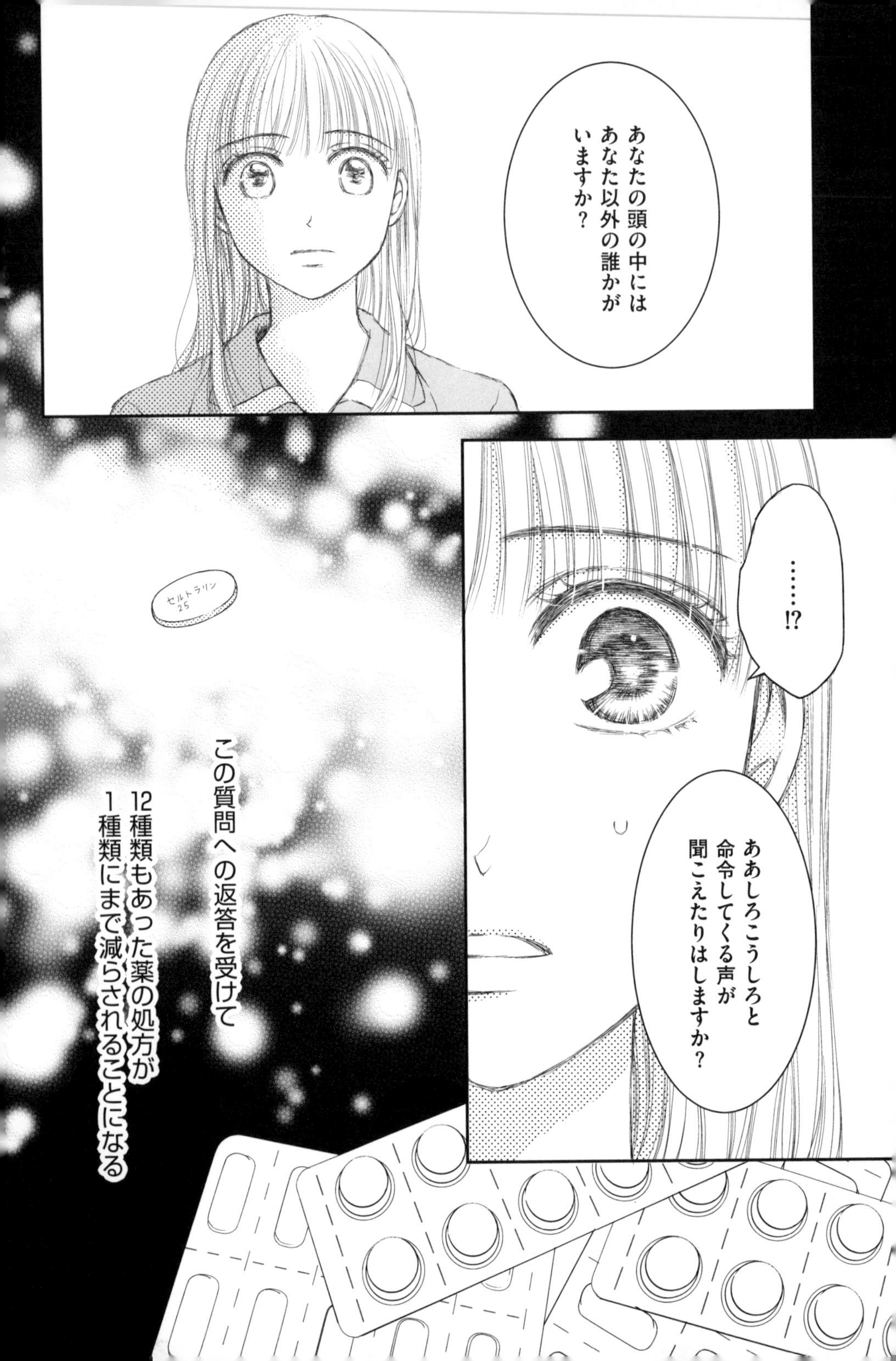

あなたの頭の中には
あなた以外の誰かが
いますか？
……!?
ああしろこうしろと
命令してくる声が
聞こえたりはしますか？
セルトラリン
25
この質問への返答を受けて
12種類もあった薬の処方が
1種類にまで減らされることになる

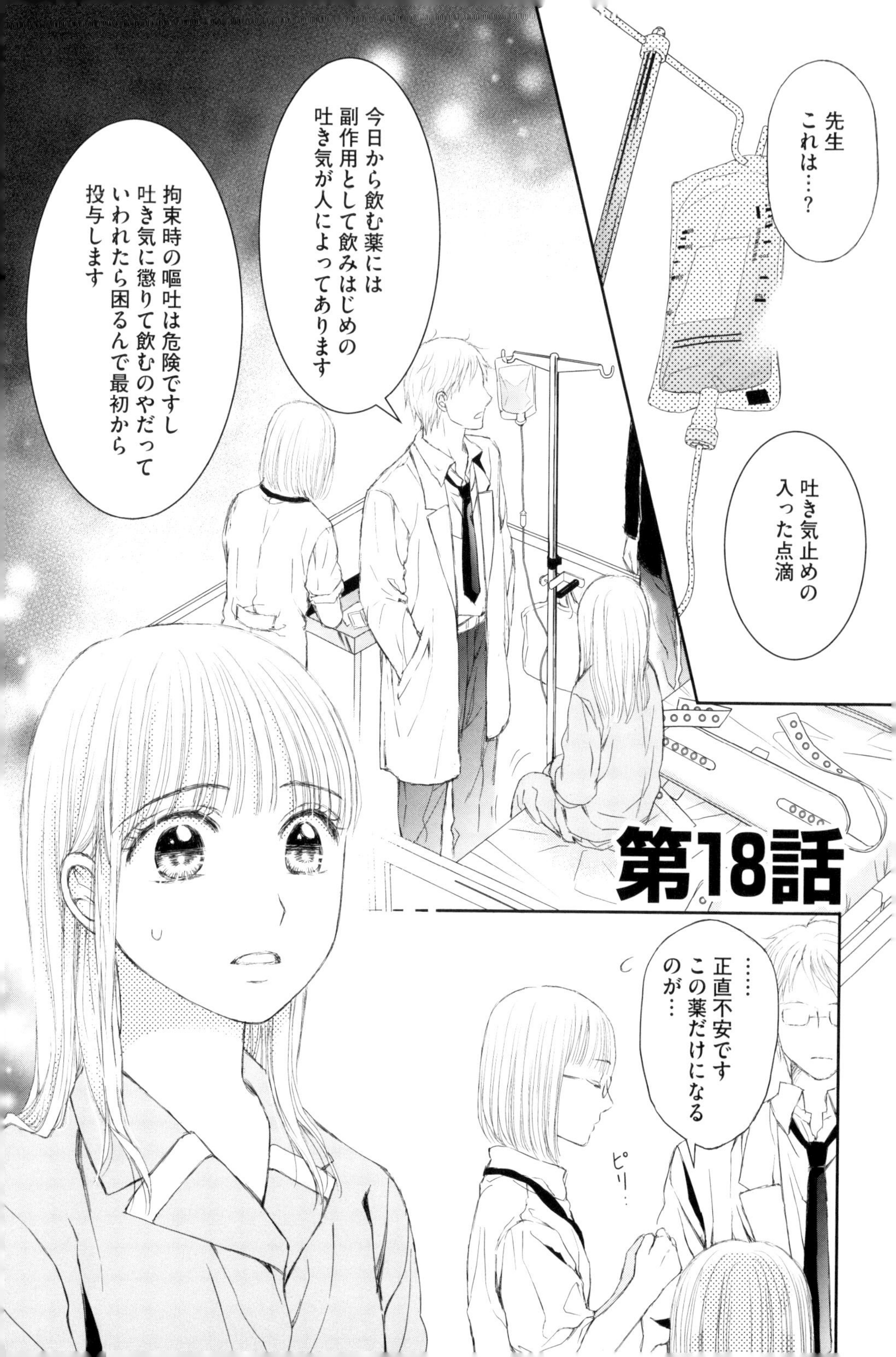
先生
これは…？
吐き気止めの
入った点滴
今日から飲む薬には
副作用として飲みはじめの
吐き気が人によってあります
拘束時の嘔吐は危険ですし
吐き気に懲りて飲むのやだって
いわれたら困るんで最初から
投与します
第18話
……
正直不安です
この薬だけになる
のが…
ピリ…

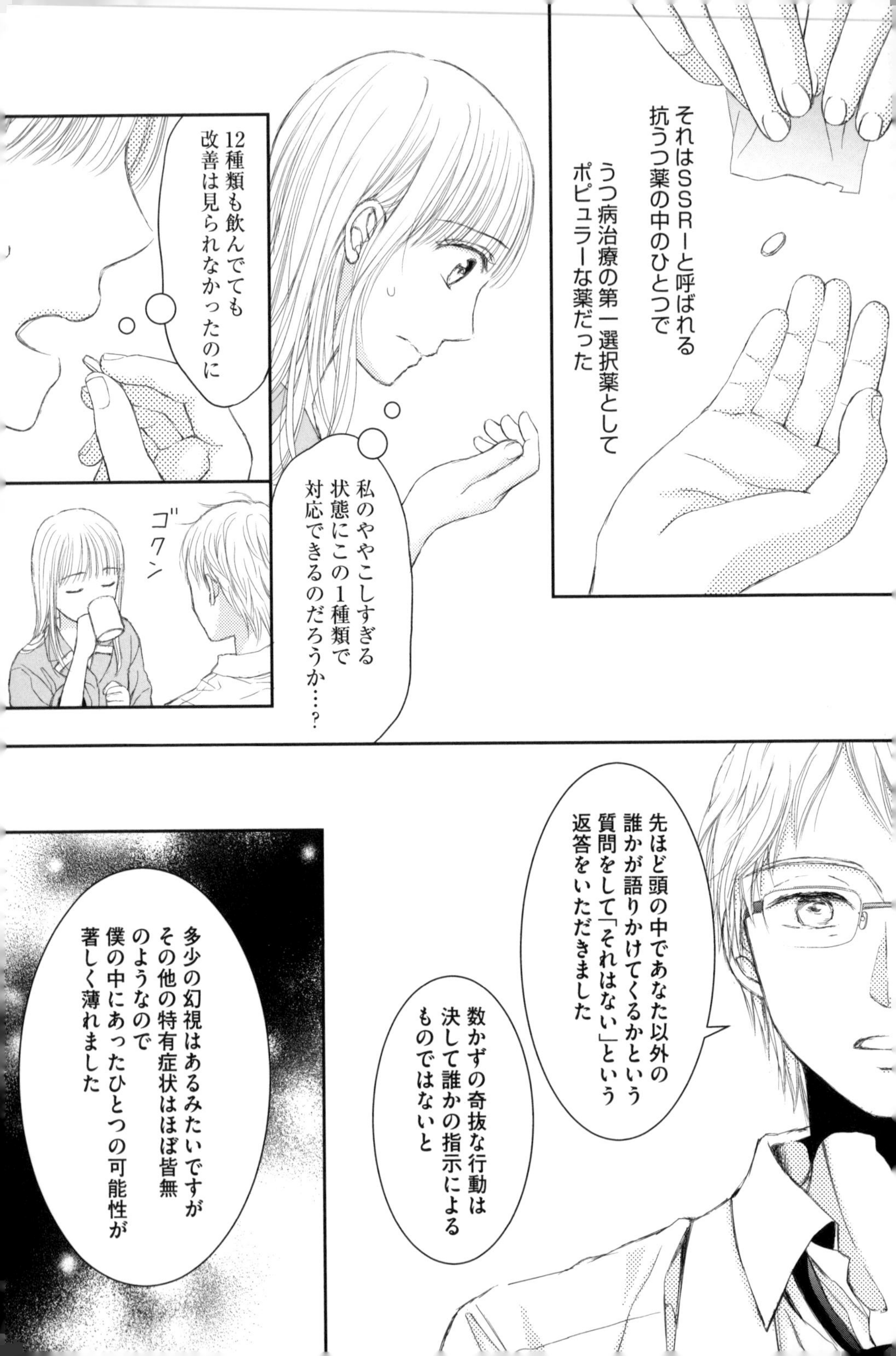
それはSSRIと呼ばれる
抗うつ薬の中のひとつで
うつ病治療の第一選択薬として
ポピュラーな薬だった
私のややこしすぎる状態にこの1種類で対応できるのだろうか…？
12種類も飲んでても改善は見られなかったのに
ゴクン
先ほど頭の中であなた以外の誰かが語りかけてくるかという質問をして「それはない」という返答をいただきました
数かずの奇抜な行動は決して誰かの指示によるものではないと
多少の幻視はあるみたいですがその他の特有症状はほぼ皆無のようなので僕の中にあったひとつの可能性が著しく薄れました

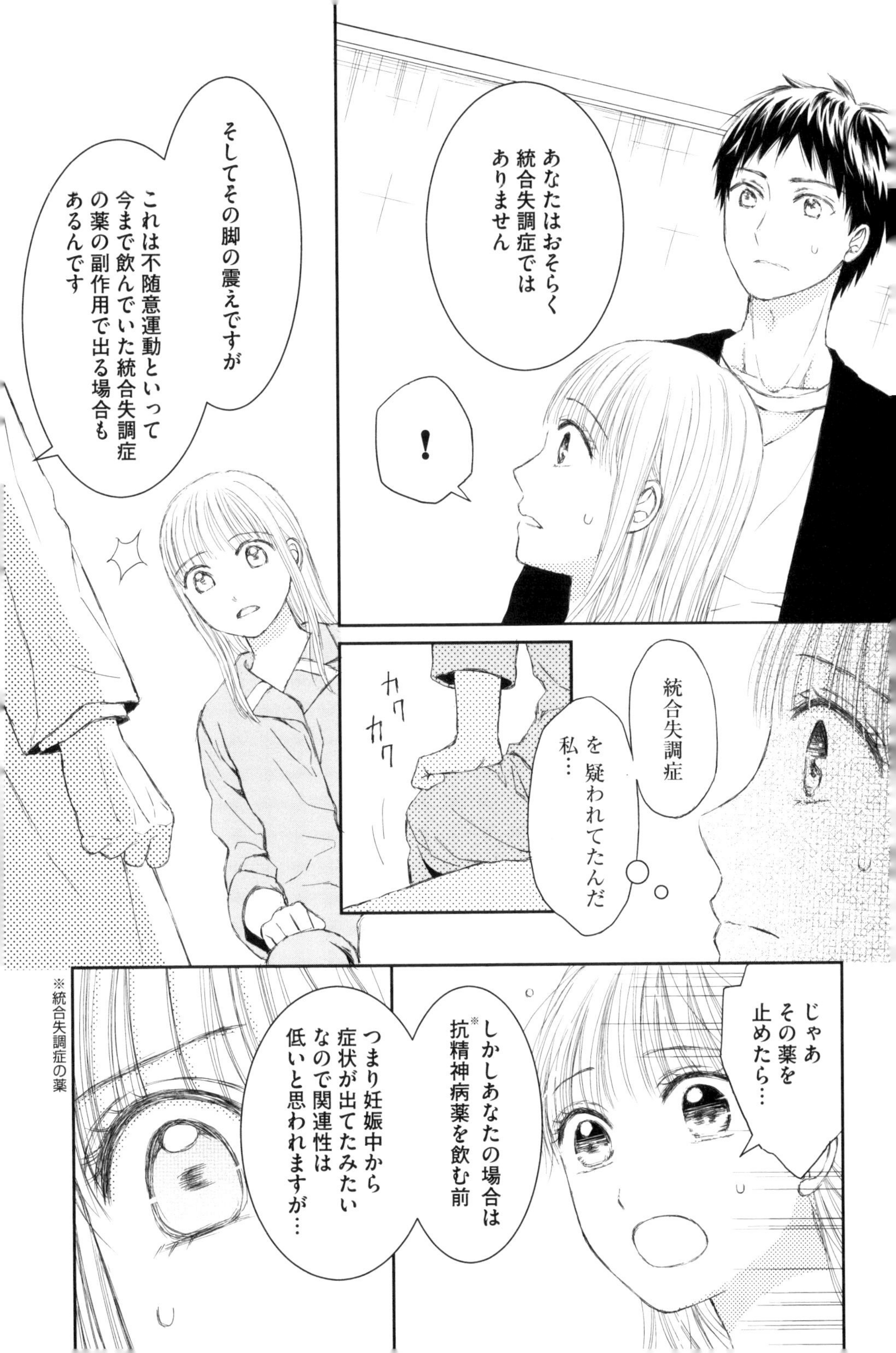
あなたはおそらく統合失調症ではありません
!
そしてその脚の震えですが
これは不随意運動といって今まで飲んでいた統合失調症の薬の副作用で出る場合もあるんです
統合失調症を疑われてたんだ私…
カクカク
じゃあその薬を止めたら…
しかしあなたの場合は※抗精神病薬を飲む前
つまり妊娠中から症状が出てたみたいなので関連性は低いと思われますが…
※統合失調症の薬

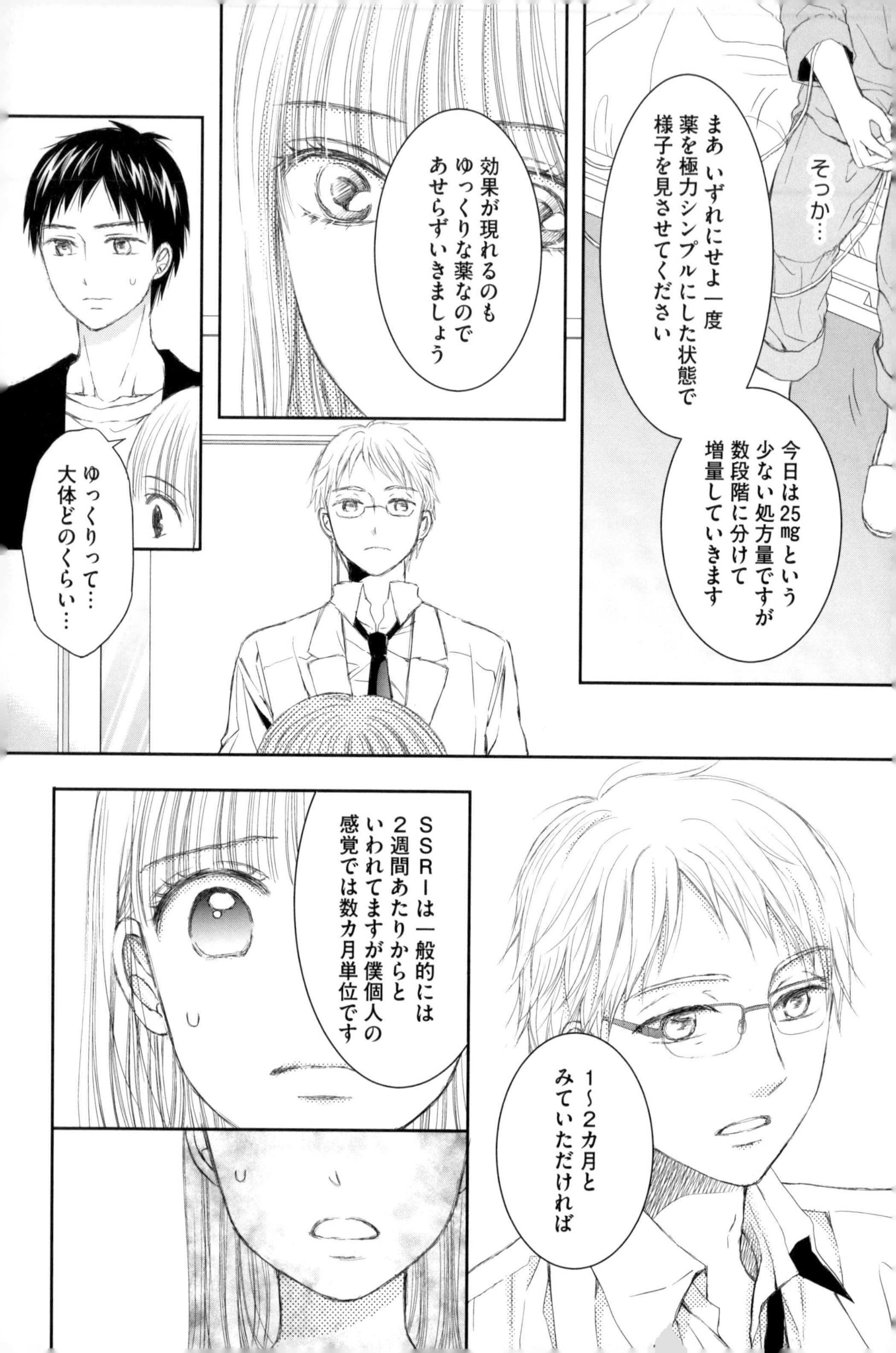
そっか…
まあ いずれにせよ一度
薬を極力シンプルにした状態で
様子を見させてください
今日は25㎎という
少ない処方量ですが
数段階に分けて
増量していきます
効果が現れるのも
ゆっくりな薬なので
あせらずいきましょう
ゆっくりって…
大体どのくらい…
SSRIは一般的には
2週間あたりからと
いわれてますが僕個人の
感覚では数カ月単位です
1～2カ月と
みていただければ

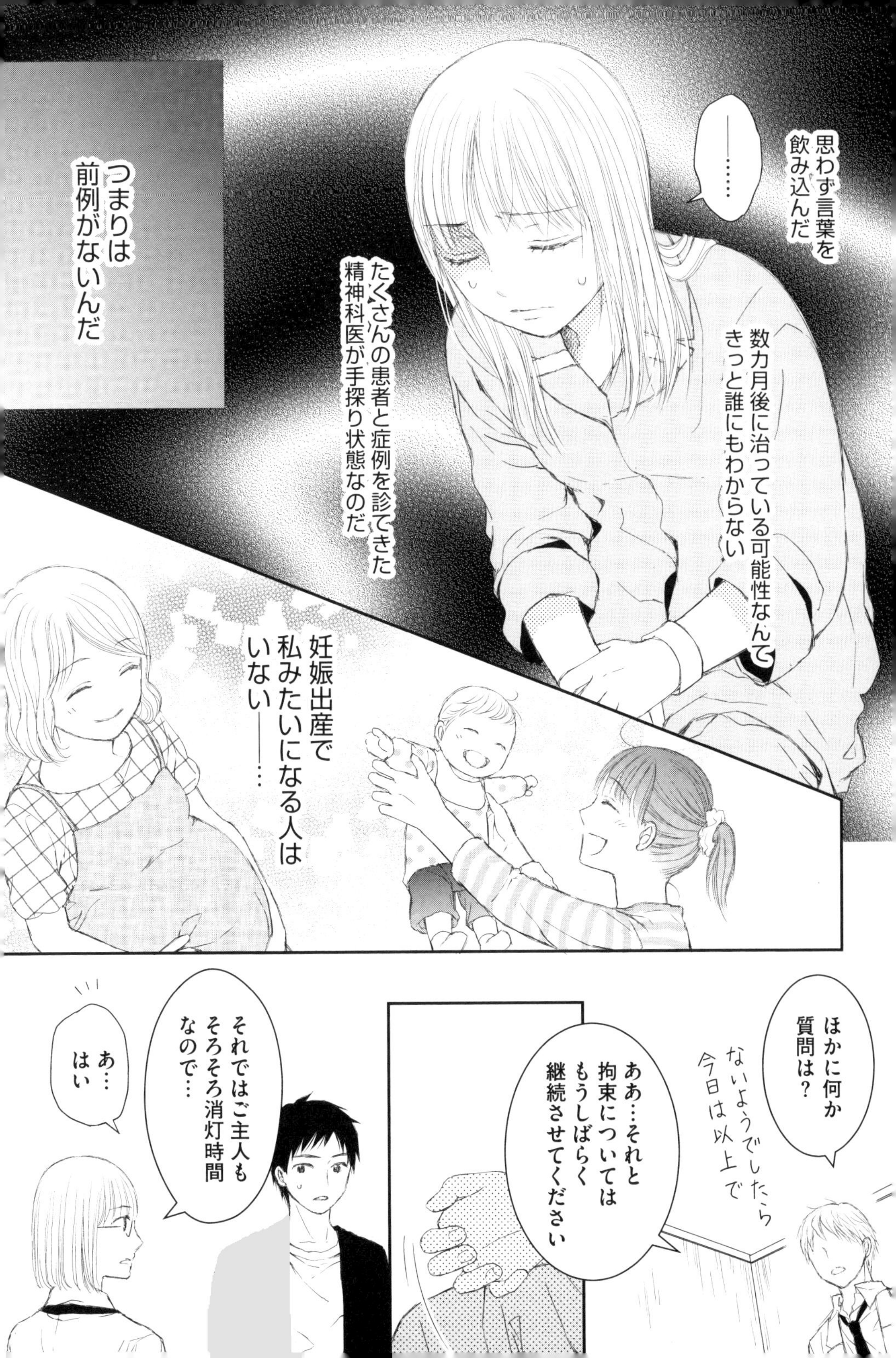
思わず言葉を飲み込んだ
——……
数カ月後に治っている可能性なんてきっと誰にもわからない
たくさんの患者と症例を診てきた精神科医が手探り状態なのだ
つまりは前例がないんだ
妊娠出産で私みたいになる人はいない——…
ほかに何か質問は?
ないようでしたら今日は以上で
ああ…それと拘束についてはもうしばらく継続させてください
それではご主人もそろそろ消灯時間なので…
あ…はい

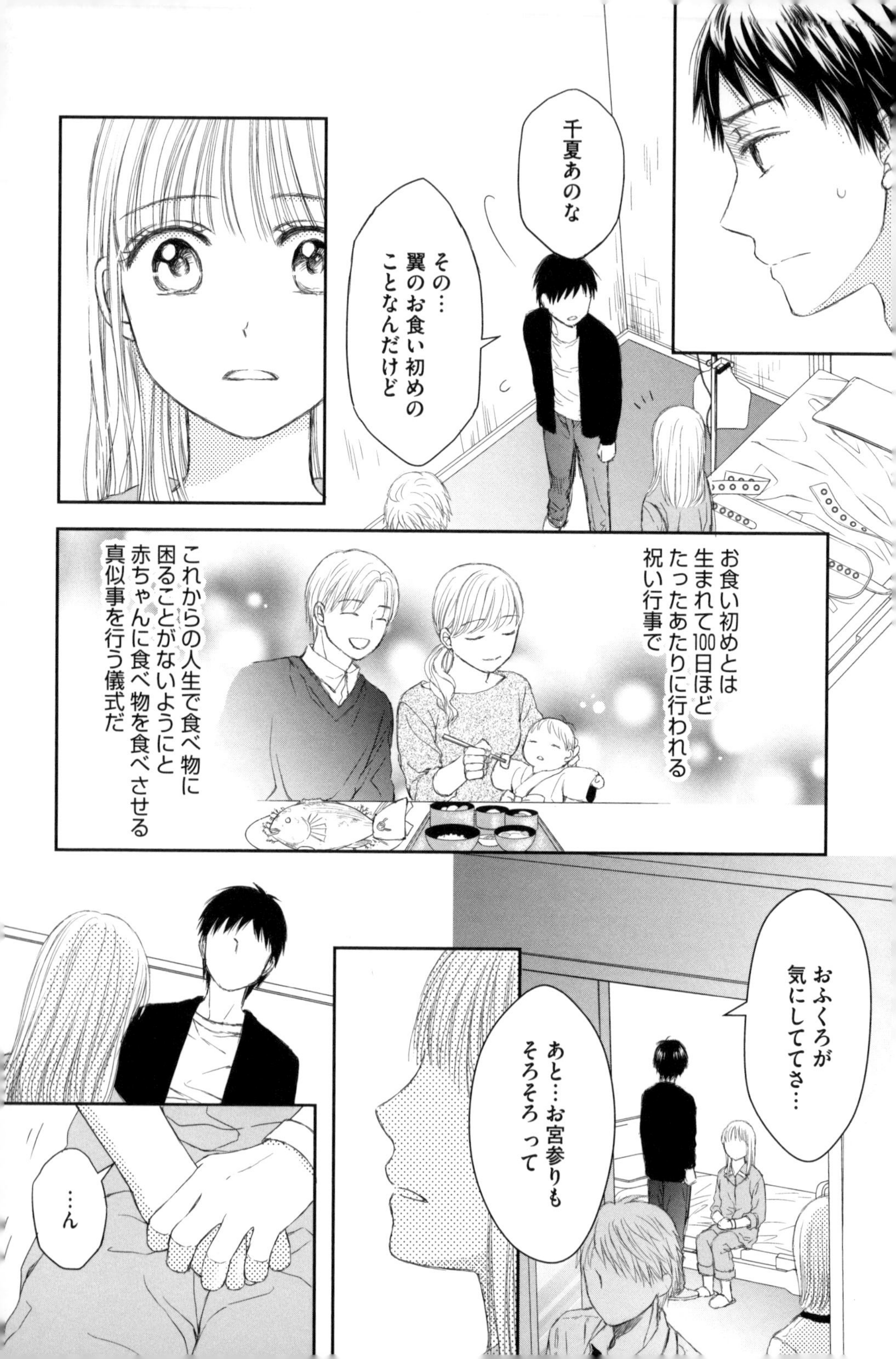
千夏あのな
その…
翼のお食い初めのことなんだけど
お食い初めとは
生まれて100日ほど
たったあたりに行われる
祝い行事で
これからの人生で食べ物に
困ることがないようにと
赤ちゃんに食べ物を食べさせる
真似事を行う儀式だ
おふくろが
気にしててさ…
あと…お宮参りも
そろそろって
…ん

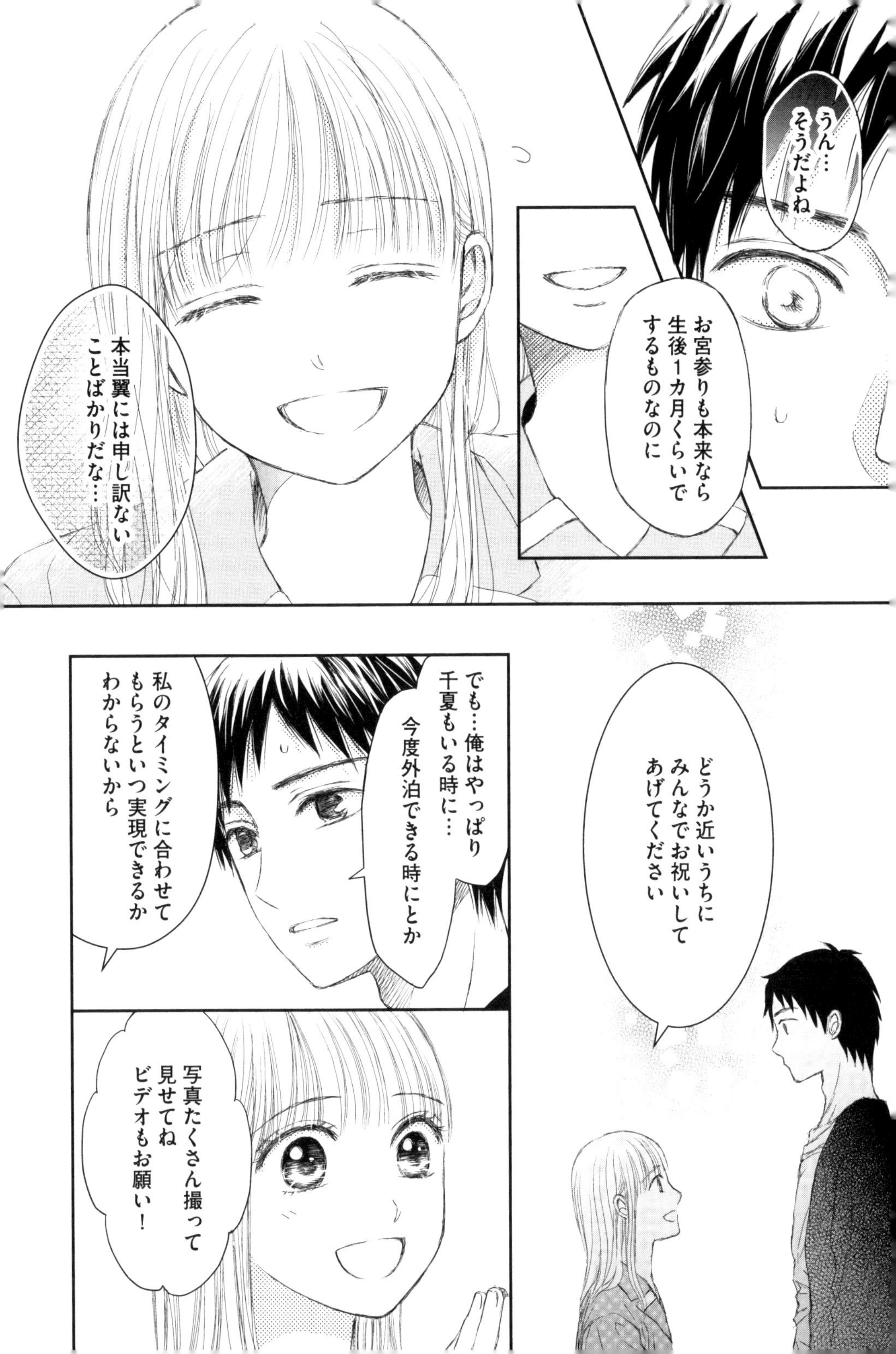

うん…そうだよね
お宮参りも本来なら生後1カ月くらいでするものなのに
本当翼には申し訳ないことばかりだな…
どうか近いうちにみんなでお祝いしてあげてください
でも…俺はやっぱり千夏もいる時に…
今度外泊できる時にとか
私のタイミングに合わせてもらうといつ実現できるかわからないから
写真たくさん撮って見せてねビデオもお願い！

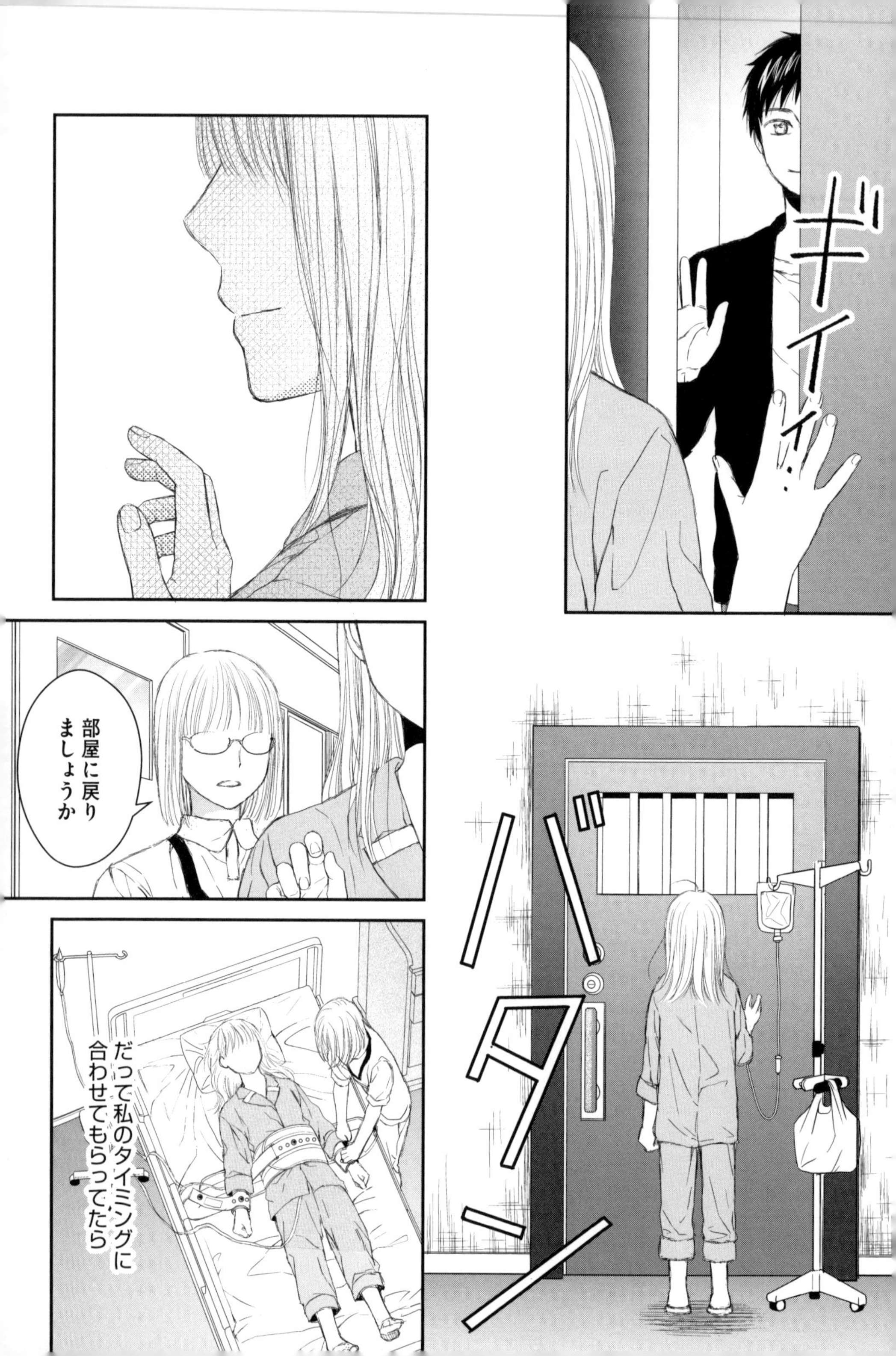
ギイイ…
バタン
部屋に戻りましょうか
だって私のタイミングに合わせてもらってたら

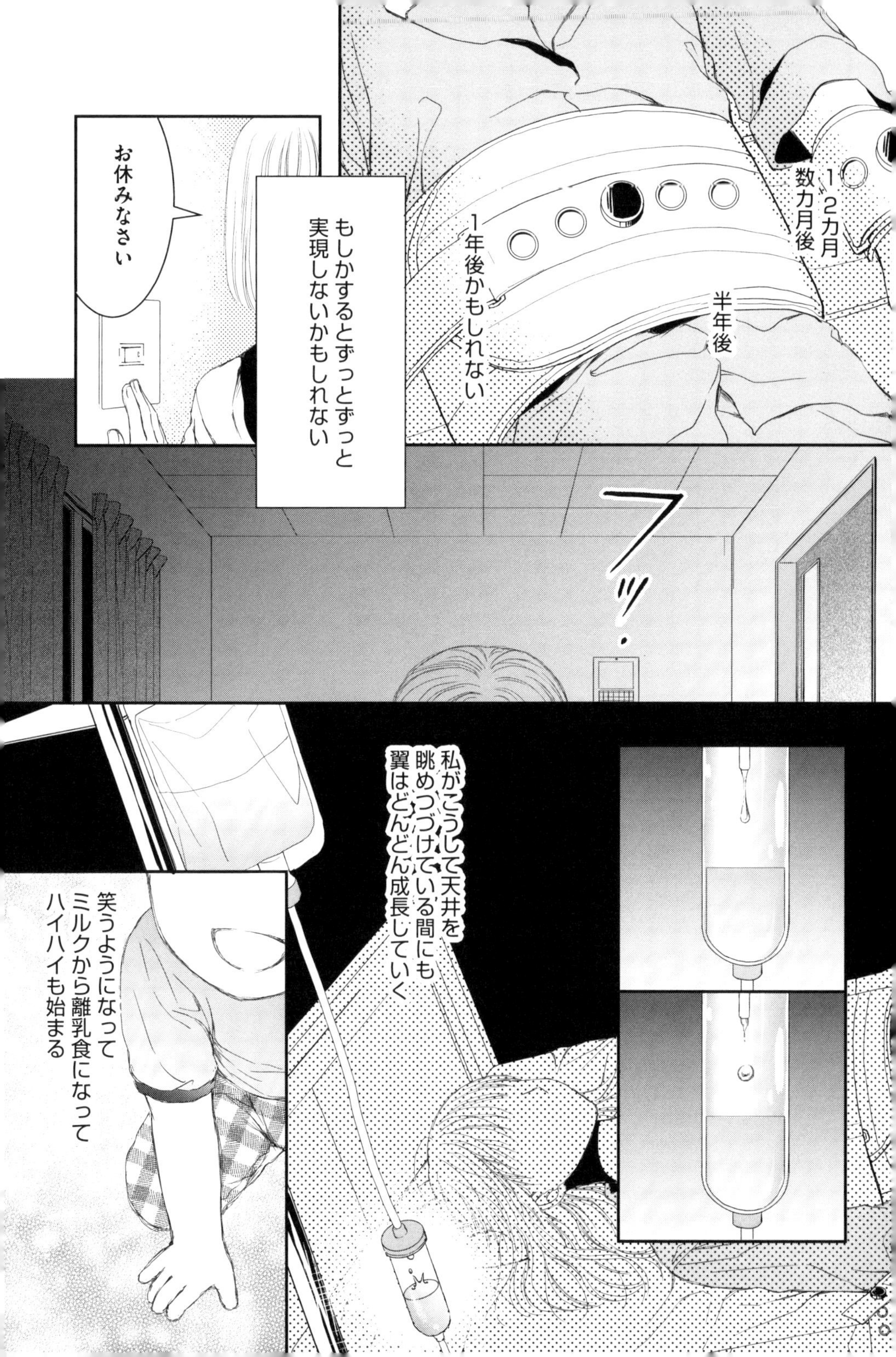
1 2カ月
数カ月後
半年後
1年後かもしれない
もしかするとずっとずっとずっと
実現しないかもしれない
お休みなさい
フッ
私がこうして天井を
眺めつづけている間にも
翼はどんどん成長していく
笑うようになって
ミルクから離乳食になって
ハイハイも始まる

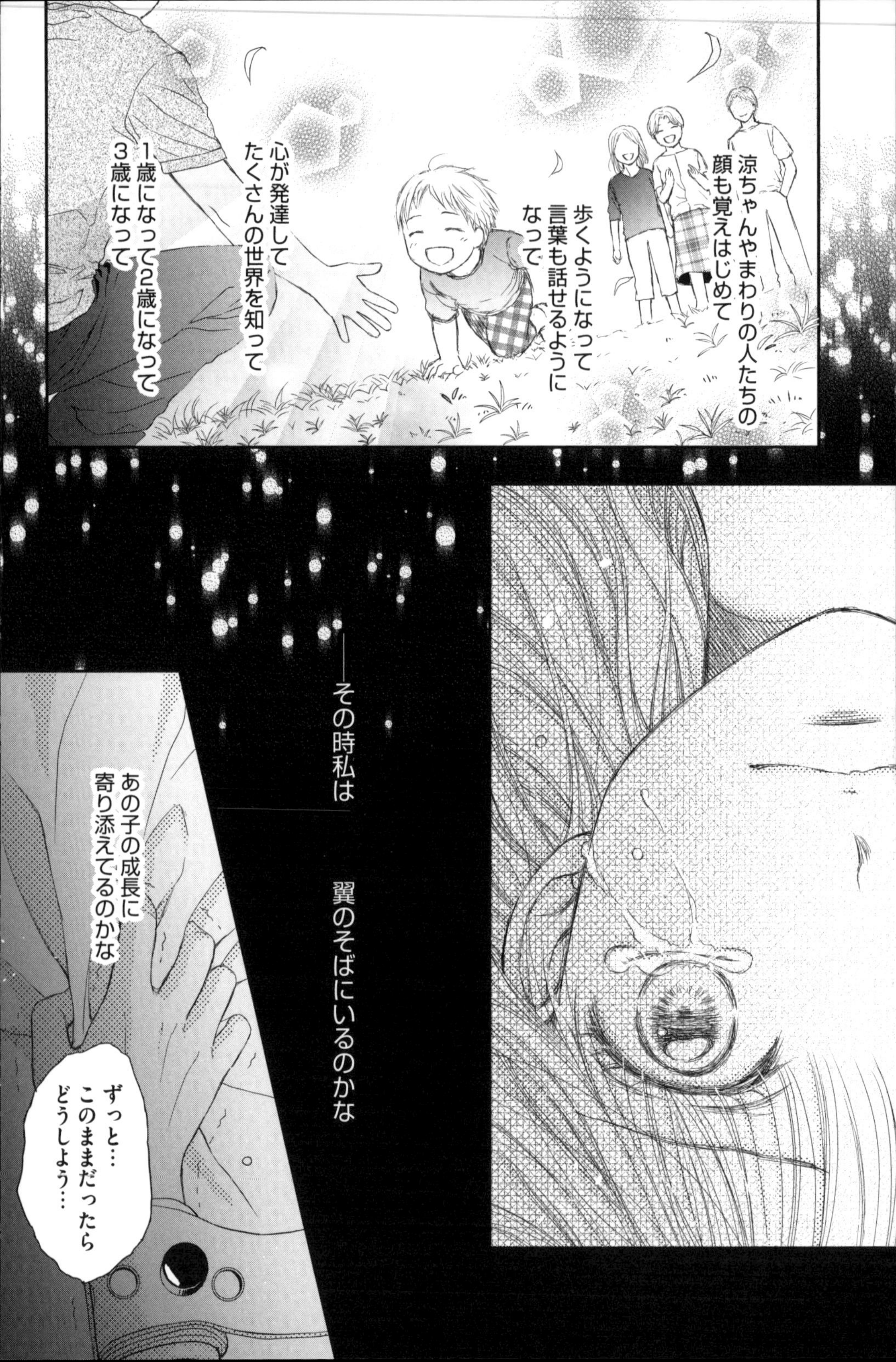

涼ちゃんやまわりの人たちの顔も覚えはじめて
歩くようになって言葉も話せるようになって
心が発達してたくさんの世界を知って
1歳になって2歳になって3歳になって
──その時私は
翼のそばにいるのかな
あの子の成長に寄り添えてるのかな
ずっと…このままだったらどうしよう…

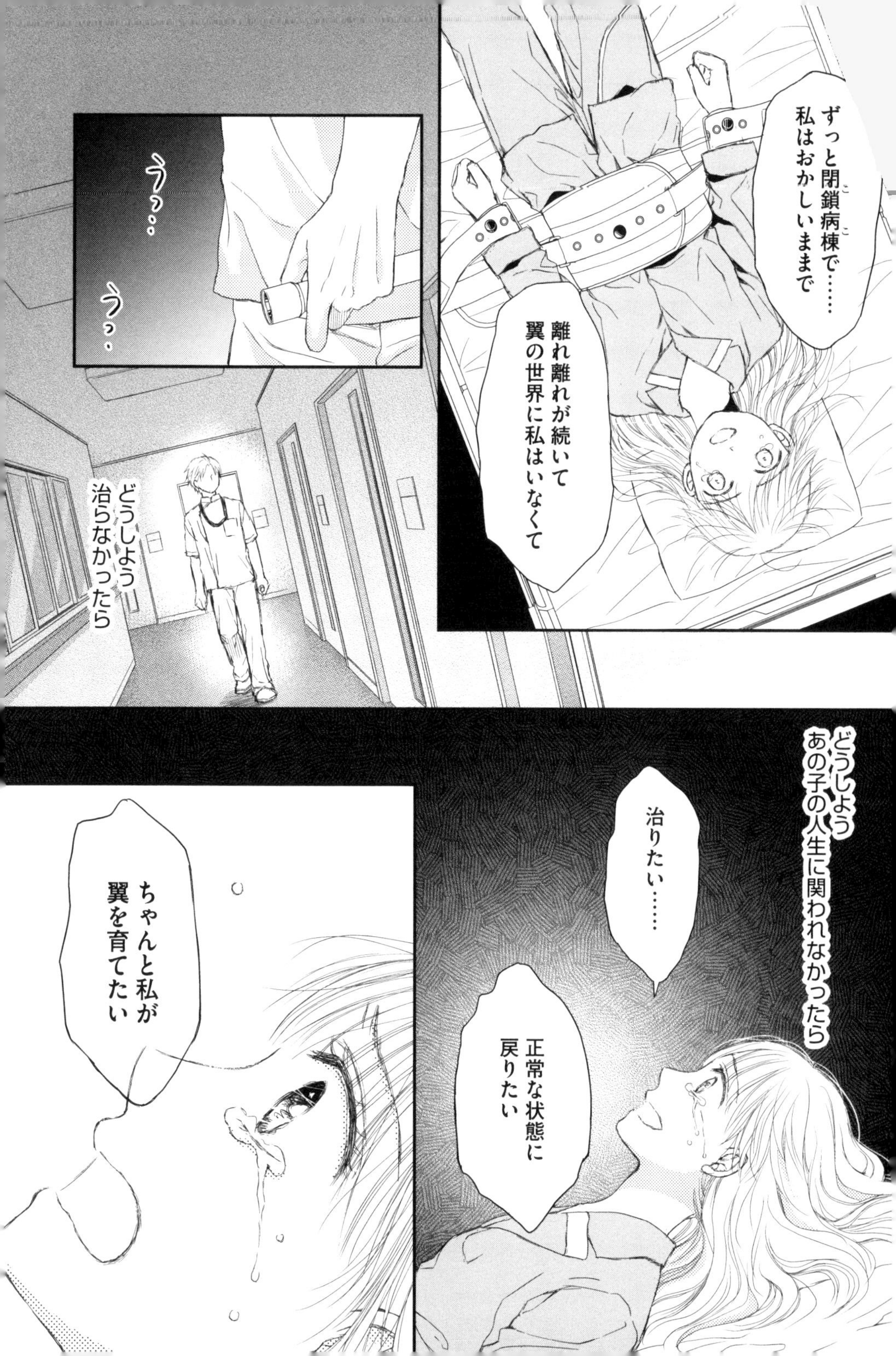
ずっと閉鎖病棟で……私はおかしいままで
離れ離れが続いて翼の世界に私はいなくて
うっ。。
うっ。
どうしよう治らなかったら
どうしようあの子の人生に関われなかったら
治りたい……
正常な状態に戻りたい
ちゃんと私が翼を育てたい

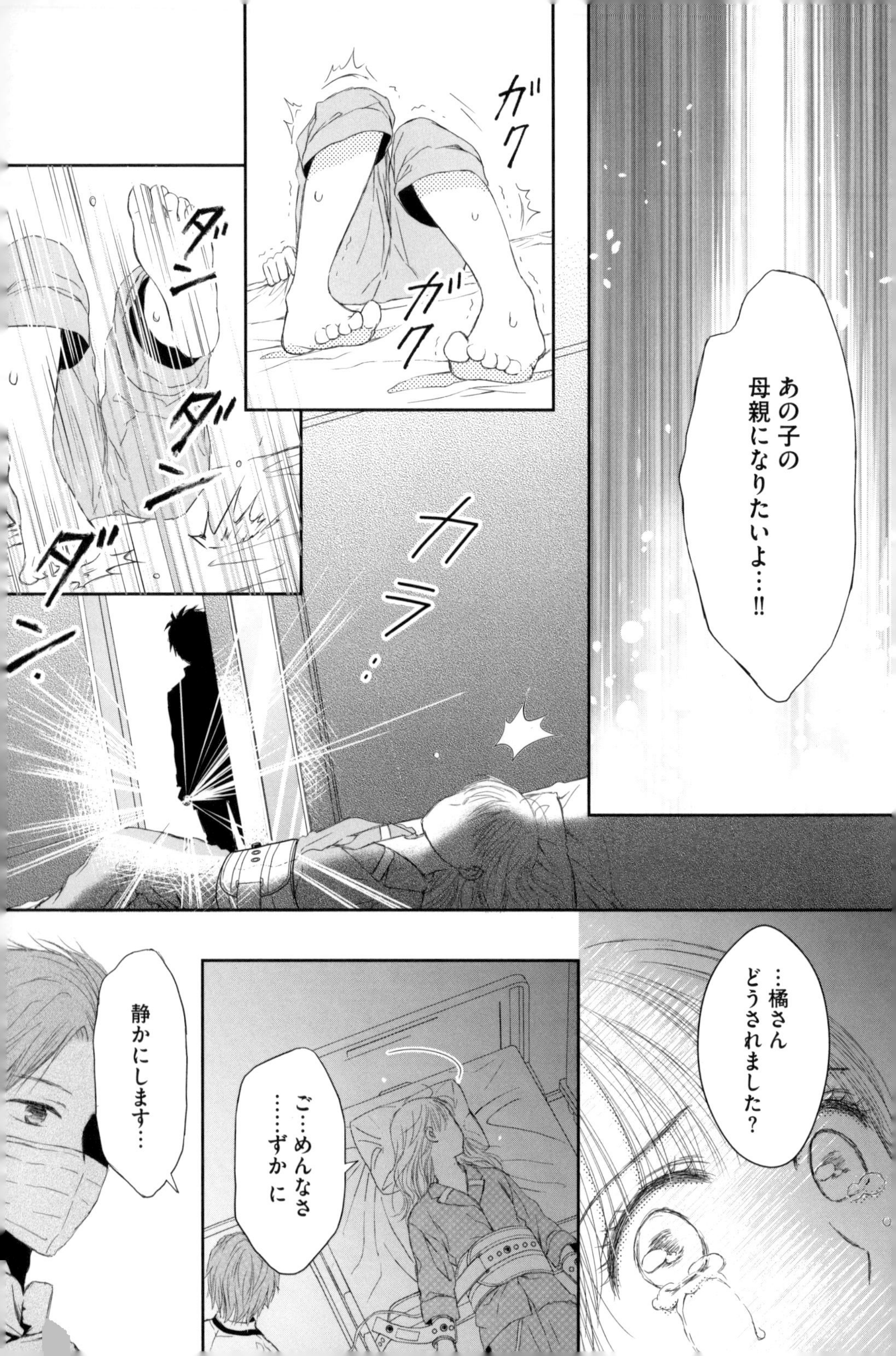
あの子の
母親になりたいよ…‼
ガク
ガク
ダン
ダン
ダン
カラ…
…橘さん
どうされました？
ご…めんなさ
……ずかに
静かにします…

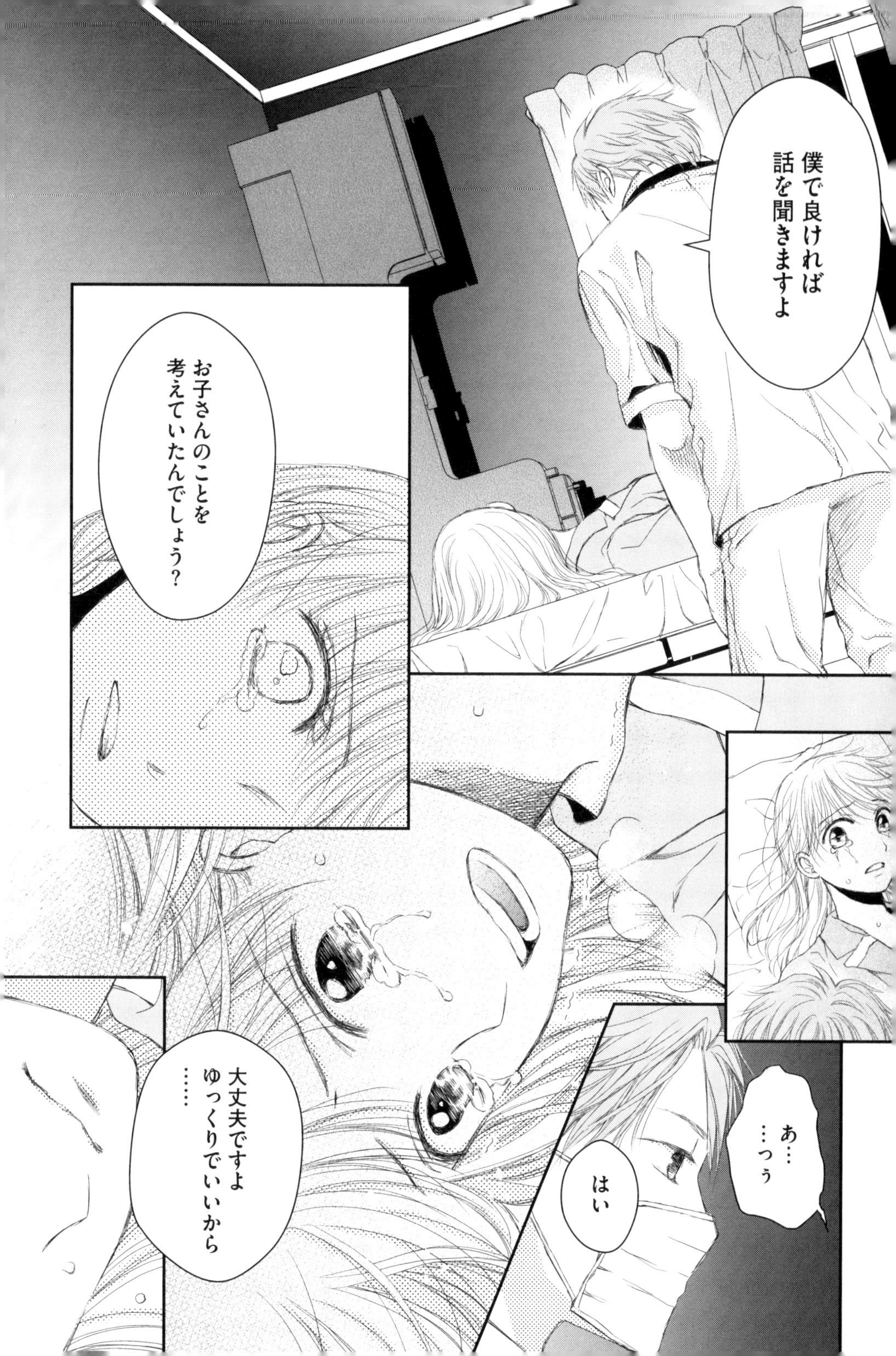
僕で良ければ話を聞きますよ
お子さんのことを考えていたんでしょう？
あ…
…つぅ
はい
大丈夫ですよ
ゆっくりでいいから
……

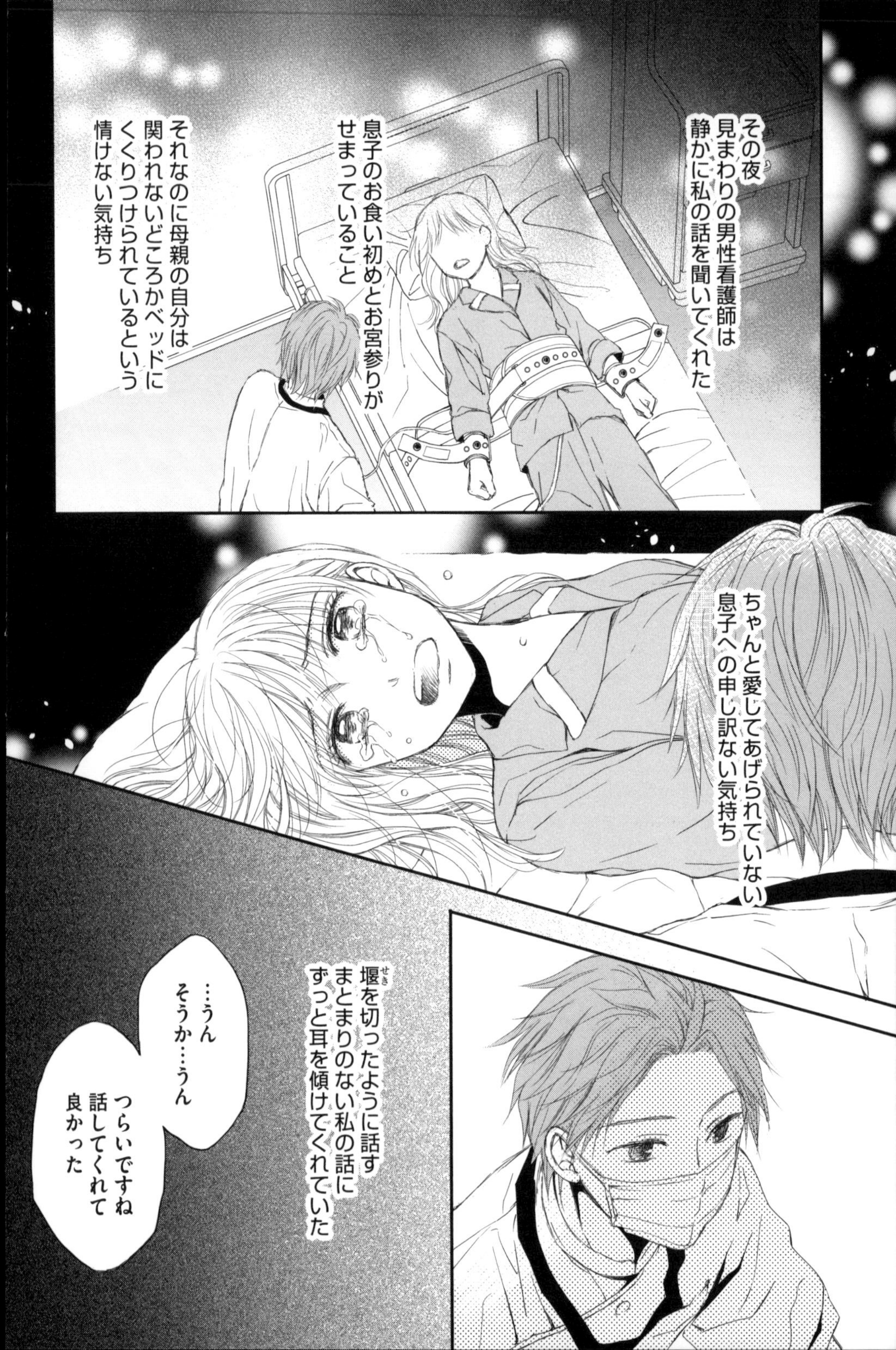

その夜
見まわりの男性看護師は
静かに私の話を聞いてくれた
息子のお食い初めとお宮参りが
せまっていること
それなのに母親の自分は
関われないどころかベッドに
くくりつけられているという
情けない気持ち
ちゃんと愛してあげられていない
息子への申し訳ない気持ち
堰《せき》を切ったように話す
まとまりのない私の話に
ずっと耳を傾けてくれていた
…うん
そうか…うん
つらいですね
話してくれて
良かった

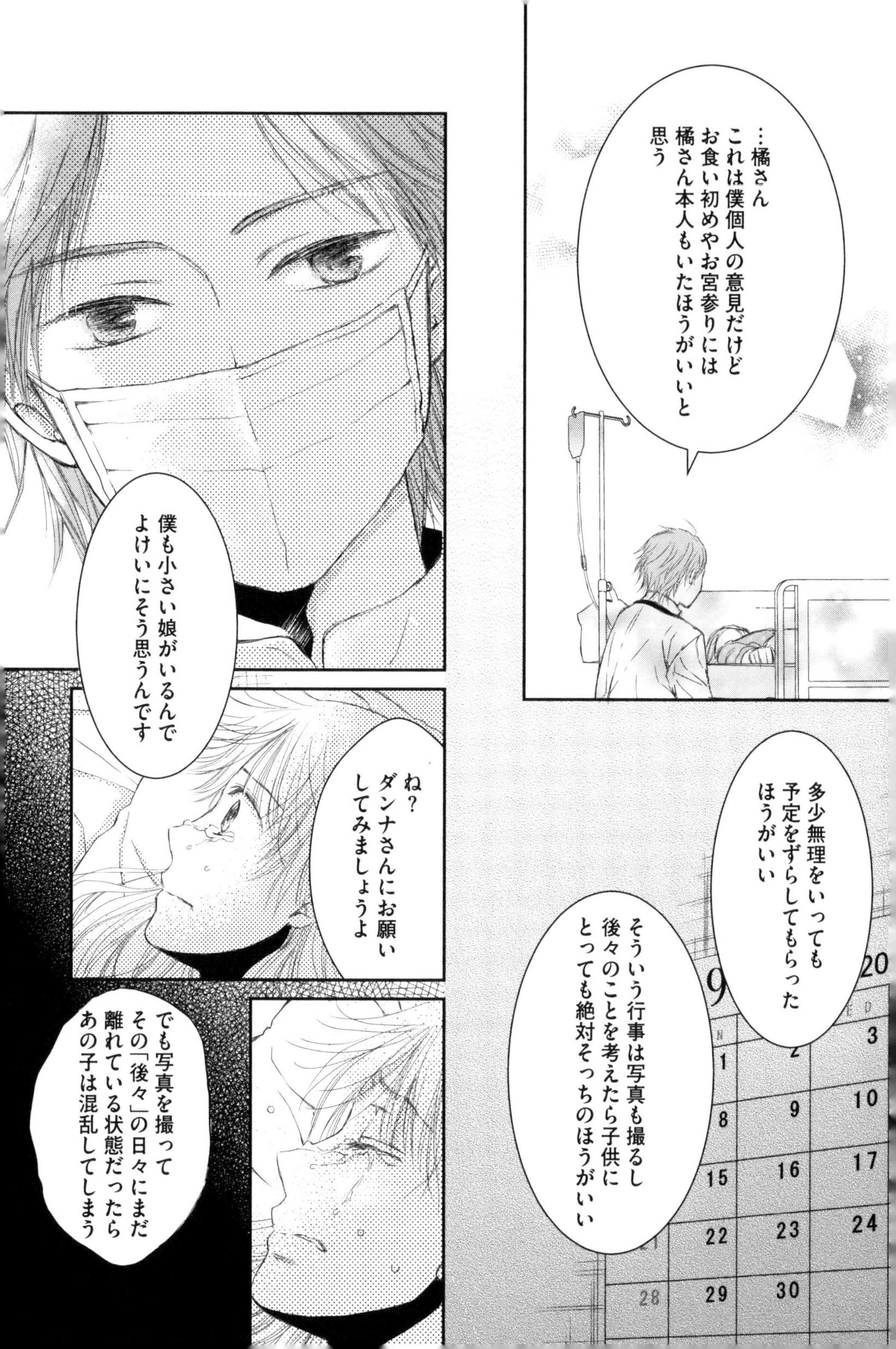
…橘さん
これは僕個人の意見だけど
お食い初めやお宮参りには
橘さん本人もいたほうがいいと
思う
多少無理をいっても
予定をずらしてもらった
ほうがいい
そういう行事は写真も撮るし
後々のことを考えたら子供に
とっても絶対そっちのほうがいい
僕も小さい娘がいるんで
よけいにそう思うんです
ね?
ダンナさんにお願い
してみましょうよ
でも写真を撮って
その「後々」の日々にまだ
離れている状態だったら
あの子は混乱してしまう

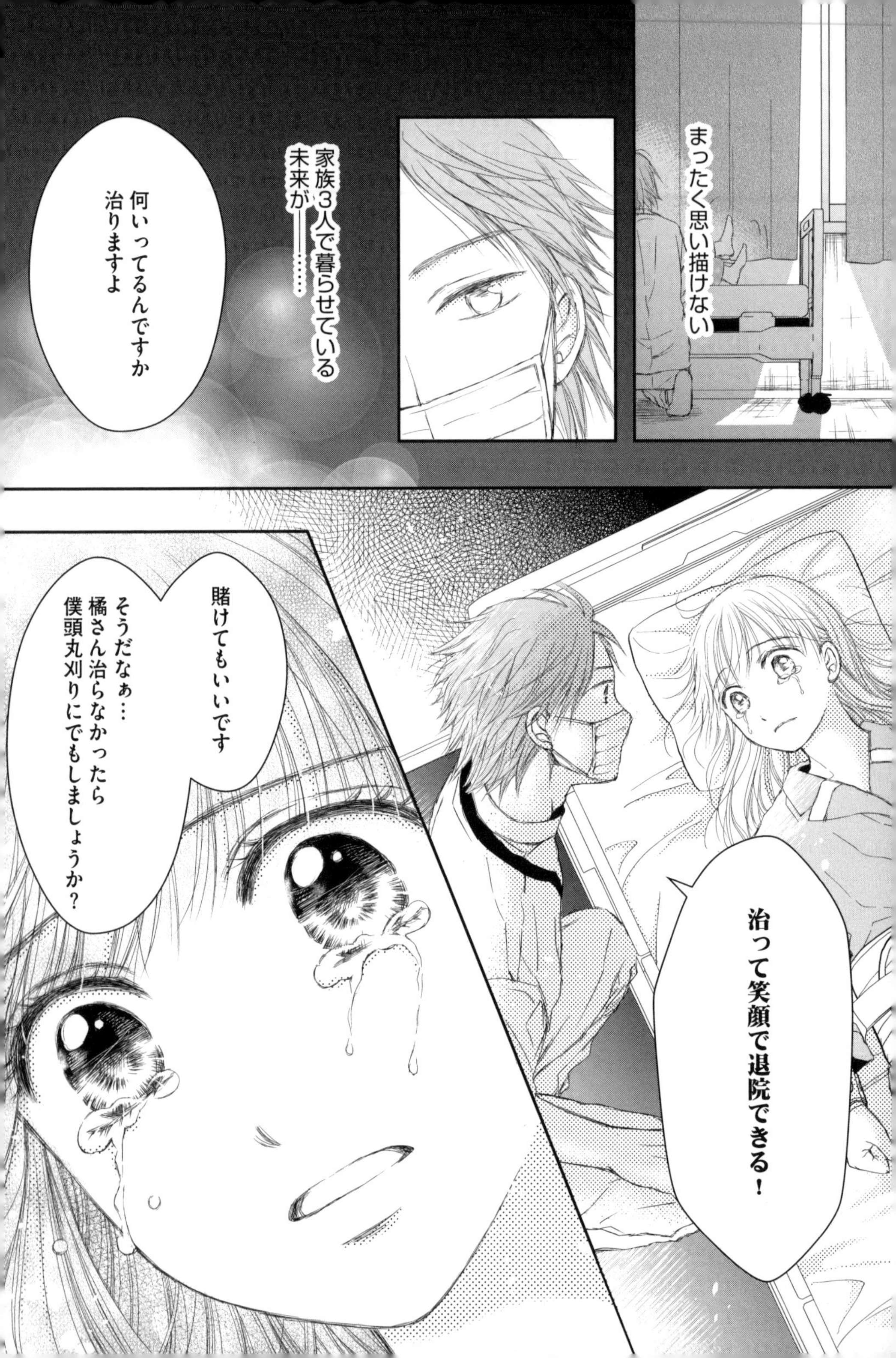
まったく思い描けない
家族3人で暮らせている未来が――……
何いってるんですか治りますよ
治って笑顔で退院できる！
賭けてもいいです
そうだなぁ…橘さん治らなかったら僕頭丸刈りにでもしましょうか？

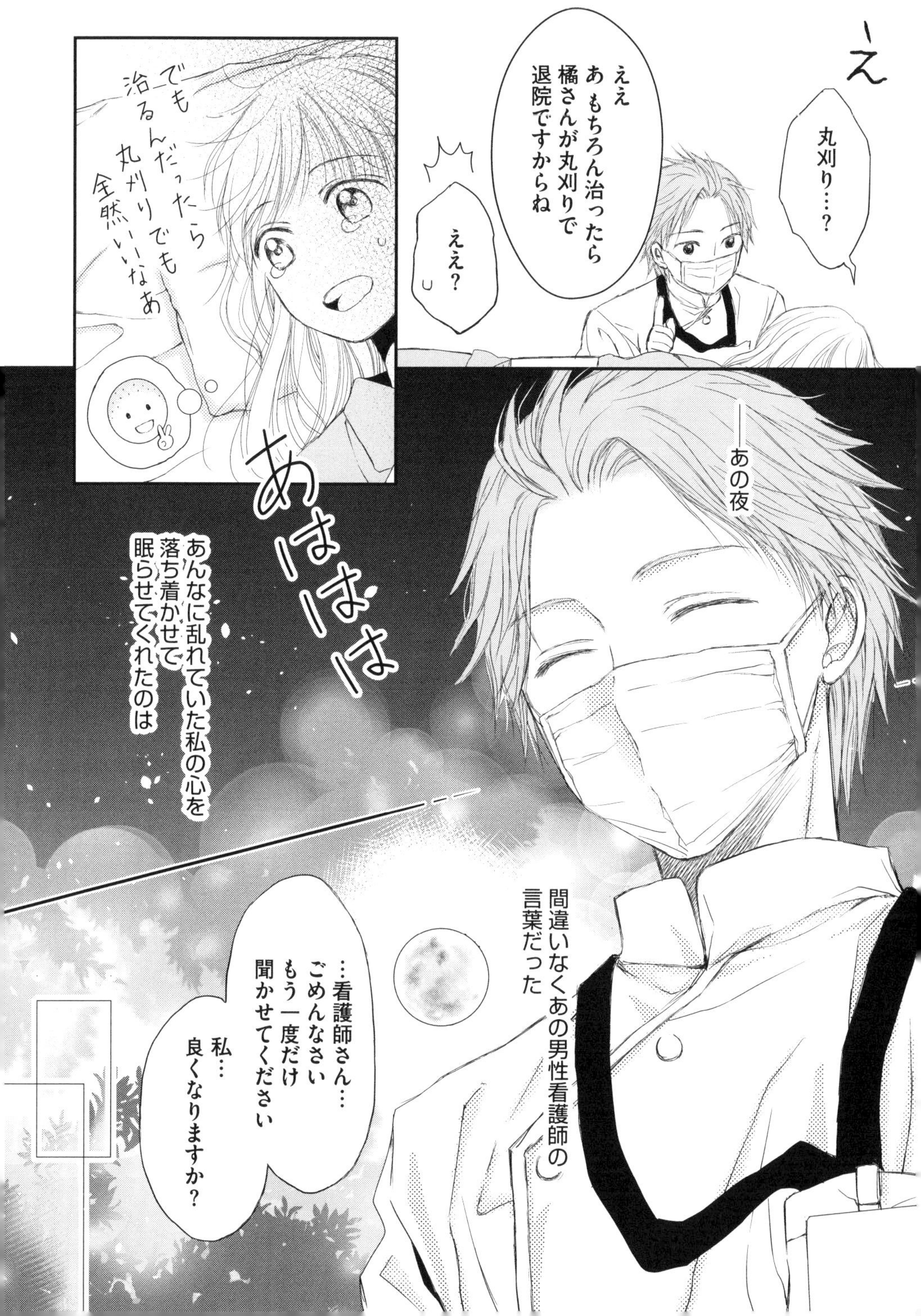
え
丸刈り…？
ええ もちろん治ったら 橘さんが丸刈りで 退院ですからね
ええ？
でも 治るんだったら 丸刈りでも 全然いいなあ
あははは
—あの夜
あんなに乱れていた私の心を 落ち着かせて 眠らせてくれたのは
間違いなくあの男性看護師の 言葉だった
…看護師さん… ごめんなさい もう一度だけ 聞かせてください
私… 良くなりますか？

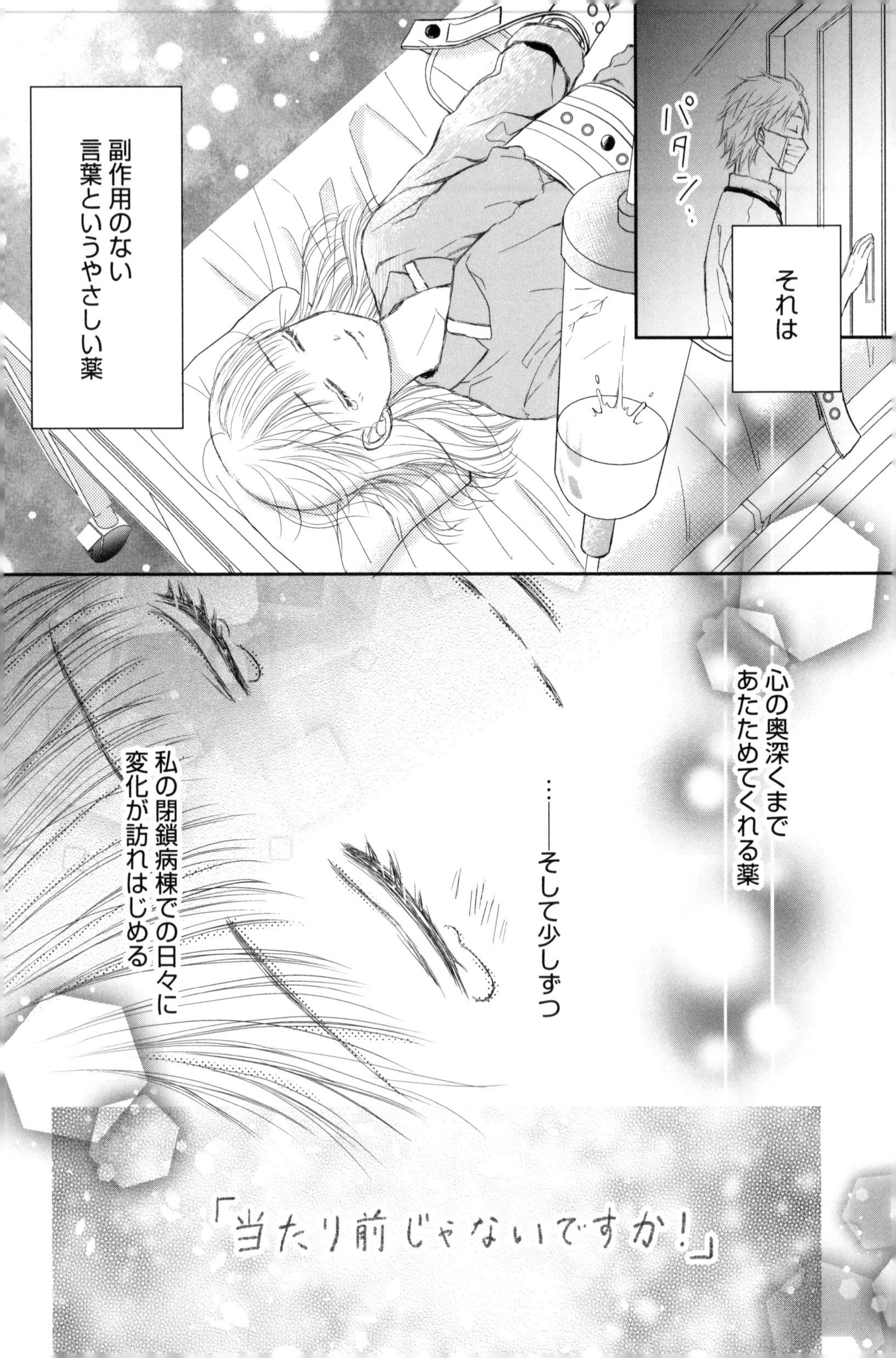
パタン…
それは
副作用のない
言葉というやさしい薬
心の奥深くまで
あたためてくれる薬
……そして少しずつ
私の閉鎖病棟での日々に
変化が訪れはじめる
「当たり前じゃないですか！」

第19話

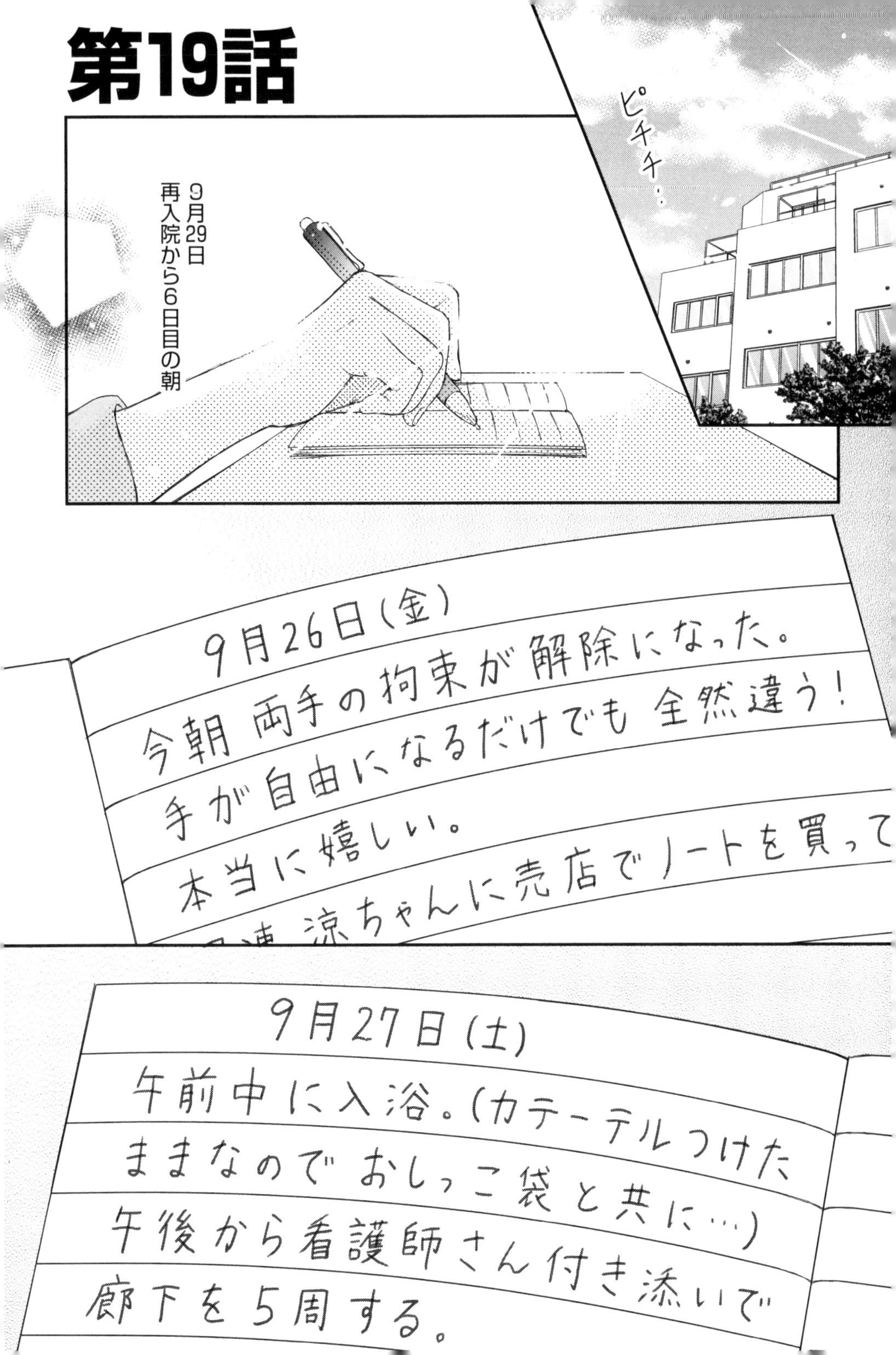
ピチチ…
9月29日
再入院から6日目の朝
9月26日(金)
今朝 両手の拘束が 解除になった。
手が自由になるだけでも 全然違う!
本当に嬉しい。
涼ちゃんに売店でノートを買って
9月27日(土)
午前中に入浴。(カテーテルつけた
ままなので おしっこ袋と共に…)
午後から看護師さん付き添いで
廊下を5周する。

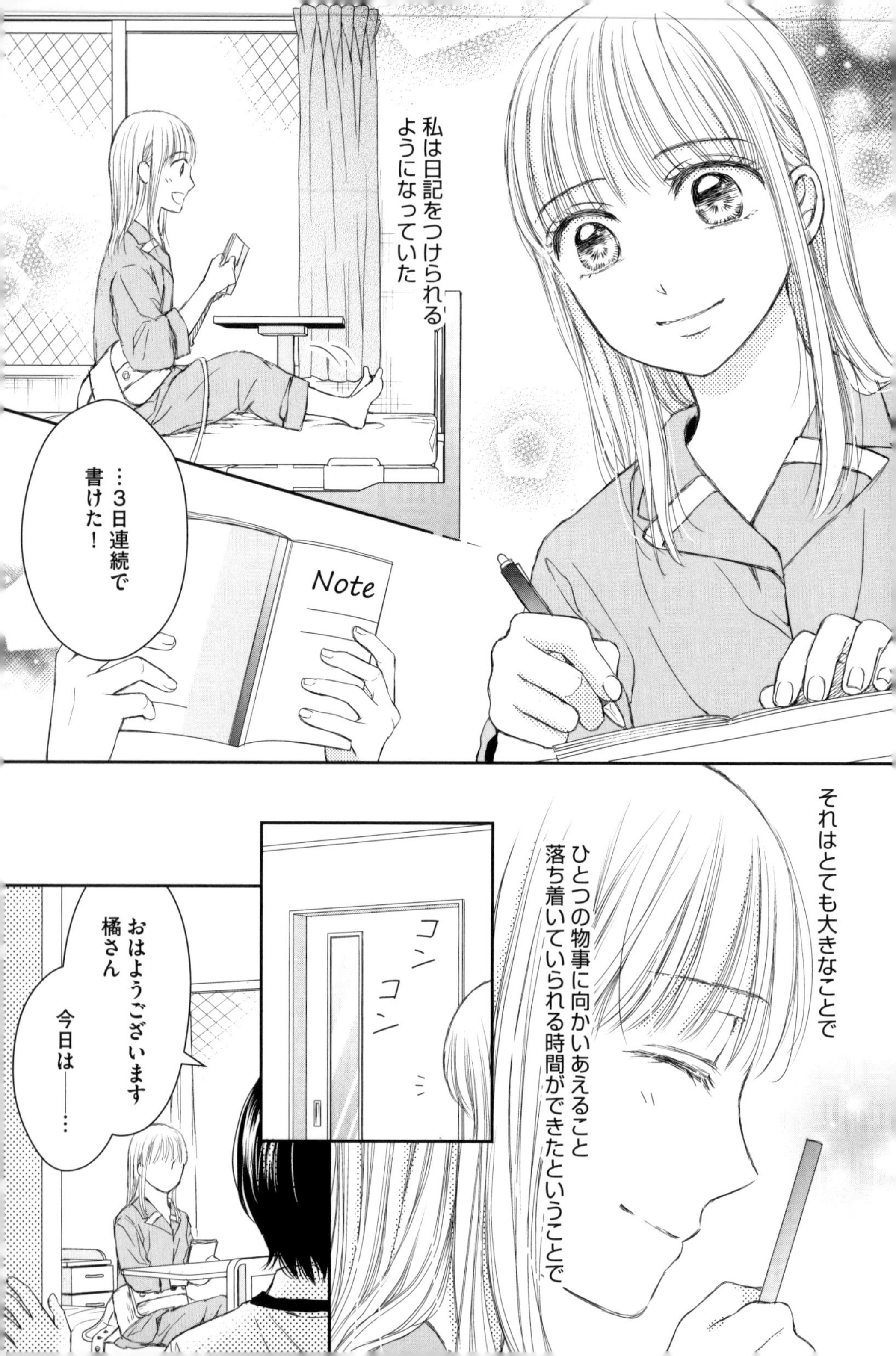

私は日記をつけられるようになっていた
…3日連続で書けた！
Note
それはとても大きなことで
ひとつの物事に向かいあえること
落ち着いていられる時間ができたということで
コン
コン
おはようございます橘さん
今日は――…

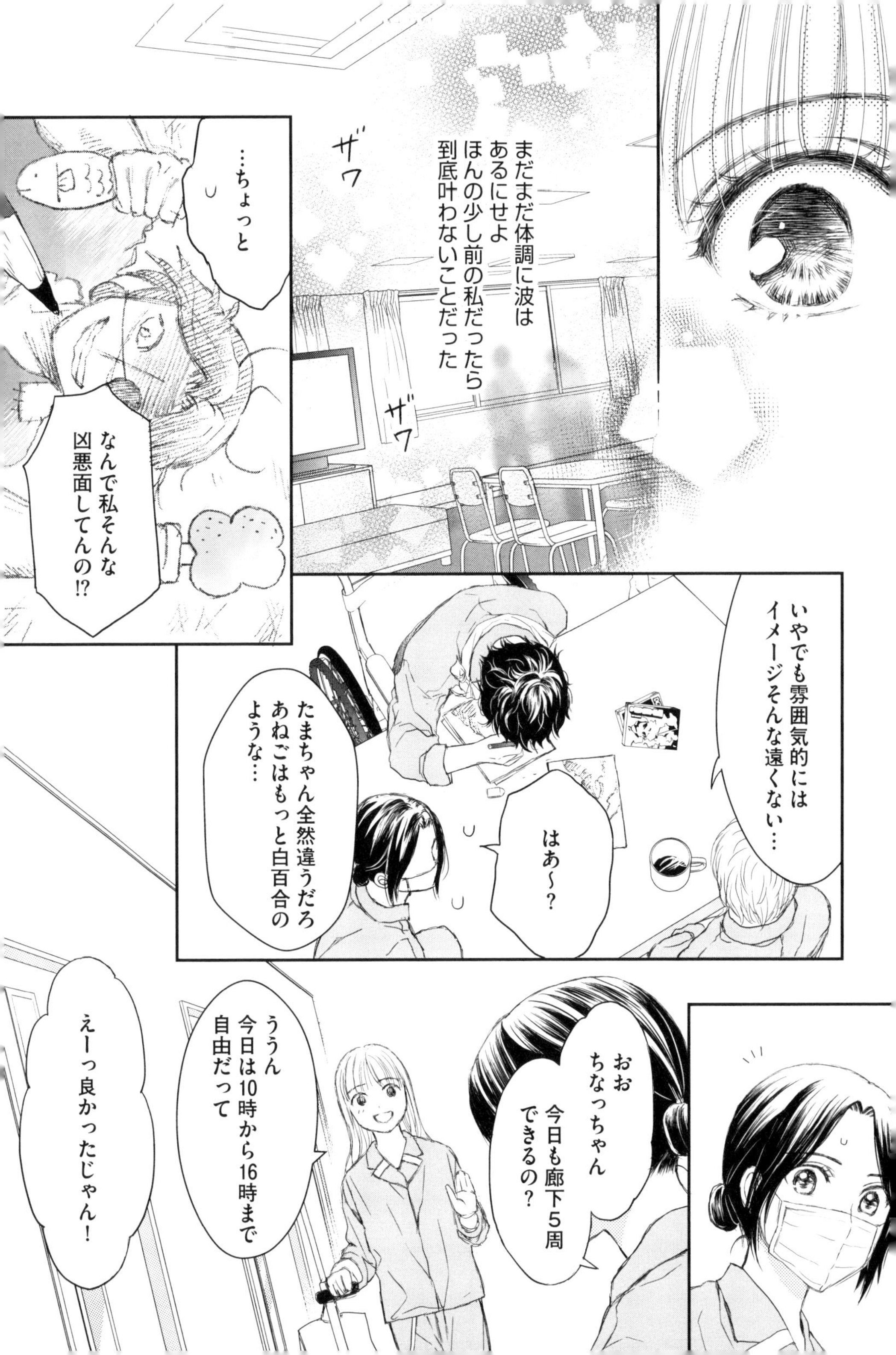
まだまだ体調に波は
あるにせよ
ほんの少し前の私だったら
到底叶わないことだった
ザワ
ザワ
…ちょっと
なんで私そんな凶悪面してんの!?
いやでも雰囲気的にはイメージそんな遠くない…
はあ～?
たまちゃん全然違うだろ あねごはもっと白百合のような…
おお ちなっちゃん 今日も廊下5周できるの?
ううん 今日は10時から16時まで自由だって
えーっ良かったじゃん!

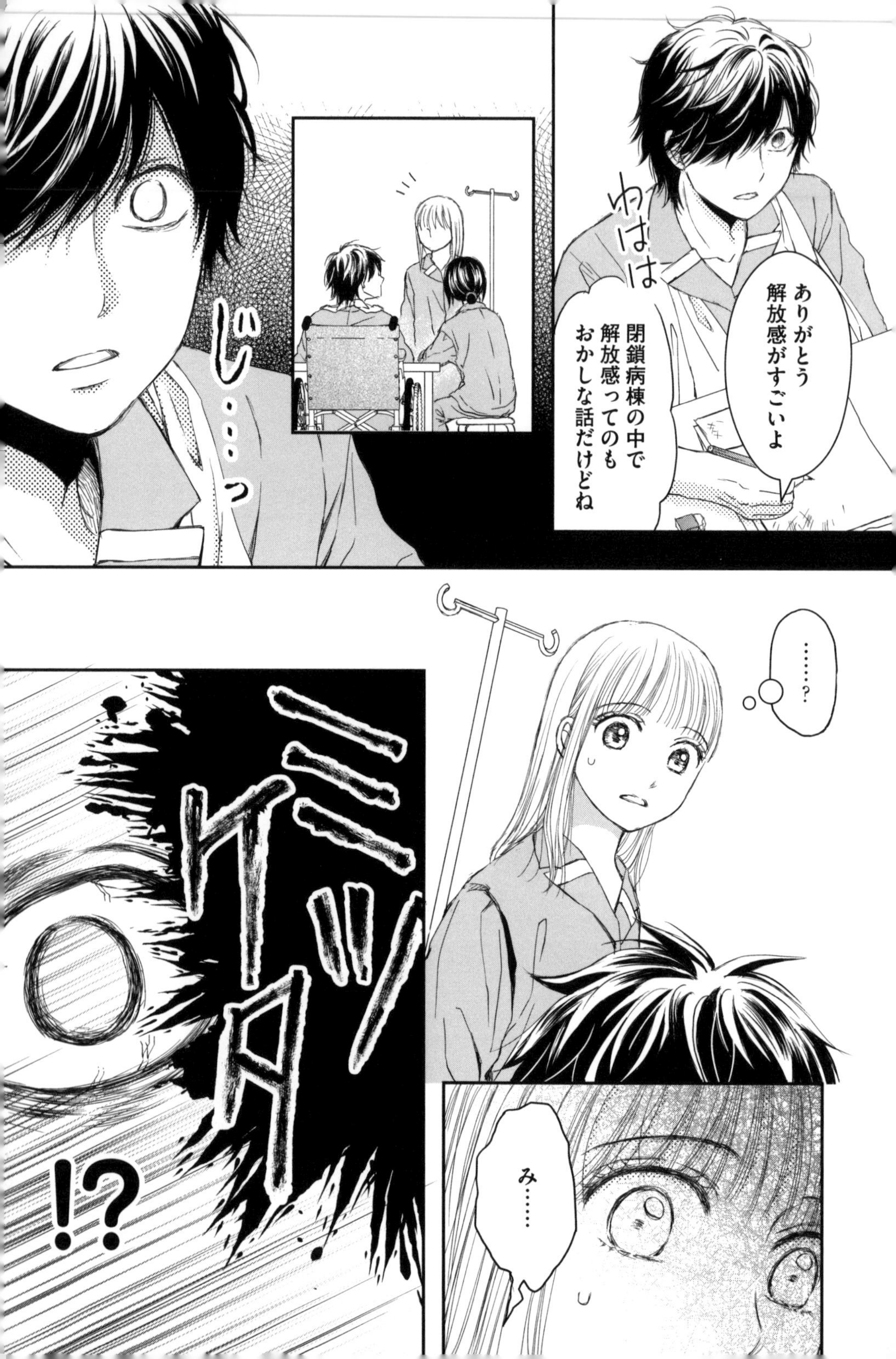
ゆははは
ありがとう 解放感がすごいよ
閉鎖病棟の中で解放感ってのもおかしな話だけどね
じし…っ
……？
ミイツタ
!?
み……

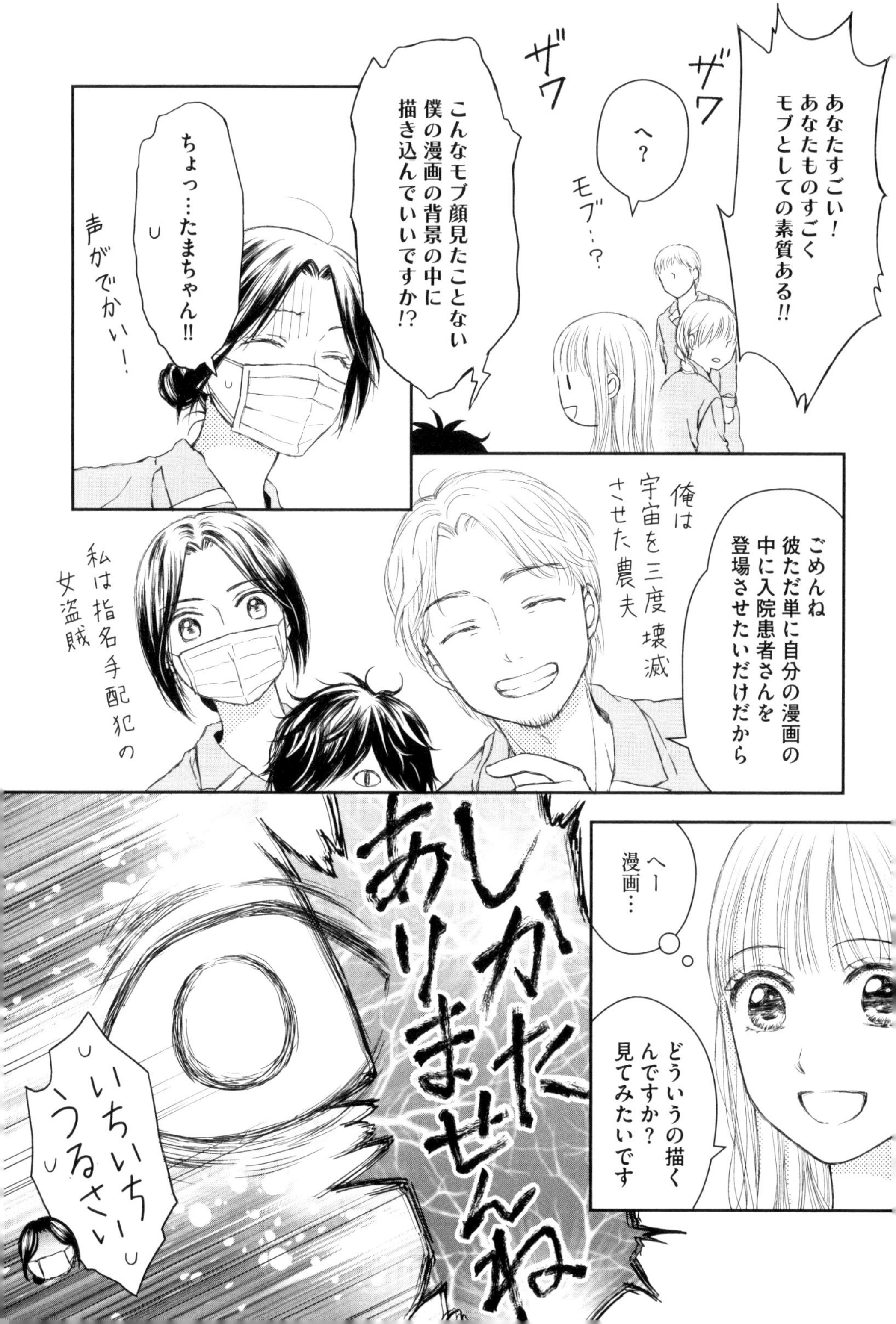
あなたすごい！
あなたものすごく
モブとしての素質ある!!
ザワ
ザワ
へ？
モブ…？
こんなモブ顔見たことない
僕の漫画の背景の中に
描き込んでいいですか!?
ちょっ…たまちゃん!!
声がでかいー！
ごめんね
彼ただ単に自分の漫画の
中に入院患者さんを
登場させたいだけだから
俺は宇宙を三度壊滅させた農夫
私は指名手配犯の女盗賊
へー
漫画…
どういうの描くんですか？
見てみたいです
しかたありませんね
いちいちうるさい

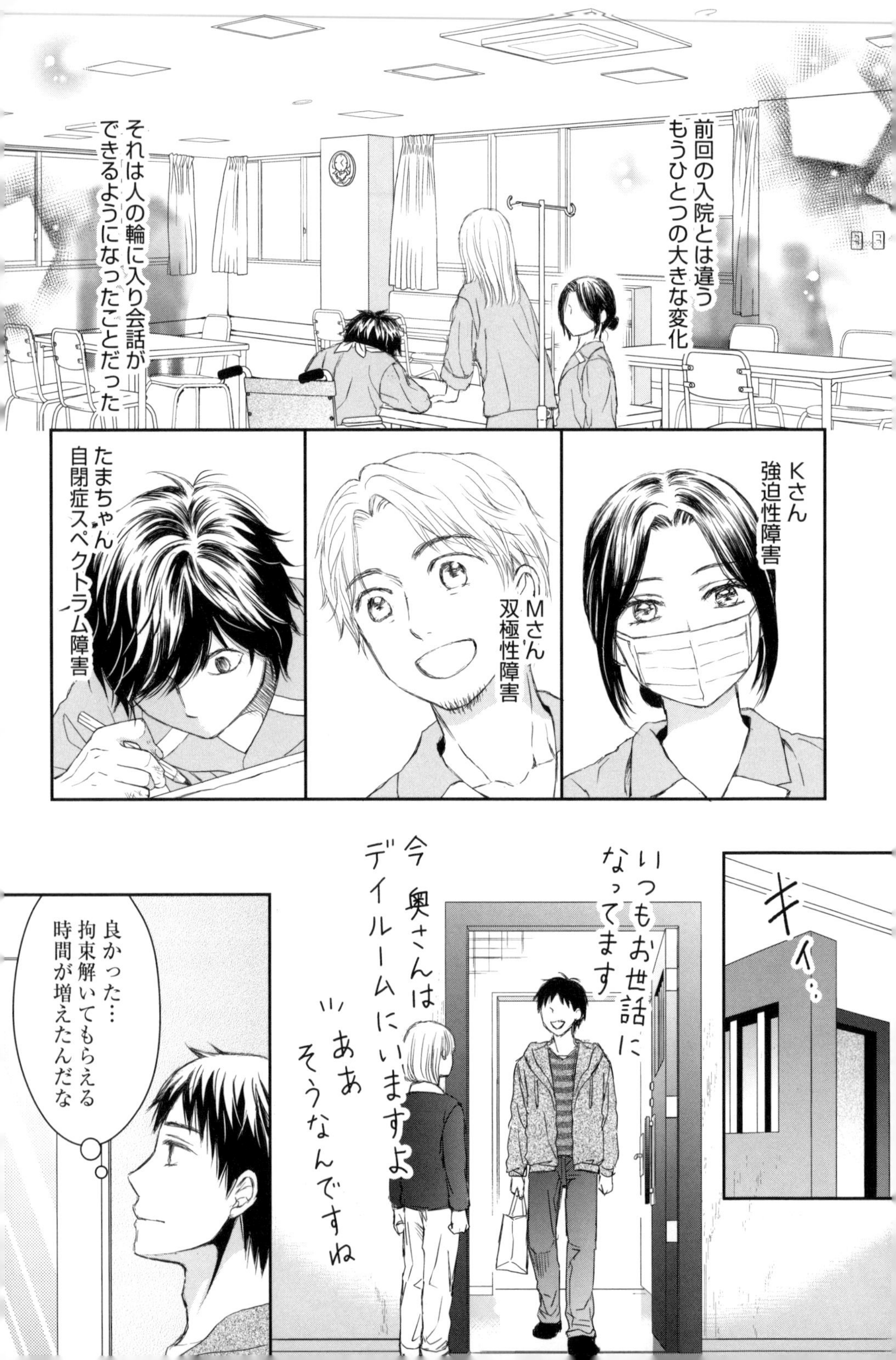
前回の入院とは違う
もうひとつの大きな変化
それは人の輪に入り会話が
できるようになったことだった
Kさん
強迫性障害
Mさん
双極性障害
たまちゃん
自閉症スペクトラム障害
キィ…
いつもお世話になってます
今奥さんはデイルームにいますよ
ああ
そうなんですね
良かった…
拘束解いてもらえる
時間が増えたんだな

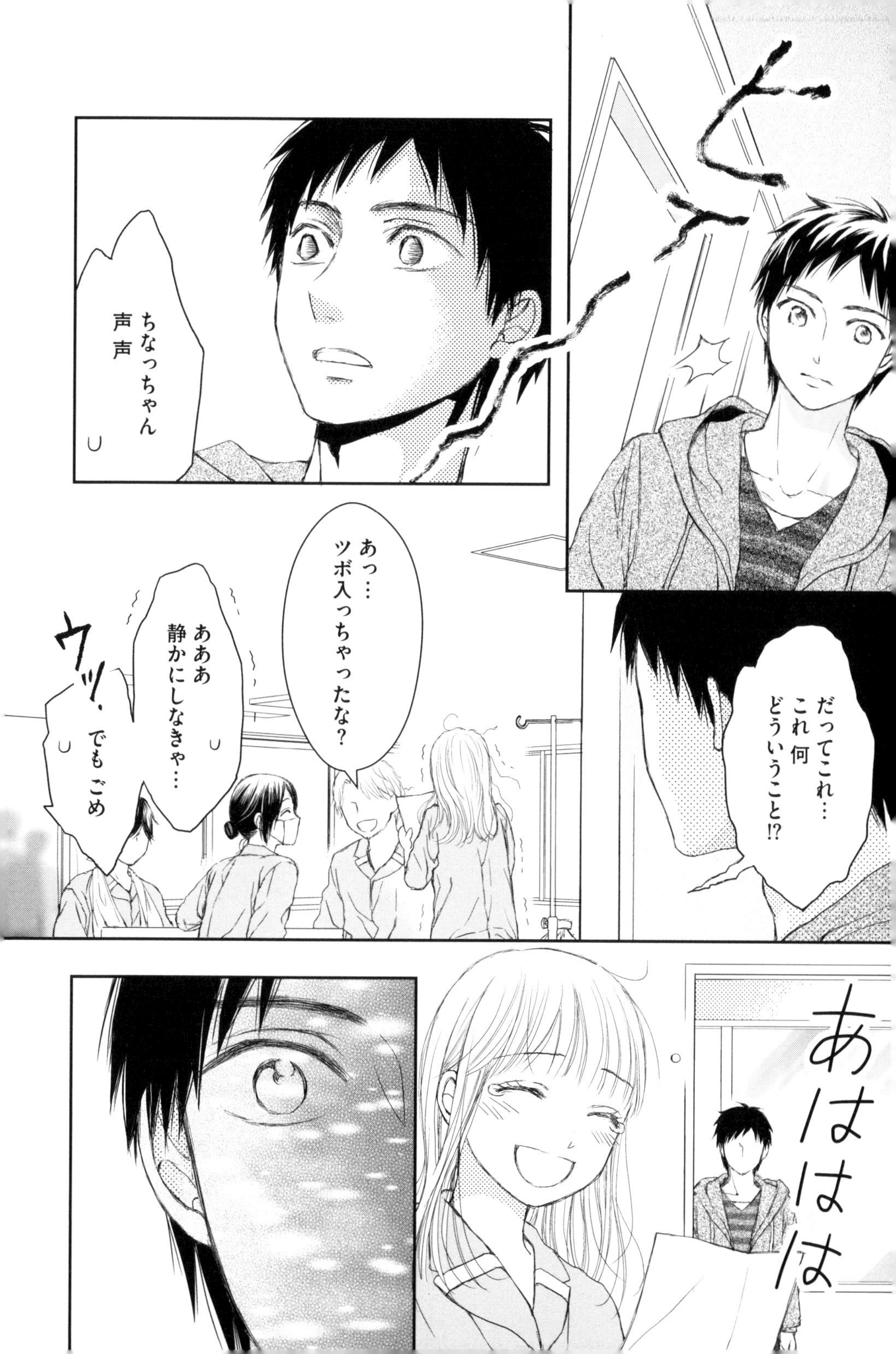
ちなっちゃん
声声
だってこれ…
これ何
どういうこと!?
あっ…
ツボ入っちゃったな?
あああ
静かにしなきゃ…
ウッ、でも ごめ
あははは

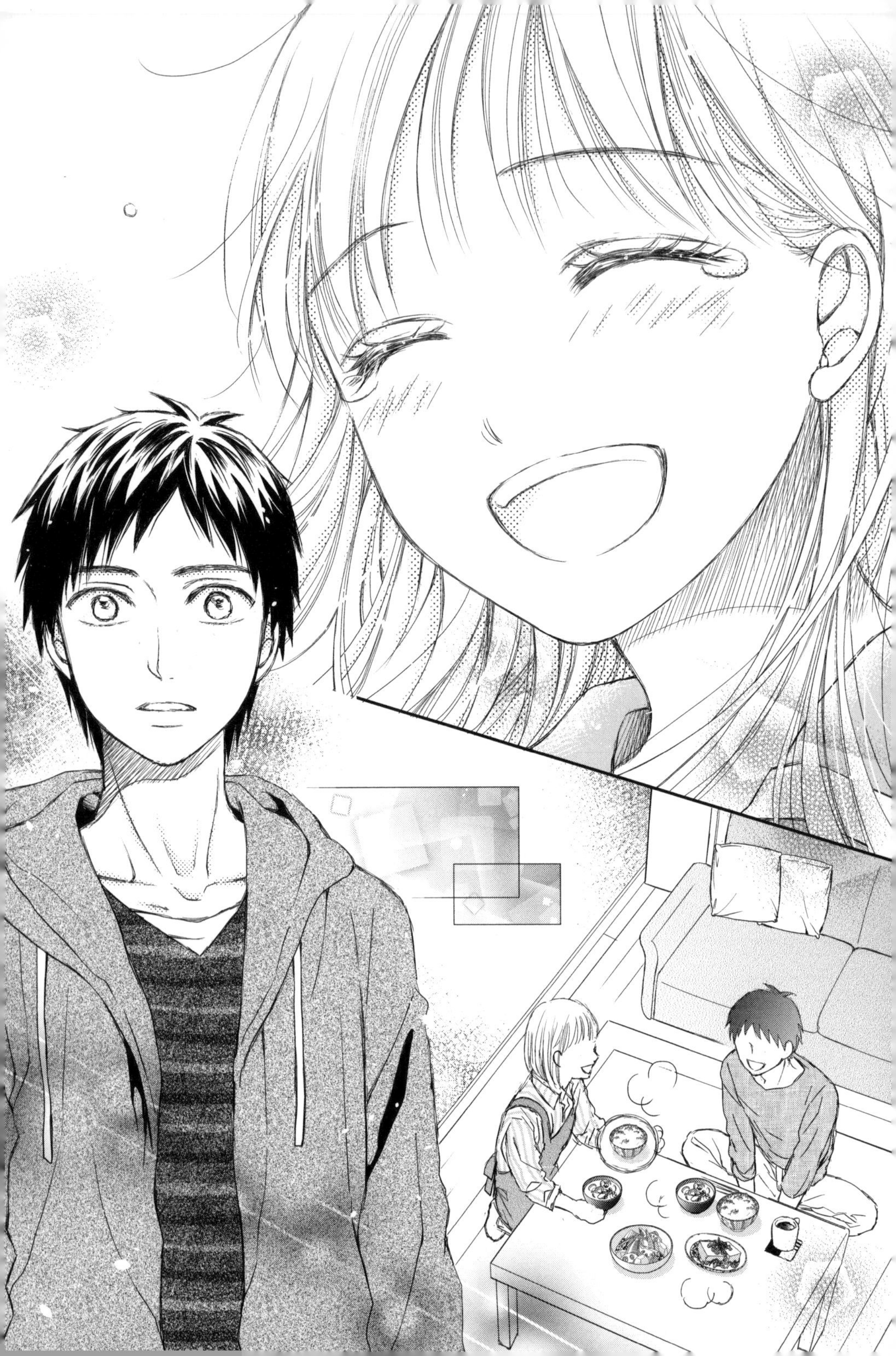

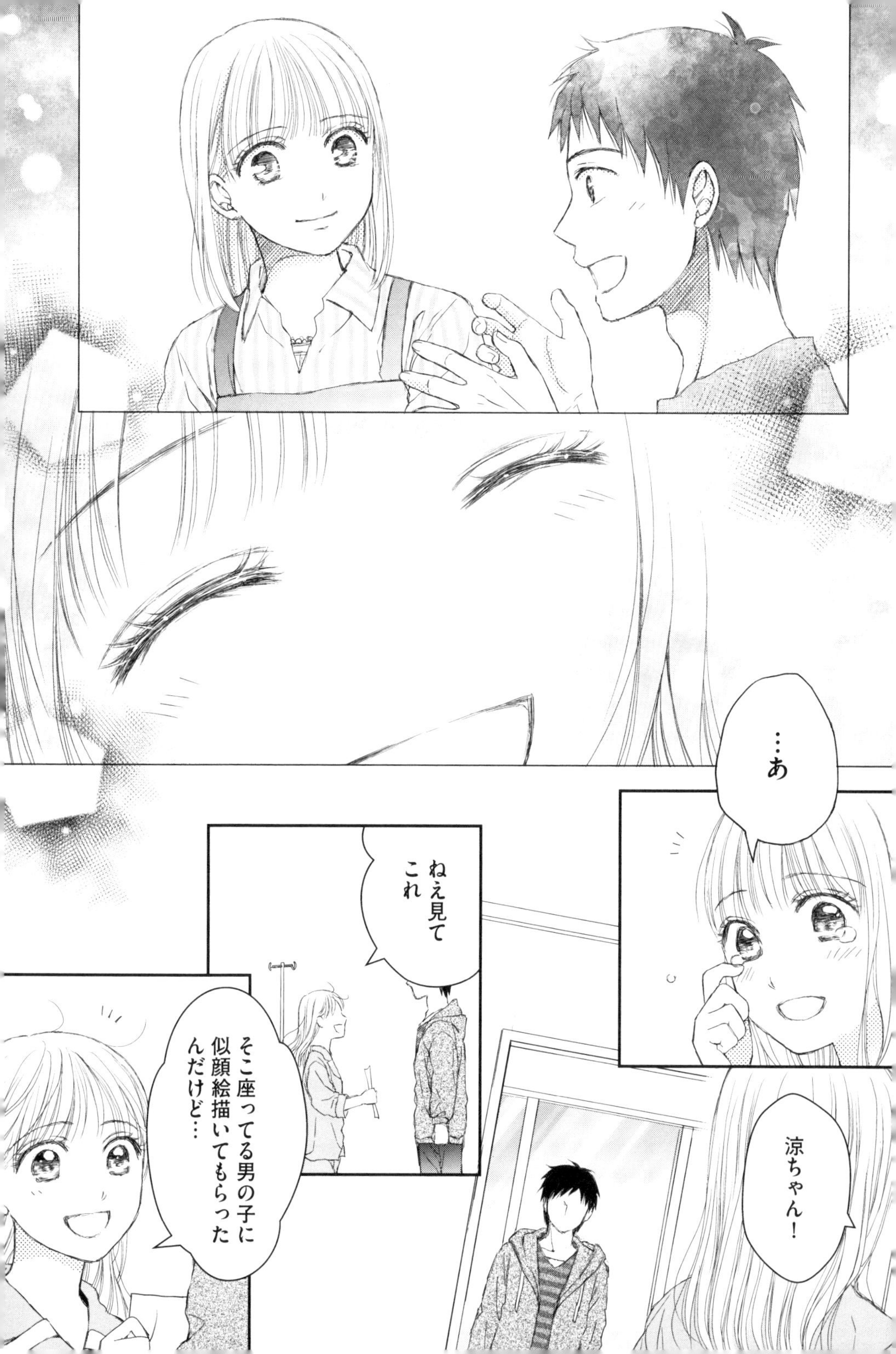
…あ
ねえ見て
これ
涼ちゃん!
そこ座ってる男の子に
似顔絵描いてもらった
んだけど…

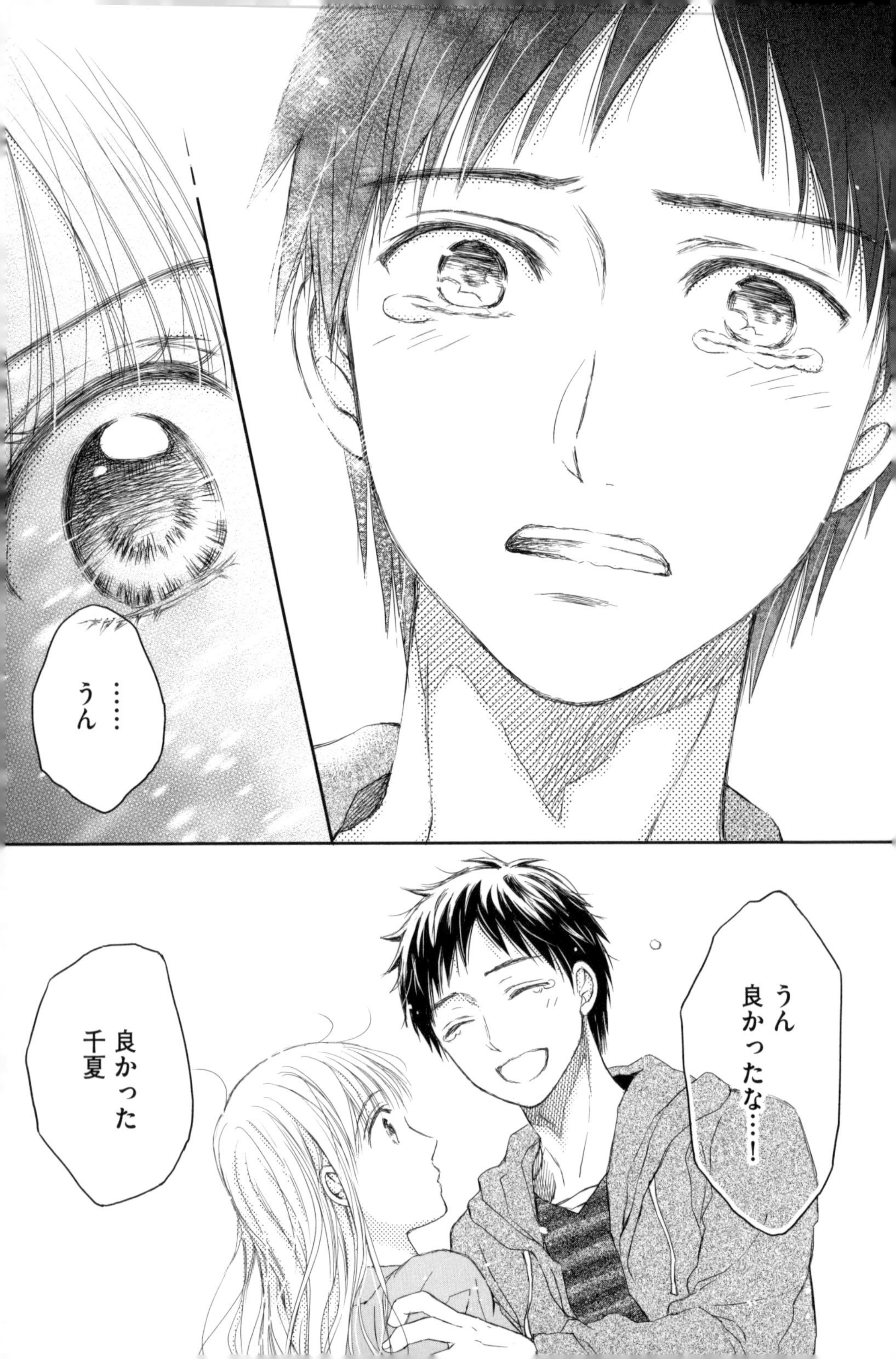
……うん
うん 良かったな…！
良かった 千夏

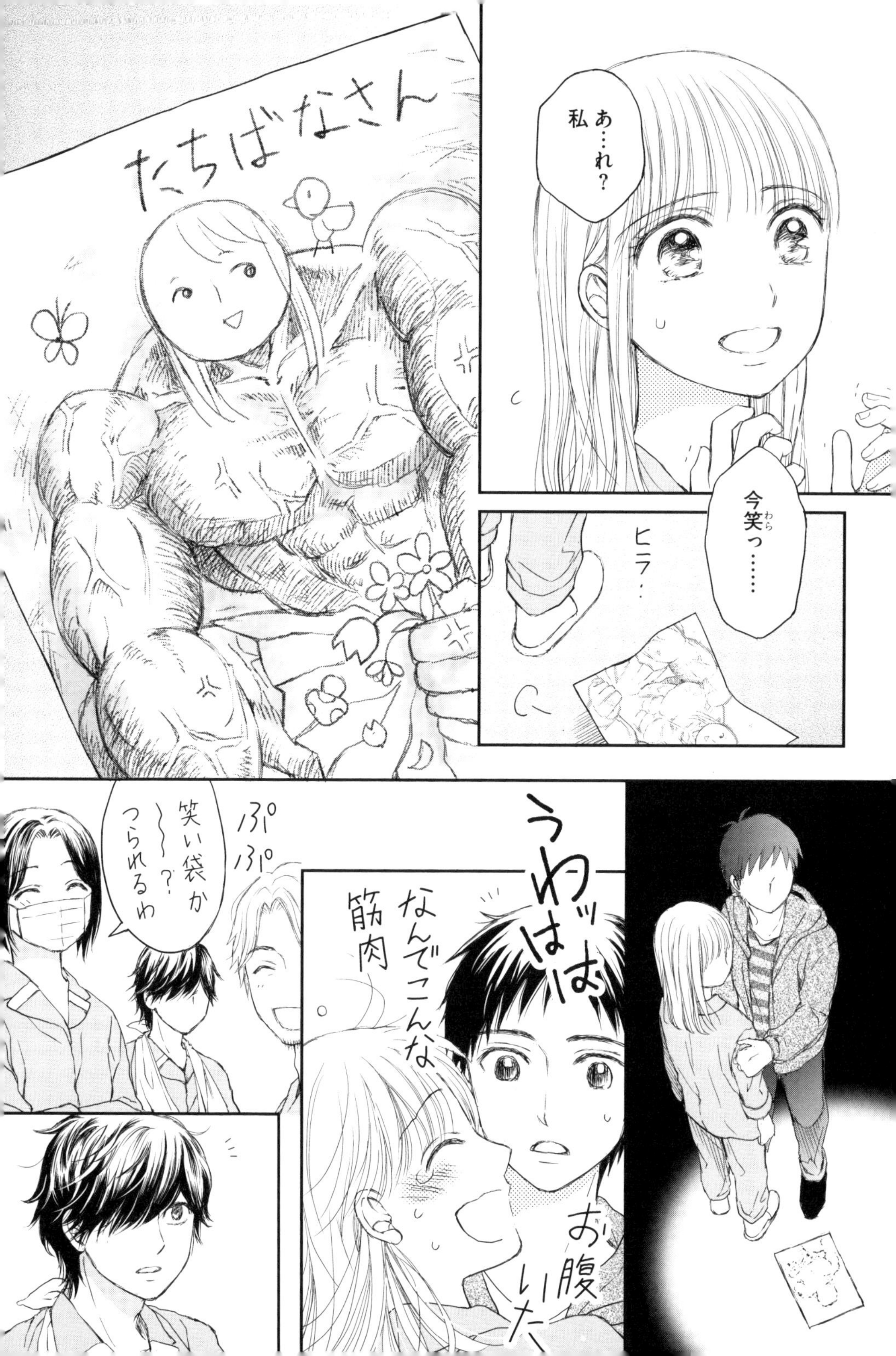

あ…れ？
私
今笑《わら》っ……
ヒラ…
たちばなさん
うわッはは
お腹いた
なんでこんな
筋肉
ぷぷぷ
笑い袋か～～？
つられるわ

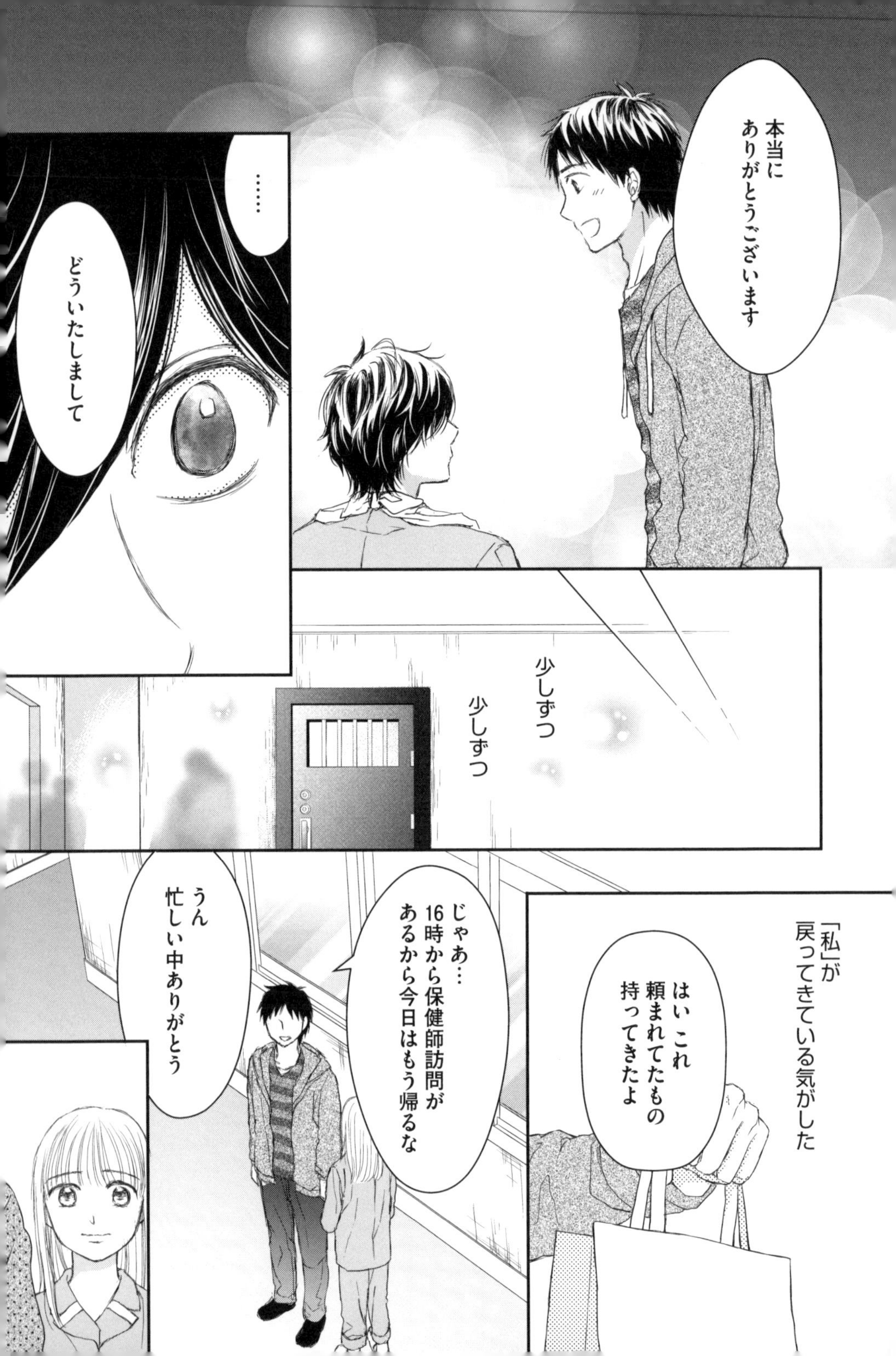
本当に
ありがとうございます
……
どういたしまして
少しずつ
少しずつ
「私」が
戻ってきている気がした
はい これ
頼まれてたもの
持ってきたよ
じゃあ…
16時から保健師訪問が
あるから今日はもう帰るな
うん
忙しい中ありがとう

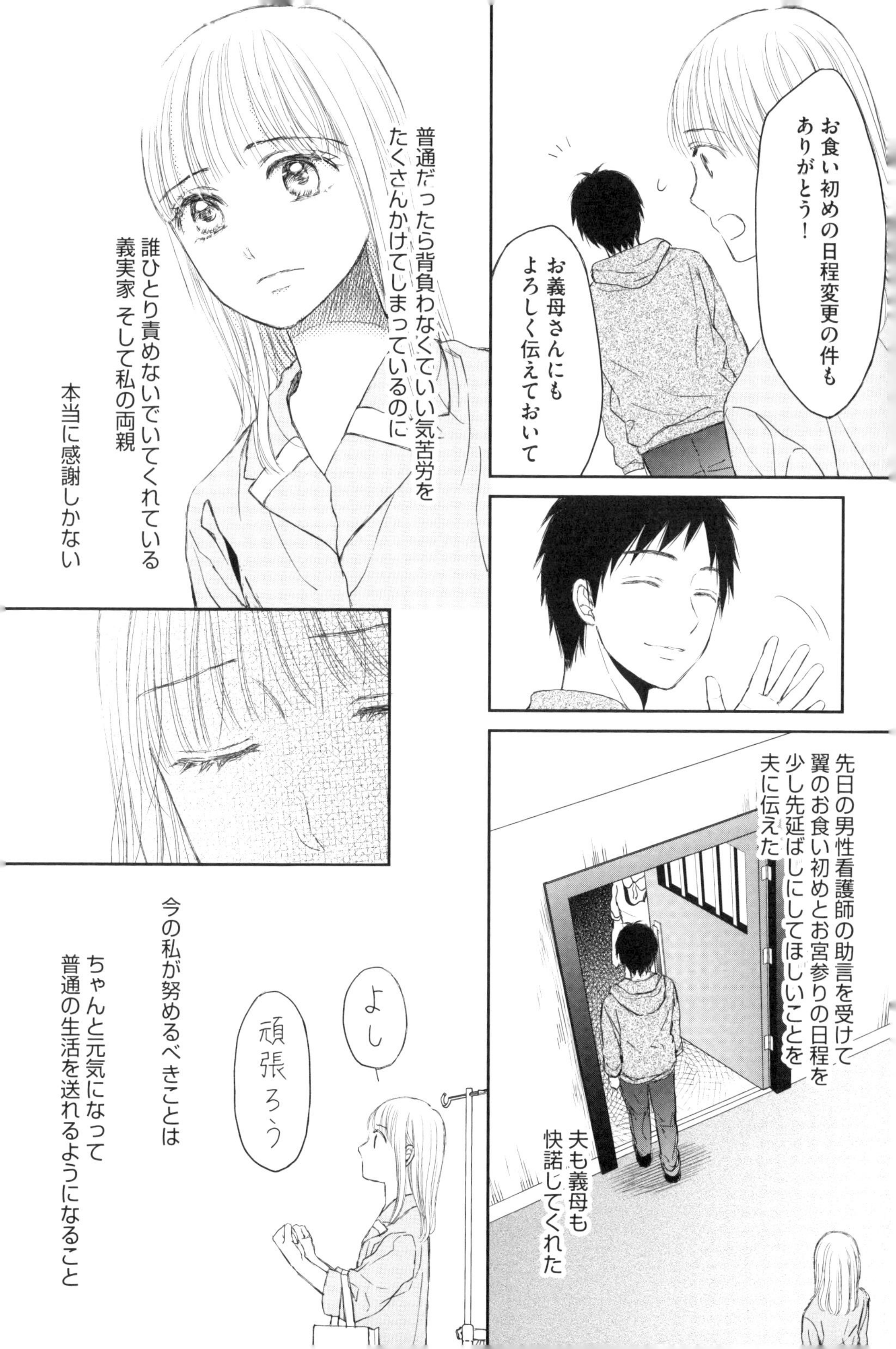
お食い初めの日程変更の件も
ありがとう！
お義母さんにも
よろしく伝えておいて
普通だったら背負わなくていい気苦労を
たくさんかけてしまっているのに
誰ひとり責めないでいてくれている
義実家 そして私の両親
本当に感謝しかない
先日の男性看護師の助言を受けて
翼のお食い初めとお宮参りの日程を
少し先延ばしにしてほしいことを
夫に伝えた
夫も義母も
快諾してくれた
よし
頑張ろう
今の私が努めるべきことは
ちゃんと元気になって
普通の生活を送れるようになること

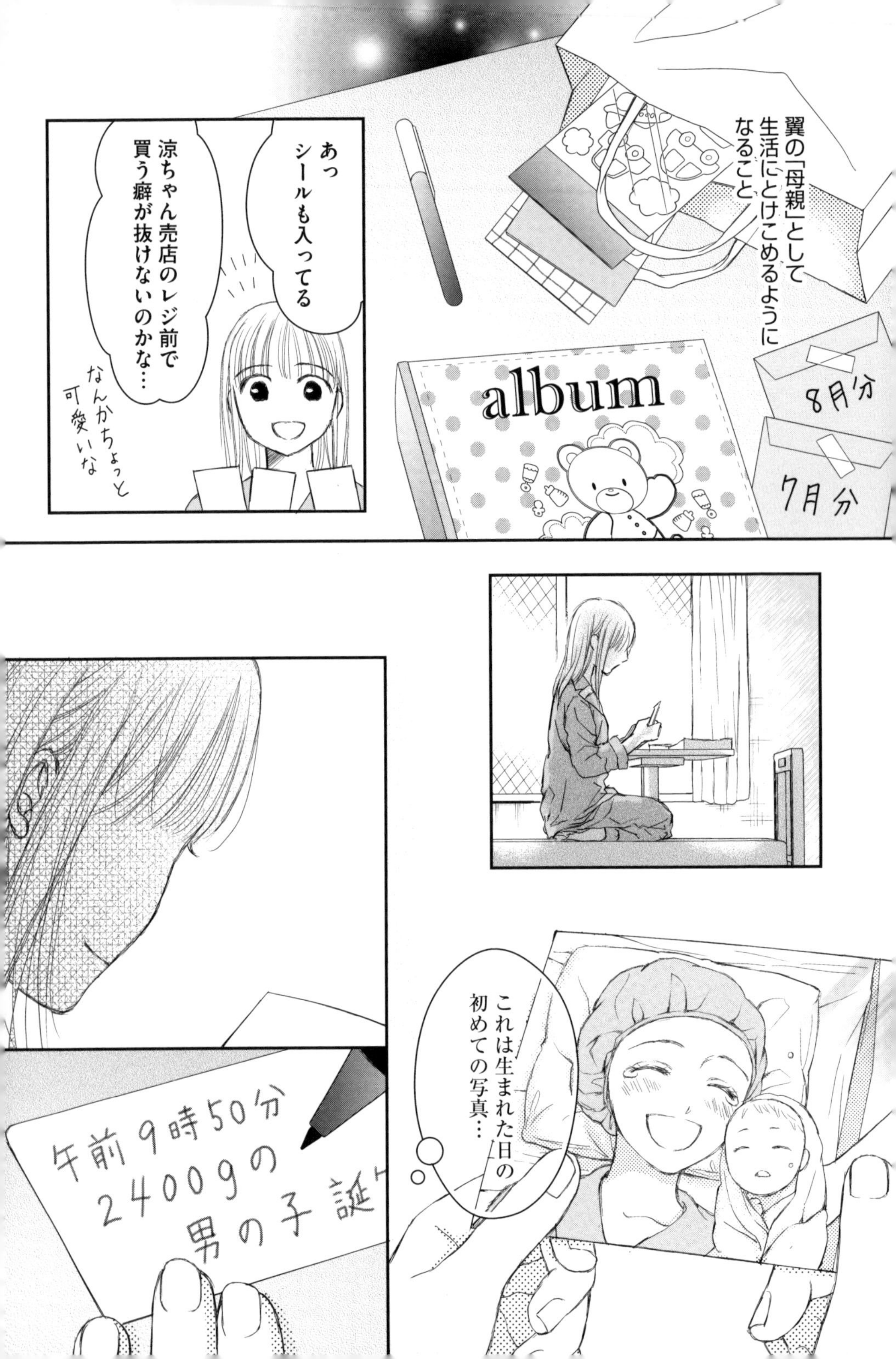
翼の「母親」として
生活にとけこめるように
なること
album
8月分
7月分
あっ
シールも入ってる
涼ちゃん売店のレジ前で
買う癖が抜けないのかな…
なんかちょっと可愛いな
これは生まれた日の
初めての写真…
午前9時50分
2400gの
男の子誕

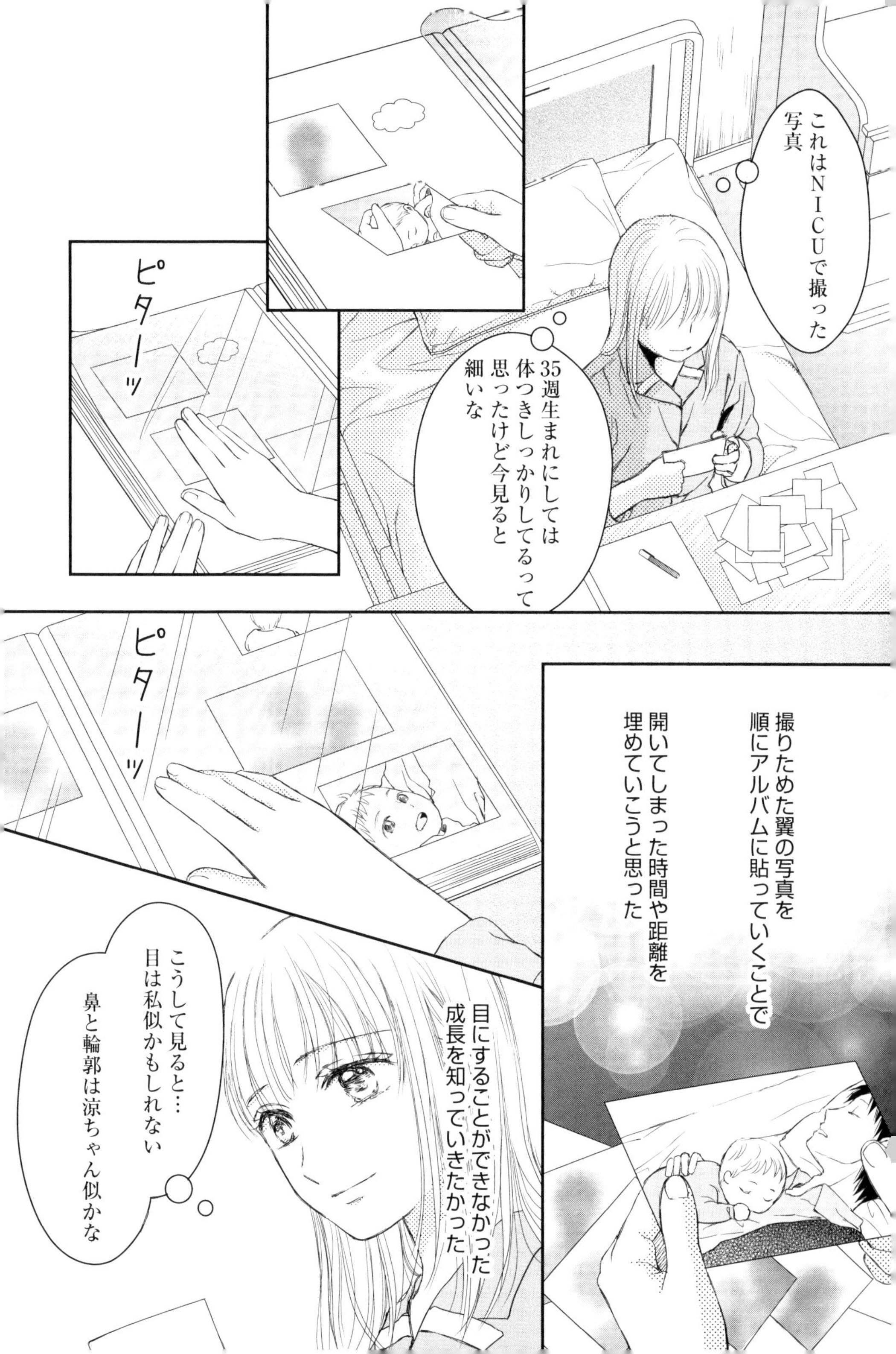

これはNICUで撮った写真
35週生まれにしては体つきしっかりしてるって思ったけど今見ると細いな
ピターーッ
ピターーッ
撮りためた翼の写真を順にアルバムに貼っていくことで
開いてしまった時間や距離を埋めていこうと思った
目にすることができなかった成長を知っていきたかった
こうして見ると…目は私似かもしれない
鼻と輪郭は涼ちゃん似かな

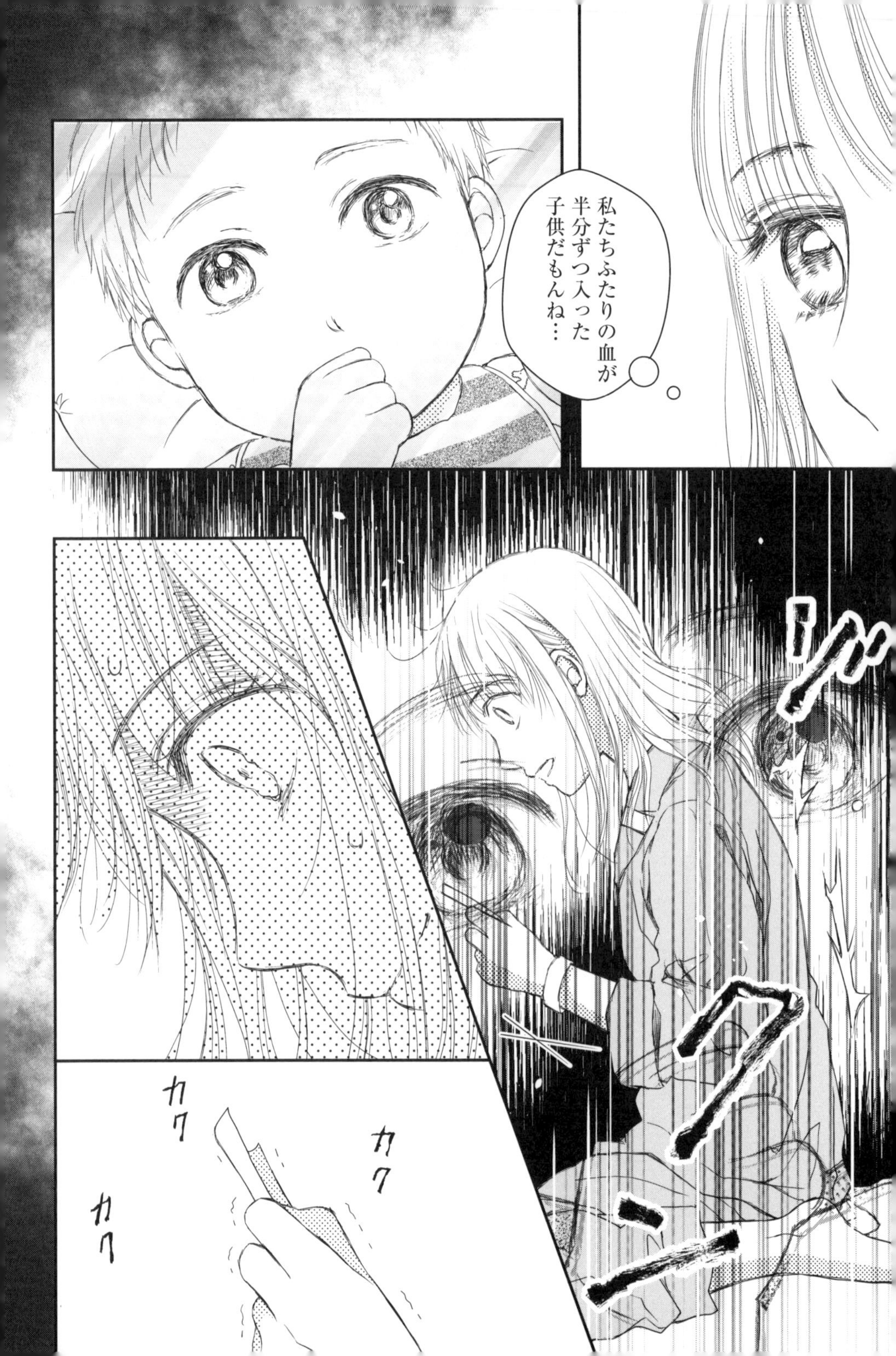
私たちふたりの血が
半分ずつ入った
子供だもんね…
ドクン
カク
カク
カク

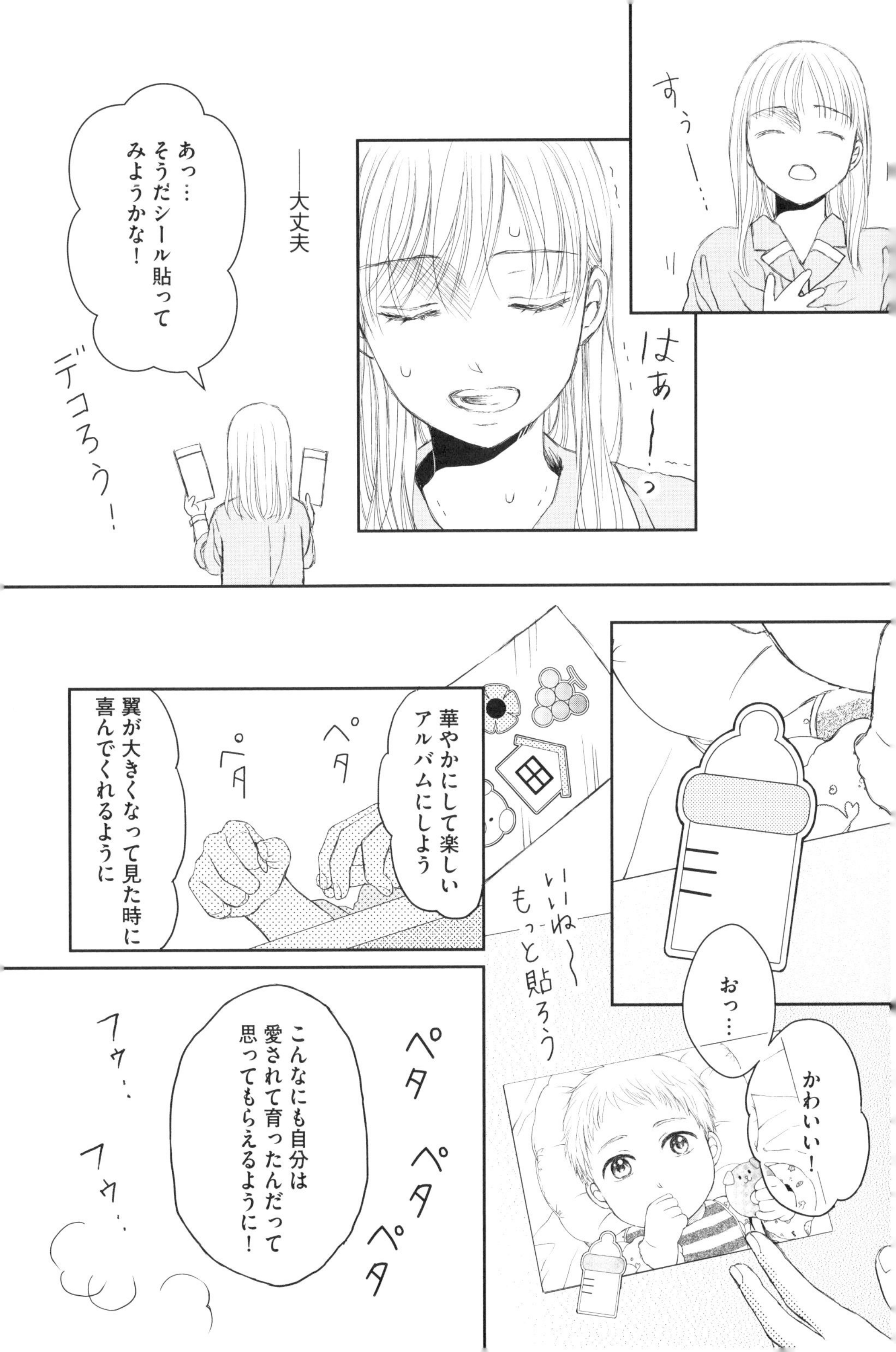
すぅ――…
はあ～！っ
――大丈夫
あっ…そうだシール貼ってみようかな！
デコろう！
華やかにして楽しいアルバムにしよう
ペタ
ペタ
翼が大きくなって見た時に喜んでくれるように
いいね～もっと貼ろう
おっ…
かわいい！
ペタ ペタ ペタ
こんなにも自分は愛されて育ったんだって思ってもらえるように！
フゥ…
フゥ…

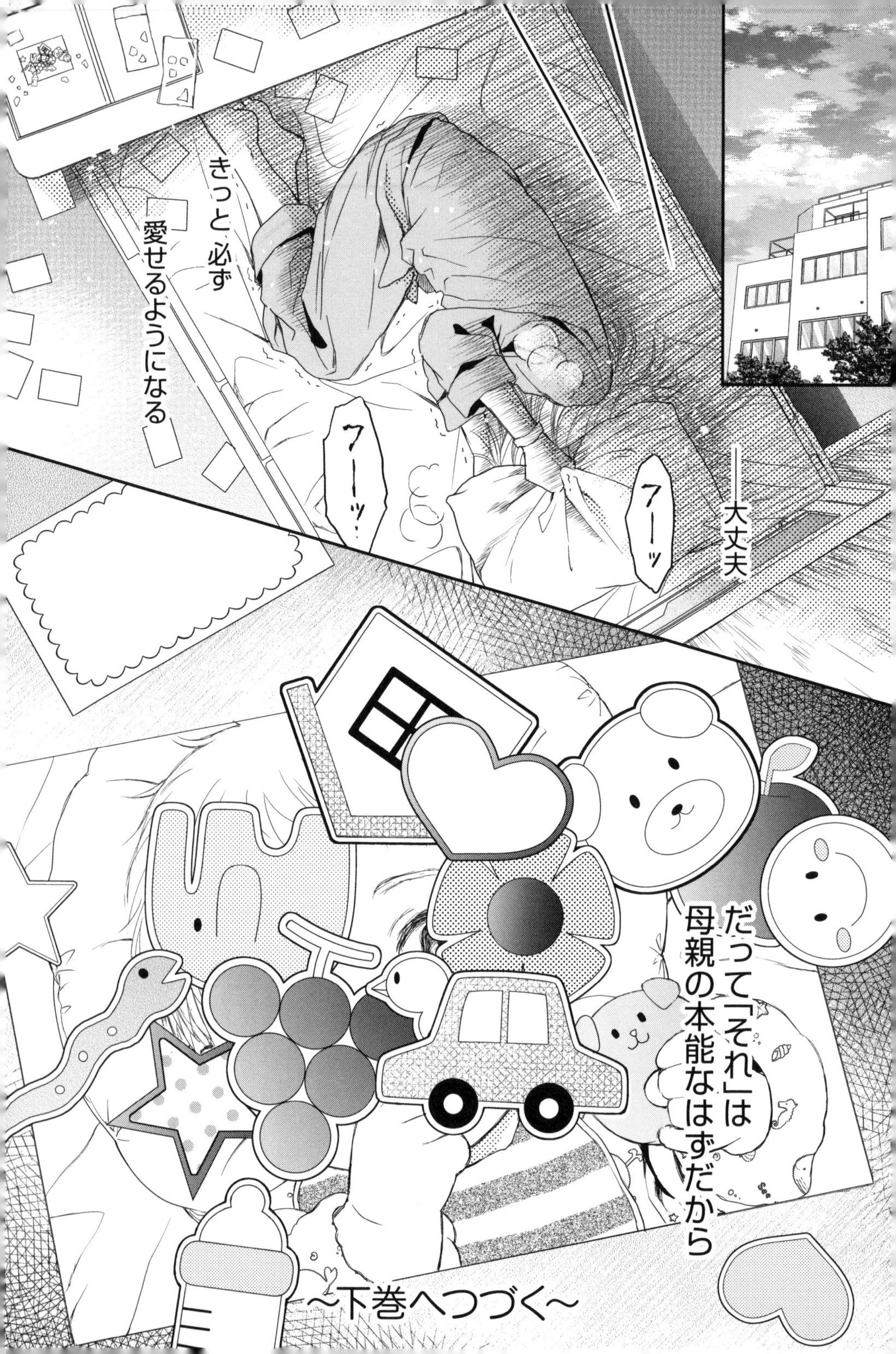
――大丈夫
フーッ
フーッ
きっと 必ず
愛せるようになる
だって「それ」は
母親の本能なはずだから
~下巻へつづく~

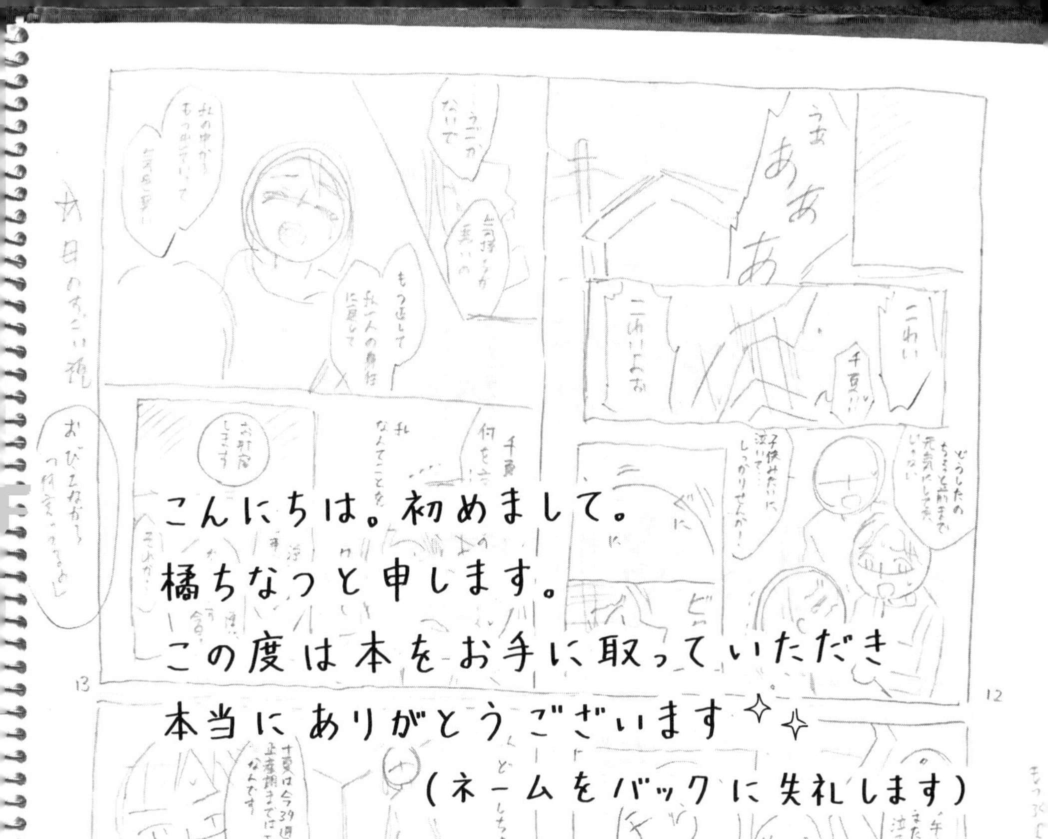

こんにちは。初めまして。
橘ちなつと申します。
この度は本を手に取っていただき
本当にありがとうございます✧✧
(ネームをバックに失礼します)

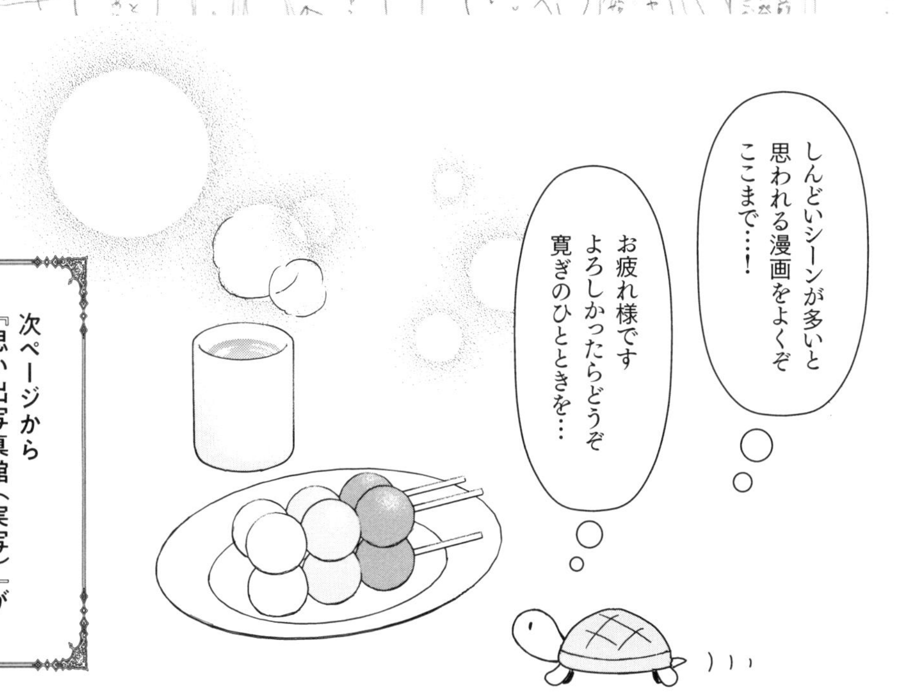

しんどいシーンが多いと思われる漫画をよくぞここまで…！
お疲れ様です よろしかったらどうぞ寛ぎのひとときを…

次ページから『思い出写真館(実写)』が展開されます

◀

!?

思い出写真館

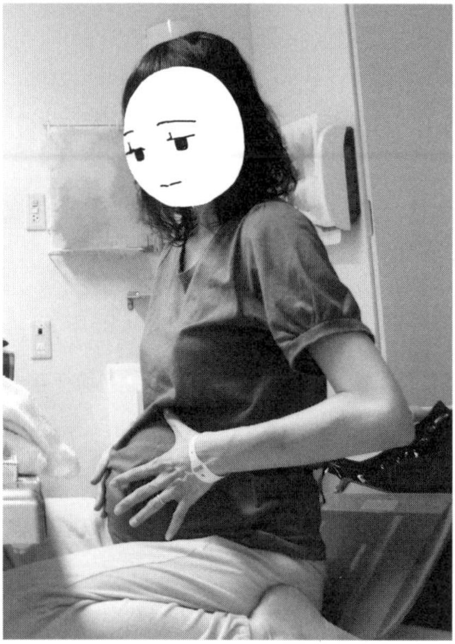

2014年5月頃

重症妊娠悪阻で産婦人科に入院中。
夫と病院の屋上を散歩した時の写真。
この頃は少しずつ食べられるようにもなって
お腹も少し大きくなってきました。

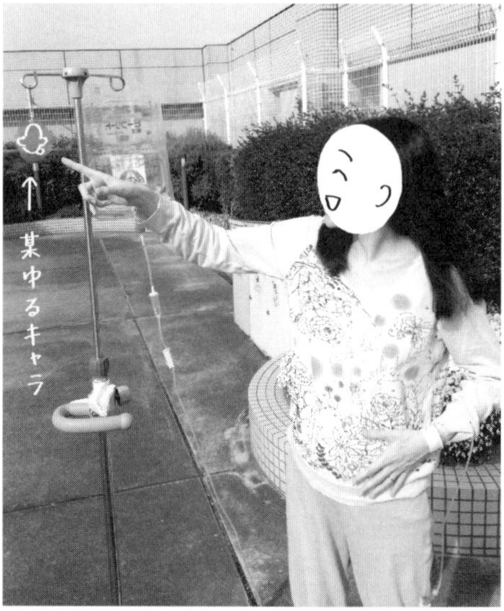

7月初旬

情緒不安定から34週後半に出産することが決まり
急遽入院した時の写真。
赤ちゃんを無事に出産させてもらえる安堵感と
37週までお腹の中で育てることができなかった
罪悪感の最中にいます。

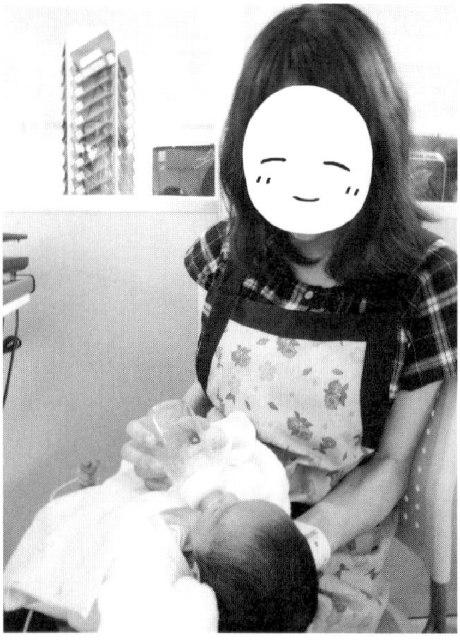

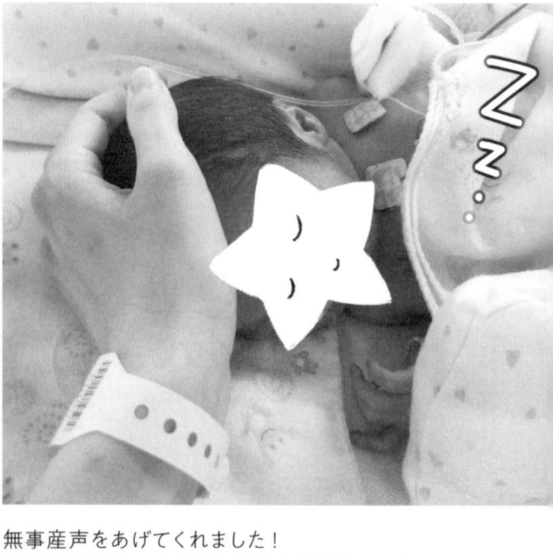

無事産声をあげてくれました！
出産後間もないこの頃の私はまだ正常でした。

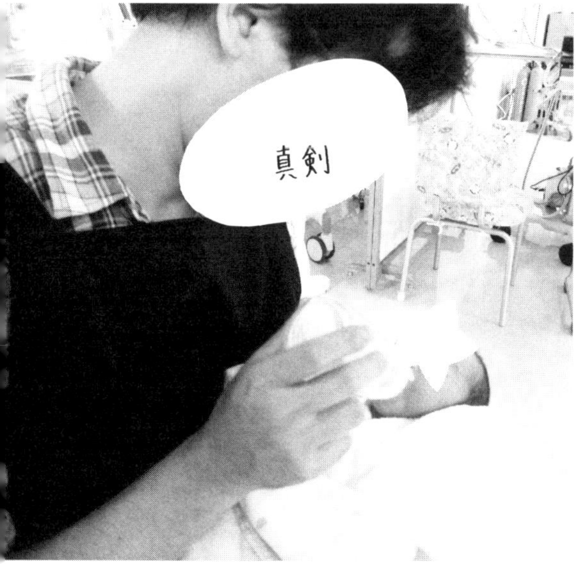

NICUにて、夫と息子と私の両親。

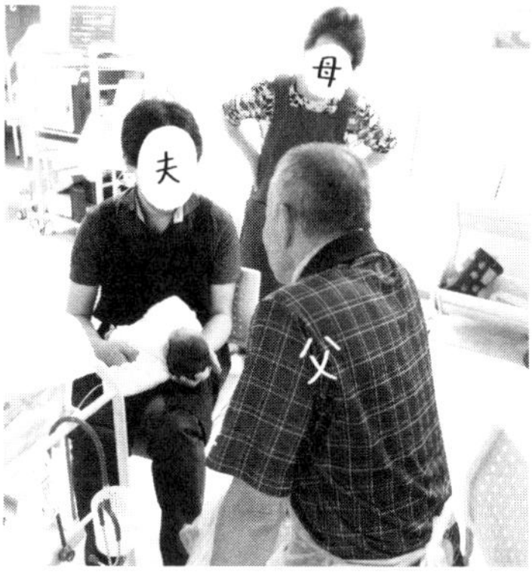

夫は毎日仕事が終わると片道一時間半かかるS総合病院の
NICUまで通い息子にミルクを飲ませていました。
私をはじめ、私の両親も夫のことを心から尊敬しています。

9月22日夜

自死遂行の前日。
なにを指し示しているのか
わからない指先。
（シャワー後です）

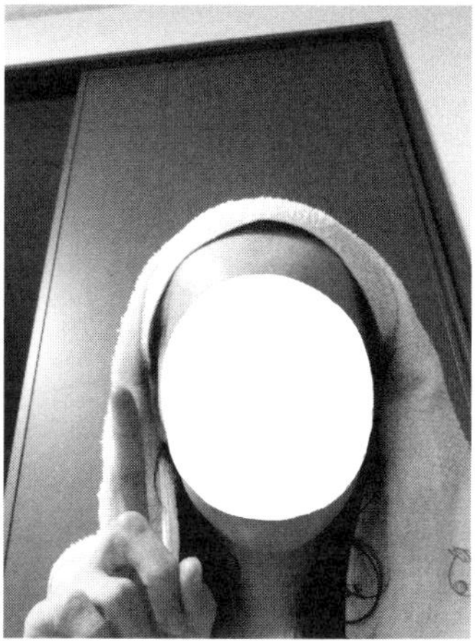

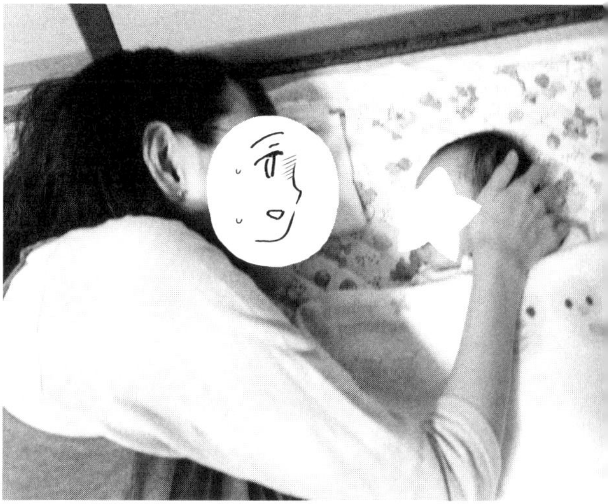

9月中旬

こちらは閉鎖病棟から退院したくて、初めての外泊で
“ふつう”を必死に装っている私です。
いとおしそうに我が子に触れていますが実際は強い違和感と
恐怖感からの吐き気に耐えています。
（本当に…本当にごめん…息子）

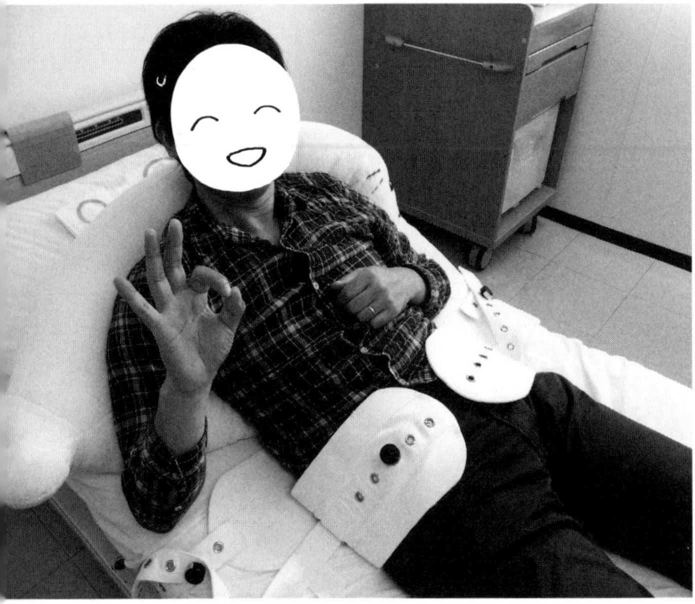

9月後半

拘束具は怖くないよ、と自ら拘束具に巻かれてくれた夫。（17話で描かれているシーンです）
医療器具で遊んでいるように見えたらごめんなさい；
当人たちは大真面目でした。（特に私が）

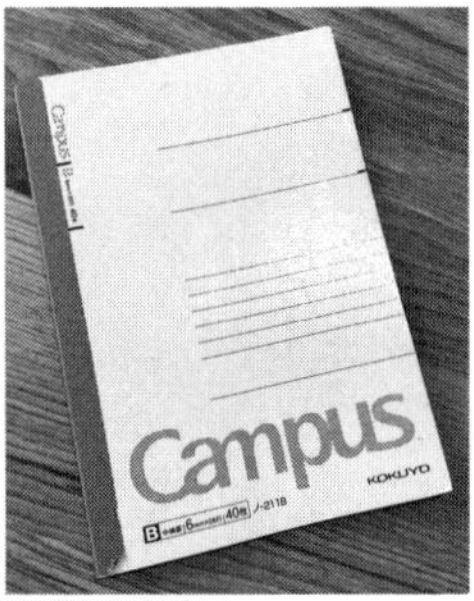

11月初旬

身体抑制が解除された頃からつけ始めた日記です。
今読み返してみると“ほぼ健常者に近い”や“私は病気じゃないんだから”といった自分への言い聞かせを感じて、なんともやるせない気持ちになります。

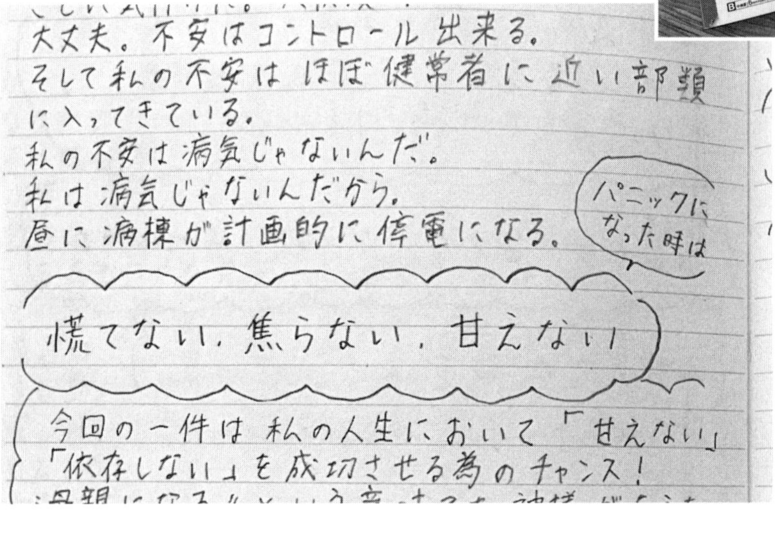

大丈夫。不安はコントロール出来る。
そして私の不安はほぼ健常者に近い部類に入ってきている。
私の不安は病気じゃないんだ。
私は病気じゃないんだから。
昼に病棟が計画的に停電になる。
パニックになった時は
慌てない，焦らない，甘えない
今回の一件は私の人生において「甘えない」「依存しない」を成功させる為のチャンス！

あとがき

（本当にこんなことが起こるの？）

そう感じられる読者様もいらっしゃると思います。
私も未だに信じられない気持ちで、あの夏の自分に起こった出来事を思うと
今生きていられることは奇跡なんだとずっと思っています。

漫画の中の季節も夏～初秋から 秋、冬へと移ろいでいきます。
主人公の千夏の身体の中でも微細な変化が少しずつひっそりと生じています 。

どのような過程を経て、こうして漫画を描けるまでに快復出来たのか
どうか最終話まで見届けていただけると幸いです。

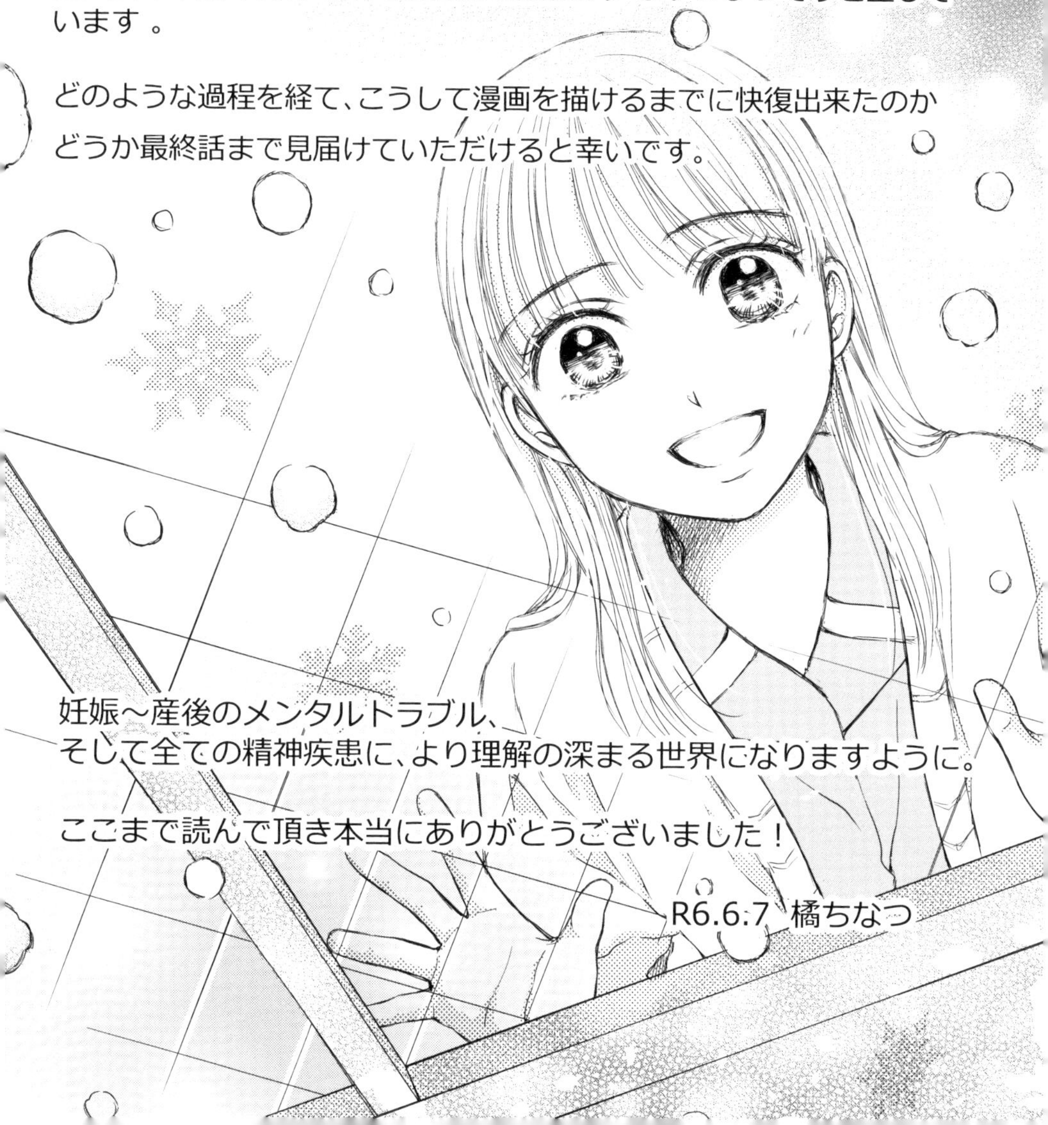

妊娠～産後のメンタルトラブル、
そして全ての精神疾患に、より理解の深まる世界になりますように。

ここまで読んで頂き本当にありがとうございました！

R6.6.7 橘ちなつ

妊娠したら死にたくなった
～産褥期精神病～ 上

2024年7月20日初版第一刷発行

著者　橘《たちばな》ちなつ
発行人　今 晴美
発行所　株式会社ぶんか社
〒102-8405　東京都千代田区一番町29-6
TEL　03-3222-5125（編集部）
TEL　03-3222-5115（出版営業部）
www.bunkasha.co.jp
協力　株式会社ビーグリー
装丁　chichols
印刷所　大日本印刷株式会社

ISBN978-4-8211-4689-5